高等职业教育"十四五"新形态教材

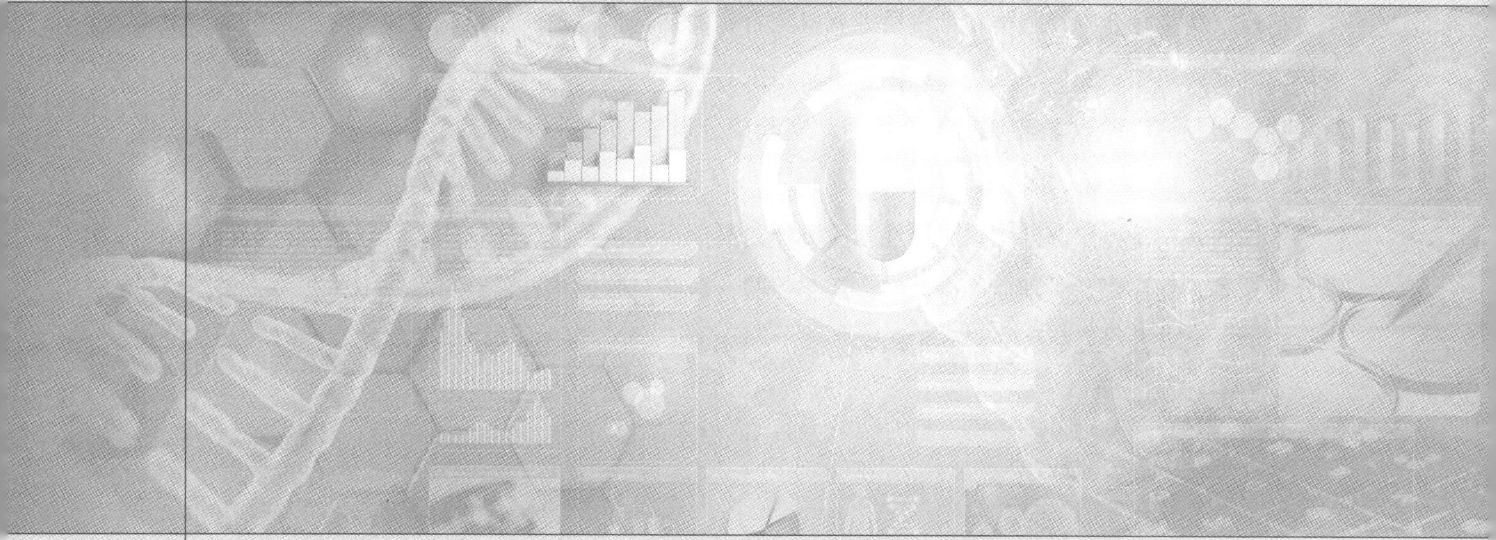

医药化学基础

YIYAO HUAXUE JICHU

第三版

3

THE THIRD EDITION

李明梅 │
项东升 │ 主编

王记莲 │
张　威 │
刘德秀 │ 副主编

邬瑞斌 │ 主审

化学工业出版社

·北京·

内容简介

本书是将无机化学、有机化学和分析化学等基础化学类知识进行优化整合而成。本书分为两部分，第一部分主要内容包括：原子结构与分子结构、溶液和胶体溶液、化学热力学与化学动力学、电解质溶液；烃类化合物、卤代烃、烃的含氧化合物、含氮有机化合物、杂环化合物和生物碱、糖类化合物、脂类和蛋白质等有机化合物的结构、性质及用途，立体化学；酸碱滴定法、沉淀滴定法、配位滴定法、氧化还原滴定法的原理及应用。第二部分为医药化学基础实验实训，包括三十个实验和实验综合练习，实验部分以二维码链接的形式呈现，读者可扫码下载。

本书内容精炼，层次分明，适用性强，可作为高职高专类药学、生物制药、药物制剂、药物分析技术、药品经营管理、临床医学、医学检验、医学口腔技术、营养与食品卫生等专业的学生用书，也可供相关专业技术人员参考。

图书在版编目（CIP）数据

医药化学基础 / 李明梅，项东升主编 . —3版 . —北京：化学工业出版社，2024.4（2025.10重印）
ISBN 978-7-122-45232-0

Ⅰ . ①医… Ⅱ . ①李… ②项… Ⅲ . ①医用化学
Ⅳ . ①R313

中国国家版本馆CIP数据核字（2024）第055318号

责任编辑：蔡洪伟　旷英姿　　　文字编辑：丁　宁　药欣荣
责任校对：刘　一　　　　　　　装帧设计：王晓宇

出版发行：化学工业出版社
　　　　　（北京市东城区青年湖南街13号　邮政编码100011）
印　　装：大厂回族自治县聚鑫印刷有限责任公司
880mm×1230mm　1/16　印张22¾　彩插1　字数700千字
2025年10月北京第3版第2次印刷

购书咨询：010-64518888　　　　售后服务：010-64518899
网　　址：http://www.cip.com.cn
凡购买本书，如有缺损质量问题，本社销售中心负责调换。

定　　价：59.00元　　　　　　　版权所有　违者必究

编审人员

主　编　李明梅　项东升

副主编　王记莲　张　威　刘德秀

主　审　邬瑞斌

编　者（按姓氏笔画排序）

李记莲　盐城工业职业技术学院

仇　凡　江苏医药职业学院

石　云　江苏医药职业学院

刘德秀　苏州卫生职业技术学院

李明娟　邵阳医学高等专科学校

李明梅　江苏医药职业学院

张　威　江苏卫生健康职业学院

张　振　江苏省宿迁卫生中等专业学校

张立虎　江苏医药职业学院

张思访　江苏卫生健康职业学院

陈　钧　江苏医药职业学院

陈中芹　盐城技师学院

孟　姝　江苏医药职业学院

项东升　盐城工业职业技术学院

高前长　淄博职业学院

梅小亮　江苏卫生健康职业学院

商传宝　淄博职业学院

裘兰兰　江苏医药职业学院

第三版前言

为认真贯彻落实党的二十大精神，深入开展职业教育优质教材建设，推进产教融合、科教融汇，突出高职高专教材建设的专业性和职业性，打造适合高职人才培养需求的教材，紧跟信息化时代步伐，团队与出版社共同努力建成这本集文字和数字化于一体的《医药化学基础》教材。本教材适用于高职高专医药及相关技术专业，也可作为升学复习的教材选用。本书主要包括如下内容。

（1）无机化学基础理论，设为一～四章，内容包括原子结构与分子结构 、溶液和胶体溶液的性质及有关计算 、化学热力学基础知识、化学动力学基础知识、化学平衡、电解质等内容。

（2）有机化学基础理论，设为五～十六章，包括烃及各类衍生物、立体化学等。

特别说明：根据《有机化合物命名原则 2017》（CCS 2017），有机化合物命名方面的主要变化见附录一，供读者参考。

（3）分析化学基础理论，以四大滴定为主，同时也将与之密切相关的无机内容融合其中，体现知识系统的相关性，设为十七～二十一章，主要内容有酸碱平衡、酸碱滴定法，沉淀溶解平衡、沉淀滴定法，配位化合物、配位平衡、配位滴定法，氧化还原反应、原电池及电动势、氧化还原滴定法。

（4）理论配套的实训内容，共设有三十个实验，包括称量技术、分离提纯技术、数据测定及含量分析技术等技能训练项目，读者可扫码下载。

教材的编写与时俱进，每章附一个思政案例，以二维码形式呈现，可培养学生具有严谨的学习态度、科学精神、工匠精神。

本书同步建设了以纸质教材内容为核心的数字资源，链接有 PPT、课后题答案、动画、视频等，在纸质教材中以二维码呈现，线上、线下有机融合，以满足学生个性化需求，自主学习的需要。

本教材由江苏医药职业学院李明梅、石云、陈钧、张立虎、裴兰兰、孟姝、仇凡，盐城工业职业技术学院项东升、王记莲，江苏卫生健康职业学院张威、张思访、梅小亮，邵阳医学高等专科学校李明娟，苏州卫生职业技术学院刘德秀，盐城技师学院陈中芹、淄博职业学院商传宝、高前长，江苏省宿迁卫生中等专业学校张振等老师共同完成，由中国药科大学邬瑞斌担任主审。同时得到了化学工业出版社和编者单位的大力支持，在此表示衷心的谢意！

期盼读者在用书过程中给予更好的建议，以期进一步完善。

编者
2024 年 3 月

目录

第二部分　医药化学基础实验实训　　321

实验一

化学实验实训基本知识

实验五

结晶与重结晶技术

实验二

称量技术　　ED2140型电子分析天平的使用

实验六

液体的萃取技术

实验三

溶液配制技术

实验七

蒸馏和沸点测定技术

实验四

熔点的测定技术

实验八

减压蒸馏技术

实验九  水蒸气蒸馏技术

实验十五  折射率的测定技术

实验十  乙酰水杨酸的合成及提纯

实验十六 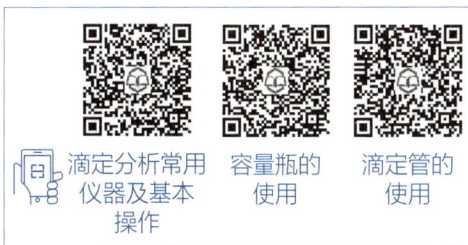 滴定分析常用仪器及基本操作　容量瓶的使用　滴定管的使用

实验十一  苯甲酸乙酯的制备

实验十七  酸碱标准溶液的配制及标定

实验十二  薄层色谱法

实验十八  药用硼砂的含量测定

实验十三  柱色谱法

实验十九 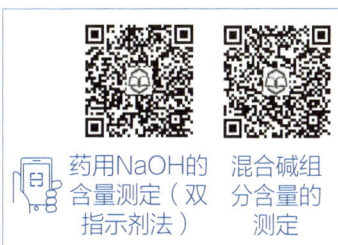 药用NaOH的含量测定（双指示剂法）　混合碱组分含量的测定

实验十四  葡萄糖旋光度的测定

实验二十 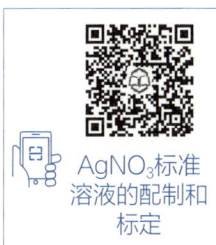 $AgNO_3$标准溶液的配制和标定

实验二十一　生理盐水中NaCl的含量测定（莫尔法）

实验二十六　维生素C的含量测定

实验二十二　EDTA标准溶液的配制和标定　　操作视频

实验二十七　KMnO₄标准溶液的配制和标定　　操作视频

实验二十三　水的总硬度及钙镁离子的含量测定　　操作视频

实验二十八　H_2O_2含量测定　　操作视频

实验二十四　$Na_2S_2O_3$标准溶液的配制和标定

实验二十九　水样中COD的测定（高锰酸钾法）

实验二十五　碘标准溶液的配制和标定

实验三十　醋酸电离常数测定

第一部分二维码目录

第一部分

无机化学、有机化学、分析化学基础理论

原子结构与分子结构

电子教案　思政案例

1. 掌握用四个量子数描述电子的运动状态。
2. 掌握核外电子排布和元素周期律。
3. 了解化学键的本质及共价键键长、键角等概念。
4. 熟悉杂化轨道理论，能用该理论判定某些分子的空间构型。
5. 了解分子间力对物理性质的影响。

第一节　核外电子的运动状态

按照经典力学，物体运动有确定的轨道。而对于微观粒子，却不能同时测得准确的位置和动量，所以，不能用经典力学的方法描述电子的运动。那么如何来研究原子中电子的运动状态呢？微观粒子的运动规律可以用量子力学来描述，即表达它在空间出现的概率及其他特征。

电子云

一、电子云

我们在描述核外电子的运动时，只能指出它在原子核外空间某处出现机会的多少，也就是电子运动具有统计的规律。电子云是概率密度分布的形象化表示。假如能够深入到原子内部，对氢原子的一个电子在核外运动的情况进行观察，并用照相机拍下该电子在核外空间每一瞬间出现的位置，会发现在每张照片上电子出现的位置是偶然的，但是若把大量的照片，以原子核位置为中心重叠起来就可以发现明显的统计规律。如图 1-1 所示，在离核较近的地方黑点密集，说明电子在这些区域出现的机会多，即电子在这些区域出现的概率大，反之，离核较远的区域黑点较稀疏，说明电子在这些区域出现的机会少，即概率小。该图形象地反映了电子在原子中的概率分布情况，其形状就像一团带负电荷的云雾笼罩在原子核周围，人们形象地称之为电子云。

图1-1　电子云示意图

应当指出，电子云实际上并不存在，而是表示在某一瞬间电子在该位置出现过，是电子在核外空间出现几率密度分布的形象化描述。

只有一个电子的氢原子的电子云是球形对称的。多电子原子内电子云形状比较复杂，除球形外，还有无柄哑铃和梅花瓣形等。图 1-2 为 s、p、d 电子云模型图。

二、核外电子运动状态的描述

1926 年，奥地利物理学家薛定谔从电子的波粒二象性出发，提出了一个描述核外电子运动状态的数学表达式，被命名为薛定谔方程。薛定谔方程为一个二阶偏微分方程：

$$\frac{\partial^2 \Psi}{\partial x^2}+\frac{\partial^2 \Psi}{\partial y^2}+\frac{\partial^2 \Psi}{\partial z^2}+\frac{8\pi^2 m}{h^2}(E-V)\,\Psi=0 \tag{1-1}$$

第一章　原子结构与分子结构

式中，m 为电子的质量；E 为电子的能量；V 为电子的势能；Ψ 为波函数；h 为普朗克常数。

图1-2　s、p、d电子云模型图

求解薛定谔方程也就求出了描述核外电子运动状态的波函数 Ψ。Ψ 不是一个具体的数值，而是一个包含 n、l、m 三个常数项的数学函数式。只有当 n、l、m 的取值符合一定要求时，薛定谔方程的解 Ψ 才能表示电子的一种空间运动状态。在量子力学中把确定波函数的这类特定常数 n、l、m 叫作量子数。这三个量子数的取值和它们之间的关系如下。

① 主量子数——电子层。主量子数 n 是用来表示核外电子运动离核远近的数值。它是决定能量的主要因素，对应于能层（电子层）。可以取任意正整数值，即 1，2，3，…。n 越小，能量越低。在一个原子内，具有相同主量子数的电子，近乎在同样的空间范围运动，所以，称主量子数相同的电子为一个电子层，常用符号 K、L、M、N、O、P、Q 表示 $n=1$、2、3、4、5、6、7 电子层。

② 角量子数——电子亚层。角量子数 l 决定原子轨道的形状。它的取值受主量子数限制，只能取小于 n 的正整数和零，即 0，1，2，3，…，$(n-1)$，共可取 n 个值，给出 n 种不同形状的轨道。

对于多电子原子，l 还是决定电子能量的因素之一。当 n 给定，即在同一电子层中，l 越大，原子轨道能量越高。按光谱学习惯，电子亚层用下列符号表示：

电子亚层　　s　　　p　　　d　　　f　　　g　　　h
l　　　　0　　　1　　　2　　　3　　　4　　　5

某电子层中的亚层或能级，需用主量子数和亚层符号表示，如 2s 是指 $n=2$，$l=0$ 的电子亚层或能级。

③ 磁量子数。磁量子数 m 决定原子轨道的空间取向。它的取值受角量子数的限制，可以取 $-l$ 到 $+l$ 的 $2l+1$ 个值，即 0，±1，±2，…，$\pm l$。

例如　$l=0$ 时，m 只有一个取值：0
　　　$l=1$ 时，m 有三个取值：0，±1
　　　$l=2$ 时，m 有五个取值：0，±1，±2

s 电子云是球形对称的，无方向性问题。p 轨道有三种空间取向，或这个亚层有 3 个 p 轨道，即 p_x、

003

p_y、p_z。因此，s、p、d、f能级的轨道数有1个、3个、5个、7个。同一能级下的原子轨道能量是相同的，称为等价轨道（简并轨道）。由此可以推断出，每个电子层的轨道总数为n^2。

④ 自旋量子数。自旋量子数m_s不是由解薛定谔方程得到的，它是根据实验结果而引入的。m_s决定电子的自旋方向，电子的自旋方向只有"顺时针""逆时针"两种，因此自旋量子数的值只有两个，即+1/2和−1/2。

综上所述，明确了四个量子数就可以确定电子在原子核外的运动状态。其中n确定了电子所在的电子层；l确定了原子轨道的形状；m确定了原子轨道的空间伸展方向。n和l共同决定了电子的能量，n、l、m三个量子数确定了电子所处的原子轨道。m_s确定了电子的自旋状态。因此要完整地描述电子的运动状态必须有四个量子数，缺一不可。四个量子数与核外电子运动的可能状态数如表1-1所示。

表1-1　四个量子数与核外电子运动的可能状态数

主量子数n	角量子数l	原子轨道符号	磁量子数m	能级中轨道数	电子层中总轨道数	自旋量子数m_s	各能层状态数
1(K)	0	1s	0	1	1	$\pm\dfrac{1}{2}$	2
2(L)	0	2s	0	1	4	$\pm\dfrac{1}{2}$	8
	1	2p	−1,0,1	3			
3(M)	0	3s	0	1	9	$\pm\dfrac{1}{2}$	18
	1	3p	−1,0,1	3			
	2	3d	−2,−1,0,1,2	5			
4(N)	0	4s	0	1	16	$\pm\dfrac{1}{2}$	32
	1	4p	−1,0,1	3			
	2	4d	−2,−1,0,1,2	5			
	3	4f	−3,−2,−1,0,1,2,3	7			

第二节　核外电子排布和元素周期表

一、多电子原子的能级

1. 原子轨道近似能级图

美国著名结构化学家 Pauling（鲍林），经过计算，将能量相近的原子轨道组合，形成能级组，按这种方法，他将整个原子轨道划分成7个能级组：

第一组	第二组	第三组	第四组	第五组	第六组	第七组
1s	2s2p	3s3p	4s3d4p	5s4d5p	6s4f5d6p	7s5f6d7p

特点：①能级能量由低到高。②组与组之间的能量差大，同组内各轨道之间能量差小，且n逐渐增大，这两种能量差随能级组的增大逐渐变小。③第一能级组，只有一个1s轨道，其余均为两个以上，且以ns开始，以np结束。④能级组与元素的周期相对应。将7个能级组按能量由低到高排列可得近似能级图（见图1-3）。

2. 比较能级组中轨道能量

（1）角量子数l相同时　主量子数n越大，轨道的能量（或能级）越高。例如：

$$E_{1s} < E_{2s} < E_{3s} < E_{4s}\cdots$$
$$E_{2p} < E_{3p} < E_{4p}\cdots$$

这是因为n越大，电子离核越远，核对电子的吸引力越小的缘故。

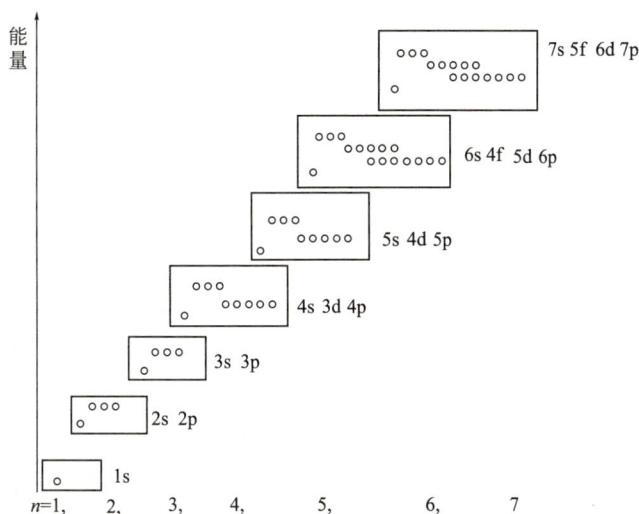

图1-3　近似能级图

（2）主量子数 n 相同时　角量子数 l 越大，轨道的能量（或能级）越高。例如：

$$E_{2s} < E_{2p}$$
$$E_{3s} < E_{3p} < E_{3d}$$

（3）主量子数和角量子数同时变动时　从图 1-3 可知，轨道的能级变化比较复杂。当 $n \geqslant 3$ 时，可能发生主量子数较大的某些轨道的能量反而比主量子数小的某些轨道能量低的"能级交错"现象。例如：

$$E_{4s} < E_{3d} < E_{4p}$$
$$E_{5s} < E_{4d} < E_{5p}$$

【例 1-1】　对于多电子原子体系，能量高低由什么因素决定？

解　由 n 和 l 同时决定：

① l 相同，n 大的能量高，即 $E_{2s} < E_{3s} < E_{4s}$，因为依次受屏蔽作用增大，核对电子的吸引力依次下降，所以能量依次升高。

② n 相同，l 大的能量高，$E_{3s} < E_{3p} < E_{3d}$，因为依次受屏蔽作用增大，自身钻穿作用依次减小，均使能量升高。

③ n 和 l 均不同，则 $n+0.7l$ 大的能量高。如：4s 的能量为 $4+0.7\times0=4$，3d 的能量为 $3+0.7\times2=4.4$，$E_{3d} > E_{4s}$。

二、核外电子排布规律

1. 能量最低原理

能量最低原理是：原子核外的电子总是尽先占有能量低的原子轨道，只有当能量较低的轨道被占满后，电子才依次进入能量较高的轨道，以使原子处于能量最低的稳定状态。

基态原子的核外电子总是从最低的能级依次向高能级填充。填充的顺序基本按图 1-4 所示。

2. 保利（Pauli）不相容原理

每个原子轨道中只能容纳两个自旋方向相反的电子，也就是说在同一原子中没有运动状态完全相同的电子，亦即无四个量子数完全相同的电子。所以 s、p、d、f 四个亚层最多能容纳的电子数分别为 2 个、6 个、10 个、14 个。每一个电子层中原子轨道的总数是 n^2，所以，各电子层最多可容纳的电子数是 $2n^2$。

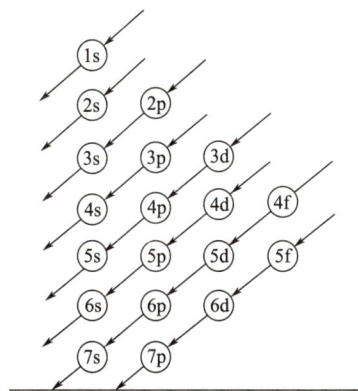

图1-4　电子填充顺序

3. 洪德（Hunt）规则

洪德根据大量的光谱实验总结出一条规律：等价轨道上的电子尽可能分占不同轨道，且自旋方向相同。

洪德规则特例：在等价轨道上当电子分布为全充满 p^6、d^{10}、f^{14}，半充满 p^3、d^5、f^7，全空 p^0、d^0、f^0 时是相对稳定的。

例如：Cr 的电子排布式为　$1s^22s^22p^63s^23p^63d^54s^1$ 而不是 $3d^44s^2$。

书写电子结构式时还要注意：

① 电子填充是按近似能级图自能量低向能量高的轨道排布的，但书写电子结构式时，要把同一主层（n 相同）的轨道写在一起，如

29 号　Cu 铜　填充电子为：$1s^22s^22p^63s^23p^63d^94s^2$

　　　　　　而书写时为：$1s^22s^22p^63s^23p^63d^{10}4s^1$，即不能将同层的原子轨道分开书写，且保证 n 最大的轨道在最右侧。

② 原子实表示电子排布时，内层已经达到稀有（惰性）气体原子的结构。如

24 号 Cr 的结构式为：$1s^22s^22p^63s^23p^63d^54s^1$，内层 $1s^22s^22p^63s^23p^6$，为 Ar 的电子结构式，则可写成：$[Ar]3d^54s^1$。

三、元素周期表

1. 周期

周期表中共有 7 个横行，每一行上的元素组成一个周期。周期表中共有 7 个周期。

第 1 周期：2 种元素——短周期；

第 2 周期：8 种元素——短周期；

第 3 周期：8 种元素——短周期；

第 4 周期：18 种元素——长周期；

第 5 周期：18 种元素——长周期；

第 6 周期：32 种元素——长周期；

第 7 周期：32 种元素——长周期。

周期数 = 能级组数 = 电子层数

2. 族

周期表中元素分为 16 个族：7 个主族 ⅠA ～ ⅦA，7 个副族 ⅠB ～ ⅦB，一个第Ⅷ族，一个 0 族。

主族元素的族数 = 最外层的电子数；例最外层电子数 =6，则为ⅥA 族元素。

3. 分区

（1）s 区 $ns^{1\sim2}$　最后的电子填在 ns 上，包括 ⅠA、ⅡA，属活泼金属，为碱金属和碱土金属。

（2）p 区 $ns^2np^{1\sim6}$　最后的电子填在 np 上，包括ⅢA ～ⅧA，为非金属和少数金属。

（3）d 区 $(n-1)d^{1\sim10}ns^{0\sim2}$　最后的电子填在 $(n-1)d$ 上，包括ⅢB ～ⅧB，为过渡金属。

（4）ds 区 $(n-1)d^{10}ns^{1\sim2}$　$(n-1)d$ 全充满，最后的电子填在 ns 上，包括 ⅠB ～ⅡB，过渡金属。

（5）f 区 $(n-2)f^{1\sim14}(n-1)d^{0\sim2}ns^2$　包括镧系和锕系元素，称为内过渡元素或内过渡系。

例，Cr 的电子结构为 $Cr[Ar]3d^54s^1$，判断 Cr 所在的周期数。由于最后一个电子填在最高的能级组 $n=4$ 的 4s 轨道上，所以，Cr 为第四周期的元素。

第三节　元素基本性质的周期性

一、原子半径

对于短周期元素，从左到右，原子半径明显减小。

第三周期	Na	Mg	Al	Si	P	S	Cl	Ar
r/pm	154	136	118	117	110	104	99	154

从 Na～Cl，7 种元素，r 下降了 55pm，相邻元素之间，平均下降值为 55/6=9.17pm（Ar 为范德华半径，所以比较大）。

同一主族的元素，从上到下，原子半径逐渐增大。

总之，原子半径随原子序数的递增而变化的情况，具有明显的周期性，其原因是有效核电荷变化的周期性。

二、电离能

1.电离能的定义

一个基态的气态原子失去电子成为气态正离子时所需要的能量。符号 I，单位常用 kJ·mol^{-1}。

对于多电子原子，失去一个电子成为 +1 价气态正离子所需的能量称为第一电离能（I_1），由 +1 价正离子再失去一个电子形成 +2 价正离子时所需的能量称为第二电离能（I_2），依此类推。

$$M(g) \longrightarrow M^+(g) + e$$
$$M^+(g) \longrightarrow M^{2+}(g) + e$$

各级电离能大小顺序是：$I_1 < I_2 < I_3$，因为离子的正电荷越高，半径越小，有效核电荷明显增大，核对外层电子的吸引力增强，失去电子逐渐变得困难，需要的能量就依次增大。

在元素的电离能中，第一电离能具有特殊的重要性，可作为原子失电子难易的量度标准。第一电离能越小，表示该元素原子越容易失去电子。反之，第一电离能越大，则原子失电子就越困难。原子失电子的难易体现了元素金属活泼性的强弱。

2.电离能的周期性变化

同周期中，从左向右，核对电子的吸引增强，越来越不易失去电子，所以 I 增大。例如：

主族元素	Li	Be	B	C	N	O	F	Ne
I_1/kJ·mol^{-1}	520	900	801	1086	1402	1314	1681	2081

三、电子亲和能

1.概念

处于基态的一个气态中性原子得到 1 个电子成为气态阴离子时所放出的能量，叫该元素的第一电子亲和能。符号 E_1，单位 kJ·mol^{-1}。例如：

$$F(g) + e \longrightarrow F^-(g) \qquad E_1 = -322 kJ·mol^{-1}$$

2.第一电子亲和能的周期性变化

同周期中，核电荷 Z 越大，原子半径 r 越小，核对电子吸引力越大，结合电子后释放的能量越大，则电子亲和能 E 越大。

同周期元素从左到右，电子亲和能一般逐渐增大；同族中自上而下电子亲和能逐渐减小。例如：

主族元素	B	C	N	O	F
E/kJ·mol^{-1}	23	122	（-58）	141	322

从左向右，电子亲和能 E 增大，其中氮原子 N 的电子亲和能（-58）是计算值，但为何为负值？

因为 N 的电子结构为［He］$2s^2 2p^3$，2p 轨道半充满，比较稳定，不易得电子，如果得到电子，非但不释放能量，反而要吸收能量，所以 E 为负值。

同主族元素	F	Cl	Br	I
$E/kJ \cdot mol^{-1}$	322	348.7	324.5	295逐渐变小(F元素除外)

F元素反常的原因：因为半径比较小，电子云密度大，排斥外来电子，不易与之结合，所以 E 反而相对较小。

四、电负性

元素电负性是指原子在分子中吸引成键电子的能力，用"χ"表示。1932年，Pauling提出了电负性的概念。他把最活泼的非金属元素氟的电负性指定为4.0，其他原子与氟相比得出相应数据。一般情况下：金属 $\chi < 2.0$，非金属 $\chi > 2.0$。周期表中右上角F的电负性最大，左下角Cs的电负性最小。

电负性的变化规律是：同周期中，自左向右逐渐增大；同主族中，自上向下逐渐变小。

第四节　离子键理论

一、离子键的形成

活泼的金属与活泼的非金属元素原子电负性差别大，金属元素的原子易失去电子，非金属元素的原子易得电子。当两种元素原子相遇时，发生电子转移，形成带相反电荷的离子。以 NaCl 为例：

$$Na-e \longrightarrow Na^+ \qquad Cl+e \longrightarrow Cl^-$$

相应的电子构型变化 $2s^2 2p^6 3s^1 \longrightarrow 2s^2 2p^6$，$3s^2 3p^5 \longrightarrow 3s^2 3p^6$。分别达到 Ne 和 Ar 的稀有气体原子的结构，形成稳定离子。

像氯化钠这样，凡由阴阳离子间通过静电作用所形成的化学键叫作离子键。由离子键形成的化合物称为离子化合物。

离子键的形成条件：$\Delta\chi > 1.7$，发生电子转移，形成离子键；$\Delta\chi < 1.7$，不发生电子转移，形成共价键。

二、离子键的特征

① 作用力的实质是静电引力。
② 离子键无方向性和饱和性。
因为是静电吸引，所以无方向性；且只要是正负离子之间，则彼此吸引，即无饱和性。

三、离子晶体的特点

离子化合物通常情况下都形成离子晶体，离子晶体的特点如下。

1. 无确定的相对分子质量

NaCl 晶体是个大分子，无单独的 NaCl 分子存在于分子中。NaCl 是化学式，因而 58.5 是式量，不是相对分子质量。

2. 导电性

水溶液或熔融态导电，是通过离子的定向迁移导电，而不是通过电子流动导电。

3. 熔点、沸点较高

化合物	NaCl	MgO
熔点 /℃	801	2800
沸点 /℃	1413	3600

4. 硬度高，延展性差

离子键强度大，使离子晶体硬度高，受外力冲击时，晶体易破碎，延展性差。

第五节 共价键理论

一、现代价键理论

1916 年，美国化学家路易斯（Lewis）提出了共价学说，建立了经典的共价键理论。他认为 H_2、O_2、N_2 中两个原子间是以共用电子对吸引两个相同的原子核；分子中的原子都有形成稀有气体电子结构的趋势，以求得本身的稳定。例如：

$$H \cdot + \cdot H \longrightarrow H:H$$

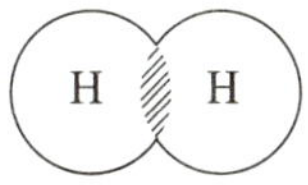

通过共用一对电子，每个 H 均成为 He 的电子构型，形成共价键。

经典共价键理论初步揭示了共价键不同于离子键的本质，对分子结构的认识前进了一步。但是这一理论是根据经典静电理论，把电子看成是静止不动的负电荷，必然会遇到一些不能解决的现象。比如，有些化合物中心原子最外层电子数已经超过 8 个，仍然相当稳定，如 PCl_5。

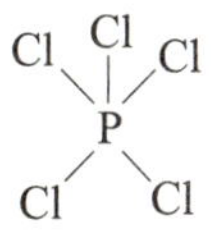

1927 年，德国化学家海特勒（Heitler）和伦敦（London）首先把量子力学理论应用到分子结构中。后来鲍林等人又发展了这一成果，建立了现代价键理论。使共价键理论从典型的 Lewis 理论发展到今天的现代共价键理论。

1. 氢分子中的化学键

量子力学计算表明，两个具有 $1s^1$ 电子构型的 H 彼此靠近，两个 1s 电子以自旋相反的方式形成电子对，使体系的能量降低。

H_2 中的化学键可以认为是电子自旋相反成对，使体系的能量降低。从电子云角度考虑，可认为 H 的 1s 轨道在两核间重叠，使电子在两核间出现的概率大，形成负电区，两核吸引核间负电区，使 H 结合在一起。如下图：

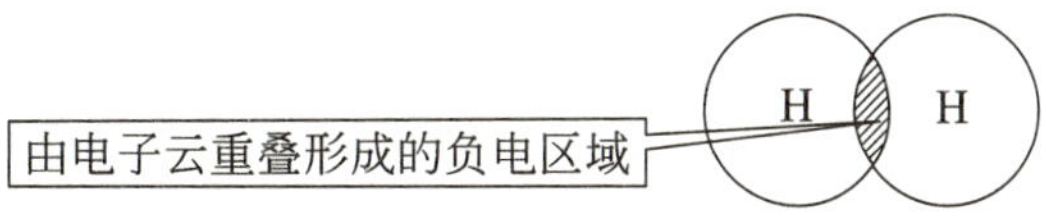

由电子云重叠形成的负电区域

2. 价键理论要点

将对 H_2 的处理结果推广到其他分子中，形成了以量子力学为基础的价键理论。

① A、B 两原子各有一个成单电子，当 A、B 相互接近时，两电子以自旋相反的方式结成电子对，即两个电子所在的原子轨道能相互重叠，则体系能量降低，形成稳定的共价键。

② 自旋相反的电子配对成键后，就不能再与其他原子的未成对电子配对成键。即每个原子能够形成共价键的数目受该原子中未成对电子数目的限制，这就是共价键的饱和性。

如 H 和 Cl 形成的 HCl 分子中只能是一个 H 一个 Cl。

③ 成键电子的轨道重叠越多，两核间电子云密度越大，形成的共价键越牢固。因此，共价键尽可能沿着原子轨道最大重叠的方向进行，这就是原子轨道的最大重叠原理。该原理可解释共价键的方向性。图 1-5 是 H 的 1s 轨道和 Cl 的 3p 轨道成键时的重叠示意图。

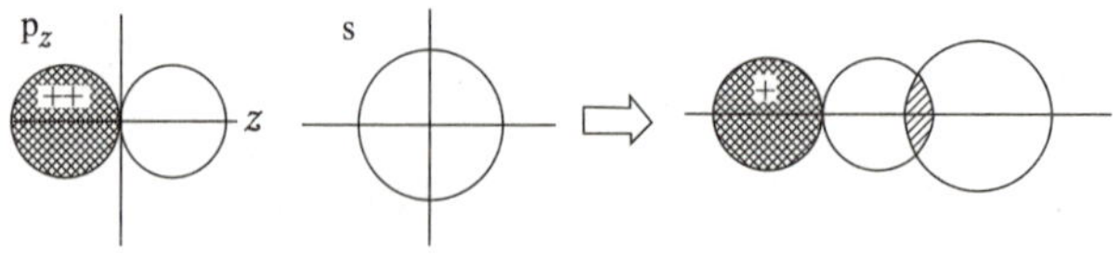

图1-5　H的1s轨道和Cl的3p轨道重叠示意图

3.共价键的类型和参数

根据成键时原子轨道的重叠方式不同，共价键可分为 σ 键和 π 键。

（1）σ 键　成键原子沿键轴方向以"头碰头"方式重叠所形成的共价键称为 σ 键。如在形成 HCl 时，H 原子的 1s 轨道和 Cl 原子的 3p 轨道是沿着 x 轴方向靠近，以实现最大重叠，形成稳定的共价键。图 1-6 为 HCl 和 Cl_2 分子的成键示意图。

σ键的形成

σ 键特点：重叠的原子轨道沿键轴呈圆柱形对称分布，沿着键轴旋转任意角度，图形及符号均保持不变。σ 键的重叠程度大，牢固，不易断开，能独立存在于分子中。

（2）π 键　两个相互平行的原子轨道以"肩并肩"方式重叠所形成的共价键称为 π 键。如：两个 $2p_z$ 沿 z 轴方向重叠，如图 1-7 所示。

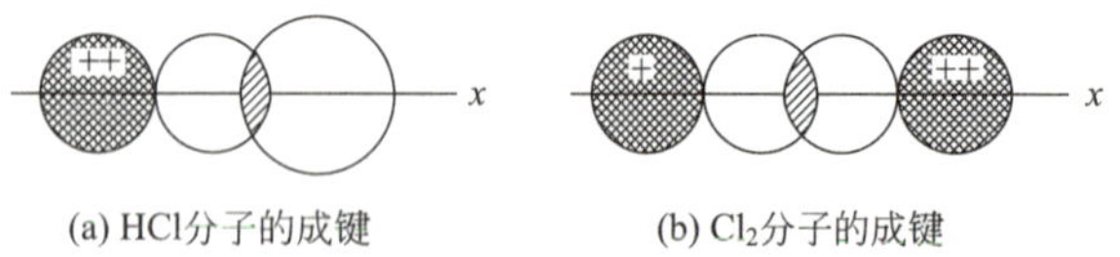

(a) HCl分子的成键　　(b) Cl_2分子的成键

图1-6　HCl和Cl_2分子的成键示意图

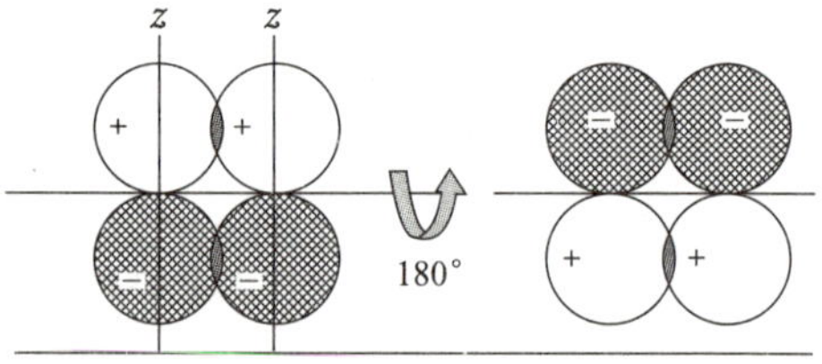

图1-7　"肩并肩"重叠示意图

π 键特点：成键轨道围绕键轴旋转 180° 时，图形重合，但符号相反。其重叠的程度小，较易断开，一般不能单独存在于分子中。

（3）键参数　键参数是表征共价键物理性质的物理量。主要有键能、键长、键角和键的极性。

① 键能。键能是从能量因素衡量化学键强弱的物理量。定义为一定温度和压力下基态化学键分解成气态基态原子所需要的能量，单位为 $kJ \cdot mol^{-1}$。对于双原子分子，键能就是键解离能。对于多原子分子，由于断开每一个键的能量不会相等，所以键能只是一种统计平均值。

② 键长。键长是指分子中两成键原子的核间平均距离。两原子间形成的同型共价键的键长越短，键越牢固。在相同原子间，单键键长＞双键键长＞三键键长。

类型	键长 /pm	键能 /$kJ \cdot mol^{-1}$
C—C	154	345.6
C=C	133	602.0
C≡C	120	835.1

③ 键角。分子中键与键之间的夹角称为键角。它是反映分子空间结构的一个重要参数。

如：H_2S 分子，H—S—H 的键角为 92°，决定了 H_2S 分子的构型为"V"字形；又如：CO_2 中，O—C—O 的键角为 180°，则 CO_2 分子为直线形。

二、杂化轨道理论

$AlCl_3$ 分子中键角为 120°，NH_4^+ 中键角为 109°28′，在成键过程中轨道之间的夹角是怎样形成的，如何解释构型的存在？ CH_4 为什么是正四面体结构？这些问题用一般价键理论难以解释。1931 年 Pauling 等在价键理论基础上提出了杂化轨道理论，进一步发展了价键理论。

1. 杂化概念

在形成多原子分子的过程中，中心原子的若干能量相近的原子轨道重新组合，形成一组新的轨道，这个过程叫作轨道的杂化，产生的新轨道叫作杂化轨道。

C 与 H 形成 CH_4 分子时，中心碳原子的 2s 和 $2p_x$，$2p_y$，$2p_z$ 等原子轨道发生杂化，形成一组新的杂化轨道，即 4 个 sp^3 杂化轨道，这些 sp^3 杂化轨道不同于 s 轨道，也不同于 p 轨道，有自己的波函数、能量、形状和空间取向。

2. 杂化轨道的数目、形状、成分和能量

在杂化过程中形成的杂化轨道的数目等于参与杂化的轨道的数目之和。CH_4 中参与杂化的有 2s，$2p_x$，$2p_y$，$2p_z$ 4 个原子轨道，形成 4 个相同的 sp^3 杂化轨道。杂化轨道的形状见图 1-8。

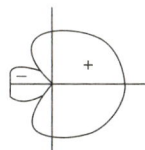

如果一个 s 轨道和一个 p 轨道杂化，则会形成 2 个 sp 杂化轨道。在 sp 杂化轨道中，s 和 p 的成分各占 1/2；如果一个 s 轨道和 2 个 p 轨道杂化，则会形成 3 个 sp^2 杂化轨道。在 sp^2 杂化轨道中，s 成分占 1/3，p 成分占 2/3。

图1-8　杂化轨道的形状

p 的成分大时，轨道分布向某方向集中，s 无方向性，故 sp^2 比 sp 集中，在成键时重叠程度较大，键较强，体系能量低，这就是杂化过程的能量因素。

3. 杂化轨道类型

（1）sp 杂化　$BeCl_2$ 的分子结构为直线形，现在用杂化轨道理论分析其成键情况，说明直线形的原因。

Be 的价电子层结构为 $2s^2 2p^0$。当它与 Cl 原子化合成 $BeCl_2$ 分子时，1 个 2s 电子被激发到 2p 轨道中去，经杂化形成 2 个能量相等的 sp 杂化轨道，其夹角为 180°，如图 1-9 所示。2 个 sp 杂化轨道是直线形分布，分别与 2 个 Cl 的 3p 轨道成键，故分子为直线形，如图 1-10 所示。

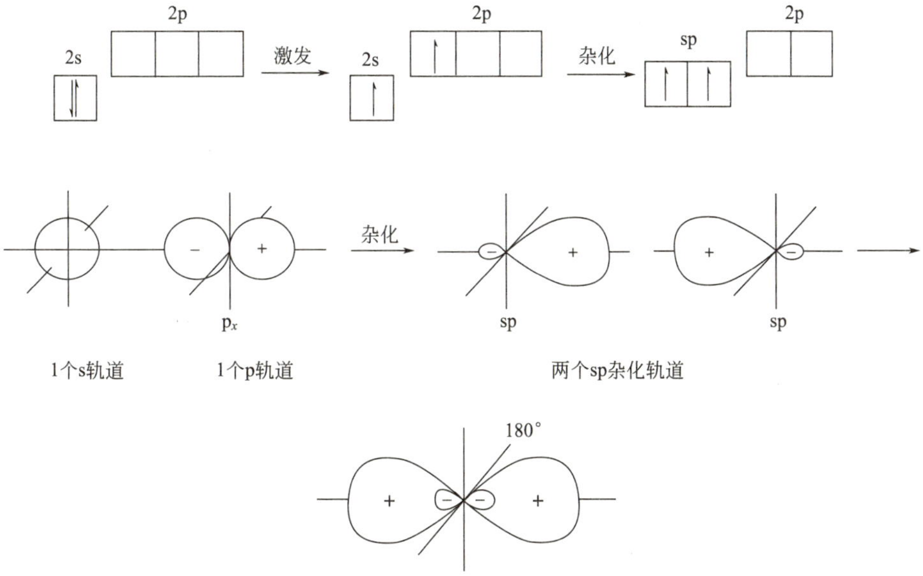

图1-9　sp杂化轨道示意图

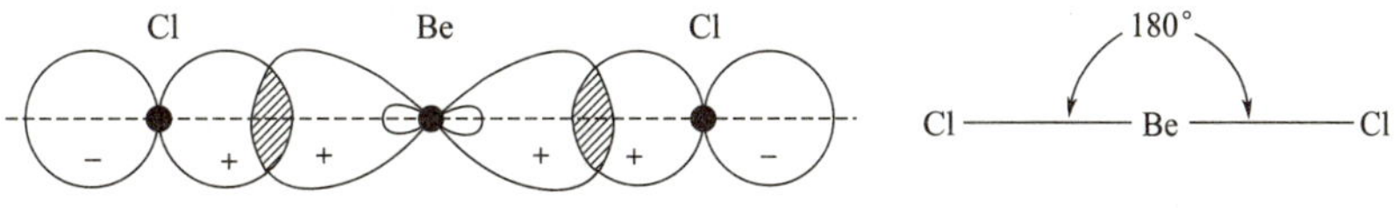

图1-10　$BeCl_2$分子构型

（2）sp^2 杂化　是由 1 个 ns 轨道和 2 个 np 轨道经杂化组合成 3 个等同的 sp^2 杂环轨道，3 个 sp^2 杂化轨道呈平面三角形分布，夹角为 120°。

例如 BF_3 分子的形成，B 的电子层结构为 $1s^2 2s^2 2p_x^1$，在 F 的影响下，其 2s 的一个电子激发到一个空的 2p 轨道上，一个 2s 轨道和两个 2p 轨道经杂化形成 3 个 sp^2 杂化轨道，呈平面三角形，如图 1-11 所示。3 个杂化轨道分别与 3 个 F 的 2p 轨道形成 σ 键，分子构型为平面三角形，如图 1-12 所示。

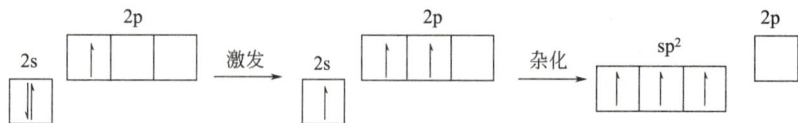

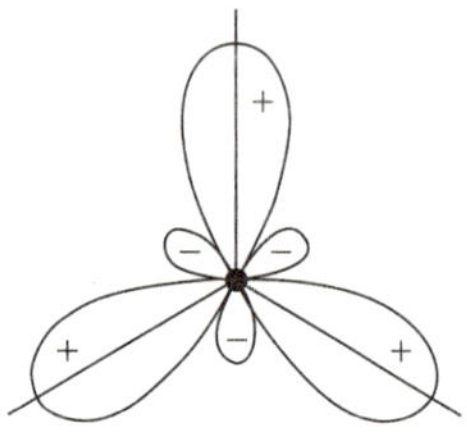

图1-11　sp^2杂化轨道示意图 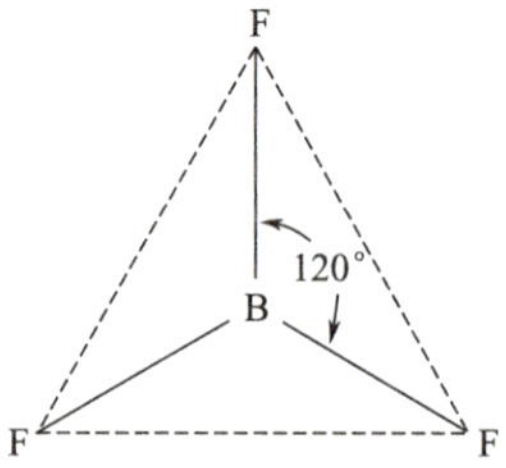　　　　　　图1-12　BF_3分子结构示意图

（3）sp^3 杂化　是由 1 个 ns 轨道和 3 个 np 轨道经杂化组合成 4 个等同的 sp^3 杂化轨道，每个杂化轨道中 s 成分占 1/4，p 成分占 3/4。sp^3 杂化轨道间的夹角为 109°28′，呈正四面体构型，如图 1-13 所示。

例如 CH_4 分子的形成，C 的电子层结构为 $1s^2 2s^2 2p_x^1 2p_y^1$，在 H 原子的影响下，其 2s 的一个电子激发到一个空的 2p 轨道上，一个 2s 轨道和三个 2p 轨道经杂化形成 4 个 sp^3 杂化轨道，呈空间正四面体。每个杂化轨道与一个 H 原子的 1s 轨道重叠形成 CH_4 分子，CH_4 的构型如图 1-14 所示。

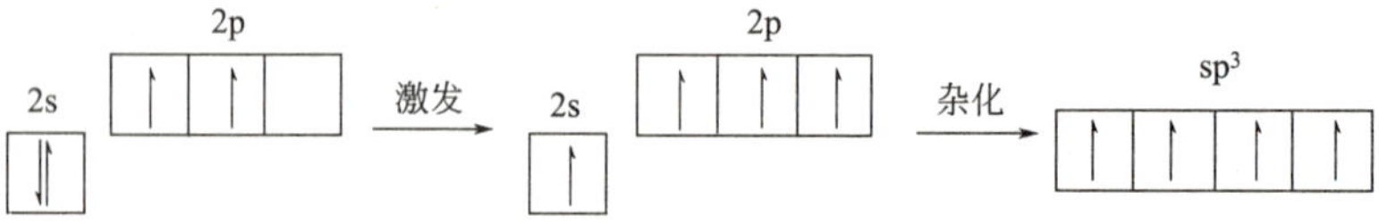

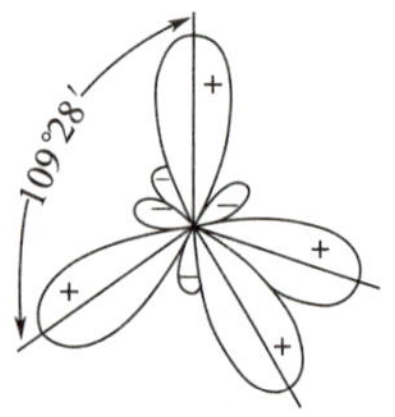

图1-13　sp^3杂化轨道 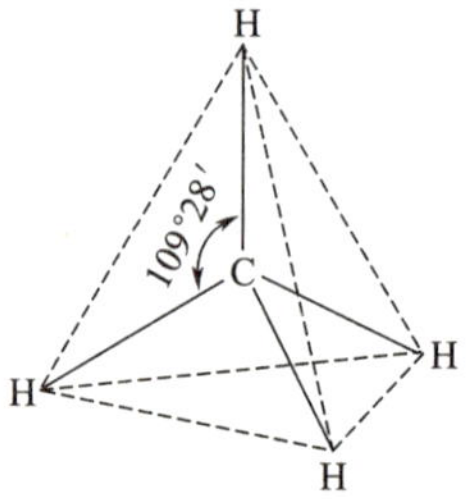　　　　　　图1-14　CH_4分子的构型

第六节　分子间作用力

分子间作用力是 1873 年荷兰物理学家范德华首先提出来的，故又称为范德瓦耳斯力。分子间力不同于化学键，远远小于化学键。但在原子结合成分子之后，分子之间主要是通过分子间力结合成物质的，其大小与分子的极性有关。

一、键的极性与分子的极性

1. 共价键的极性

共价键的极性大小由成键原子电负性差值的大小来判断。相同的两个原子形成共价键，由于两原子电负性相同，对共用电子对的吸引力相等，正负电荷重心恰好重合，这种键没有极性，称为非极性共价键。例如 H_2、O_2、Cl_2 等分子中的共价键是非极性共价键。

不同的两原子形成共价键，由于电负性不同，共用电子对的电子云就会偏向电负性大的原子一边，键的正、负电荷重心不重合，这种键称为极性共价键。例如 HCl、HBr、CO、H_2O 等分子中的共价键是极性共价键。

2.分子的极性

正、负电荷重心重合的分子称为非极性分子。如 H_2、O_2、Cl_2 等。正、负电荷重心不重合的分子称为极性分子。如 HCl、HBr、CO 等。

非极性键所组成的分子是非极性分子。极性键所组成的双原子分子一定是极性分子。但极性键所组成的多原子分子，其极性还与分子的空间构型有关。如果分子的空间构型是对称的，则分子是非极性的，如果分子的空间构型是不对称的，则分子为极性分子。如 CO_2 中，O—C—O 的键角为 180°，CO_2 分子为直线形，为对称结构，正、负电荷重心正好重合，所以 CO_2 分子为非极性分子。又如 H_2O、SO_2、H_2S 都是 V 形的空间不对称结构，所以它们都是极性分子。

二、分子间偶极矩

1.永久偶极

极性分子的偶极矩称为永久偶极。偶极矩是衡量分子极性大小的物理量，用 μ 表示。极性分子的偶极矩等于正负电荷重心间的距离 d 乘以正电（或负电）重心上的电荷的电量 q。

2.诱导偶极和瞬间偶极

非极性分子在外电场的作用下，可以变成具有一定偶极的极性分子，而极性分子在外电场作用下，其偶极也可以增大。在电场的影响下产生的偶极称为诱导偶极。

诱导偶极用 $\Delta\mu$ 表示，其强度大小和电场强度成正比，也和分子的变形性成正比。所谓分子的变形性，即为分子的正负电重心的可分程度，分子体积越大，电子越多，变形性越大。

非极性分子无外电场时，由于运动碰撞，原子核和电子的相对位置变化，其正负电重心可有瞬间的不重合；极性分子也会由于上述原因改变正负电重心。这种由于分子在一瞬间正负电重心不重合而造成的偶极叫瞬间偶极。瞬间偶极和分子的变形性大小有关。

三、分子间作用力

化学键的键能一般在 $1.0 \times 10^2 kJ \cdot mol^{-1}$ 数量级，而分子间力只有几个 $kJ \cdot mol^{-1}$。

1.取向力

当极性分子彼此靠近时，除了色散力仍在起作用外，由于分子的固有偶极之间同极相斥、异极相吸，使得分子在空间按异极相邻状态取向，因此而产生的分子间力叫取向力。

分子的极性越大，分子间的取向力越大。

2.诱导力

当极性分子与非极性分子相互接近时，由于极性分子的偶极产生的电场作用，诱导非极性分子产生偶极或使极性分子的偶极增大（也产生诱导偶极），这时诱导偶极与永久偶极之间形成诱导力，因此诱导力存在于极性分子与非极性分子之间，也存在于极性分子与极性分子之间。

3. 色散力

在非极性分子之间也存在相互作用力，瞬间偶极—瞬间偶极之间有色散力。

由于各种分子均有瞬间偶极，故色散力存在于极性分子—极性分子、极性分子—非极性分子及非极性分子—非极性分子之间。分子间三种作用力如图 1-15 所示。

图1-15　分子间力产生示意图

四、氢键

1. 氢键的概念

以 HF 为例，F 的电负性相当大，电子对偏向 F，而 H 几乎成了裸露的质子，这种 H 与其他分子中电负性相当大、原子半径小的原子相互接近时，产生一种特殊的分子间力——氢键，表示为---。如 HF 分子之间的氢键表示为 F—H --- F—H。

2. 氢键的特点

① 饱和性和方向性。由于 H 的体积小，1 个 H 只能形成一个氢键。由于 H 的两侧电负性极大的原子的负电排斥，使两个原子在 H 两侧呈直线排列。除非其他外力有较大影响时，才可能改变方向。

② 能够形成氢键的元素应具备电负性很大、半径小、有孤对电子的特点，通常为 F、O、N。

③ 分子内氢键。上面谈的氢键均在分子间形成，若 H 两侧的电负性较大的原子属于同一分子，则属分子内氢键。

3. 氢键对化合物性质的影响

分子间存在氢键时，大大地影响了分子间的结合力，故物质的熔点、沸点将升高。CH_3CH_2—OH 存在分子间氢键，而相对分子质量相同的 H_3C—O—CH_3 无氢键，故前者的沸点高。

对 HF、HCl、HBr、HI 等物质，从范德华力考虑，从 F 到 I 半径依次增大，色散力增加，沸点升高，故沸点为 HI > HBr > HCl，但由于 HF 分子间有氢键，故 HF 的沸点在这里最高，破坏了从左到右沸点升高的规律。H_2O、NH_3 由于氢键的存在，在同族氢化物中沸点亦是最高。

形成分子内氢键时，势必削弱分子间氢键的形成。故有分子内氢键的化合物的沸点、熔点不是很高。例如对硝基苯酚和邻硝基苯酚的熔点如下所示，邻硝基苯酚因形成分子内氢键，熔点低于对硝基苯酚。

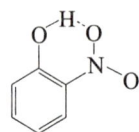

熔点:113～114℃　　熔点:44～45℃

习　题

一、单项选择题

1. 决定多电子原子核外电子运动能量的两个主要因素是（　　　）。

A. 电子层和电子的自旋状态　　　　　　B. 电子云的形状和伸展方向

C. 电子层和电子亚层　　　　　　　　　D. 电子云的形状和电子的自旋状态

2. 下列元素电负性最大的为（　　　）。

A. O　　　　　　　　B. S　　　　　　　　C. F　　　　　　　　D. N

3. 下列四组量子数中不合理的是（　　　）。

A.（3，1，2，+1/2）　　　　　　　　　B.（2，1，0，−1/2）

C.（4，2，0，+1/2）　　　　　　　　　D.（2，0，0，−1/2）

4. 下面哪个量子数的取值决定了原子轨道的形状（　　　）。

A. n　　　　　　　　B. l　　　　　　　　C. m　　　　　　　　D. m_s

5. 下列物质中，硫具有最高氧化数的是（ ）。

A. S^{2-} B. $S_2O_3^{2-}$ C. SCl_4 D. H_2SO_4

6. 在电子云示意图中的小黑点（ ）。

A. 其疏密表示电子出现的概率密度的大小

B. 其疏密表示电子出现的概率的大小

C. 表示电子

D. 表示电子在该处出现

7. 下列原子半径大小顺序中正确的是（ ）。

A. Be < Na < Mg   B. Be < Mg < Na

C. Be > Na > Mg   D. Na < Be < Mg

8. 下列元素中，各基态的第一电离能最大的是（ ）。

A. Be   B. C   C. B   D. N

9. 下列哪个方程式代表 Mg 的第二电离势（ ）。

A. $Mg^+(s) \longrightarrow Mg^{2+}(s) + e$ B. $Mg^+(g) \longrightarrow Mg^{2+}(g) + e$

C. $Mg^+(g) \longrightarrow Mg^{2+}(g) + 2e$ D. $Mg(s) \longrightarrow Mg^{2+}(g) + 2e$

10. 下列元素的电负性随原子序数递增的是（ ）。

A. Be, Mg, Ca, Sr   B. C, Si, Ge, Sn

C. O, F, Na, Mg   D. Al, Si, P, S

11. 氢氟酸的水溶液中分子间存在着（ ）。

A. 取向力、诱导力   B. 诱导力、色散力

C. 取向力、诱导力、色散力、氢键   D. 取向力、色散力、氢键

12. 色散力存在于（ ）。

A. 非极性分子之间   B. 极性分子与非极性分子之间

C. 极性分子之间   D. 所有的分子之间

13. 下列分子中，中心原子进行 sp^3 杂化，分子为正四面体构型的是（ ）。

A. CH_4 B. CH_2Cl_2 C. $CHCl_3$ D. NH_3

14. 金刚石晶体中原子之间的结合力是（ ）。

A. 金属键   B. 共价键   C. 范德华力   D. 离子键

15. 下列分子中属于非极性分子的是（ ）。

A. $CHCl_3$ B. NH_3 C. H_2O D. CH_4

二、判断题

（ ）1. 共价键和氢键均有方向性和饱和性。

（ ）2. 在微观世界中，电子的能量和位置不可能同时确定。

（ ）3. 极性分子间仅存在取向力，非极性分子间只存在色散力。

（ ）4. 等价轨道处于全充满、全空、半充满状态时原子能量较低。

（ ）5. BF_3 和 NH_3 都具有平面三角形的空间结构。

三、某原子的电子排布式是 $1s^2 2s^2 2p^6 3s^2 3p^6 3d^{10} 4s^2$，试问该元素原子的原子核外有多少个电子层？每个电子层有多少轨道、多少个电子？

四、请指出下列错误的电子排布式违背了什么原理？并写出正确的电子排布式。

1. B $1s^2 2s^3$

2. Ca $1s^2 2s^2 2p^6 3s^2 3p^6 3d^2$

3. O $1s^2 2s^2 2p_x^2 2p_y^2$

4. Cr　$1s^22s^22p^63s^23p^63d^44s^2$

五、根据原子结构理论，完成下列表格。

原子序数	元素符号	电子排布式	各层电子数	所在周期	所在族
15					
19					
26					
30					
35					

六、某元素原子的电子最后填入3d轨道，其最高化学价为+4价，试写出其电子排布式。并根据电子排布，指出在周期表中的位置。

（项东升）

习题答案

第二章
溶液和胶体溶液

电子教案　思政案例

> 1. 了解分散系的概念、分类；了解稀溶液依数性概念及初步应用。
> 2. 掌握溶液组成的表示方法。

　　溶液对于科学研究、生命现象都具有重要意义。人体内的血液、细胞内液、细胞外液以及其他体液都是溶液；体内的许多化学反应都是在溶液中进行的，营养物质的消化、吸收等无不与溶液有关；医疗用药亦多以溶液的形式或在体液内溶解后形成溶液而发挥其效应，药物分析和检验工作的许多操作也都在溶液中进行。可见溶液与医药工作的联系是极其密切的。在医药工作中，除了大量使用溶液外，还常用胶体溶液、悬浊液和乳浊液，它们都属于分散系。本章重点讨论溶液和胶体溶液的有关知识。

第一节　分散系

　　一种或数种物质分散在另一种物质中所形成的体系称为分散系。被分散的物质称为分散质或分散相，容纳分散质的物质称为分散介质或分散剂。分散系的某些性质常随分散质粒子的大小而改变，因此，按分散质颗粒的大小不同可将分散系分为三类（见表2-1）：分子（或离子）分散系、高分子胶体溶液分散系、粗分散系，三者之间无明显的界限。

表2-1　分散系的分类

粒子大小	分散系类型	分散质组成	性　质	实　例
<1nm	分子(或离子)分散系	小分子或小离子	均相、均匀、透明、稳定,能透过滤纸和半透膜	蔗糖、氯化钠、醋酸水溶液等
1～100nm	高分子化合物溶液溶胶	高分子分子、原子或离子的聚集体	均相、均匀、透明、稳定,不能透过半透膜,能透过滤纸 非均相、不均匀、有相对稳定性,不能透过半透膜,能透过滤纸	蛋白质、核酸水溶液等 $Fe(OH)_3$、As_2S_3、胶体金等
>100nm	粗分散系	粗粒子	非均相、不均匀、不透明、不稳定,不能透过滤纸和半透膜	混浊泥水、牛奶、豆浆等

　　分子或离子分散系是分散相粒子直径小于1nm的分散系，也称真溶液或溶液，因分散相粒子很小，不能阻止光线通过，所以溶液是透明的。溶液具有高度稳定性，无论放置多久，分散相颗粒不会因重力作用而下沉，不会从溶液中分离出来，例如盐水和糖水等。溶液中的分散相也称溶质，分散剂称溶剂，一般不指明溶剂的溶液都为水溶液。

　　胶体分散系即胶体溶液，分散相粒子大小在1～100nm之间，属于这一类分散系的有溶胶和高分子化合物溶液。由于此类分散系的胶体粒子比低分子分散系的分散相粒子大，而比粗分散系的分散相粒子小，因而胶体分散系的胶体粒子能透过滤纸，但不能透过半透膜。胶体是物质的一种分散状态，不论在任何物质中，只要以1～100nm之间的粒子分散于另一物质中时，就成为胶体。例如，氯化钠在水中分散成离子时属溶液，而在苯中则分散成离子的聚集体，聚集体粒子的大小在1～100nm之间，属胶体溶液。许多蛋白质、淀粉、糖原溶液及血液、淋巴液等属于胶体溶液。

粗分散系按分散相状态的不同又分为悬浊液（固体分散在液体中，如泥浆）和乳浊液（液体分散在液体中，如牛奶）。在粗分散系中，分散相粒子大于100nm，用肉眼或普通显微镜即可观察到分散相的颗粒。由于其颗粒较大，能阻止光线通过，因而外观上是浑浊的，不透明的。另外，因分散相颗粒大，不能透过滤纸或半透膜，同时易受重力影响而自动沉降，因此不稳定。在医药制剂中除大量使用溶液外，也常用悬浊液（如硫黄合剂）和乳浊液（如脂肪乳剂），为提高稳定性，增强疗效，在悬浊液和乳浊液中还常加入助悬剂和乳化剂。

第二节　溶液组成的表示方法及配制

一、溶解度

在一定条件（温度、压力）下，一定量的溶剂溶解溶质达饱和时，所含溶质的量称为溶解度。根据工作需要，溶解度可以有各种不同的表示法，通常用一定温度下，100g溶剂形成饱和溶液时所溶解溶质的质量（单位为g）表示。如果不指明溶剂，通常所说的溶解度是指物质在水里的溶解度。例如，NaCl在20℃的溶解度为36g，表示的意义就是：在20℃时，100g水中溶解36g氯化钠时溶液达到饱和状态；或者说，在20℃时，100g水最多能溶解36g氯化钠。

人们根据固体物质在20℃时的溶解度的大小，把它们在水中的溶解性分为以下等级：

易溶大于10g；可溶1～10g；微溶0.1～1g；难溶小于0.1g。

其中难溶物质习惯上叫作"不溶"物质。

物质溶解度的大小与很多因素有关，主要决定于溶质和溶剂的本性以及外界的温度和压力。

（1）溶解度的大小决定于溶质和溶剂的本性　例如：硝酸钡易溶于水而硫酸钡难溶于水；油脂易溶于汽油等有机溶剂而难溶于水。

（2）溶解度的大小与外界的温度和压力有关　温度对不同物质在水中的溶解度有不同的影响。例如：大部分固体物质的溶解度随着温度的升高而增大（如硝酸钾）；少数固体物质的溶解度受温度变化影响较小（如氯化钠）；极少数固体物质的溶解度随着温度的升高而减小（如氢氧化钙）；气体的溶解度随着温度的升高而减小。

压力的变化对固体溶质和液体溶质的溶解度一般影响不大，但对气体溶质的溶解度却有很大的影响。

（3）相似相溶原理　即非极性或弱极性溶质，易溶于非极性或弱极性溶剂；极性分子或离子化合物，易溶于极性较强的溶剂，这是一个经验规律。例如：碘单质是非极性分子的物质，它在汽油、四氯化碳、二硫化碳、苯等非极性溶剂中易溶解，在乙醇（弱极性分子）溶剂中能溶解，而在极性较强的水溶剂中就不易溶解。故有机物一般易溶于有机溶剂而难溶于水（无机溶剂），大部分无机物一般易溶于水而难溶于有机溶剂。

二、溶液组成的表示方法及换算

溶液的性质和用途常常与溶液中溶质和溶剂的相对含量有关。如：给患者输液或用药时，药液过稀，就不会产生明显的疗效，但药液过浓反而对人体有害，甚至会危及病员的生命安全。因此，使用溶液时我们需要知道溶液中溶质和溶剂的相对含量。

溶液的组成是指一定的溶液或溶剂中所含溶质的量，有多种表示方法。医药工作中常用如下方法表示溶液的组成。

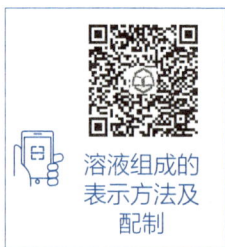

1. 溶液组成的表示方法

（1）物质的量浓度　物质的量浓度可以简称为浓度，用符号 c_B 表示，其定义为：溶质 B 的物质的量 n_B 除以溶液的体积 V，即：

$$c_B = \frac{n_B}{V} \qquad (2\text{-}1)$$

物质的量浓度 SI 单位是摩尔每立方米，符号：$mol \cdot m^{-3}$。医学上常用单位符号：$mol \cdot L^{-1}$、$mmol \cdot L^{-1}$ 和 $\mu mol \cdot L^{-1}$ 等。

根据 SI 规定，在使用浓度单位时必须注明所表示物质的基本单元，如 $c(H_2SO_4)$。B 的物质的量 n_B 与 B 的质量 m_B、摩尔质量 M_B 之间的关系可用下式表示：

$$n_B = \frac{m_B}{M_B} \qquad (2\text{-}2)$$

【例 2-1】　正常人血浆中每 100mL 含 $10mgCa^{2+}$，计算血清中 Ca^{2+} 物质的量浓度为多少？

解　根据式（2-1）和式（2-2）可得：

$$c(Ca^{2+}) = \frac{n(Ca^{2+})}{V} = \frac{m(Ca^{2+})/M(Ca^{2+})}{V}$$

$$= \frac{0.010g/(40g \cdot mol^{-1})}{0.10L} = 0.0025 mol \cdot L^{-1}$$

（2）质量浓度　质量浓度用符号 ρ_B 表示，其定义为：溶质 B 的质量 m_B 除以溶液的体积 V。

即：

$$\rho_B = \frac{m_B}{V} \qquad (2\text{-}3)$$

质量浓度的 SI 单位是千克每立方米，符号是：$kg \cdot m^{-3}$，医学上常用的单位符号：$g \cdot L^{-1}$、$mg \cdot L^{-1}$ 和 $\mu g \cdot L^{-1}$。质量的单位可以改变，而表示体积的单位一般不能改变，均用 L。

因密度用符号 ρ 表示，要特别注意质量浓度 ρ_B 与密度 ρ 的区别。

世界卫生组织建议：医学上表示溶液的组成时，凡是相对分子质量已知的物质，均应用物质的量浓度表示。对于注射液，标签上应同时标明质量浓度 ρ_B 和物质的量浓度 c_B。如静脉注射的氯化钠溶液，应同时标明 $\rho(NaCl) = 9g \cdot L^{-1}$，$c(NaCl) = 0.15 mol \cdot L^{-1}$。对于相对分子质量尚未准确测得的物质，则可用质量浓度表示，如人体血清中免疫球蛋白 G（lgG）含量的正常范围为：$7.60 \sim 16.60 g \cdot L^{-1}$，免疫球蛋白 D（lgD）含量的正常范围为 $30 \sim 50 mg \cdot L^{-1}$。

【例 2-2】　将 25g 葡萄糖（$C_6H_{12}O_6$）晶体溶于水，配制成 500mL 葡萄糖溶液，计算此葡萄糖溶液的质量浓度。

解　根据式（2-3）可得：

$$\rho(C_6H_{12}O_6) = \frac{m(C_6H_{12}O_6)}{V} = \frac{25g}{0.50L} = 50g \cdot L^{-1}$$

此葡萄糖溶液的质量浓度为 $50g \cdot L^{-1}$。

（3）质量分数　质量分数用符号 w_B 表示，其定义为：溶质 B 的质量 m_B 除以溶液的质量 m。

即：

$$w_B = \frac{m_B}{m} \qquad (2\text{-}4)$$

质量分数无单位，可以用小数或百分数表示。例如，市售浓盐酸中 HCl 的质量分数为 0.37 或 37%。

（4）体积分数　体积分数用符号 φ_B 表示，其定义为：在相同温度和压力时溶质 B 的体积 V_B 与溶液的体积 V 之比。即：

$$\varphi_B = \frac{V_B}{V} \tag{2-5}$$

体积分数无单位，用小数或百分数表示。例如，消毒用的酒精溶液中酒精的体积分数为 0.75 或 75%。

【例 2-3】 消毒用酒精溶液中酒精体积分数为 0.75，现配制 500mL 这种酒精溶液需纯酒精多少毫升？

解 根据式（2-5）可得：

$$V_B = V\varphi_B = 500\text{mL} \times 0.75 = 375\text{mL}$$

量取 375mL 纯酒精，用水稀释至 500mL 即得消毒用的酒精溶液。

（5）摩尔分数　摩尔分数用符号 x_B 表示，其定义为：溶质 B 的物质的量 n_B 除以混合物的物质的量之和 n。

即：

$$x_B = \frac{n_B}{n} \tag{2-6}$$

由 A，B 两种物质组成的混合物：

$$x_A = \frac{n_A}{n_A + n_B} \tag{2-7}$$

$$x_B = \frac{n_B}{n_A + n_B} \tag{2-8}$$

则：

$$x_A + x_B = 1 \tag{2-9}$$

对于由多种物质组成的混合物：

$$\sum_B x_B = 1 \tag{2-10}$$

摩尔分数无单位。摩尔分数与温度无关，在物理化学中广为使用。

（6）质量摩尔浓度　质量摩尔浓度用符号 b_B 表示，其定义为：溶质 B 的物质的量 n_B 除以溶剂的质量 m_A，即：

$$b_B = \frac{n_B}{m_A} \tag{2-11}$$

质量摩尔浓度的单位 $\text{mol} \cdot \text{kg}^{-1}$。质量摩尔浓度与温度无关，在物理化学中广为使用。

【例 2-4】 将 7.00g 结晶草酸（$H_2C_2O_4 \cdot 2H_2O$）溶于 93.0g 水中，求草酸的质量摩尔浓度 $b(H_2C_2O_4)$ 和摩尔分数 $x(H_2C_2O_4)$。

解 $M(H_2C_2O_4 \cdot 2H_2O) = 126\text{g} \cdot \text{mol}^{-1}$，而 $M(H_2C_2O_4) = 90.0\text{g} \cdot \text{mol}^{-1}$，故 7.00g 结晶草酸中草酸的质量为：

$$m(H_2C_2O_4) = \frac{7.00\text{g} \times 90.0\text{g} \cdot \text{mol}^{-1}}{126\text{g} \cdot \text{mol}^{-1}} = 5.00\text{g}$$

溶液中水的质量为：

$$m(H_2O) = 93.0\text{g} + (7.00 - 5.00)\text{g} = 95.0\text{g}$$

则：

$$b(H_2C_2O_4) = \frac{5.00\text{g}}{90.0\text{g} \cdot \text{mol}^{-1} \times 95.0\text{g}} \times \frac{1000\text{g}}{1\text{kg}} = 0.585\text{mol} \cdot \text{kg}^{-1}$$

$$x(H_2C_2O_4) = \frac{5.00\text{g}/90.0\text{g} \cdot \text{mol}^{-1}}{(5.00\text{g}/90.0\text{g} \cdot \text{mol}^{-1}) + (95.0\text{g}/18.0\text{g} \cdot \text{mol}^{-1})} = 0.0104$$

此草酸的质量摩尔浓度为 $0.585\text{mol} \cdot \text{kg}^{-1}$，草酸的摩尔分数为 0.0104。

2. 溶液组成表示方法的换算

同一溶液用不同组成表示方法，其数值不同。同一溶液在不同用途、不同场合，有时根据需要进行溶液组成表示方法间的换算。各种组成表示法有各自的特点，从各种浓度的基本定义出发，可进行各种浓度的相互换算。质量与体积转换时要借助"密度"，质量与物质的量转换时要借助"摩尔质量"。常用以下两公式进行换算。

$$c_B = \frac{\rho_B}{M_B} \tag{2-12}$$

$$c_B = \frac{1000 w_B \rho}{M_B} \tag{2-13}$$

【例 2-5】 100mL 生理盐水中含 0.90g NaCl，计算生理盐水的质量浓度和浓度。

解　根据式（2-3）可得：

$$\rho(NaCl) = \frac{m(NaCl)}{V} = \frac{0.90g}{0.10L} = 9.0 \cdot L^{-1}$$

根据式（2-12）可得：

$$c(NaCl) = \frac{\rho(NaCl)}{M(NaCl)} = \frac{9.0g \cdot L^{-1}}{58.5g \cdot mol^{-1}} = 0.15 mol \cdot L^{-1}$$

生理盐水的质量浓度和浓度分别为 $9.0g \cdot L^{-1}$ 和 $0.15 mol \cdot L^{-1}$。

【例 2-6】 市售浓硫酸密度为 $1.84 kg \cdot L^{-1}$，H_2SO_4 的质量分数 96%，计算物质的量浓度 $c(H_2SO_4)$ 和 $c\left(\frac{1}{2}H_2SO_4\right)$，单位用 $mol \cdot L^{-1}$。

解　H_2SO_4 的摩尔质量为 $98g \cdot mol^{-1}$，$\frac{1}{2}H_2SO_4$ 的摩尔质量为 $49g \cdot mol^{-1}$

根据式（2-13）可得：

$$c(H_2SO_4) = \frac{1000 \times 0.96 \times 1.84}{98} = 18 mol \cdot L^{-1}$$

$$c\left(\frac{1}{2}H_2SO_4\right) = \frac{1000 \times 0.96 \times 1.84}{49} = 36 mol \cdot L^{-1}$$

三、溶液的制备

配制一定组成的溶液时，可用纯物质直接配制，也可通过溶液的稀释或混合完成。若试剂溶解时有放热现象，或加热促使其溶解时，应该等其冷却至室温后再稀释。

1. 溶液的配制

一般情况下，非标准溶液的配制只需要使用准确度不太高的测量仪器，如：托盘天平、量筒、量杯等；标准溶液的配制则需要使用准确度较高的测量仪器，如：分析天平、容量瓶、移液管等。

【例 2-7】 如何配制 250mL 0.5mol · L^{-1} 的 NaCl 溶液？

解　（1）计算　所需溶质的质量：

$$0.5 mol \cdot L^{-1} \times 0.25L = 0.125 mol$$

$$0.125 mol \times 58.5g \cdot mol^{-1} = 7.3g$$

（2）称量　在托盘天平上称取 7.3g NaCl。

（3）溶解　将称好的 NaCl 放在烧杯中，加适量蒸馏水使其溶解。

（4）移液　将烧杯中的溶液小心注入 250mL 容量瓶。

（5）洗涤　用蒸馏水洗涤烧杯 2～3 次，把每次的洗涤液一并注入容量瓶。

（6）定容　把蒸馏水直接注入容量瓶，直到液面接近刻度线 2～3cm 处，改用胶头滴管加水到瓶颈刻度处，并使溶液的凹面正好与刻度相平。

2. 溶液的稀释

溶液的稀释是指在原溶液中加入溶剂，使原溶液的浓度降低的过程。溶液稀释的特点是稀释前后溶质的量不变。有：

$$c_1V_1 = c_2V_2 \tag{2-14}$$

式中，c_1、c_2 分别为溶液稀释前后的浓度；V_1、V_2 为稀释前后的体积。使用此公式时，应注意等式两边的单位一致。

【例 2-8】 用 18mol·L^{-1} 的浓硫酸配制浓度为 0.3mol·L^{-1} 稀硫酸 500mL，需浓硫酸多少毫升？

解　设需浓硫酸 V_1mL，根据式（2-14）可得：

$$18mol·L^{-1} \times V_1 = 0.3mol·L^{-1} \times 500mL$$

解得：
$$V_1 = 8.33mL$$

需浓硫酸 8.33mL。

3. 溶液的混合

溶液的混合是指两种浓度不同但溶质相同的溶液相混合，混合前后溶质的总量不变，若忽略混合前后体积的改变，则：

$$c_1V_1 + c_2V_2 = c(V_1 + V_2) \tag{2-15}$$

式中，c_1、c_2 分别为两种溶液混合前的浓度；V_1、V_2 分别为两种溶液混合前的体积；c 为混合溶液浓度。使用此公式时，也应注意等式两边的单位一致。

【例 2-9】 某患者需用 0.56mol·L^{-1} 葡萄糖溶液 500mL，现有 2.78mol·L^{-1} 和 0.28mol·L^{-1} 两种浓度的葡萄糖溶液，问要用这两种溶液各多少毫升？如何配制？

解　设应取 2.78mol·L^{-1} 葡萄糖溶液 V_1（mL），根据式（2-15）可得：

$$2.78mol·L^{-1} \times V_1 + 0.28mol·L^{-1} \times (500mL - V_1) = 0.56mol·L^{-1} \times 500mL$$

解得：
$$V_1 = 56mL$$

应取 0.28mol·L^{-1} 葡萄糖溶液为：500-56=444mL

配制时取 2.78mol·L^{-1} 的葡萄糖溶液 56mL，0.28mol·L^{-1} 葡萄糖溶液 444mL 混匀即可。

第三节　稀溶液的依数性

溶液的性质分为两类：一类与溶液的本性及溶质与溶剂的相互作用有关，如颜色、体积、导电性及酸碱性等；另一类只与溶液中溶质粒子的浓度有关，而与溶质的本性无关，故称溶液的依数性。如溶液的蒸气压下降、沸点升高、凝固点降低及溶液的渗透压。讨论溶液的依数性必须具备两个条件：一是溶质为难挥发的非电解质；二是溶液必须是稀溶液，不考虑粒子间的相互作用。

一、溶液的蒸气压下降

在一定温度下，将一杯纯水放在密闭的容器中，由于分子的热运动，一部分能量较高的水分子从水面逸出，扩散到空气中形成水蒸气，这一过程称为蒸发；水蒸气的分子也在不断地运动着，其中一些分子又重新回到水面变成液态水，这一过程称为凝结。当蒸发速度与凝结速度相等时，水面上的蒸气压不再发生变化，此时的蒸气压称为该温度下的饱和水蒸气压，简称蒸气压，单位为 kPa。温度升高，水的蒸发速度增大，饱和水蒸气压也相应增大，见表 2-2。

表2-2　不同温度下水的蒸气压

T/K	p/kPa	T/K	p/kPa
273	0.6106	333	19.9183
278	0.8719	343	35.1574
283	1.2279	353	47.3426
293	2.3385	363	70.1001
303	4.2423	373	101.3247
313	7.3754	423	476.0262
323	12.3336		

在一定温度下，向纯水中加入少量的难挥发的非电解质，测定发现溶液的蒸气压下降了，如图 2-1 所示。

图2-1　纯溶剂的蒸气压和溶液的蒸气压

溶质的加入一方面束缚了一部分高能的水分子逸出，另一方面又占据了一部分水的表面，减少了单位面积上的水分子数，因此达到平衡时溶液的蒸气压必然比纯水的蒸气压下降。

拉乌尔定律：在一定温度下，难挥发的非电解质稀溶液的蒸气压下降与溶液的质量摩尔浓度成正比。即：

$$\Delta p = K b_B \tag{2-16}$$

式中，Δp 为难挥发性非电解质稀溶液的蒸气压下降值；b_B 为溶液的质量摩尔浓度；K 为比例常数。

上式表明：在一定温度下，难挥发性非电解质稀溶液的蒸气压下降（Δp）与溶液的质量摩尔浓度成正比，而与溶质的种类和本性无关。如：相同质量摩尔浓度的尿素溶液、葡萄糖溶液、蔗糖溶液，这三者的蒸气压降低值应该是相等的。

二、溶液的沸点升高

液体的蒸气压随温度的升高而增大，当液体的蒸气压等于外界压强时的温度称为该溶液的沸点，因此沸点与外界压强有关。高山地区由于空气稀薄，外界压强较低，故水的沸点低于 100℃。在生产中常利用这个原理，如在减压的条件下进行蒸馏、浓缩液体或干燥。

当溶液中加入难挥发的非电解质时，由于蒸气压的下降，要使溶液的蒸气压和外界压强相等，显然要升高温度。因此，溶液的蒸气压和外界压强相等时的温度要比纯溶剂的蒸气压和外界压强相等时的温度高，即溶液的沸点要比纯溶剂的沸点高，如图 2-2 所示。海水的沸点比纯水的沸点高就是这个道理。

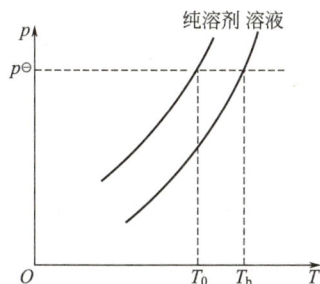

图2-2　溶液的沸点升高

溶液沸点升高的根本原因是溶液的蒸气压下降，而蒸气压下降的程度仅与溶液的浓度有关，因此沸点升高的程度也只取决于溶液的浓度，而与溶质的本性无关。难挥发非电解质稀溶液的沸点升高与溶液的质量摩尔浓度成正比。即：

$$\Delta T_b = T_b - T_b^0 = K_b b_B \tag{2-17}$$

式中，ΔT_b 为沸点升高值；T_b 为溶液的沸点；T_b^0 为纯溶剂的沸点；b_B 为溶液的质量摩尔浓度；K_b 为溶剂的摩尔沸点升高常数，它随溶剂的不同而不同，见表 2-3。

表2-3　常见溶剂的 T_b^0、K_b 和 T_f^0、K_f 值

溶剂	$T_b^0/℃$	$K_b/(K \cdot kg \cdot mol^{-1})$	$T_f^0/℃$	$K_f/(K \cdot kg \cdot mol^{-1})$
水	100	0.512	0.0	1.86
乙酸	118	2.93	17.0	3.90
苯	80	2.53	5.5	5.10
乙醇	78.4	1.22	−117.3	1.99
四氯化碳	76.7	5.03	−22.9	32.0
乙醚	34.7	2.02	−116.2	1.8
萘	218	5.80	80.0	6.9

三、溶液的凝固点降低

溶剂的凝固点是指液态溶剂和固态溶剂平衡共存时的温度，例如：水的凝固点为 0℃，此时水的蒸气压和冰的蒸气压相等。溶液和固态溶剂平衡共存时的温度称为溶液的凝固点。溶液的凝固点要比纯溶剂的凝固点低（见图 2-3），溶液的浓度越大，凝固点越低。

溶液的凝固点下降也是溶液蒸气压下降的结果，因此溶液的凝固点下降程度只与溶液浓度有关，而与溶质本性无关。难挥发非电解质稀溶液的凝固点下降与溶液的质量摩尔浓度成正比。即：

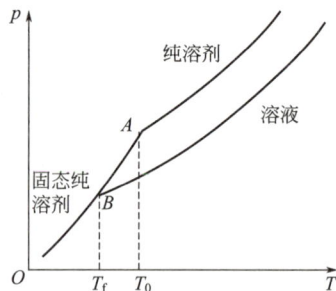

图2-3　溶液的凝固点降低

$$\Delta T_f = T_f^0 - T_f = K_f b_B \tag{2-18}$$

式中，ΔT_f 为凝固点降低数值；T_f 为溶液的凝固点；T_f^0 为纯溶剂的凝固点；K_f 为溶剂的摩尔凝固点降低常数，是溶剂的特征常数，随溶剂的不同而不同，见表 2-3。

溶液的凝固点降低的性质有许多实际应用。如：冰盐混合可作制冷剂；汽车水箱加入乙二醇或甘油可防止水箱在寒冷气候下冻裂；还可利用溶液凝固点降低的性质来测定某未知物的相对分子质量。

【例 2-10】　将 0.638g 尿素溶于 250g 水中，测得此溶液的凝固点降低值为 0.079K，试求尿素的相对分子质量。（水的 $K_f=1.86$ K $\cdot$ kg $\cdot$ mol^{-1}）

解　根据式（2-12）和式（2-18）可得：

$$M(CON_2H_4) = \frac{1.86K \cdot kg \cdot mol^{-1} \times 0.638g}{250g \times 0.079K} = 0.060kg \cdot mol^{-1} = 60g \cdot mol^{-1}$$

尿素的相对分子质量为 60。

四、溶液的渗透压

人体体液不仅有一定的成分，还有一定的分布和容量。一个正常人每日摄入和排出大量的水和电解质，但每天并不是一成不变的，摄入和排出量经常有很大的变化。但由于机体具有完善的调节功能，从

而能维持水、电解质的平衡，维持人体正常的物质代谢和生命活动。其中体液的渗透压起着一定的协调作用，所以渗透压在医学上有着重要的意义。

1. 渗透现象和渗透压

若在很浓的蔗糖溶液的液面上加一层清水，则蔗糖分子从下层进入上层，同时水分子从上层进入下层，直到均匀混合，浓度一致为止。这个过程称为扩散。

如果将蔗糖水溶液与水用半透膜隔开，使膜两侧液面相平，静置一段时间后，可以看到蔗糖溶液一侧的液面上升。如图 2-4 所示。

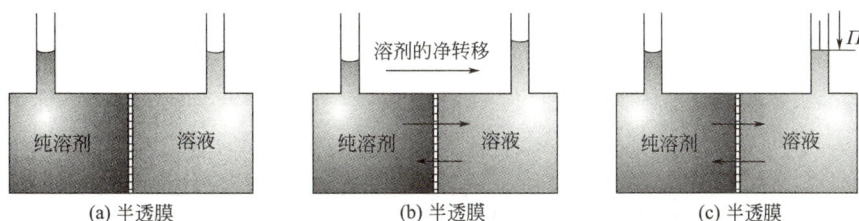

图2-4 渗透现象和渗透压

半透膜是一种只允许某些物质透过，而不允许另外一些物质透过的薄膜。如动物的膀胱膜、细胞膜、人造羊皮纸和火棉胶膜等。它的特点是：选择性通透，只允许一定大小的分子、离子通过。

这样，由于蔗糖分子不能透过半透膜，而溶剂水分子却可以自由通过。膜两侧单位体积内溶剂分子数目不等，单位时间内由纯溶剂进入溶液中的水分子数目比蔗糖溶液进入纯溶剂中的数目多。其净结果使蔗糖溶液一侧液面升高，溶液的浓度降低。随着蔗糖溶液一侧液面升高，由液柱产生的静水压也随之增加，当膜两侧液面差达到一定高度时，水分子向两个方向扩散的速度相等，渗透作用达到动态平衡，膜两侧液面高度不再变化。不同浓度的两种溶液被半透膜隔开时也有渗透现象发生。

这种溶剂分子通过半透膜由纯溶剂进入溶液的过程称为渗透现象。简称渗透。

产生渗透现象的必要条件：① 有半透膜存在；② 半透膜两侧的溶液浓度不相等，即膜两侧的溶液存在浓度差。

渗透的方向：总是趋于自发缩小膜两侧溶液的浓度差，即溶剂分子的渗透方向总是从纯溶剂一侧进入溶液一侧，或是从稀溶液一侧进入浓溶液一侧。

为了阻止渗透的进行，即保持膜两侧液面相平衡，必须在膜内溶液一侧施加一额外压力。为维持溶液与溶剂之间的渗透平衡而需要的超额压力称为渗透压。渗透压用符号 Π 表示，单位是 Pa 或 kPa。如果在溶液一侧增加更大的压力，溶剂分子的渗透方向就会从溶液一侧进入纯溶剂一侧。此种操作称为反渗透，依此可实现溶液的浓缩和海水的淡化。

如果被半透膜隔开的是两种不同浓度的溶液，这时液柱产生的静水压，既不是浓溶液的渗透压，也不是稀溶液的渗透压，而是这两种溶液渗透压之差。

2. 渗透压与浓度和温度的关系

实验证明：当温度不变时，渗透压与稀溶液的物质的量浓度成正比；当浓度不变时，渗透压与溶液热力学温度成正比。1886 年荷兰物理学家范特霍夫（Van't Hoff）根据实验结果提出了渗透压定律：

$$\Pi V=nRT \text{ 或 } \Pi=cRT \tag{2-19}$$

式中，V 为溶液体积；n 为物质的量；$R=8.314\text{J} \cdot \text{K}^{-1} \cdot \text{mol}^{-1}$；$T$ 为绝对温度；c 为物质的量浓度；渗透压定律也称为范特霍夫定律，它表明：在一定温度下，稀溶液的渗透压只决定于单位体积溶液中所含溶质粒子数，而与溶质的本性无关。因此，渗透压也是稀溶液的一种依数性。

对于非电解质稀溶液，物质的量浓度近似地与质量摩尔浓度相等，所以可以将计算公式改写成：

$$\Pi \approx b_B RT \tag{2-20}$$

【例 2-11】 由实验测得人的血液的凝固点下降值 $\Delta T_f=0.56K$，求在体温 310K 时渗透压。

解 查表 $K_f=1.86K \cdot kg \cdot mol^{-1}$ 对于很稀溶液，渗透压为：

$$\Pi \approx b_B RT = \frac{0.56}{1.86} \times 8.31 \times 310 = 775.6 kPa$$

通过测定溶液的渗透压，可以计算溶质的相对分子质量；前面讲了利用稀溶液的凝固点降低也可以计算溶质的相对分子质量，二者相比各有优缺点。当溶液的浓度很低时，ΔT_f 很小，不能准确测定；但此时 Π 仍比较大，可以准确进行测定。由于小分子溶质也能透过半透膜，因此渗透压力法仅适合于高分子化合物相对分子质量的测定。

【例 2-12】 100mL 水溶液中含有 2.00g 白蛋白，25℃时此溶液的渗透压力为 0.717kPa，求白蛋白的相对分子质量。

解 根据式（2-19）可得：

$$c(白蛋白)=\frac{\Pi}{RT}=\frac{0.717kPa}{8.314kPa \cdot L \cdot mol^{-1} \cdot K^{-1} \times（273+25）K}=2.89 \times 10^{-4} mol \cdot L^{-1}$$

$$M(白蛋白)=\frac{2.00g}{2.89 \times 10^{-4} mol \cdot L^{-1} \times 0.100L}=6.92 \times 10^4 g \cdot mol^{-1}$$

3. 渗透压在医学上的意义

（1）渗透浓度 人体中水占体重的 60% 左右，其中溶有蛋白质、有机小分子物质和各种离子等，如血浆、尿液、淋巴液及各种腺体的分泌液等。由于渗透压是溶液的依数性，它仅与溶液中溶质粒子的浓度有关，而与粒子的本性无关。溶液中各溶质粒子（分子或离子）产生渗透效应是相同的。把溶液中能产生渗透效应的各种溶质的粒子（分子或离子）统称为渗透活性物质。渗透活性物质的量除以溶液的体积，即溶液中能产生渗透效应的所有溶质粒子的总浓度叫溶液的渗透浓度，用符号 c_{os} 表示，常用单位为 $mmol \cdot L^{-1}$。正常人各种渗透活性物质的渗透浓度见表 2-4。

表2-4 正常人各种渗透活性物质的渗透浓度　　　　　　　　　　　单位：$mol \cdot L^{-1}$

渗透活性物质	血浆中	组织间液中	细胞内液中	渗透活性物质	血浆中	组织间液中	细胞内液中
Na^+	144	37	10	HCO_3^-	27	28.3	10
K^+	5	4.7	141	HPO_4^{2-}、$H_2PO_4^-$	2	2	11
Ca^{2+}	2.5	2.4		SO_4^{2-}	0.5	0.5	1
Mg^{2+}	1.5	1.4	31	磷酸肌酸			45
Cl^-	107	112.7	4	肌肽			14

【例 2-13】 测得泪水的凝固点为 -0.52℃，求泪水的渗透浓度。（水的 $K_f=1.86K \cdot kg \cdot mol^{-1}$）。

解 根据式（2-18）可得：

$$b_B=\frac{0.52K}{1.86K \cdot kg \cdot mol^{-1}}=0.280 mol \cdot kg^{-1}$$

对于稀溶液，物质的量浓度近似地与质量摩尔浓度相等，所以：
泪水的渗透浓度为 280mmol·L^{-1}。

【例 2-14】 计算补液用的 50.0g·L^{-1} 葡萄糖溶液和 9.00g·L^{-1}NaCl 溶液的渗透浓度。

解 根据式（2-12）可得：

$$c_{os}(葡萄糖)=\frac{50.0}{180} \times 1000 = 278 mmol \cdot L^{-1}$$

$$c_{os}(NaCl)=2 \times \frac{9.00}{58.5} \times 1000 = 308 mmol \cdot L^{-1}$$

（2）等渗、低渗和高渗溶液　渗透压力的高低是相对的。渗透压相等的两种溶液称为等渗溶液。渗透压不同的两种溶液，把渗透压相对高的溶液叫作高渗溶液，把渗透压相对低的溶液叫作低渗溶液。对同一类型的溶质来说，浓溶液的渗透压比较大，稀溶液的渗透压比较小。因此，在发生渗透作用时，水会从低渗溶液（即稀溶液）进入高渗溶液（即浓溶液），直至两溶液的渗透压达到平衡为止。

在临床上，所谓等渗、低渗或高渗溶液是以血浆总渗透压作为判断标准的，由于正常人血浆总渗透压的正常范围相当于 $280 \sim 320 mmol \cdot L^{-1}$，在此范围内的溶液称为生理等渗液。高于 $320 mmol \cdot L^{-1}$ 为高渗液，低于 $280 mmol \cdot L^{-1}$ 为低渗液。临床常用的生理盐水（$9g \cdot L^{-1} NaCl$ 溶液）和 $50g \cdot L^{-1}$ 葡萄糖溶液都是等渗溶液。

等渗溶液在医学上具有重要意义，如给患者换药时，通常用与组织细胞液等渗的生理盐水冲洗伤口；眼组织对渗透压变化比较敏感，为防止刺激或损伤眼组织，配制的眼药水也必须与眼黏膜细胞的渗透压力相同；在临床上，患者需要大量输液时必须使用等渗溶液，否则将产生严重后果，甚至危及生命。

红细胞内液与血浆是等渗的，如果将红细胞放入纯水或低渗溶液中，在显微镜下可以看到红细胞逐渐膨胀，最后破裂，医学上称这种现象为溶血。这是因为红细胞内液的渗透压大于细胞外溶液渗透压，因此，水分子就要向红细胞内渗透，使红细胞膨胀，以致破裂。如将红细胞放入高渗溶液中，在显微镜下可以看到红细胞逐渐皱缩，这种现象称为胞浆分离。因为这时红细胞内液的渗透压小于细胞外溶液的渗透压，因此，水分子由红细胞内向外渗透，使红细胞皱缩。如将红细胞放到生理盐水中，在显微镜下看到红细胞维持原状。这是因为红细胞与生理盐水渗透压相等，细胞内外达到渗透平衡的缘故。以上过程如图 2-5 所示。

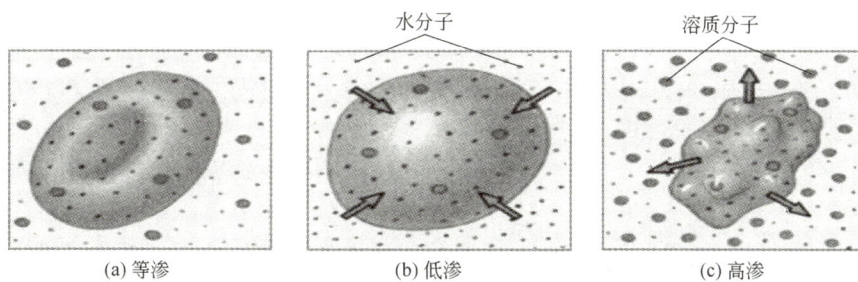

图2-5　红细胞处于等渗、低渗或高渗的溶液时的形态

大量输液时，应用等渗溶液是一个基本原则。但在某种治疗上输入少量的高渗溶液是允许的，因为当高渗溶液缓缓注入体内时，可被大量体液稀释成等渗溶液。需要注意的是，用高渗溶液作静脉注射时，用量不能太大，注射速度不可太快，否则易造成局部高渗引起红细胞皱缩。

（3）晶体渗透压和胶体渗透压　血浆中既含有小分子物质（如氯化钠、葡萄糖和碳酸氢钠等）又有高分子物质（如蛋白质）。血浆中的渗透压是这两类物质所产生渗透压的总和。其中由小分子物质产生的渗透压叫作晶体渗透压；由高分子物质产生的渗透压叫作胶体渗透压。由于小分子物质的质点数远大于大分子物质的质点数，故晶体渗透压力大于胶体的渗透压力。

人体内半透膜的通透性不同，晶体渗透压和胶体渗透压在维持体内水盐平衡功能上也不相同。

细胞膜是体内的一种半透膜，它将细胞内液和细胞外液隔开，并只让水分子自由透过膜内外，而 K^+、Na^+ 则不易自由通过。因此，水在细胞内外的流通，就要受到盐所产生的晶体渗透压的影响。晶体渗透压对维持细胞内外水分的相对平衡起着重要作用。

毛细血管壁也是体内的一种半透膜，它与细胞膜不同，它间隔着血浆和组织间液，可以让小分子如水、葡萄糖、尿素、氨基酸及各种离子自由透过，而不允许高分子蛋白质通过。所以，晶体渗透压对维持血液与组织间液之间的水盐平衡不起作用。胶体渗透压虽然很小，但在调节毛细血管内外水盐平衡、维持血容量方面起着重要的作用。如果由于某种原因造成血浆中蛋白质减少时，血浆的胶体渗透压就会降低，血浆中的水就通过毛细血管壁进入组织间液，致使血容量降低而组织液增多，这是形成水肿的原因之一。

肾是一个特殊的渗透器，它让代谢产生的废物经渗透从尿排出体外，而将蛋白质保留在肾小球内，所以尿中出现蛋白质是肾功能受损的标志。

第四节　胶体

胶体是分散系的一种。胶体对于研究生命科学尤其重要，因为生物体的组织、细胞实际上都是胶体，其他如乳液、血液、淋巴等均属于胶体。胶体分为溶胶和高分子化合物溶液，下面主要学习溶胶的相关知识。

胶体

一、溶胶的性质

溶胶的胶粒是由直径为 1 ~ 100nm 的胶粒分散在分散介质中形成的分散体系。多相性、高度分散性和聚结不稳定性是溶胶的基本特性，其光学性质、动力学性质和电学性质都是由这些基本特性引起的。

1. 溶胶的光学性质——丁达尔效应

将溶胶置于暗室中，用一束聚焦的可见光光源照射溶胶，在与光束垂直的方向观察，可见一束光锥通过，如图 2-6 所示。这一现象是英国物理学家丁达尔（Tyndall）于 1869 年发现的，故称为丁达尔效应。

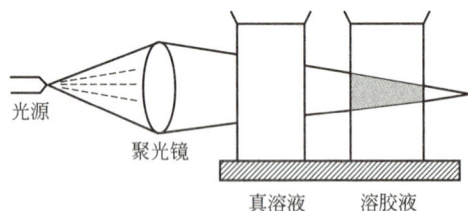

图2-6　丁达尔效应

丁达尔效应的产生是由于胶体粒子对光的散射而形成的，溶胶粒子的直径（1 ~ 100nm）略小于可见光波长（400 ~ 760nm），光波会环绕着溶胶粒子向各个方向散射，散射出来的光称为散射光或乳光。所以丁达尔效应又称乳光现象。

可见光射到粗分散系能产生反射光，使粗分散系浑浊不透明。真溶液的分散相很小，光的散射极弱，可见光射入真溶液时，几乎都发生透射作用，使真溶液具有透明性质而没有丁达尔效应。因此可用丁达尔效应区分三大分散系。

2. 溶胶的动力学性质——布朗运动

在超显微镜下观察溶胶粒子不断地做无规则的运动，这是英国植物学家布朗（Brown）在 1827 年观察花粉颗粒运动时发现的，故称这种运动为布朗运动，如图 2-7 所示。

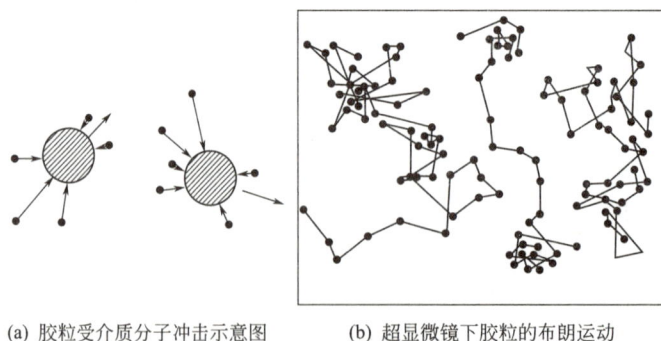

(a) 胶粒受介质分子冲击示意图　　(b) 超显微镜下胶粒的布朗运动

图2-7　布朗运动

布朗运动是由分散剂的分子无规则地从各个方向撞击分散相的颗粒而引起的，由于周围分散介质的分子从各个方向以不等的力撞击这些溶胶粒子，因而在每一瞬间粒子所受到的合力方向不断改变，所以胶粒处于不断地无秩序的运动状态。胶粒越小，运动越快，布朗运动越激烈。运动着的胶粒可使其本身不下沉，因而布朗运动是溶胶的一个稳定因素。

3. 溶胶的电学性质——电泳现象

（1）电泳　如图 2-8 所示，把两片电极放在 U 形管的两个试管中，将棕红色 Fe（OH）$_3$ 溶胶注入 U 形管内，并在溶胶上面加入适量的 NaCl 溶液。这时溶胶在两个试管中的高度是在一个水平上。如果给两个电极通上直流电，即可看到 Fe（OH）$_3$ 溶胶粒子向负极移动，而使溶胶在两个支管中的高度有一定差距，此现象充分证明 Fe（OH）$_3$ 溶胶粒子是带正电的。

在外电场作用下，带电胶粒在介质中的定向移动称为电泳。从电泳的方向可以判断胶粒所带的电荷。溶胶向正极迁移，胶粒带负电，称为负溶胶（大多数金属硫化物、硅胶、金、银等溶胶为负溶胶）；溶胶向负极迁移，胶粒带正电，称为正溶胶（大多数金属氢氧化物溶胶为正溶胶）。在临床检验中，常应用电泳法分离血清中各种蛋白质，为疾病的诊断提供依据。

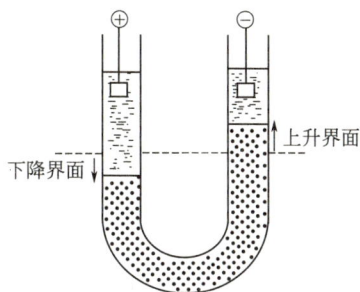

图2-8　电泳

（2）胶粒带电的原因

① 选择性吸附作用。溶胶粒子上的电荷主要是由于溶胶粒子对分散介质中离子的选择性吸附产生的。如果溶胶粒子优先吸附正离子，那么它就带有正电荷；如果它优先吸附负离子，那么它就带有负电荷。

胶粒中的胶核总是选择吸附与其组成相似的离子。如用 AgNO$_3$ 和 KI 制备的 AgI 溶胶，由许多 AgI 分子聚集而成 AgI 胶核，其表面选择性地吸附了与它组成相类似的 Ag$^+$ 或 I$^-$ 而带电荷。若 AgNO$_3$ 过量，AgI 胶核表面则吸附过剩的 Ag$^+$ 而带正电荷；若 KI 过量，AgI 胶核表面则吸附过剩的 I$^-$ 而带负电荷。同样道理，在硫化砷溶胶中，其溶胶胶核吸附 HS$^-$ 而带负电荷。

② 胶核表面分子离解。胶体粒子与分散介质接触后，表面上的分子与介质作用而离解，某种离子将扩散到介质中去，因此胶体粒子带有和扩散离子符号相反的电荷。例如，硅胶的胶核表面的 H$_2$SiO$_3$ 分子可以离解成 SiO$_3^{2-}$和 H$^+$，H$^+$ 扩散到介质中去，而 SiO$_3^{2-}$ 则留在胶核表面，结果使胶粒带负电荷。

二、胶团的结构

现以 AgI 溶胶（KI 过量）为例来说明胶团的结构，如图 2-9 所示。

图中的小圆圈表示胶核，中圆圈表示胶核有选择地吸附了 I$^-$，被胶核吸附的 I$^-$ 又以静电引力吸引介质中的电性相反的 K$^+$（反离子），反离子受胶核的吸引有靠近胶核的趋势，同时由于离子的热运动，又有远离胶核的趋势，当这两种作用达到平衡时，一部分反离子紧紧附在胶核粒子表面，并在电泳时一起移动，这部分反离子和胶核表面的离子所形成的带电层叫吸附层；胶核和吸附层统称为胶粒。最外的大圆圈表示胶粒从外界又吸引了一些带正电荷的 K$^+$，形成了扩散层。胶粒和扩散层一起总称胶团。胶粒虽然带电，但带有相反电荷的吸附层和扩散层，电量相等，电性相反，所以胶团是电中性的。胶团的结构可用下式表示：

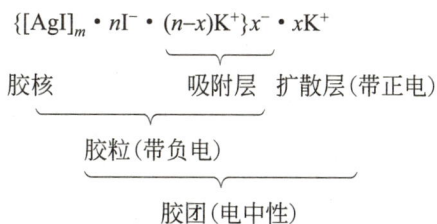

图2-9　AgI溶胶的胶团结构示意图

$$\{[AgI]_m \cdot nI^- \cdot (n-x)K^+\}x^- \cdot xK^+$$

胶核　　　吸附层　扩散层（带正电）

胶粒（带负电）

胶团（电中性）

式中，m 表示胶核中所含 AgI 的分子数，n 表示胶核所吸附的 I$^-$ 数，n 的数值比 m 小得多；（$n-x$）表示吸附层中 K$^+$ 数；x 表示扩散层中的 K$^+$ 数。

三、溶胶的稳定性和聚沉

由于溶胶是高度分散的多相体系，胶粒有自动聚结的趋势，是一个聚结不稳定体系。但在某种条件下，它又具有相对稳定性，用正确方法制得的溶胶可以保存很长时间而不沉淀。

1. 溶胶的稳定性

溶胶稳定的主要原因有以下三个。

（1）布朗运动 溶胶粒子进行着剧烈的布朗运动，从而阻止了胶粒因重力作用而下沉。但激烈的布朗运动，使粒子间不断地相互碰撞，也可能使胶粒合并变大，因此布朗运动不是溶胶稳定存在的最重要原因。

（2）胶粒带电 由于胶团双电层结构的存在，胶粒都带有相同的电荷，静电排斥阻止了小颗粒胶粒聚集成大颗粒而聚沉，这是使溶胶稳定存在的最重要原因。

（3）水化膜 在胶团的双电层中的反离子都是水合离子，因此在胶粒的外面有一层水化膜，它阻止了胶粒互相碰撞合并变大。

2. 溶胶的聚沉

当溶胶的稳定因素受到破坏时，胶粒碰撞会合并变大，从介质中析出而下沉。使胶粒聚集成较大颗粒而沉淀的过程称为聚沉。常用的聚沉的方法有以下几种。

（1）加入电解质 可以使溶胶聚沉的电解质的有效部分是与胶粒带有相反电荷的离子。溶胶对电解质的影响非常敏感，这是由于电解质中反离子的加入，给带电荷的胶粒提供了吸引相反电荷离子的有利条件，减少甚至中和了胶粒所带的电荷，从而减弱了胶粒间的静电排斥作用。由于胶粒变成电中性，因而水化膜也随之消失，这样胶粒就能迅速凝集而聚沉。例如，在氢氧化铁溶胶中加入少量 K_2SO_4 溶液，溶胶立即发生聚沉，析出氢氧化铁沉淀。

实验表明，与胶粒带相反电荷的同价离子聚沉能力几乎相等；当反离子的价数增高时，聚沉能力急剧增加。

例如，$NaCl$、$CaCl_2$、$AlCl_3$ 三种电解质对 As_2S_3 溶胶（带负电荷）的聚沉能力的比例为 $1:80:500$。

（2）加入带相反电荷的溶胶 两种带相反电荷的溶胶按适当比例混合，也能引起溶胶聚沉。它与电解质聚沉溶胶不同之处在于：只有当两种溶胶电荷量恰好相等时，才发生完全聚沉。否则是只能发生部分聚沉或不聚沉。例如：天然水中常含有 SiO_2 负溶胶，若加入明矾 $[KAl(SO_4)_2 \cdot 12H_2O]$，明矾水解后形成 $Al(OH)_3$ 正溶胶，两者相互中和引起聚沉，以达到净水的目的。溶胶的相互聚沉在日常生活中经常见到，如不同牌号的墨水相混可能产生沉淀，医院里利用血液的能否相互凝集来判断血型等都与胶体的相互聚沉有关。

（3）加热 加热增加了粒子的运动速度和粒子间的碰撞机会，同时降低了胶核对离子的吸附作用，减少了胶粒所带的电荷，削弱了胶粒的溶剂化作用，使溶胶的稳定性下降。如：煮沸 As_2S_3 溶胶，会有 As_2S_3 的黄色沉淀生成。

习 题

一、单项选择题

1. 下列关于分散系概念的描述，正确的是（   ）。

A. 分散系只能是液态体系　　　　　　　　B. 分散系为均一、稳定的体系

C. 分散系相微粒都是单个分子或离子　　　D. 分散系中被分散的物质称为分散相

2. 下列哪种体系的分散相粒子能透过滤纸而不能透过半透膜（   ）。

A. 粗分散系　　　B. 胶体分散系　　　C. 分子离子分散系　　　D. 都不是

3. 单位质量摩尔浓度的溶液是指 1mol 溶质溶于（   ）。

A. 1L 溶液　　　B. 1000g 溶液　　　C. 1L 溶剂　　　D. 1000g 溶剂

4.胶体分散系中分散相粒子的直径范围是（　　　　）。

A. 大于100nm　　　　　B. 1～100nm　　　　　C. 小于1nm　　　　　D. 小于100nm

5.将0.90mol·L^{-1}的KNO$_3$溶液100mL与0.10mol·L^{-1}的KNO$_3$溶液300mL混合，所制得KNO$_3$溶液的浓度为（　　　　）。

A. 0.50mol·L^{-1}　　　　B. 0.40mol·L^{-1}　　　　C. 0.30mol·L^{-1}　　　　D. 0.20mol·L^{-1}

6.与难挥发性非电解质稀溶液的蒸气压降低、沸点升高、凝固点降低有关的因素为（　　　　）。

A. 溶液的体积　　　　　　　　　　　　B. 溶液的温度

C. 溶质的本性　　　　　　　　　　　　D. 单位体积溶液中溶质质点数

7.溶剂透过半透膜进入溶液的现象称为（　　　　）。

A. 扩散　　　　　　　B. 渗透　　　　　　　C. 混合　　　　　　　D. 层析

8.用半透膜将0.02mol·L^{-1}蔗糖溶液和0.02mol·L^{-1}NaCl溶液隔开时，将会发现（　　　　）。

A. 水分子从NaCl溶液向蔗糖溶液渗透　　　B. 水分子从蔗糖溶液向NaCl溶液渗透

C. 互不渗透　　　　　　　　　　　　　D. 不确定

9.欲较精确地测定某蛋白质的相对分子质量，最合适的测定方法是（　　　　）。

A. 凝固点降低　　　　B. 沸点升高　　　　C. 渗透压　　　　D. 蒸气压下降

10.温度 T 时，CaCl$_2$溶液的渗透压为 Π，则此溶液的物质的量浓度为（　　　　）。

A. Π/RT　　　　　B. $\Pi/2RT$　　　　C. $\Pi/3RT$　　　　D. $\Pi/4RT$

11.与0.1mol·L^{-1}NaCl溶液等渗的是（　　　　）。

A.0.1mol·L^{-1} Na$_2$SO$_4$溶液　　　　　　B.0.1mol·L^{-1}蔗糖溶液

C.0.2mol·L^{-1}蔗糖溶液　　　　　　　　D.0.2mol·L^{-1}NaHCO$_3$溶液

12.溶胶可暂时稳定存在的主要因素有（　　　　）。

A. 布朗运动　　　　B. 电泳现象　　　　C. 胶粒带电　　　　D. 丁达尔效应

13.在As$_2$S$_3$溶胶（负溶胶）中加入等体积，等浓度的下列不同电解质溶液，使溶胶聚沉最快的是（　　　　）。

A.LiCl　　　　　　B. NaCl　　　　　　C. CaCl$_2$　　　　　　D. AlCl$_3$

14.下列几种分散系中能发生丁达尔现象的是（　　　　）。

A.AgNO$_3$溶液　　　B.AgCl溶胶　　　C. 蔗糖溶液　　　D. 乙醇溶液

15.电解质破坏胶体的主要原因（　　　　）。

A. 使布朗运动减慢　　　　　　　　　　B. 破坏水化膜

C. 中和胶粒电荷　　　　　　　　　　　D. 发生沉淀反应

二、判断题

（　　）1.溶胶内存在着胶粒的不规则运动的现象称为布朗运动。

（　　）2.凝固点下降、沸点上升以及渗透压，都与蒸气压下降有关。

（　　）3.1mol·L^{-1}K$_2$SO$_4$溶液和1mol·L^{-1}尿素溶液的凝固点几乎相同。

（　　）4.在一定温度下，渗透压的大小仅由溶质的浓度决定，而与溶质的本性无关。

（　　）5.稀溶液的依数性不仅与溶质的本性有关，还取决于溶入稀溶液中的溶质粒子数目。

三、填空题

1.根据分散相粒子的大小，可将分散系分为_____、_____和_____三类。

2.渗透产生的条件_____和_____。

3.稀溶液的依数性包括_____、_____、_____和_____。

4.范特霍夫定律的数学表达式为_____。其重要意义在于在一定温度下，稀溶液的渗透压只与一定溶液中的溶质的_____成正比，而与溶液的_____无关。

5.临床上大量输液的基本原则是_____。

四、简答题

　　1. 为什么在皮肤上搽酒精后，会感到凉爽？

　　2. 胶体的主要特征是什么？

五、计算题

　　1. 将 9.0g NaCl 溶于 1L 纯净水中配成溶液，计算该溶液的质量分数、质量浓度、物质的量浓度。（NaCl 的化学式式量为 58.4）

　　2. 实验中需要配制 0.2mol·L^{-1} 盐酸溶液 2000mL，如用 37% 的浓盐酸（密度为 1.19g·mL^{-1}）来配制，需用此浓盐酸溶液多少毫升？

　　3. 37℃血液的渗透压为 775kPa，那么供静脉注射的葡萄糖（C$_6$H$_{12}$O$_6$）溶液的浓度应是多少？（医药界常用 g·L^{-1} 表示浓度）M（C$_6$H$_{12}$O$_6$）=180.16g·mol^{-1}

（高前长）

习题答案

第三章

化学热力学与化学动力学

电子教案　思政案例

学习目标

1. 掌握系统、环境、状态函数、功、热和内能等基本概念。
2. 掌握标准摩尔反应焓、吉布斯函数和标准摩尔熵变的定义及计算。
3. 掌握化学反应方向的自由能判据。
4. 熟悉化学反应速率的定义、表示方法和影响反应速率的各种因素；理想气体状态方程和道尔顿分压定律；影响平衡移动的因素与相关计算。
5. 了解热力学第二定律的表述与意义。
6. 了解吉布斯函数与平衡常数关系。

第一节　化学热力学基础

化学热力学是物理化学和热力学的一个分支学科，它主要研究物质系统在各种条件下的物理和化学变化中所伴随着的能量变化，从而对化学反应的方向和进行的程度作出准确的判断。它的主要理论基础是热力学的三条定律，应用范围非常广泛。如物质是否发生化学反应？化学反应伴随多少能量的变化？反应进行得如何？需要多长时间完成？在药学上，药物制剂生产、剂型配制及中药成分的提取和分离过程中，常遇到一些化学变化和相变化的问题，这需要用化学热力学的理论来解决。

一、热力学基本概念和热力学第一定律

1. 热力学基本概念

（1）系统与环境　在热力学中，人们把所研究的对象称作系统（或体系），与系统密切相关的外围部分环境是指与系统有相互影响、密切联系的有限部分的物质。以氢气和氯气合成氯化氢的反应为例。系统为：$H_2+Cl_2 \longrightarrow HCl$；环境为：反应器、周围的空气等。

根据系统与环境之间物质和能量交换的不同情况，系统可分成三种类型。

① 敞开系统：与环境之间有物质交换也有能量交换。

② 封闭系统：与环境之间只有能量交换而没有物质交换。

③ 孤立系统：与环境之间既无物质交换也无能量交换。

例如，反应 $Zn+2HCl \longrightarrow ZnCl_2+H_2\uparrow$，如果反应是在一敞口烧杯中进行，就是一敞开系统；如果反应是在一个简单的密闭容器中进行，就是一封闭系统；假设反应是在一个不吸收不传递热量的密闭容器中进行，并将该容器放入真空中，则可看作是孤立系统。实际上孤立系统是不存在的，只是为了处理一些极端问题而建立的一种理想模型，类似于理想气体模型的建立。

（2）系统的性质　描述系统的宏观物理量称为系统的宏观性质，如质量、体积、压力、温度、黏度、密度、组成等，也称为系统的热力学性质，简称系统的性质。系统的性质按其特性分为两类。

① 广度性质。广度性质又称为容量性质。系统的广度性质与系统中物质的数量成正比，如质量、体积、热力学能等。系统的质量等于组成该系统的各部分质量之和，系统的体积等于各部分体积之和，所

以系统的广度性质在一定的条件下具有加和性。

② 强度性质。系统的强度性质是由系统的本性决定的，不具有加和性，如温度、压力、黏度等。某些广度性质除以其质量（或物质的量）会变为强度性质。例如，体积除以物质的量，得到摩尔体积，即 $V_m = V/n$，就变成强度性质。

例如：20g 20℃的 H_2O 与 20g 20℃的 H_2O 混合，得到的是 40g 20℃的 H_2O，而不是 40g 40℃的 H_2O。原因在于质量是容量性质，具有加和性，而温度为强度性质，不具有加和性。

（3）状态与状态函数　在一定温度和压力下，系统中物质的种类、数量和物理状态保持不变，就认为系统处于一定的热力学状态。可以用来确定系统热力学性质的宏观物理量，如温度、压力、体积、质量、物质的量等，统称为状态函数。

需要注意的是，热力学状态与通常说的物质的存在状态（气、液、固）不是一个概念，具有完全不同的含义。状态函数具有以下特征。

① 系统的状态固定时，状态函数具有确定值。系统状态变化时，状态函数的变化只与始态和终态有关，与过程和途径无关。例如，1kg 283 K 的 H_2O 变成 1kg 303K 的 H_2O，无论过程如何，温度的改变值 ΔT 均为 20K。

② 系统的各个状态函数之间存在一定的制约关系。

例如：对于理想气体，$pV = nRT$，有四个变量 p、V、n、T，当其中的三个变量固定时，第四个变量也必然有固定的数值，而当其中的任意一个变量变化时，则至少有另外一个变量随之而变。

③ 状态函数的集合（和、差、积、商）也是状态函数。

（4）过程　系统中所发生的一切变化称作热力学过程。例如：气体的压缩、冰的熔融、水的升温、化学反应等，都是不同的过程。过程前的状态称为始态，过程后的状态称为终态。

不同的过程具有不同的与环境作用的特征，从而可以把过程分为以下几种。

① 等温过程：在整个过程中，系统的温度保持不变，$\Delta T = 0$。

② 恒压过程：在整个过程中，系统的压力保持不变，$\Delta p = 0$。

③ 恒容过程：在整个过程中，系统的体积保持不变，$\Delta V = 0$。

④ 绝热过程：在整个过程中，系统与外界没有热量交换，$Q = 0$。

（5）热、功、热力学能（内能）

① 热：热是系统与环境之间存在温度差异而引起能量传递的一种形式，用符号 Q 表示。热力学规定：Q 的数值以系统实际得失来衡量。对一系统而言不能说它具有多少热，只能讲它从环境吸收了多少热，或释放给环境多少热。如对一孤立系统而言，可因发生化学变化导致温度变化，但孤立系统与环境之间无热交换。

热是系统与环境之间交换的能量，不是系统自身的性质，受过程的制约。系统从环境吸收热量时 Q 取正值，表示系统能量增加；反之，系统向环境放出热量时 Q 取负值，表示系统能量减少。因为热是系统变化过程中与环境交换的能量，因而热总是与系统所进行的过程相联系，所以热不是状态函数。

② 功：除热以外，系统与环境之间所有其他方式传递或交换的能量统称为功，符号为 W。与热相同，功也是系统状态变化过程中与环境之间传递或交换的能量，不是系统自身的性质，受过程制约。以系统的得失能量为标准，环境对系统做功，W 取正值，表示系统能量增加；系统对环境做功，W 取负值，表示系统能量减少。功是与过程有关的量，也不是状态函数。

常见的功有膨胀功、表面功、电功、机械功等。膨胀功也称为体积功，其他功统称为非体积功。系统只是由于体积的改变而对环境做的功称为膨胀功。当 $\Delta V > 0$，系统对环境做功，W 为负值；当 $\Delta V < 0$，环境对系统做功，W 为正值。二者均可表示为

$$W = -p_{外}\Delta V \tag{3-1}$$

③ 热力学能：任何系统都具有能量，系统的总能量包括整个系统运动的动能、系统在外电场中的势能，以及系统的内能。在化学热力学中，通常研究宏观静止的系统，无整体运动，并且不考虑外电场的存在，只注重系统的热力学能，因此，系统内所有微观粒子所具有的各种形式能量的总和称为热力学能

或内能，用符号 U 表示。内能是系统自身的性质，在一定状态下 U 的数值固定。因此，内能是状态函数。内能的绝对值无法测知，只能测量其相对改变量：$\Delta U = U_{终} - U_{始}$。

2. 热力学第一定律

热力学第一定律是涉及热现象领域内的能量守恒和转化定律，反映了不同形式的能量在传递与转换过程中守恒。热力学第一定律具体表述为：能量具有各种不同的形式，它能从一种形式转化成另一种形式，从一个物体传递给另一个物体，但在转化和传递的过程中能量的总值不变。

对于一个封闭系统，环境对其做功（W），并从环境吸热（Q）使其热力学能由 U_1 的状态变化到 U_2 的状态，根据能量守恒定律，系统热力学能的变化（ΔU）为

$$\Delta U = U_2 - U_1 = Q + W \tag{3-2}$$

此为热力学第一定律的数学表达式。即封闭系统热力学能的变化等于系统吸收的热与系统从环境所得的功之和。当系统只做体积功（膨胀功）时

$$\Delta U = Q + W = Q + (-p\Delta V) \tag{3-3}$$

【例 3-1】在压力为 101.3kPa，反应温度为 1110K 时，1mol $CaCO_3$ 分解产生 1mol CaO 和 1mol CO_2，同时从环境吸热 178.3kJ，体积增大了 0.091m³，试计算 1mol $CaCO_3$ 分解后系统热力学能的变化。

解 取 $CaCO_3$（s）、CaO（s）、CO_2（g）和反应器的空间为研究系统

$$p=101.3kPa，Q=178.3kJ$$

$$W=-p\Delta V=-101.3kPa\times 0.091m^3=-9.2kJ$$

系统热力学能的变化：$\Delta U=Q+W=178.3kJ+(-9.2kJ)=169.1kJ$

结果说明系统内能增加了 169.1kJ。

【例 3-2】某过程中，系统从环境吸热 1000J，环境对系统做功 –300J。求系统的热力学能的改变量。

解 根据热力学第一定律：$\Delta U=Q+W$

对于系统：$Q=1000J$，$W=-300J$

故系统的热力学能的改变量 $\Delta U_{系统}=Q+W=1000+(-300)=700J$，即系统的热力学能增加了 700J。

【例 3-3】在 298.15K 及 101.325kPa 下，1mol Zn 与 1mol $CuSO_4$ 反应生成 1mol $ZnSO_4$ 和 1mol Cu。采用如下两种途径完成这个变化，求每个过程的 ΔU。

（1）在烧杯中进行：系统放热 216.7kJ·mol⁻¹，不做功。

（2）组成电池：系统做电功 212.1k·mol⁻¹，电池放热 4.6kJ·mol⁻¹。

解 （1）在烧杯中进行：

$$\Delta U=Q+W=-216.7+0=-216.7kJ\cdot mol^{-1}$$

（2）组成电池：

$$\Delta U=Q+W=-4.6+(-212.1)=-216.7kJ\cdot mol^{-1}$$

说明，系统完成这个化学反应后，其热力学能降低了。在烧杯中完成这样一个反应是将化学能转化为热能而释放于环境，若组成电池则可将化学能大部分转化为电能。同时也说明，Q 和 W 不是状态函数，而 U 是状态函数。

二、焓和热化学方程式

1. 焓与焓变

（1）化学反应的热效应 在不做其他功（有用功）条件下，一个化学反应在某一恒定温度下进行反应时，反应系统所吸收或放出的热量，称为化学反应的热效应，简称反应热。根据反应过程是恒压或恒容过程，可将反应热分为恒压反应热 Q_p 和恒容反应热 Q_V。

（2）恒压反应热与焓　对于一封闭系统，发生一过程，只做体积功 W_e，不做其他功（$W_f = 0$），根据热力学第一定律，系统只做体积功时，$\Delta U = Q + W = Q - p\Delta V$，则

$$Q = \Delta U + p\Delta V$$

在恒压（$p_2 = p_1$）时，

$$Q_p = \Delta U + p\Delta V = (U_2 - U_1) + (pV_2 - pV_1) = (U_2 + p_2V_2) - (U_1 + p_1V_1)$$

热力学中为了更方便地解决恒压过程中的计算问题，引出一个重要的状态函数"焓"，以符号 H 表示。焓的定义为：

$$U + pV = H \tag{3-4}$$

$$Q_p = \Delta U + p\Delta V = H_2 - H_1 = \Delta H \tag{3-5}$$

此式说明在恒压反应过程中，系统只做膨胀功而不做其他功的情况下，反应系统所吸收的热量全部用于系统的焓的改变。

焓无法测量其绝对值，只能求其变化值，是容量性质，是状态函数。现实中绝大部分化学反应是在恒压下进行的，所以式（3-5）有很大的实用意义。值得注意的是无论是 ΔU 还是 ΔH 都随温度的变化而改变，如：$CaCO_3(s) \longrightarrow CaO(s) + CO_2(g)$

$$\Delta_r H_m^{\ominus}(298K) = +178kJ \cdot mol^{-1}$$

$$\Delta_r H_m^{\ominus}(1000K) = +1785 kJ \cdot mol^{-1}$$

对于化学反应过程中 ΔT 较小且无相变时，ΔH 随 T 变化也不大，ΔH 可作常数处理。

对有气体参加的反应 $p\Delta V = \Delta nRT$，Δn 是反应方程式中产物气体分子数与反应物气体分子数之差；对于液相反应和固相反应来说，反应前后系统体积变化可忽略不计，则 $p\Delta V = 0$，$\Delta U = \Delta H$。

（3）恒容反应热　若化学反应在等温、恒容（在密闭容器内）不做非体积功条件下进行，则

体积功为：

$$W_e = -p\Delta V = 0$$

代入公式：

$$\Delta U = Q + W = Q_v - p\Delta V$$

$$\Delta U = Q_v \tag{3-6}$$

即在等温、恒容、不做其他功条件下，封闭系统所吸收的热全部用来增加系统的热力学能。

（4）Q_p 与 Q_V 的关系　同一反应的 Q_p 与 Q_V 是不相同的，但二者间却存在一定的联系。当反应系统中有气体出现，ΔV 值往往较大，假如把反应系统中气体看作是理想气体，则：

$$\Delta H = \Delta U + p\Delta V = \Delta U + \Delta nRT$$

式中 Δn 是反应前后气体的物质的量之差。因一个反应的 $Q_p = \Delta H$、$Q_V = \Delta U$，则同一反应的 Q_p 和 Q_V 有关系如下：

$$Q_p = Q_V + \Delta n(g) RT$$

当反应物和产物都处于固态和液态时，反应的 ΔV 值很小，$p\Delta V \approx 0$，所以

$$\Delta H \approx \Delta V, \quad Q_p \approx Q_V$$

绝大多数生物化学过程发生在固体和液体中，因此，在生物系统中常常忽略 ΔH 和 ΔU（即 Q_p 和 Q_V）的差别，统称为生物化学反应中"能量的变化"。

（5）标准摩尔反应焓　根据化学反应热效应的定义，反应热大小与反应条件有关，为了便于比较，一般采用标准摩尔反应焓表示反应热的大小。如果反应是在标准压力 $p^{\ominus}$ 和温度 T 时进行，反应进度达到 $\xi = 1mol$ 的标准摩尔反应焓用 $\Delta_r H_m^{\ominus}$ 表示。$\Delta_r H_m^{\ominus}$ 的单位是 $kJ \cdot mol^{-1}$，下标 r 代表反应、m 代表单位反应进度，上标 $\ominus$ 表示热化学标准态。对不同的反应方程式，虽然 $\Delta_r H_m^{\ominus}$ 的数值不同，但其单位相同，均为 $kJ \cdot mol^{-1}$，

意为反应进度为 1mol 的热效应。由于反应进度 ξ 与反应方程式书写有关，所以使用 $\Delta_r H_m^{\ominus}$ 时，必须指明相应的反应方程。

为了研究的方便，热力学中给物质规定了一个标准态。气体物质的标准态，是在指定温度 T 和标准压力 $p^{\ominus}$ 下的气体状态；混合理想气体中任一组分的标准态是指该组分气体的分压为 $p^{\ominus}$ 的状态；纯液体或纯固体的标准态是指在指定温度 T，处于标准压力 $p^{\ominus}$ 下的纯液体或纯固体的状态；溶液中溶质 B 的标准态，是指在指定温度 T，压力为标准压力 $p^{\ominus}$，溶质的物质的量浓度为标准浓度 $c^{\ominus}$（$1mol \cdot L^{-1}$）的状态。

标准压力用 $p^{\ominus}$ 表示，$p^{\ominus}$ 取值 101.325 kPa。20 世纪 90 年代，国际标准化组织（ISO）建议标准压力取 100kPa（或 1bar）。我国国家技术监督局也在 1993 年公布了国家标准（GB 3100—93 ～ GB 3102—93），做了相应的变动。由此变动所导致的热力学函数变化很小，对气态物质稍有影响，而凝聚态物质基本不变。

2. 热化学方程式

表示化学反应与化学反应焓变的方程式称为热化学方程式。如

$$2H_2(g)+O_2(g) \longrightarrow 2H_2O\ (g)\ ,\quad \Delta_r H_m^{\ominus}(298K) = -483.64kJ \cdot mol^{-1}$$

若在指定温度下各物种（包括反应物和产物）均处于标准态，则称反应在标准态下进行。标准态没有特定温度。由于化学反应的热效应与反应进行的温度、压力以及反应物和产物的聚集状态及物质的量等有关，所以书写热化学方程式时要注意以下几个问题。

① 书写热化学方程式时，应注明反应温度和压力，如果反应发生在 298K 和 101.325kPa 下，可不注明。

② 热化学方程式中必须标出有关物质的聚集状态（包括晶型）和浓度。通常用 g、l 和 s 分别表示气、液和固态，aq 表示水溶液。

③ 同一反应，当热化学反应方程式书写不同时，则参加反应的物质的计量系数不同，其热效应的数值也不同。例如：

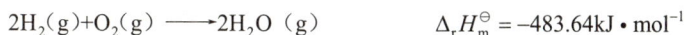

$$2H_2(g)+O_2(g) \longrightarrow 2H_2O\ (g) \qquad\qquad \Delta_r H_m^{\ominus} = -483.64kJ \cdot mol^{-1}$$

$$H_2(g)+\frac{1}{2}O_2(g) \longrightarrow H_2O\ (g) \qquad\qquad \Delta_r H_m^{\ominus} = -241.82\ kJ \cdot mol^{-1}$$

④ 正、逆反应的热效应的绝对值相同，符号相反。例如：

$$H_2(g)+\frac{1}{2}O_2(g) \longrightarrow H_2O\ (l) \qquad\qquad \Delta_r H_m^{\ominus} = -285.84\ kJ \cdot mol^{-1}$$

$$H_2O\ (l) \longrightarrow H_2(g)+\frac{1}{2}O_2(g) \qquad\qquad \Delta_r H_m^{\ominus} = 285.84\ kJ \cdot mol^{-1}$$

三、标准反应热

1. 盖斯定律

1840 年，俄国科学家盖斯（G. H. Hess）在多年从事热化学研究和反应热的测量实验基础上总结出：在恒温恒压或恒温恒容条件下，一个化学反应，不管是一步完成还是多步完成，其反应总的热效应相同。例如：

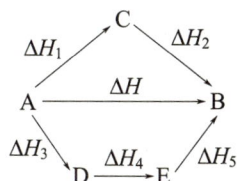

$$\Delta H = \Delta H_1 + \Delta H_2 = \Delta H_3 + \Delta H_4 + \Delta H_5$$

实际上，盖斯定律适用于所有的状态函数。用该定律可求一些难以测量的反应的热效应。例如，碳在氧气中燃烧可以生成两种主要产物 CO 和 CO_2，对于生成 CO 的反应，由于无法保证产物为纯 CO，所以无法测量其反应热，但可以通过盖斯定律由另外两个已知反应的热效应计算得到：

$$C（石墨，s）+\frac{1}{2}O_2（g） \longrightarrow CO（g） \qquad \Delta_r H_m^{\ominus}可以由（2）-（3）得到$$

$$C（石墨，s）+O_2（g） \longrightarrow CO_2（g） \qquad \Delta_r H_m^{\ominus}（2）=-393.5\,kJ\cdot mol^{-1}$$

$$CO（g）+\frac{1}{2}O_2（g） \longrightarrow CO_2（g） \qquad \Delta_r H_m^{\ominus}（3）=-283.0\,kJ\cdot mol^{-1}$$

则：
$$\Delta_r H_m^{\ominus}=\Delta_r H_m^{\ominus}（2）-\Delta_r H_m^{\ominus}（3）=-393.5-（-283.0）=-110.5（kJ\cdot mol^{-1}）$$

2. 标准反应热的计算

（1）由标准生成焓计算反应热　在标准态和指定温度下由最稳定纯态单质生成 1mol 化合物的反应为标准生成反应，该反应的焓变称为该化合物的标准摩尔生成焓，简称标准生成焓，也称为标准生成热，用符号 $\Delta_f H_m^{\ominus}$ 表示。

规定最稳定单质的标准摩尔生成焓为 0。例如，在常温下碳最稳定的单质是石墨而非金刚石，即 $\Delta_f H_m^{\ominus}$（石墨）= 0。在标准状态、298.15K 时，C（石墨）→ C（金刚石）的标准摩尔反应焓变为 1.987 $kJ\cdot mol^{-1}$，故 $\Delta_f H_m^{\ominus}$（金刚石）=1.987$kJ\cdot mol^{-1}$。S 最稳定的单质是正交硫，Sn 是白锡，Br_2 是液态，Cl_2 是气态等。

$\Delta_f H_m^{\ominus}$ 的数值，代表了该化合物在相应温度下稳定性的大小，代数值越小越稳定。例如，298.15 K 时 CaO（s）的 $\Delta_f H_m^{\ominus}$ =-635.09$kJ\cdot mol^{-1}$，CaO 加热不分解；CuO（s）的 $\Delta_f H_m^{\ominus}$ =-157$kJ\cdot mol^{-1}$，CuO 高温时分解为 Cu_2O 和 O_2。298.15 K 时部分物质的标准摩尔生成焓可查书后附录。

对任一化学反应　　　　　　$a\,A+b\,B=x\,X+y\,Y$

可用物质的标准摩尔生成焓按下式计算化学反应的标准摩尔反应焓：

$$\Delta_r H_m^{\ominus}=\Sigma n_j\Delta_f H_{m,产物}^{\ominus}-\Sigma n_i\Delta_f H_{m,反应物}^{\ominus} \qquad (3-7)$$

式（3-7）表示，任何一个在标准状态下进行的化学反应的标准摩尔反应焓 $\Delta_r H_m^{\ominus}$，等于产物的标准生成焓之和减去反应物标准生成焓之和。式中 n_i、n_j 分别表示各反应物和各产物的分子式前的系数。

【例 3-4】　计算下列反应的 $\Delta_r H_m^{\ominus}$

$$C_6H_6（l）+\frac{15}{2}O_2（g） \longrightarrow 6CO_2（g）+3H_2O（l）$$

解　由附录查得：

	C_6H_6（l）	O_2（g）	CO_2（g）	H_2O（l）
$\Delta_f H_m^{\ominus}/kJ\cdot mol^{-1}$	49.03	0	-393.51	-285.83

$$\Delta_r H_m^{\ominus}=6\Delta_f H_m^{\ominus}(CO_2,g)+3\Delta_f H_m^{\ominus}(H_2O,l)-\Delta_f H_m^{\ominus}(C_6H_6,l)-\frac{15}{2}\Delta_f H_m^{\ominus}(O_2,g)$$

$$=6\times(-393.51)+3\times(-285.83)-49.03=-3267.58(kJ\cdot mol^{-1})$$

（2）由标准燃烧焓（热）计算反应热　在标准状态下，1mol 物质完全燃烧生成指定产物的焓变，称为该物质的标准摩尔燃烧焓（或摩尔燃烧热），记为 $\Delta_c H_m^{\ominus}$，简称燃烧焓（或燃烧热）。例如，$\Delta_c H_m^{\ominus}$（C_2H_5COOH，l）=-1527.3 $kJ\cdot mol^{-1}$ 表示：

$$C_2H_5COOH（l）+\frac{7}{2}O_2（g） \longrightarrow 3CO_2（g）+3H_2O（l） \qquad \Delta_r H_m^{\ominus}=-1527.3kJ\cdot mol^{-1}$$

对任一化学反应　　　　　　　　　$a\,A+b\,B=x\,X+y\,Y$

可用物质的标准摩尔燃烧焓按下式计算化学反应的标准摩尔反应焓：

$$\Delta_r H_m^\ominus = \Sigma n_i \Delta_c H_{m,反应物}^\ominus - \Sigma n_j \Delta_c H_{m,产物}^\ominus \qquad (3\text{-}8)$$

例如，已知：$\Delta_c H_m^\ominus$（C_2H_5COOH,l）$=-1527.3kJ \cdot mol^{-1}$

$$\Delta_c H_m^\ominus（C_2H_3COOH,l）=-1368.2kJ \cdot mol^{-1}$$

$$\Delta_c H_m^\ominus（H_2,g）=-285.8kJ \cdot mol^{-1}$$

则丙酸脱氢生成丙烯酸的反应 $C_2H_5COOH（l）=C_2H_3COOH（l）+H_2（g）$ 的焓变

$$\Delta_r H_m^\ominus = \Delta_c H_m^\ominus（C_2H_5COOH,l）- \Delta_c H_m^\ominus（C_2H_3COOH,l）- \Delta_c H_m^\ominus（H_2,g）$$
$$=-1527.3-（-1368.2）-（-285.8）$$
$$=126.7（kJ \cdot mol^{-1}）$$

由上例可以看出，当用物质的 $\Delta_c H_m^\ominus$ 计算反应的 $\Delta_r H_m^\ominus$ 时，与用 $\Delta_f H_m^\ominus$ 不同，是由反应物的 $\Delta_c H_m^\ominus$ 减去生成物的 $\Delta_c H_m^\ominus$。在应用时，不要漏乘化学计量数。

四、吉布斯函数

自然界发生的一切过程都必须遵循热力学第一定律，保持能量守恒。但在不违背热力学第一定律的前提下，过程是否发生？若能发生会进行到什么程度？热力学第一定律却不能回答。解决这个问题需要运用熵和吉布斯函数。

1. 化学反应的自发性

在自然界发生的变化中，有些过程是自发进行的，例如，水总是自发地从高处向低处流，热总是自发地从高温物体传向低温物体等，其反方向不会自动进行。这种在一定条件下，不需借助外力做功而能自发进行的过程称为自发过程。

自发过程具有一些基本的特征：自发过程具有单向性，即自动地向一个方向进行。如要逆向进行，环境必须向系统做功；自发过程的系统具有对外做功的能力，如高处的水具有一定的势能，所以能利用水位差通过发电机做功；自发过程还具有一定的限度，当反应进行到一定程度时宏观上就不再继续进行。如热传到两物体温度相等就会停止。因此自发过程的终态就是平衡状态，当系统到达平衡状态时，自发过程就会终止。

2. 热力学第二定律

热力学第二定律有许多种说法，但实质都是相同的，都是说明反应方向和限度的，最常引用的是下面两种说法。

① 克劳修斯说法：不可能把热从低温物体传到高温物体，而不引起任何其他变化。

② 开尔文说法：不可能从单一热源吸热并使之完全变为功，而不引起其他任何变化。

热力学第二定律反映了自发过程的单向性，即不可逆这一自然界的普遍规律，同时也说明自发过程是有限度的，在该条件下的平衡态是自发过程的限度。

3. 熵和熵变

（1）熵　热力学中将度量系统内部质点混乱程度的物理量定义为熵，用符号 S 表示，SI 单位为 $J \cdot mol^{-1} \cdot K^{-1}$。系统的混乱程度越大则熵值越大，系统由有序到混乱时熵值就会增加。

同一物质，气态时的熵大于液态时的熵，而液态时的熵大于固态时的熵，即 $S（g）>S（l）>S（s）$。在相同聚集状态时，同一物质的熵值随温度的升高而增大。对于气体物质，压力降低时，气体分子在更大的空间内运动，混乱度增加，熵值增大。同类物质中，聚集状态相同时，摩尔质量大的熵值大，分子结构复杂的熵值大。

系统的状态一定，其内部混乱度大小也就一定，就有一个确定的熵值。因此，熵也是状态函数，具有加合性，其改变值只决定于系统的始态和终态。

（2）熵变　热力学第三定律指出：任何纯净物质的完美晶体在 0K 时，其熵值为零。根据热力学第三定律，物质由 0K 到温度 T（K）时的熵变 $\Delta S=S(T)-S(0K)=S(T)$，可见状态函数熵与热力学能和焓不同，物质的熵的绝对值是可求的。

在标准态下，1mol 纯物质的熵值称为该物质的标准摩尔熵（简称标准熵），用符号 $S_m^{\ominus}(T)$ 表示，其 SI 单位为 $J \cdot mol^{-1} \cdot K^{-1}$。附录表中列出了若干物质在 298.15K 时的标准熵。

热力学规定，处于标准态的水合氢离子的标准熵值为零。通常选温度为 298.15K，即 $S_m^{\ominus}$（H⁺, aq, 298.15K）=0。一个化学反应的标准摩尔熵变 $\Delta_r S_m^{\ominus}$ 等于生成物标准摩尔熵变的总和减去反应物的标准摩尔熵变的总和。即：

$$\Delta_r S_m^{\ominus} = \Sigma n_j S_{m,产物}^{\ominus} - \Sigma n_i S_{m,反应物}^{\ominus} \tag{3-9}$$

【例 3-5】求标准状态和 298.15 K 时，$CaCO_3$ 分解生成 CaO 和 CO_2 的 $\Delta_r S_m^{\ominus}$（298.15 K）。

解　　　　　　　　　　　$CaCO_3(s) \longrightarrow CaO(s) + CO_2(g)$

$S_m^{\ominus}/(J \cdot mol^{-1} \cdot K^{-1})$　　　92.9　　　　39.75　213.74

$$\Delta_r S_m^{\ominus} = [S_m^{\ominus}(CaO,s) + S_m^{\ominus}(CO_2,g)] - S_m^{\ominus}(CaCO_3,s)$$
$$= 39.75 J \cdot mol^{-1} \cdot K^{-1} + 213.74 J \cdot mol^{-1} \cdot K^{-1} - 92.9 J \cdot mol^{-1} \cdot K^{-1}$$
$$= 160.59 J \cdot mol^{-1} \cdot K^{-1}$$

4. 吉布斯函数

（1）吉布斯自由能与吉布斯自由能变　1876 年，美国科学家吉布斯（J.W.Gibbs）提出了一个综合焓、熵及温度的状态函数，以符号 G 表示，称为吉布斯自由能，其定义为：

$$G = H - TS \tag{3-10}$$

式中，焓、温度、熵都是状态函数，所以吉布斯自由能也是状态函数。由于焓的绝对值目前尚无法求得，因此吉布斯自由能的绝对值也无法求得。吉布斯自由能的变化值 ΔG 只与始态和终态有关，与途径无关。

在等温过程中，吉布斯自由能变为：

$$\Delta G = \Delta H - T\Delta S \tag{3-11}$$

此式称为吉布斯 – 亥姆霍兹（Gibbs-Helmholtz）方程。将此式应用于化学反应，得到：

$$\Delta_r G_m = \Delta_r H_m - T\Delta_r S_m \tag{3-12}$$

若反应在标准态下进行，则：

$$\Delta_r G_m^{\ominus} = \Delta_r H_m^{\ominus} - T\Delta_r S_m^{\ominus} \tag{3-13}$$

$\Delta_r G_m$ 和 $\Delta_r G_m^{\ominus}$ 分别称为化学反应的摩尔吉布斯自由能和标准摩尔吉布斯自由能，两者的值均与反应式的写法有关，SI 单位为 $J \cdot mol^{-1}$ 或 $kJ \cdot mol^{-1}$。

（2）反应进行方向的判据　根据热力学第二定律，对于等温等压且系统不做非体积功的情况下发生的过程，若：

$\Delta_r G_m < 0$　反应过程自发进行。

$\Delta_r G_m = 0$　反应系统处于平衡状态，达到化学反应的限度。

$\Delta_r G_m > 0$　反应过程不可能自发进行，其逆过程自发。

若反应在标准态下进行，此时用 $\Delta_r G_m^{\ominus}$ 代替 $\Delta_r G_m$。

上式表明，等温等压下化学反应方向的判据——摩尔吉布斯自由能变 $\Delta_r G_m$ 是由两项因素构成的，一项是摩尔焓变 $\Delta_r H_m$，一项是与摩尔熵变有关的 $T\Delta_r S_m$。摩尔焓变和摩尔熵变对化学反应的方向和限度都有影响，只是在不同条件下产生的影响大小不同。综合分析，将有下列四种情况（表3-1）。

表3-1　等温等压下反应自发性的几种类型

类型	$\Delta_r H_m$	$\Delta_r S_m$	$\Delta_r G_m=\Delta_r H_m-T\Delta_r S_m$	反应的自发性	例子
1	－	＋	－	任何温度下反应均自发	$2H_2O_2(g)\longrightarrow 2H_2O(g)+O_2(g)$
2	＋	－	＋	任何温度下反应均非自发	$2CO(g)\longrightarrow 2C(s)+O_2(g)$
3	－	－	低温为－ 高温为＋	低温时反应为自发，高温时反应为非自发	$HCl(g)+NH_3(g)\longrightarrow NH_4Cl(s)$
4	＋	＋	低温为＋ 高温为－	低温时反应为非自发，高温时反应为自发	$CaCO_3(s)\longrightarrow CaO(s)+CO_2(g)$

（3）标准摩尔生成吉布斯自由能　与内能和焓一样，自由能的绝对值难以确定。热力学规定：在指定温度及标准压力下，由稳定单质生成 1mol 化合物时反应的吉布斯自由能变，称为标准摩尔生成吉布斯自由能，符号为 $\Delta_f G_m^\ominus$，单位为 kJ·mol^{-1}。因此，在 101.3kPa 下，任何稳定单质的 $\Delta_f G_m^\ominus$ 定为零。

一些物质的标准摩尔生成自由能数值 $\Delta_f G_m^\ominus$（298.15K）见附录表。

（4）标准吉布斯自由能的应用

① 利用标准生成吉布斯自由能判断反应的方向。

任意反应　$a\mathrm{A}+b\mathrm{B}=d\mathrm{D}+e\mathrm{E}$　在标准状态 298.15K 下，标准摩尔生成自由能变等于产物的标准摩尔生成自由能之和减去反应物的标准摩尔生成自由能之和。即：

$$\Delta_r G_m^\ominus = \sum n_j \Delta_f G_{m,产物}^\ominus - \sum n_i \Delta_f G_{m,反应物}^\ominus \tag{3-14}$$

② 利用吉布斯-亥姆霍兹方程判断反应的方向。

【例3-6】已知在标准状态下各物质的有关热力学数据，试判断下列反应在 298K 时能否自发进行。

$$2\mathrm{Al}(s)+\mathrm{Fe_2O_3}(s)=\mathrm{Al_2O_3}(s)+2\mathrm{Fe}(s)$$

$\Delta_f H_m^\ominus/(\mathrm{kJ\cdot mol^{-1}})$	0	−742.2	−1676	0
$S_m^\ominus/(\mathrm{J\cdot mol^{-1}\cdot K^{-1}})$	28.3	87.4	50.9	27.3

解　$\Delta_r H_m^\ominus = \left[\Delta_f H_m^\ominus(\mathrm{Al_2O_3},s)+2\Delta_f H_m^\ominus(\mathrm{Fe},s)\right]-\left[\Delta_f H_m^\ominus(\mathrm{Fe_2O_3},s)+2\Delta_f H_m^\ominus(\mathrm{Al},s)\right]$

$= (-1676\mathrm{kJ\cdot mol^{-1}})-(-742.2\ \mathrm{kJ\cdot mol^{-1}})=-933.8\ \mathrm{kJ\cdot mol^{-1}}$

$\Delta_r S_m^\ominus = \left[S_m^\ominus(\mathrm{Al_2O_3},s)+2S_m^\ominus(\mathrm{Fe},s)\right]-\left[S_m^\ominus(\mathrm{Fe_2O_3},s)+2S_m^\ominus(\mathrm{Al},s)\right]$

$=(50.9\mathrm{J\cdot mol^{-1}\cdot K^{-1}}+2\times27.3\mathrm{J\cdot mol^{-1}\cdot K^{-1}})-(2\times28.3\mathrm{J\cdot mol^{-1}\cdot K^{-1}}+87.4\mathrm{J\cdot mol^{-1}\cdot K^{-1}})$

$=-38.5\mathrm{J\cdot mol^{-1}\cdot K^{-1}}$

$\Delta_r G_m^\ominus = \Delta_r H_m^\ominus - T\Delta_r S_m^\ominus = -933.8\mathrm{kJ\cdot mol^{-1}}-298\mathrm{K}\times(-38.5\times10^{-3}\mathrm{kJ\cdot mol\cdot K^{-1}})$

$=-922.3\mathrm{kJ\cdot mol^{-1}}$

计算结果表明，反应在标准态及 298K 时能自发进行。

【例3-7】在 298.15K 时反应 $\mathrm{C}(石墨)+\mathrm{CO_2}(g)\longrightarrow 2\mathrm{CO}(g)$ 不能自发进行。已知标准状态下各物质的有关热力学数据，试判断该反应在 1000K 时能否自发进行。

$$C（石墨）+CO_2（g）\longrightarrow 2CO（g）$$

$\Delta_f H_m^{\ominus}/（kJ \cdot mol^{-1}）$	0	–393.5	–110.5
$S_m^{\ominus}/（J \cdot mol^{-1} \cdot K^{-1}）$	5.73	213.6	197.6

解

$$\Delta_r H_m^{\ominus} = 2\,\Delta_f H_m^{\ominus}（CO,g） - \Delta_f H_m^{\ominus}（CO_2,g）$$

$$= 2 \times（-110.5kJ \cdot mol^{-1}）-（-393.5\,kJ \cdot mol^{-1}）$$

$$= 172.5\,kJ \cdot mol^{-1}$$

$$\Delta_r S_m^{\ominus} = 2\,S_m^{\ominus}（CO,g） - \left[S_m^{\ominus}（CO_2,g） + S_m^{\ominus}（石墨）\right]$$

$$= 2 \times 197.6J \cdot mol^{-1} \cdot K^{-1} -（213.6J \cdot mol^{-1} \cdot K^{-1} + 5.73J \cdot mol^{-1} \cdot K^{-1}）$$

$$= 176 \times 10^{-3}kJ \cdot mol^{-1} \cdot K^{-1}$$

$$\Delta_r G_m^{\ominus}（1000K） = \Delta_r H_m^{\ominus}（298.15K） - T\,\Delta_r S_m^{\ominus}（298.15K）$$

$$= 172.5kJ \cdot mol^{-1} - 1000K \times 176 \times 10^{-3}kJ \cdot mol \cdot K^{-1}$$

$$= -3.5kJ \cdot mol^{-1}$$

$\Delta_r G_m^{\ominus}（1000K）< 0$，表明反应在标准态及 1000K 时能自发进行。

第二节　化学动力学基础

物质的聚集状态通常有气态、液态和固态三种，它们在一定的条件下可以互相转化。与液体和固体相比，气体是物质的一种较简单的聚集状态，在科学研究和工业生产中，许多气体参与了重要的化学反应。

自然界物质的变化有物理变化和化学变化，在化学上把后一种变化叫作化学反应。那么发生化学反应所需要的时间和反应经历的途径如何呢？这属于化学动力学的范畴，也就是我们这节要学习的内容。

一、气体

气体物质的基本特征是易扩散和可压缩性。气体既没有固定的体积又没有固定的形状，所谓气体的体积就是指它们所在容器的容积。在一定温度下，无规则运动的气体分子具有一定的能量，在运动中分子间发生碰撞，气体分子也碰撞器壁，这种碰撞产生了气体的压力。气体的状态常用四个物理量描述，即物质的量（n）或质量（m）、体积（V）、压力（p）和热力学温度（T）。

1. 理想气体状态方程

理想气体是分子之间没有相互吸引和排斥，分子本身的体积相对于气体所占有体积完全可以忽略的一种假想情况。对于真实气体，只有在低压力（不高于几百 kPa）和较高温度（不低于 273.15K）下，气体分子间距离较大，分子间相互作用力很小，才能近似地看成理想气体。在通常温度条件下，理想气体状态方程对大多数气体都是适用的。理想气体状态的四个物理量之间的关系为

$$pV = nRT \tag{3-15}$$

式中，p 为气体压力，Pa；V 为气体体积，m³；T 为气体温度，K；n 为气体物质的量，mol；R 为气体常数，值为 8.314J/（mol•K）。根据 $n=m/M$ 和 $\rho=m/V$，其中 m 为气体质量，M 为气体摩尔质量，ρ 为气体密度，理想气体状态方程又可写作：

$$pV = \frac{m}{M}RT \tag{3-16}$$

$$pM = \rho RT \tag{3-17}$$

根据理想气体状态方程，可以进行有关气体压力、体积和质量等的计算。

【例3-8】在温度为400 K、压力为260 kPa的条件下，体积为50.0 L的二氧化碳的物质的量和质量各是多少？

解　根据$pV = nRT$得

$$n(CO_2) = \frac{pV}{RT} = \frac{260 \times 10^3 Pa \times 50.0 \times 10^{-3} m^3}{8.314 J/(mol \cdot K) \times 400K} = 3.91 mol$$

$$m = n(CO_2) \cdot M = 3.91 mol \times 44.01 g \cdot mol^{-1} = 172g$$

2. 道尔顿（J·Dalton）分压定律

在实际生产和科研中遇到的气体通常都是混合气体。当几种互不反应的气体放在一个容器中时，每种气体所占有的体积都与容器体积一致，其对容器产生的压力并不受共存的其他气体影响，就如该气体单独占有此容器时表现的压力一样。在一定温度下，某一气体在气体混合物中产生的分压等于在相同温度下它单独占有整个容器时所产生的压力，该压力叫作该组分气体的分压。1801年，英国科学家J.Dalton提出了混合气体的总压等于混合气体中各组分气体的分压之和，这一经验定律被称为道尔顿分压定律，道尔顿分压定律从原则上讲只适用于理想气体混合物，不过对于低压和高温下真实气体混合物也可以近似适用。用数学式表示为：

$$p = p_1 + p_2 + p_3 + \ldots + p_i \tag{3-18}$$

式中，p是混合气体总压，p_1、p_2、p_3…是组分气体1、2、3…的分压，因$pV=nRT$，所以$p_1V=n_1RT$，$p_2V=n_2RT$，$p_3V=n_3RT$，…，$p_iV=n_iRT$，可以得到

$$\frac{p_1}{p} = \frac{n_1}{n}, \frac{p_2}{p} = \frac{n_2}{n}, \ldots, \frac{p_i}{p} = \frac{n_i}{n} \tag{3-19}$$

其中$\frac{n_i}{n}$称为物质的量分数y_i，混合气体中各组分气体的物质的量分数和为1，各组分气体分压与混合气体总压存在如下关系：

$$p_i = y_i p \tag{3-20}$$

上述关系式为气体分压定律，即某一组分气体的分压与该气体物质的量分数成正比。

【例3-9】在温度300 K时，将2.0mol氮气、3.0 mol氧气和1.0 mol二氧化碳充到体积为2.0 m^3钢瓶中，求混合气体的总压，并利用分压定律计算各组分气体的分压。

解　根据理想气体状态方程，混合气体总压为：

$$p = \frac{nRT}{V} = \frac{6mol \times 8.314J/(mol \cdot K) \times 300K}{2.0m^3} = 7482.6Pa = 7.48kPa$$

$$y(N_2) = \frac{n(N_2)}{n_{总}} = \frac{2.0mol}{6.0mol} = \frac{1}{3}$$

$$y(O_2) = \frac{n(O_2)}{n_{总}} = \frac{3.0mol}{6.0mol} = \frac{1}{2}$$

$$y(CO_2) = \frac{n(CO_2)}{n_{总}} = \frac{1.0mol}{6.0mol} = \frac{1}{6}$$

利用分压定律，计算出各组分气体分压为：

$$p(\text{N}_2) = y(\text{N}_2)\ p = \frac{1}{3}\times7.48\text{kPa}=2.49\text{kPa}$$

$$p(\text{O}_2) = y(\text{O}_2)\ p = \frac{1}{2}\times7.48\text{kPa}=3.74\text{kPa}$$

$$p(\text{CO}_2) = y(\text{CO}_2)\ p = \frac{1}{6}\times7.48\text{kPa}=1.25\text{kPa}$$

二、化学反应速率

有的化学反应进行得很快，例如火药的爆炸，瞬间即可完成。有的化学反应进行得很慢，如塑料的降解。人们常常希望有的化学反应进行得快些，比如工业上氨的合成反应；也希望一些化学反应进行得慢些，如食物和药物的变质。化学反应速率的表示方法及影响反应速率的因素属于化学动力学的研究范畴。

化学反应速率是指在一定条件下反应物转变为产物的速率。通常用单位时间内反应物浓度的减少或生成物浓度的增加来表示。浓度的改变用 Δc 表示，用 Δt 表示时间间隔。用生成物表示速率时速率为正，如果用反应物表示时，在前面加负号，表示其消耗速率，这样表示的速率为正值。

如反应 $a\text{A}+b\text{B}\longrightarrow m\text{C}$，用各个物质表示的速率如下：

$$v_\text{A} =-\frac{\Delta c_\text{A}}{\Delta t},\quad v_\text{B} =-\frac{\Delta c_\text{B}}{\Delta t},\quad v_\text{C} =\frac{\Delta c_\text{C}}{\Delta t}$$

三个式子分别表示 Δt 时间内的平均速率。反应物或生成物浓度用 $\text{mol}\cdot\text{L}^{-1}$ 表示，时间单位可用 s、min、h 等，时间单位为 s 时速率的单位为 $\text{mol}\cdot\text{L}^{-1}\cdot\text{s}^{-1}$。

对于同一个反应，用不同物质的浓度表示反应速率时，其数值可能不同，如298K时，在恒容条件下 N_2O_5 的热分解反应

$$2\text{N}_2\text{O}_5(\text{g}) = 4\text{NO}_2(\text{g})+\text{O}_2(\text{g})$$

用不同物质表示时速率分别为

$$v(\text{N}_2\text{O}_5) = 1.5\times10^{-3}\text{mol}\cdot\text{L}^{-1}\cdot\text{s}^{-1}$$

$$v(\text{NO}_2) = 3.0\times10^{-3}\text{mol}\cdot\text{L}^{-1}\cdot\text{s}^{-1}$$

$$v(\text{O}_2) = 0.75\times10^{-3}\text{mol}\cdot\text{L}^{-1}\cdot\text{s}^{-1}$$

可见以不同物质表示其速率不同，其比为 2:4:1，恰好是方程式中各物质计量系数之比。

对于一般的反应 $a\text{A}+b\text{B} = d\text{D}+e\text{E}$ 可表示为

$$-\frac{1}{a}\frac{\Delta c_\text{A}}{\Delta t} = -\frac{1}{b}\frac{\Delta c_\text{B}}{\Delta t} = \frac{1}{d}\frac{\Delta c_\text{D}}{\Delta t} = \frac{1}{e}\frac{\Delta c_\text{E}}{\Delta t} = v \tag{3-21}$$

即对某一化学反应，用各组分物质浓度变化表示的反应速率之比，等于各自计量系数之比。这种关系明确了反应物消耗速率和产物生成速率间的倍数。对同一反应就只有一个反应速率。

在时间间隔 Δt 内速率为平均速率。对一个化学反应，不论以哪个物质表示反应速率，它都不是恒定的，都是时刻在变化的。为了表示某一时间的速率，我们提出瞬时速率。只有在极小的时间范围，速率才能看成是不变的，此时的速率为瞬时速率。它是浓度~时间曲线上某一点切线的斜率，也就是该时刻的真正速率。当 $\Delta t\to0$ 时，平均速率的极限就是该时刻的瞬时速率。时间间隔越短，越能表示出真正的反应速率。例如，在 N_2 和 H_2 合成 NH_3 的反应中，用 NH_3 的变化表示的瞬时速率为：

$$v = \lim_{\Delta t\to0}\frac{\Delta c(\text{NH}_3)}{\Delta t} = \frac{\text{d}c(\text{NH}_3)}{\text{d}t}$$

三、碰撞理论简介

1918 年，路易斯（W.C.M.Lewis）提出反应速率的碰撞理论，认为参加化学反应的物质的分子、原子或离子发生反应的必要条件是这些分子、原子或离子要相互碰撞。反应物分子碰撞的频率越高，反应速率越快。碰撞理论认为分子必须碰撞才能发生反应。然而，并不是分子间的所有碰撞都能发生化学反应。在反应时，反应物分子发生的亿万次碰撞中，只有极少数碰撞是有效的，即这种碰撞能发生化学反应，称为"有效碰撞"。

能发生有效碰撞的分子，是由于它们比普通分子具有更高的能量。气体分子运动论认为，具有较高能量的分子的百分数是较低的，因而有效碰撞的频率较小，从而影响化学反应速率。在一定温度下，分子可以具有不同的能量，而能量极低或极高的分子都比较少，接近平均能量 E_e 的分子则很多。但是，只有能量较高的分子才能发生有效碰撞，我们把这些分子叫活化分子，通常把活化分子所具有的最低能量 E_c 与分子的平均能量 E_e 的差值叫作反应的活化能，即 $E_a=E_c-E_e$。活化能的单位是 $kJ \cdot mol^{-1}$。

任何化学反应都具有一定的活化能。在一定温度下，活化能越小，反应系统中活化分子所占比例越大，反应进行得越快。反之，活化能越大，在反应系统中活化分子所占比例越小，反应进行得越慢。不同的化学反应有不同的活化能，活化能可由实验测定。

一般化学反应的活化能在 60～240kJ•mol^{-1} 之间。活化能小于 40kJ•mol^{-1} 的反应，化学反应速度很大，如中和反应及溶液中的正、负离子的反应。活化能大于 400kJ • mol^{-1} 的反应，化学反应速度很慢。

四、基元反应速率方程与反应分子数

反应物分子（或离子、原子以及自由基等）直接碰撞一步完成的反应，称为基元反应（或元反应）。基元反应中反应物中的分子数目称为反应分子数。通常所写的化学方程式绝大多数并不代表反应的具体途径，仅是代表反应的化学计量式。例如，气态氢和气态碘合成气态碘化氢的反应：$H_2(g)+I_2(g) \longrightarrow 2HI(g)$ 为三分子反应，是非基元反应，因为是通过以下两步完成的：

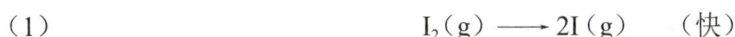

（1）　　　　　　　　　　$I_2(g) \longrightarrow 2I(g)$　　（快）

（2）　　　　　　　　　　$H_2(g)+2I(g) \longrightarrow 2HI$　　（慢）

（1）、（2）反应都是基元反应。由两个或两个以上基元反应构成的化学反应称为非基元反应或复杂反应。如上例中氢与碘合成碘化氢的总反应就是复杂反应。基元反应（1）、（2）表示了氢与碘合成所经历的微观过程，各步反应的速率是不同的，其中最慢的那一步控制着整个反应的速率，因而称为定速步骤，或称为反应的控速步骤。

表示反应速率和反应物浓度之间的定量关系式称为速率方程式。19 世纪中期，挪威化学家古德贝格（Guldberg）和瓦格（Waage）提出：当温度一定时，基元反应的反应速率与各反应物浓度幂（幂次等于反应方程式中该物质分子前的系数）的乘积成正比，这一规律称为质量作用定律。质量作用定律只适用于基元反应。

对于基元反应：$aA+bB=cC+dD$

质量作用定律的数学表达式为：　　　　　　$v = kc_A^a c_B^b$　　　　　　　　　　（3-22）

式（3-22）称为经验速率方程。式中 v 为反应的瞬时速率，浓度为瞬时浓度，k 为反应速率常数。一定温度下，不同反应的 k 值往往不同。对同一个反应来说，k 值与反应物性质、温度、催化剂等因素有关，而与反应物浓度、分压无关。k 的物理意义是单位浓度时的反应速率。k 值的大小可反映出反应进行的快慢，是化学动力学中的一个重要参数。特别需要指出的是，k 值是有单位的，k 值的单位取决于反应速率的单位和各反应物浓度幂的指数。

基元反应中实际参加化学反应的反应物微粒的数目称为反应分子数。根据反应分子数可把基元反应分为单分子反应、双分子反应、三分子反应。

基元反应的反应分子数在气相中一般不超过三分子，因为许多分子同时在一次化学行为中的碰撞概率是极小的。

五、一般反应速率方程与反应级数

对于一般反应：$aA+bB=cC+dD$

其反应速率为：

$$v = kc_A^{\alpha} c_B^{\beta} \qquad (3\text{-}23)$$

式（3-23）中，浓度项的指数 α、β 称为参加反应各组分 A、B 的级数，即对反应物 A 来说，其级数为 α，对反应物 B 来说，其级数为 β。而各反应物浓度项的指数之和 $\alpha+\beta=n$，则称为该反应的反应级数。当 $n=0$ 时称为零级反应，$n=1$ 时称为一级反应，$n=2$ 时称为二级反应，依此类推。n 不一定是正整数，可以是分数，也可以是负数。级数与反应级数说明了反应速率受浓度影响的程度。如级数是负数，表明反应物浓度的增加反而阻抑反应，使反应速率下降。

反应级数只能通过实验测得，不能由化学方程式的计量数推断。还需指出，只有对速率方程具有幂函数形式的反应，才有明确的反应级数。

六、简单级数反应

具有简单级数的反应系指反应级数为 0、1、2、3 等。由于三级反应不多，故以下仅讨论一级、二级和零级反应。

1. 一级反应

一级反应是反应速率与反应物浓度的一次方成正比的反应。一级反应很常见，许多药物在生物体内的吸收、分布、代谢和排泄过程，也常近似地被看作一级反应。例如，蔗糖的转化是一级反应。

$$C_{12}H_{22}O_{11} + H_2O \xrightarrow{H_3O^+} C_6H_{12}O_6 （葡萄糖） + C_6H_{12}O_6 （果糖）$$

设 $t=0$ 时反应物的浓度为 c_0，t 时间时，反应物的浓度为 c，对于一级反应，时间与浓度的关系为：

$$\ln c_0 - \ln c = kt \qquad (3\text{-}24)$$

$$\ln \frac{c_0}{c} = Kt \qquad (3\text{-}25)$$

$$k = \frac{1}{t} \ln \frac{c_0}{c} \qquad (3\text{-}26)$$

根据式（3-24），以 $\ln c$ 对 t 作图得一直线（如图3-1所示）。其斜率为：$-k$，截距为 $\ln c_0$。

通常把反应物的浓度消耗一半所需的时间称为半衰期，记为 $t_{1/2}$。从式（3-25）得

$$\ln \frac{1/2}{1} = -kt_{1/2}$$

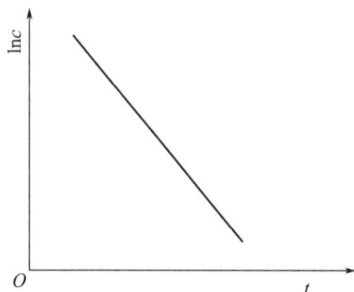

图3-1　一级反应的 $\ln c$-t 图

$$t_{1/2} = \frac{0.693}{k} \qquad (3\text{-}27)$$

从式（3-27）可知，一级反应的半衰期 $t_{1/2}$ 与速率常数 k 成反比，与反应物浓度无关。

当温度一定时，一级反应的半衰期是常数，这一特征可作为判断一级反应的依据。

大多数药物储存过程中的变质失效符合一级反应的规律。若药物的浓度降至原浓度的 $y = c/c_0$ 时即失效，由式（3-26）可知药物的有效期 $t_{有效}$ 为：

$$t_{有效} = \frac{\ln \dfrac{c_0}{c}}{k} = \frac{\ln\left(\dfrac{1}{y}\right)}{k} \tag{3-28}$$

例如，某药物的降解为一级反应，降解至 90% 即失效，则：

$$t_{有效} = \frac{\ln \dfrac{100}{90}}{k} = \frac{0.105}{k}$$

【例 3-10】 阿司匹林（乙酰水杨酸）水溶液在 pH 等于 2.5 时最稳定，且其失效过程符合一级反应的规律，25℃时速率常数为 $5 \times 10^{-7} \text{s}^{-1}$。已知阿司匹林降至 90% 即失效，求此条件下该药的半衰期和有效期。

解 该药物的半衰期为：

$$t_{1/2} = \frac{0.693}{k} = \frac{0.693}{5 \times 10^{-7}} = 1.39 \times 10^6 \text{s} = 16\text{d}$$

该药物浓度降至初浓度的 90% 即失效，所需时间为：

$$t_{有效} = \frac{\ln \dfrac{100}{90}}{5 \times 10^{-7}} = 2.4\text{d}$$

2. 二级反应

二级反应是反应速率与反应物浓度的二次方成正比的反应。二级反应有两种类型：① 2A ——→产物；② A+B ——→产物。A 与 B 的起始浓度可以相等也可以不等，在此仅讨论相等的情况。若 A 和 B 的初始浓度相等，则由数学处理得：

$$\frac{1}{c} - \frac{1}{c_0} = kt \tag{3-29}$$

$$k = \frac{1}{t}\left(\frac{1}{c} - \frac{1}{c_0}\right) \tag{3-30}$$

当 $c = \dfrac{c_0}{2}$ 时 $\qquad t_{1/2} = \dfrac{1}{k}\left(\dfrac{1}{c_0/2} - \dfrac{1}{c_0}\right) = \dfrac{1}{kc_0} \tag{3-31}$

由式（3-29），以 $1/c$ 对 t 作图得一直线，（如图 3-2 所示）其斜率为 k。

半衰期 $t_{1/2}$ 与速率常数 k 和起始浓度 c_0 成反比，可作为判断这一类二级反应的依据。

二级反应最为常见，特别是溶液中的有机化学反应，如皂化反应、酯化反应等都是二级反应。

【例 3-11】 已知乙酸乙酯在 25℃时的皂化反应为二级反应：

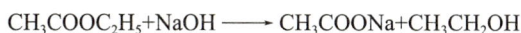

$$CH_3COOC_2H_5 + NaOH \longrightarrow CH_3COONa + CH_3CH_2OH$$

乙酸乙酯和氢氧化钠的起始浓度均为 $0.0100\text{mol} \cdot \text{L}^{-1}$，反应 20min 后，氢氧化钠的浓度减少了 $0.00566\text{mol} \cdot \text{L}^{-1}$。试计算（1）反应速率常数 k；（2）反应的半衰期 $t_{1/2}$。

图3-2 二级反应的 $1/c$-t 图

解 （1）根据式（3-30）得

$$k = \frac{1}{t}\left(\frac{1}{c} - \frac{1}{c_0}\right) = \frac{0.00566}{20 \times 0.0100 \times (0.0100 - 0.00566)} = 6.52(\text{L} \cdot \text{mol}^{-1} \cdot \text{min}^{-1})$$

（2）

$$t_{1/2} = \frac{1}{kc_0} = \frac{1}{6.52 \times 0.0100} = 15.3\text{min}$$

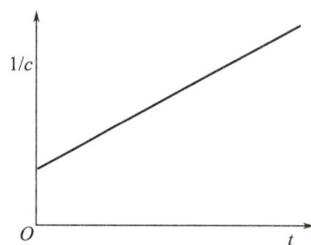

3.零级反应

零级反应是反应速率与反应物浓度无关的反应。如：

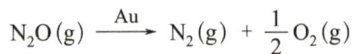

$$N_2O(g) \xrightarrow{\text{Au}} N_2(g) + \frac{1}{2}O_2(g)$$

$$v = kc_{N_2O}^0 = k \tag{3-32}$$

$$c = c_0 - kt \tag{3-33}$$

$$t_{1/2} = \frac{c_0}{2k} \tag{3-34}$$

常见的零级反应如某些光化反应、电解反应、表面催化反应等。在一定条件下，它们的反应速率分别只与光照强度、电流和表面状态有关，而与反应物浓度无关。有些难溶固体药物与水形成混悬剂，一定温度下这些药物在水中的浓度为一常数（溶解度），因此这些药物在水中的降解反应，都表现为零级反应。

近年发展起来的一些控释长效药，其释药速率在相当长时间内恒定，亦属零级反应。如国际上广泛应用的一种皮下植入剂女性避孕药左旋 18- 甲基 - 炔诺酮，每天释药约 30μg，可维持五年左右。

七、影响化学反应速率的因素

1.温度对反应速率的影响

对于大多数化学反应来说，反应速率随反应温度的升高而加快。一般来讲，在反应物浓度恒定时，温度每升高 10℃，反应速率增加 2~4 倍。

1889 年，瑞典化学家阿仑尼乌斯（Arrhenius）根据大量实验事实，总结出反应速率常数和温度之间的经验关系式，即 Arrhenius 方程：

$$k = Ae^{-\frac{E_a}{RT}} \tag{3-35}$$

式（3-35）中，k 为反应速率常数；T 为热力学温度；E_a 为反应活化能；R 为气体常数；常数 A 称为指前因子也称频率因子或碰撞因子。

我们可以使用 Arrhenius 方程讨论反应速率与温度的关系。为直观方便，常常将其转换成对数形式：

$$\ln k = -\frac{E_a}{RT} + \ln A \tag{3-36}$$

如果反应在 T_1、T_2 时的速率常数分别为 k_1、k_2，则：

$$\ln k_1 = -\frac{E_a}{RT_1} + \ln A$$

$$\ln k_2 = -\frac{E_a}{RT_2} + \ln A$$

两式相减可得：

$$\ln \frac{k_2}{k_1} = \frac{E_a}{R}\left(\frac{T_2 - T_1}{T_1 T_2}\right)$$

或

$$\lg \frac{k_2}{k_1} = \frac{E_a}{2.303R}\left(\frac{T_2 - T_1}{T_1 T_2}\right) \tag{3-37}$$

【例 3-12】 乙酰磺胺的失效反应为一级反应，在 pH=5~11 范围内，速率常数与 pH 无关。在 120℃时的失效反应速率常数为 $9.0 \times 10^{-6} s^{-1}$，pH 为 7.4 时该药物失效反应的活化能为 $95.7 \times 10^3 J \cdot mol^{-1}$，已知该药物的成分失去 10% 即告失效，求该药物在 25℃时的有效期。

解　根据阿仑尼乌斯公式（3-37）可得

$$\ln \frac{k_{25}}{k_{120}} = \frac{-95.7 \times 10^3}{8.314}\left(\frac{1}{298} - \frac{1}{393}\right) = -9.337$$

$$\frac{k_{25}}{k_{120}} = 8.81 \times 10^{-5}$$

$$k_{25} = 8.81 \times 10^{-5} \times 9.0 \times 10^{-6} = 7.93 \times 10^{-10}（s^{-1}）$$

一级反应的 $t_{0.9}$ 为

$$t_{0.9} = \frac{0.105}{k_{25}} = \frac{0.105}{7.93 \times 10^{-10}} = 1.32 \times 10^8 s = 4.2 \ 年$$

即该药物在 25℃时的有效期为 4.2 年。

2. 浓度对反应速率的影响

大量实验证明，在恒温条件下，化学反应的速率主要取决于反应物的浓度。当反应物浓度增大时，在一定体积中的分子更为密集，而活化分子的浓度同时与反应物浓度和活化分子百分率成正比，即：

$$活化分子浓度 = 反应物浓度 \times 活化分子百分率$$

所以改变反应物浓度，相当于改变活化分子的浓度，从而改变单位时间内反应物分子有效碰撞的次数，这就导致反应速率的增大。

3. 催化剂对反应速率的影响

在化学反应中，那些能显著改变反应速率，而在反应前后自身组成、质量和化学性质基本不变的物质叫催化剂。其中，能加快反应速率的称为正催化剂，能减慢反应速率的称为负催化剂。例如合成氨生产中使用的铁、硫酸生产中使用的 V_2O_5 以及促进生物体化学反应的各种酶（如淀粉酶、蛋白酶、脂肪酶等）均为正催化剂；减慢金属腐蚀的缓蚀剂，防止橡胶、塑料老化的防老化剂等均为负催化剂。但是通常所说的催化剂一般是指正催化剂。

催化剂之所以能显著地增大化学反应速率，是由于催化剂改变了反应的历程，与无催化反应的历程相比较，所需的活化能显著降低，从而使活化分子百分数和有效碰撞次数增多，导致反应速率增大，如图 3-3 所示。

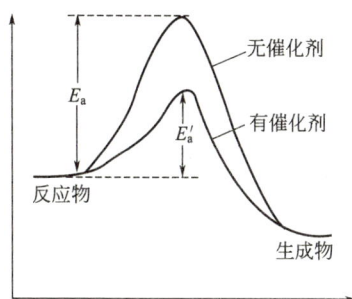

图3-3　催化剂降低了活化能

催化剂的特点如下：

① 催化剂只能改变反应速率，而不影响化学反应的始态和终态。即催化剂不能改变反应的方向，对那些不能发生的反应，使用任何催化剂都是徒劳的。

② 对同一可逆反应来说，催化剂可以同等程度加快正、逆反应的速度。

③ 在反应速率方程式中，催化剂对反应速率的影响体现在反应速率常数 k，对确定的反应而言，反应温度一定时，采用不同的催化剂一般有不同的 k 值。

④ 催化剂具有选择性，即某一催化剂对某一反应（或某一类反应）有催化作用，但对其他反应可能无催化作用。同一反应物，使用不同的催化剂，生成物亦不同。

催化剂降低活化能

第三节　化学反应的限度和化学平衡

一、可逆反应与化学平衡

像放射性元素的蜕变及 $KClO_3$ 的分解等在一定条件下几乎完全进行到底的反应很少。这类反应物几乎全部转变为生成物的反应，称为不可逆反应。在同一条件下同时可向正、逆两个方向进行的反应称为可逆反应。对于在一定条件下于密闭容器内进行的可逆反应，如：

$$2SO_2(g)+O_2(g) \rightleftharpoons 2SO_3(g)$$

当反应开始时，SO_2 和 O_2 的浓度较大，而 SO_3 的浓度为零，因此正反应速率（$v_正$）较大，而 SO_3 分解为 SO_2 和 O_2 的逆反应速率（$v_逆$）为零。随着反应的进行，反应物 SO_2 和 O_2 的浓度逐渐减小，$v_正$ 减小；同时，生成物 SO_3 的浓度逐渐增大，$v_逆$ 增大。当反应进行到一定程度后，$v_正 = v_逆$，此时的反应物和生成物的浓度不再发生变化，反应达到了该反应条件下的极限。我们将这种在一定条件下密闭容器中，当可逆反应的正反应速率和逆反应速率相等时，该反应系统所处的状态称为化学平衡状态。化学平衡状态有如下几个特点。

（1）"等"　处于密闭系统的可逆反应，化学平衡状态建立的条件是正反应速率和逆反应速率相等。即 $v_正 = v_逆 \neq 0$。这是可逆反应达到平衡状态的重要标志。

（2）"定"　当一定条件下可逆反应一旦达平衡状态时，在平衡系统的混合物中，各组成成分的含量保持一定，不随时间的改变而改变。这是判断系统是否处于化学平衡状态的重要依据。

（3）"动"　指定化学反应已达化学平衡状态时，反应并没有停止，实际上正反应与逆反应始终在进行，且正反应速率等于逆反应速率，所以化学平衡状态是动态平衡状态。

（4）"变"　任何化学平衡状态均是暂时的、相对的、有条件的。当外界条件变化时，原来的化学平衡即被打破，在新的条件下建立起新的化学平衡。

二、化学平衡常数

1.实验平衡常数

对一般可逆反应：$aA+bB \rightleftharpoons cC+dD$，当反应达平衡时，反应物和生成物的浓度将不再改变，在一定温度下都能建立如下的关系式

$$K_c = \frac{c_C^c c_D^d}{c_A^a c_B^b} \tag{3-38}$$

K_c 称为浓度实验平衡常数。由上式可见，K_c 值越大，表明反应在平衡时生成物浓度的乘积越大，反应物浓度的乘积越小，所以反应进行的程度越大；反之，则越小。

对气体反应，在平衡常数表达式中常用气体的分压代替浓度。上述可逆反应，其平衡常数表达式可写成

$$K_p = \frac{p_C^c p_D^d}{p_A^a p_B^b} \tag{3-39}$$

K_p 称压力实验平衡常数。K_c 与 K_p 可通过实验测出平衡状态时各物质的浓度和分压而求得。

平衡常数与浓度无关，但随温度的变化而变化。对一定的反应，温度一定，$K^\ominus$ 为一常数。$K^\ominus$ 值的大小标志可逆反应进行的程度。应用平衡常数关系式时应注意：

① 平衡关系式只适用于平衡系统。

② 固体、纯液体或稀溶液中的水分子浓度不写入平衡常数表达式。

③ 平衡常数表达式的数值与反应式的书写有关。如：

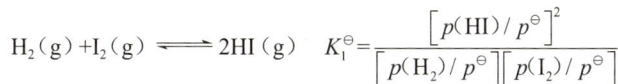

$$H_2(g)+I_2(g) \Longrightarrow 2HI(g) \quad K_1^{\ominus}=\frac{\left[p(HI)/p^{\ominus}\right]^2}{\left[p(H_2)/p^{\ominus}\right]\left[p(I_2)/p^{\ominus}\right]}$$

$$\frac{1}{2}H_2(g)+\frac{1}{2}I_2(g) \Longrightarrow HI(g) \quad K_2^{\ominus}=\frac{p(HI)/p^{\ominus}}{\left[p(H_2)/p^{\ominus}\right]^{1/2}\left[p(I_2)/p^{\ominus}\right]^{1/2}}$$

$$2HI(g) \Longrightarrow H_2(g)+I_2(g) \quad K_3^{\ominus}=\frac{\left[p(H_2)/p^{\ominus}\right]\left[p(I_2)/p^{\ominus}\right]}{\left[p(HI)/p^{\ominus}\right]^2}$$

显然，它们之间的关系是：

$$K_1^{\ominus}=(K_2^{\ominus})^2=\frac{1}{K_3^{\ominus}}$$

2. 标准平衡常数

标准平衡常数用$K^{\ominus}$表示。可逆反应：$aA+bB \Longrightarrow cC+dD$，当反应达平衡时，对于气体反应：

$$K^{\ominus}=\frac{\left[p(C)/p^{\ominus}\right]^c\left[p(D)/p^{\ominus}\right]^d}{\left[p(A)/p^{\ominus}\right]^a\left[p(B)/p^{\ominus}\right]^b} \tag{3-40}$$

式中，$p^{\ominus}$为标准压力（100kPa）。
对于液相反应：

$$K^{\ominus}=\frac{\left[c(C)/c^{\ominus}\right]^c\left[c(D)/c^{\ominus}\right]^d}{\left[c(A)/c^{\ominus}\right]^a\left[c(B)/c^{\ominus}\right]^b} \tag{3-41}$$

式中，$c^{\ominus}$为标准浓度（$1mol \cdot L^{-1}$）。对于复相反应（反应系统中存在着两个以上的反应），如反应：

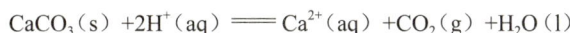

$$CaCO_3(s)+2H^+(aq) \Longrightarrow Ca^{2+}(aq)+CO_2(g)+H_2O(l)$$

由于固相和纯液相的标准态是它本身的纯物质，故固相和纯液相均为单位浓度，所以在平衡常数表达式中可不必列入。则上述反应的标准平衡常数表达式为：

$$K^{\ominus}=\frac{\left[c(Ca^{2+})/c^{\ominus}\right]\left[p(CO_2)/p^{\ominus}\right]}{\left[c(H^+)/c^{\ominus}\right]^2} \tag{3-42}$$

三、可逆反应进行的方向和限度的判断

反应商 Q 为任一状态下的浓度商；$K^{\ominus}$是平衡状态时的浓度商。反应商 Q 是各生成物相对分压（对气体，$p/p^{\ominus}$）或相对浓度（对溶液，$c/c^{\ominus}$）幂的乘积与各反应物的相对分压或相对浓度幂的乘积之比。若反应中有纯固体或纯液体，则其浓度以常数 1 表示。Q 的表达式对溶液反应和气体反应有所不同：

对溶液反应，$aA+bB \Longrightarrow cC+dD$，反应商的表达式 $\quad Q=\frac{\left[c(C)/c^{\ominus}\right]^c\left[c(D)/c^{\ominus}\right]^d}{\left[c(A)/c^{\ominus}\right]^a\left[c(B)/c^{\ominus}\right]^b}$

$c(A)$、$c(B)$ 和 $c(C)$、$c(D)$ 表示反应物和生成物的任意浓度，$c^{\ominus}=1mol \cdot L^{-1}$。

对气体反应，$aA+bB \Longrightarrow cC+dD$，反应商的表达式 $\quad Q=\frac{\left[p(C)/p^{\ominus}\right]^c\left[p(D)/p^{\ominus}\right]^d}{\left[p(A)/p^{\ominus}\right]^a\left[p(B)/p^{\ominus}\right]^b}$

$p(A)$、$p(B)$ 和 $p(C)$、$p(D)$ 表示反应物和生成物的分压；$p^{\ominus}$ 表示标准压力，$p^{\ominus} = 100\text{kPa}$。

在稀溶液中进行的反应，如果溶剂参与反应，因溶剂的量很大，浓度基本不变，可以当作常数 1。由表达式可知 Q 的单位为 1。

若 $Q = K^{\ominus}$，反应处于平衡状态；

$Q < K^{\ominus}$，正向反应自发进行；

$Q > K^{\ominus}$，逆向反应自发进行。

四、化学平衡的有关计算

1.平衡浓度和平衡常数的计算

【例 3-13】　某温度下，在密闭容器中进行如下反应：

$$2SO_2(g) + O_2(g) \rightleftharpoons 2SO_3(g)$$

已知 SO_2 和 O_2 的起始浓度分别为 0.4 mol·L^{-1} 和 1.0 mol·L^{-1}，当有 80% 的 SO_2 转化为 SO_3 时，反应即达平衡，求平衡时三种气体的浓度和该温度下的平衡常数。

解　反应式　　　　　　　　$2SO_2(g) + O_2(g) \rightleftharpoons 2SO_3(g)$

起始浓度 /mol·L^{-1}　　　　　　0.4　　　　　1.0　　　　　　0

平衡浓度 /mol·L^{-1}　　　　　　0.08　　　　0.84　　　　　0.32

根据化学平衡定律：

$$K^{\ominus} = \frac{\left[c(SO_3)/c^{\ominus} \right]^2}{\left[c(SO_2)/c^{\ominus} \right]^2 \left[c(O_2)/c^{\ominus} \right]} = \frac{0.32^2}{0.08^2 \times 0.84} = 19$$

答：平衡时 SO_2、O_2、SO_3 三种气体的浓度分别为 0.08 mol·L^{-1}、0.84 mol·L^{-1} 和 0.32 mol·L^{-1}，该温度下的平衡常数为 19。

2. 转化率的计算

平衡转化率，有时简称为转化率，指的是当反应达到平衡时，已转化的反应物浓度占该物质初始浓度的百分数。

$$转化率 = \frac{已转化的反应物浓度}{反应物的初始浓度} \times 100\%$$

【例 3-14】　已知在某温度下，反应 $2NO_2 \rightleftharpoons N_2O_4$ 的平衡常数为 $K_c = 0.5$，若 NO_2 的初始浓度为 2 mol·L^{-1}，求当反应达到平衡时各物质的浓度及 NO_2 的转化率。

解　设平衡时 N_2O_4 的浓度为 x mol·L^{-1}。

　　　　　　　　　　　　　　　　$2NO_2 \rightleftharpoons N_2O_4$

起始浓度 /mol·L^{-1}　　　　　　2　　　　　　　0

平衡浓度 /mol·L^{-1}　　　　　　$2-2x$　　　　　x

根据化学平衡定律：

$$K^{\ominus} = \frac{c(N_2O_4)/c^{\ominus}}{\left[c(NO_2)/c^{\ominus} \right]^2} = \frac{x}{2(-2x)^2} = 0.5$$

解得：$x = 0.5\text{mol·}L^{-1}$，

NO_2 的平衡浓度 $= 2-2x = 1.0$ mol·L^{-1}

$$NO_2 \text{ 转化率} = \frac{已转化的NO_2的浓度}{NO_2的初始浓度} \times 100\% = \frac{2x}{2} \times 100\% = 50\%$$

答：N_2O_4 的浓度为 0.5mol·L^{-1}，NO_2 的平衡浓度为 1.0mol·L^{-1}，NO_2 的转化率是 50%。

【例 3-15】 已知可逆反应 $CO(g)+H_2O(g) \rightleftharpoons CO_2(g)+H_2(g)$ 在 800℃时的平衡常数 $K_c=1.0$，试判断当密闭容器中一氧化碳、水蒸气、二氧化碳、氢气浓度分别为 0.2mol·L^{-1}、0.6mol·L^{-1}、0.3mol·L^{-1} 和 0.3mol·L^{-1} 时，反应进行的方向和限度。

解　因为反应商

$$Q = \frac{\left[c(CO_2)/c^{\ominus}\right]\left[c(H_2)/c^{\ominus}\right]}{\left[c(CO)/c^{\ominus}\right]\left[c(H_2O)/c^{\ominus}\right]} = \frac{0.3 \times 0.3}{0.2 \times 0.6} = 0.75 < K_c = 1.0$$

所以反应向正方向进行。

设达到化学平衡时，有 x（mol·L^{-1}）的一氧化碳转化成二氧化碳，则

$$CO(g) + H_2O(g) \rightleftharpoons CO_2(g) + H_2(g)$$

起始浓度 /mol·L^{-1} 　　　　　　0.2　　　　0.6　　　　　0.3　　　　　0.3

平衡浓度 /mol·L^{-1} 　　　　0.2−x　　0.6−x　　　0.3+x　　　0.3+x

$$K^{\ominus} = \frac{\left[c(CO_2)/c^{\ominus}\right]\left[c(H_2)/c^{\ominus}\right]}{\left[c(CO)/c^{\ominus}\right]\left[c(H_2O)/c^{\ominus}\right]} = \frac{(0.3+x)^2}{(0.2-x)(0.6-x)} = 1.0$$

$$x = 0.15$$

答：反应向正方向进行，达平衡时 CO 的浓度为 0.05mol·L^{-1}，CO_2 的平衡浓度为 0.45 mol·L^{-1}。

五、化学平衡的移动

任何化学平衡都是在一定外界条件下，一种暂时的、相对的、动态的平衡。一旦外界条件发生变化，使正、逆反应速率不再相等，原有的平衡状态就被破坏，浓度就发生变化，直至建立起新的平衡为止。这种由于外界条件改变使可逆反应从原来的平衡状态转变到新的平衡状态的过程，叫作化学平衡移动。

1. 浓度对化学平衡的影响

在其他条件不变时，当化学反应达到平衡后，改变任何一种反应物或生成物的浓度，都会引起化学平衡的移动。如果增大反应物的浓度或减少生成物的浓度，则使 $Q < K^{\ominus}$，化学平衡将向正反应方向移动。反应继续进行的结果，使 Q 值增大，直到 Q 重新等于该温度下的平衡常数 $K^{\ominus}$，系统建立了新的平衡为止。反之，如果增大生成物的浓度或减少反应物的浓度，则使 $Q > K^{\ominus}$，平衡将向逆反应方向移动，直至 $Q = K^{\ominus}$，重新建立新的平衡为止。

总之，在温度不变的条件下，增大（减小）平衡系统中反应物或生成物的浓度，平衡系统就向着减小（增大）该物质浓度的方向移动。

2. 压力对化学平衡的影响

压力对固体、液体的体积的影响很小，所以改变压力对只有固体、液体参加的可逆反应几乎没有影响。但对于有气体参加的反应来说，在其他条件不变时，压力增大将导致气体体积缩小，这就相当于增大了气体反应物和生成物的浓度，若反应两侧的气体分子数不等，则必然引起化学平衡的移动。所以，压力对化学平衡的影响，实质上仍然是浓度对化学平衡的影响。对于可逆反应：

$$2NO_2(g) \rightleftharpoons N_2O_4(g)$$

若压力增大一倍，则系统的体积缩小一半，NO_2 和 N_2O_4 的浓度各增大一倍，所以，

$$Q = \frac{c(N_2O_4)/c^{\ominus}}{\left[c(NO_2)/c^{\ominus}\right]^2} < K^{\ominus}$$

平衡将向 N_2O_4 浓度增大的正反应方向移动，即向气体总数减小的方向移动。反之，压力减小，化学平衡将向着气体分子总数增加的方向移动。

若反应前后气体的分子总数没有变化，例如反应：

$$CO(g) + H_2O(g) \rightleftharpoons CO_2(g) + H_2(g)$$

当系统的压力改变时，反应物和生成物的浓度发生同等程度的变化，反应商 Q 仍然等于平衡常数 $K^\ominus$，系统仍然处于原来的平衡状态。所以，对于反应前后气体分子总数相等的可逆反应，压力不影响化学平衡。

3. 温度对化学平衡的影响

在一定温度条件下，浓度或压力的改变并不引起 $K^\ominus$ 值的改变。温度对化学平衡移动的影响则不然。温度的改变会引起标准平衡常数的改变，从而使化学平衡发生移动。

对吸热反应，温度升高，$K^\ominus$ 值将增大；降低温度，$K^\ominus$ 值将减小。而对放热反应，升高温度，$K^\ominus$ 值将减小；降低温度，$K^\ominus$ 值将增大。

温度对化学平衡的影响可以归纳为：在其他条件不变的情况下，升高温度，化学平衡向吸热反应方向移动；降低温度，化学平衡向放热反应方向移动。例如：

$$2NO_2 \rightleftharpoons N_2O_4 + Q$$

红棕色　　　无色

当可逆反应达到平衡后，升高温度，平衡向生成 NO_2 的方向（红棕色加深），即向吸热反应的方向移动。

4. 催化剂不影响化学平衡

催化剂虽然能改变化学反应速率，但是它对正、逆反应速率的影响是相同的，故不会使化学平衡发生移动。

5. 化学平衡移动原理及应用

（1）化学平衡移动原理　以上介绍了浓度、压力、温度对化学平衡的影响，这些影响可以概括出一条普遍规律：如果改变影响平衡系统的条件之一，化学平衡就向着能够减小这种改变的方向移动。这个规律叫作勒夏特列原理，也叫作化学平衡移动原理。

应用化学平衡移动原理分析问题时，应从下面三个方面考虑。

① 当反应物浓度增加时，化学平衡将向正反应方向移动，这样就会使反应物浓度减少，符合勒夏特列原理。反之，当反应物浓度减少时，化学平衡将向逆反应方向移动，这样就会使反应物浓度增加。

② 当增大压力时，化学平衡将向着系统压力降低，即气体分子总数减少的方向移动。当减小压力时，化学平衡将向着使系统压力增大，即气体分子总数增多的方向移动。

③ 当升高温度时，平衡向着能使系统温度下降的方向，即向吸热方向移动；而降低温度时，平衡则向着能使系统温度升高的方向，即向放热方向移动。

（2）应用

【例 3-16】 下列平衡系统中，压力与温度是否影响化学平衡？若减小压力、升高温度，平衡怎样移动？

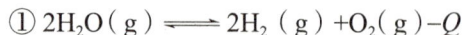

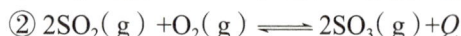

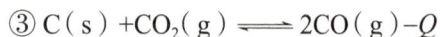

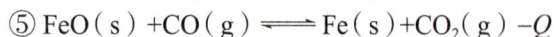

① $2H_2O(g) \rightleftharpoons 2H_2(g) + O_2(g) - Q$

② $2SO_2(g) + O_2(g) \rightleftharpoons 2SO_3(g) + Q$

③ $C(s) + CO_2(g) \rightleftharpoons 2CO(g) - Q$

④ $N_2(g) + O_2(g) \rightleftharpoons 2NO(g) - Q$

⑤ $FeO(s) + CO(g) \rightleftharpoons Fe(s) + CO_2(g) - Q$

解 压力减小，化学平衡向着气体分子数增多的方向移动；升高温度，平衡向吸热方向移动。

①压力减小，平衡向正反应方向移动；升高温度，平衡向正反应方向移动。

②压力减小，平衡向逆反应方向移动；升高温度，平衡向逆反应方向移动。

③压力减小，平衡向正反应方向移动；升高温度，平衡向正反应方向移动。

④ 反应虽有气体参加，但反应式两边气体分子总数相等，故压力不影响平衡。升高温度，平衡向正反应方向移动。

⑤ 压力不影响该反应的平衡；升高温度，平衡向正反应方向移动。

化学平衡移动原理是一条普遍的规律，它不仅适用于酸碱平衡、电离平衡、沉淀 - 溶解平衡等化学平衡系统，而且也适用于一切动态平衡系统，例如，溶解 - 结晶、吸收 - 脱吸等相平衡系统。

习 题

一、单项选择题

1. 已知反应 $A+3B \longrightarrow 2C+D$ 在某段时间内以 A 的浓度变化表示的反应速率为 $1mol \cdot L^{-1} \cdot min^{-1}$，则此段时间以内 C 的浓度变化表示化学反应速率为（　　）。

A.$0.5 mol \cdot L^{-1} \cdot min^{-1}$
B.$1mol \cdot L^{-1} \cdot min^{-1}$
C.$2mol \cdot L^{-1} \cdot min^{-1}$
D.$3 mol \cdot L^{-1} \cdot min^{-1}$

2. 已知 $C（石墨）+ O_2（g）\longrightarrow CO_2（g）$ 平衡常数为 K_1，反应 $3C（石墨）+ 3O_2（g）\longrightarrow 3CO_2（g）$ 平衡常数 K_2，它们之间的关系为（　　）。

A.$K_2 = K_1$
B.$K_1^3 = K_2$
C.$K_2^3 = K_1$
D. 无法判断

3. 下列因素对转化率无影响的是（　　）。

A. 温度
B. 浓度
C. 压力（对气相反应）
D. 催化剂

4. 下列有关化学平衡的叙述，正确的是（　　）。

A. 凡能影响反应速率的因素，都能使化学平衡移动

B. 加热能加快吸热反应速率、减慢放热反应速率，因此平衡向吸热反应方向移动

C. 增大反应物的浓度，平衡向生成物浓度减小的方向移动

D. 增大反应物的浓度，平衡向生成物浓度增大的方向移动

5. 催化剂能改变化学反应速率的本质原因是（　　）。

A. 改变化学反应的历程
B. 增大了活化分子百分数
C. 增大了反应物浓度
D. 增加了反应物分子间的碰撞频率

6. 反应 $2NO_2（g，棕色）\rightleftharpoons N_2O_4（g，无色）$ 达平衡后，将体系温度降低，混合气体颜色变浅，这说明反应的逆反应是（　　）。

A.$\Delta_r H_m=0$ 的反应
B.$\Delta_r H_m > 0$ 的反应
C.$\Delta_r H_m < 0$ 的反应
D. 气体体积减小的反应

7. 下列反应的标准摩尔焓等于其产物的标准摩尔生成焓的反应是（　　）。

A. $SO_2（g）+\dfrac{1}{2}O_2（g）\rightleftharpoons SO_3（g）$
B. $N_2（g）+O_2（g）\rightleftharpoons 2NO（g）$

C. $H_2（g）+\dfrac{1}{2}O_2（g）\rightleftharpoons H_2O（g）$
D. $CO（g）+\dfrac{1}{2}O_2（g）\rightleftharpoons CO_2（g）$

8. 某反应的速率常数 k 的单位为 $L \cdot mol^{-1} \cdot s^{-1}$，则该化学反应的反应级数为（　　）。

A. 0
B. 1
C. 2
D. 3

9. 反应 $A（g）+2B（g）\rightleftharpoons E（s）+D（g）$ 达平衡时，下列表述正确的是（　　）。

A.$K^\ominus（正反应）+ K^\ominus（逆反应）=1$
B.$\Delta_r G_m^\ominus（正反应）\times \Delta_r G_m^\ominus（逆反应）=1$

C.$K^\ominus（正反应）\times K^\ominus（逆反应）=1$
D.$\Delta_r G_m^\ominus（正反应）+ \Delta_r G_m^\ominus（逆反应）=1$

10. 已知反应 $CaCO_3（S）\rightleftharpoons CaO（s）+ CO_2（g）$，$\Delta_r H_m^\ominus =178 kJ \cdot mol^{-1}$，则反应在标准状态下（　　）。

A. 高温自发
B. 低温自发
C. 任何温度下都自发
D. 任何温度下都非自发

11. 质量作用定律适用于（　　）。

A. 复杂反应
B. 基元反应
C. 氧化还原反应
D. 核反应

12. 当反应 $A（g）+2B（g）\rightleftharpoons E（s）+D（g）$ 达平衡时，改变浓度使平衡向正反应方向移动。正

确的操作是（ ）。

A. 增大 B 的浓度　　　 B. 增大 E 的浓度　　　　C. 增大 D 的浓度　　　　D. 减小 A 的浓度

13. 在 2L 密闭容器中，发生 $3A(g)+B(g) \rightarrow 2C(g)$ 的反应，若最初加入 A 和 B 都是 4mol，A 的平均反应速率为 $0.12 \ mol \cdot L^{-1} \cdot s^{-1}$，则 10s 后容器中 B 的物质的量为（ ）。

A. 2.8mol　　　　　　　B. 1.6mol　　　　　　　　C. 3.2mol　　　　　　　　D. 2.6mol

14. 某温度时，浓度都是 $1mol \cdot L^{-1}$ 的两种气体，X_2、Y_2 在密闭容器中反应生成气体 Z，达到平衡时 $c(X_2)=0.4mol \cdot L^{-1}$、$c(Y_2)=0.8mol \cdot L^{-1}$、$c(Z)=0.4mol \cdot L^{-1}$，则该反应的反应式是（ ）。

A. $X_2+2Y_2 \rightleftharpoons 2XY_2$　　　　　　　　　　B. $2X_2+Y_2 \rightleftharpoons 2X_2Y$

C. $3X_2+Y_2 \rightleftharpoons 2X_3Y$　　　　　　　　　　D. $X_2+3Y_2 \rightleftharpoons 2XY_3$

15. 反应 $2A(g)+B(g) \rightleftharpoons 2C(g)-Q$，下列反应有利于生成 C 的是（ ）。

A. 低温、低压　　　　　B. 低温、高压　　　　　　C. 高温、高压　　　　　　D. 高温、低压

二、判断题

（ ）1. 混合气体中某组分气体的分压是指该组分气体具有与混合气体相同体积和温度时所产生的压力。

（ ）2. 在恒温恒压条件下，反应热只取决于反应的始态和终态，而与过程的途径无关。

（ ）3. 系统状态一定，状态函数就有确定的值。

（ ）4. 298K 时石墨的标准摩尔生成焓为零。

（ ）5. 298.15K 时由于 $Na^+(g)+Cl^-(g) \longrightarrow NaCl(s)$ 的 $\Delta_r H_m^\ominus = -770.8kJ \cdot mol^{-1}$，则 $NaCl(s)$ 的标准摩尔生成焓是 $-770.8kJ \cdot mol^{-1}$。

三、填空题

1. 按体系与环境之间物质及能量的传递情况，体系系统可分为＿＿＿＿体系、＿＿＿＿体系、＿＿＿＿体系。

2. 在一定条件下，可逆反应：$mA+nB \rightleftharpoons pC$ 达到平衡，若：

（1）A、B、C 都是气体，减少压力，平衡向正反应方向移动，则 $m+n$ 和 p 的关系是＿＿＿＿。

（2）A、C 是气体，增加 B 的量，平衡不移动，则 B 为＿＿＿＿态。

（3）A、C 是气体，而且 $m+n=p$，增大压力可使平衡发生移动，则平衡移动的方向是＿＿＿＿。

（4）加热后，可使 C 的质量增加，则正反应是＿＿＿＿反应（放热或吸热）。

3. 向 $FeCl_3$（浅黄色）$+3KSCN \rightleftharpoons Fe(SCN)_3$（血红色）$+3KCl$ 的平衡体系中加入 $FeCl_3$ 溶液，混合液的红色＿＿＿＿，表明平衡（向右）移动。

4. 影响化学平衡移动的外界因素主要有＿＿＿＿、＿＿＿＿、＿＿＿＿。

5. 描述体系状态变化时的热力学能变与功和热的关系式是＿＿＿＿＿＿＿＿＿＿＿＿＿＿＿＿，体系从环境吸热时，Q＿＿＿0，体系对环境做功时 W＿＿＿0。

四、简答题

1. 若系统经下列变化过程，则 Q、W、$Q+W$ 和 ΔU 各量是否完全确定？为什么？

（1）使封闭系统由某一始态经过不同途径变到某一终态。

（2）若在绝热的条件下，使系统从某一始态变化到某一终态。

2. 根据系统与环境之间的关系可以将系统分为哪几类？都有什么特点？

五、计算题

1. 某温度下，反应 $2SO_2(g)+O_2(g) \rightleftharpoons 2SO_3(g)$ 在体积为 1L 的容器中，将浓度为 $5mol \cdot L^{-1}$ 的 SO_2 和浓度为 $2.5mol \cdot L^{-1}$ 的 O_2 混合，达到平衡时，SO_3 的浓度为 $3mol \cdot L^{-1}$，求该反应的化学平衡常数。

2. 已知 298K 时下列反应中各物质的 $\Delta_f G_m^\ominus$，请判断该反应能否自发进行。

$$2CH_3OH\,(l) + 3O_2\,(g) \longrightarrow 2CO_2\,(g) + 4H_2O\,(g)$$

$\Delta_f G^\ominus_{m,CH_3OH\,(l)} = -166.2 kJ \cdot mol^{-1}$，$\Delta_f G^\ominus_{m,O_2(g)} = 0.00$，$\Delta_f G^\ominus_{m,CO_2(g)} = -394.4 kJ \cdot mol^{-1}$

$\Delta_f G^\ominus_{m,H_2O\,(g)} = -228.6 kJ \cdot mol^{-1}$。

3. 计算 298K 时反应 $CH_4\,(g) + 2O_2\,(g) \longrightarrow CO_2\,(g) + 2H_2O\,(l)$ 的标准摩尔反应焓。

（李明娟）

习题答案

第四章

电解质溶液

学习目标

1. 了解酸碱的基本理论。
2. 掌握酸碱质子理论的要点，理解酸碱反应的实质。
3. 掌握酸碱平衡概念。
4. 掌握缓冲溶液的概念及作用原理。

　　电解质是在水溶液中或在熔融状态下能电离成离子的化合物，这些化合物的水溶液称为电解质溶液。人体体液如血浆、胃液、泪液等都含有许多电解质离子，如 K^+、Na^+、Ca^{2+}、Cl^-、Mg^{2+}、HCO_3^-、CO_3^{2-}、HPO_4^{2-}、$H_2PO_4^-$ 等，它们在体液中的存在状态及含量，关系到体液的酸碱度和渗透平衡，从而关系到人体的生理、生化功能。因此，掌握电解质溶液的有关知识，对医学科学的学习是十分重要的。

第一节　酸碱质子理论

酸碱质子理论

　　随着科学的发展相继产生了一系列酸碱理论，其中比较重要的有阿伦尼乌斯（S.A.Arrhenius）的酸碱电离理论，布朗斯特（J.N.Brnsted）和劳瑞（T.M.Lowry）的酸碱质子理论，路易斯（G.N.Lewis）的酸碱电子理论等，从而使酸碱的范围越来越广泛，使更多的物质被列入酸碱的范畴。

　　1887 年瑞典化学家阿伦尼乌斯提出了酸碱电离理论。根据酸碱电离理论：电离时产生的阳离子全部是 H^+ 的化合物叫酸（acid），电离时产生的阴离子全部是 OH^- 的叫碱（base）。H^+ 是酸的特征，OH^- 是碱的特征。酸碱反应的实质是 H^+ 和 OH^- 相互作用生成 H_2O 的反应。酸碱电离理论是人们对酸碱认识由现象到本质的一次飞跃，在化学发展过程中发挥了重大作用，而且至今仍在普遍应用。但它把酸碱限制在水溶液中进行，离开了水溶液就没有酸碱反应。事实上，有许多酸碱反应是在非水溶液或非溶液中进行的，因而有很大的局限性。1923 年布朗斯特和劳瑞分别提出了酸碱质子理论。这个理论使酸碱的范围扩展到了非水溶剂和无溶剂体系，进一步发展了酸碱理论。

一、酸碱的定义

　　酸碱质子理论认为：凡能给出质子（H^+）的物质都是酸，凡能接受质子的物质都是碱。如 HCl、HNO_3、NH_4^+、H_2CO_3 等都是酸。Cl^-、NH_3、CO_3^{2-}、Ac^- 等都是碱。根据质子理论，酸给出质子变成碱，碱接受质子变成酸，酸和碱不是孤立的。酸碱的对应关系可表示为：

$$酸 \rightleftharpoons 质子 + 碱$$

$$HCl \rightleftharpoons H^+ + Cl^-$$

$$NH_4^+ \rightleftharpoons H^+ + NH_3$$

$$H_2O \rightleftharpoons H^+ + OH^-$$

$$HCO_3^- \rightleftharpoons H^+ + CO_3^{2-}$$

　　HCl 是酸，因为它能给出质子（H^+），给出质子后变成 Cl^-；Cl^- 是碱，因为它能接受质子，接受质子后变成 HCl。即酸给出质子后变成碱或称质子碱，碱接受质子变成酸或称质子酸。这种仅差一个质子的对应酸碱称为共轭酸碱对，酸和碱之间的这种对应关系叫作酸碱共轭关系。即：左边的酸是右边的碱的共轭酸，右边的碱是左边的酸的共轭碱。

有些酸碱物质在不同共轭酸碱对中既可以作酸，又可以作碱，称为两性物质。例如：HCO_3^-、H_2O 等，其酸碱共轭关系是：

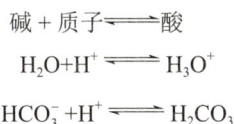

$$碱 + 质子 \rightleftharpoons 酸$$

$$H_2O + H^+ \rightleftharpoons H_3O^+$$

$$HCO_3^- + H^+ \rightleftharpoons H_2CO_3$$

共轭酸与共轭碱必定同时存在。酸给出质子的能力越强，则其共轭碱接受质子的能力就越弱，也就是共轭酸的酸性越强，它的共轭碱的碱性就越弱。反之，共轭碱的碱性越强，它的共轭酸的酸性就越弱。常见共轭酸碱对的强度顺序如表4-1。

表4-1　常见共轭酸碱对的相对强弱

共轭酸	$\rightleftharpoons$	质子+共轭碱	pK_a	共轭酸	$\rightleftharpoons$	质子+共轭碱	pK_a
HSO_4^-	$\rightleftharpoons$	$H^+ + SO_4^{2-}$	1.92	NH_4^+	$\rightleftharpoons$	$H^+ + NH_3$	9.25
H_3PO_4	$\rightleftharpoons$	$H^+ + H_2PO_4^-$	2.12	HCN	$\rightleftharpoons$	$H^+ + CN^-$	9.31
HNO_2	$\rightleftharpoons$	$H^+ + NO_2^-$	3.37	HCO_3^-	$\rightleftharpoons$	$H^+ + CO_3^{2-}$	10.25
HAc	$\rightleftharpoons$	$H^+ + Ac^-$	4.76	$H_2PO_4^-$	$\rightleftharpoons$	$H^+ + PO_4^{3-}$	12.66
H_2CO_3	$\rightleftharpoons$	$H^+ + HCO_3^-$	6.37	HS^-	$\rightleftharpoons$	$H^+ + S^{2-}$	14.92
$H_2PO_4^-$	$\rightleftharpoons$	$H^+ + HPO_4^{2-}$	7.21	H_2O	$\rightleftharpoons$	$H^+ + OH^-$	14.00
H_2S	$\rightleftharpoons$	$H^+ + HS^-$	7.24				

二、酸碱反应的实质

酸碱质子理论认为，酸碱反应的实质是共轭酸碱之间的质子传递过程，如 HCl 气体和 NH_3 气反应时：

$$HCl(g) + NH_3(g) \rightleftharpoons NH_4^+ + Cl^-$$

酸1　　　碱2　　　酸2　　碱1

HCl 给出质子是酸，NH_3 接受质子是碱，HCl 把质子传递给 NH_3 后变为共轭碱 Cl^-；NH_3 接受质子后变成共轭酸 NH_4^+。由于 HCl 给出质子的能力比 NH_4^+ 强（酸1比酸2强）；NH_3 接受质子的能力比 Cl^- 强（碱2比碱1强），所以酸碱中和反应总是强酸强碱反应生成弱酸与弱碱，上述反应从左向右进行，质子传递方向是 HCl 把质子传递给了 NH_3。

电离理论中的电离过程、酸碱中和过程和水解反应等都可以用酸碱质子理论来解释。

1. 电离过程

电离过程实质上就是水与分子酸碱之间的质子传递反应。例如，在水溶液中 HAc 的电离可表示为：

$$HAc + H_2O \rightleftharpoons H_3O^+ + Ac^-$$

HAc 作为酸给出质子生成相应的共轭碱 Ac^-，H_2O 接受质子成为共轭酸 H_3O^+，HAc 是弱酸，给出质子的能力较弱，其共轭碱 Ac^- 结合质子的能力较强，接受质子成为 HAc，所以反应不能向右进行到底，是可逆的（HAc 可部分电离）。

又例如，在水溶液中 NH_3 的电离可表示为：

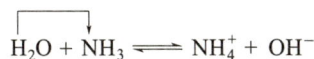

$$H_2O + NH_3 \rightleftharpoons NH_4^+ + OH^-$$

H_2O 给出质子生成相应的共轭碱 OH^-，NH_3 接受质子成为共轭酸NH_4^+，NH_3 是弱碱接受质子的能力较弱，其共轭酸NH_4^+给出质子的能力较强，给出质子生成共轭碱 NH_3。所以为可逆反应（NH_3 可部分电离）。

从上述分析可以看出，在酸的电离中 H_2O 是作为碱接受质子，在碱电离中 H_2O 是作为酸给出质子，但因为 H_2O 给出质子和接受质子的能力都很弱，所以上述反应向右进行的程度很小。

2. 中和反应

例如 HAc 与 NH_3 溶液反应可表示为：

$$\text{HAc} + \text{NH}_3 \rightleftharpoons \text{NH}_4^+ + \text{Ac}^-$$
$$\text{酸1} \quad \text{碱2} \qquad \text{酸2} \quad \text{碱1}$$

由于 HAc 比NH_4^+容易给出质子，NH_3 比 Ac^- 容易接受质子，所以反应向右进行的程度较大。

3. 水解反应

例如，NH_4Cl 的水解反应可表示为：

$$\text{NH}_4^+ + \text{H}_2\text{O} \rightleftharpoons \text{H}_3\text{O}^+ + \text{NH}_3$$
$$\text{酸1} \quad \text{碱2} \qquad \text{酸2} \quad \text{碱1}$$

由于 H_3O^+ 比NH_4^+给出质子的能力强，NH_3 比 H_2O 接受质子的能力强，质子的传递方向是 H_3O^+ 中的质子传递给 NH_3，因此反应向右进行的程度较小。

总之，酸碱反应总是由较强的酸和较强的碱向生成较弱的酸和较弱碱的方向进行。

第二节　溶液的酸碱平衡

水是最常用的溶剂，本章讨论的质子转移平衡都是在水溶液中建立的。水溶液的酸碱性取决于溶质和水的电离平衡，所以首先应了解水的自身电离。

一、水的质子自递平衡与pH

水分子是一种两性物质，它既可以给出质子，又可以接受质子。于是在水分子之间也可发生质子传递反应，称为水的质子自递反应。反应式如下：

$$\text{H}_2\text{O} + \text{H}_2\text{O} \rightleftharpoons \text{OH}^- + \text{H}_3\text{O}^+$$

当反应到达平衡时，根据化学平衡定律，其平衡常数关系式为：

$$K_i^{\ominus} = \frac{\left[c(\text{H}_3\text{O}^+)/c^{\ominus} \right] \left[c(\text{OH}^-)/c^{\ominus} \right]}{\left[c(\text{H}_2\text{O})/c^{\ominus} \right]^2}$$

相对于 H_3O^+ 和 OH^- 的浓度而言，水分子的浓度可以看成一个常数，合并于$K_i^{\ominus}$中，并用$K_w^{\ominus}$表示，因此上式可写为$K_w^{\ominus} = \left[c(\text{H}_3\text{O}^+)/c^{\ominus} \right]\left[c(\text{OH}^-)/c^{\ominus} \right]$。

为简便起见，用 H^+ 代表水合氢离子 H_3O^+，则有

$$K_w^{\ominus} = \left[c(\text{H}^+)/c^{\ominus} \right]\left[c(\text{OH}^-)/c^{\ominus} \right] \tag{4-1}$$

也可表示为 $$K^{\ominus}=c(H^+)\ c(OH^-) \tag{4-2}$$

式中，$c(H^+)$、$c(OH^-)$ 分别为 H^+ 和 OH^- 的相对浓度，即为 H^+ 的浓度或 OH^- 浓度与标准浓度 $c^{\ominus}$ 的比值；K_w 称为水的离子积常数，简称水的离子积。它表明在一定温度下，水中的 $c(H^+)$ 和 $c(OH^-)$ 之积为一常数。精密实验测定，在 295K 时，1L 纯水中仅有 10^{-7}mol 水分子电离，所以中性溶液中 $c(H^+)=c(OH^-)=10^{-7}$mol·L^{-1}，$K_w^{\ominus}=c(H^+)\ c(OH^-)=1.0\times10^{-14}$。酸性溶液 $c(H^+)>c(OH^-)$，碱性溶液 $c(OH^-)>c(H^+)$，但离子积 $c(H^+)\ c(OH^-)=K_w^{\ominus}$。

水的电离是吸热过程，温度升高，$K_w^{\ominus}$ 值增大，例如在 0℃时为 1.10×10^{-15}，25℃时为 1.00×10^{-14}，100℃时为 5.50×10^{-13}。

为了方便起见，室温下，常采用 $K_w^{\ominus}=1.0\times10^{-14}$ 进行有关计算。

水的离子积不仅适用于纯水，也适用于所有稀水溶液。例如向纯水中加入一定量的盐酸，使其浓度为 0.1mol·L^{-1}，盐酸在水中完全电离，由它提供的 H^+ 的浓度也是 0.1mol·L^{-1}。根据 $K_w=c(H^+)\ c(OH^-)=1.0\times10^{-14}$，可求得此溶液中 OH^- 的浓度：

$$c(OH^-)=\frac{1.0\times10^{-14}}{c(H^+)}=\frac{1.0\times10^{-14}}{0.1}=1.0\times10^{-13}$$

即 $c(OH^-)=1.0\times10^{-13}$mol·$L^{-1}$。

同样，如果在纯水中加入 NaOH，使其浓度为 0.01mol·L^{-1}，该溶液中 H^+ 的浓度：

$$c(H^+)=1.0\times10^{-12}\text{mol·}L^{-1}$$

溶液的酸碱性与溶液中 $[H^+]$ 浓度的关系如下：

中性溶液　　　　　　　$c(H^+)=1.0\times10^{-7}$mol·$L^{-1}=c(OH^-)$

酸性溶液　　　　　　　$c(H^+)>1.0\times10^{-7}$mol·$L^{-1}>c(OH^-)$

碱性溶液　　　　　　　$c(H^+)<1.0\times10^{-7}$mol·$L^{-1}<c(OH^-)$

当水溶液中 $c(H^+)$ 很小时，常用 pH 即溶液中 H^+ 浓度的负对数来表示溶液的酸碱性。

$$pH=-\lg c(H^+) \tag{4-3}$$

因此在常温下，根据 pH 的大小判断溶液的酸碱性时就有：pH=7 溶液呈中性；pH<7 溶液呈酸性；pH>7 溶液呈碱性。

同样也可以用 OH^- 浓度的负对数值来表示溶液的酸碱度。

$$pOH=-\lg c(OH^-) \tag{4-4}$$

因为常温下水溶液中：$c(H^+)\ c(OH^-)=1.0\times10^{-14}$，故有：

$$pH+pOH=14 \tag{4-5}$$

常用的 pH 或 pOH 的范围是 0～14，若溶液中 H^+ 的浓度大于 1.0mol·L^{-1} 时，直接用 H^+ 的浓度（mol·L^{-1}）来表示溶液的酸碱度。

【例 4-1】 计算 0.1mol·L^{-1} 的 NaOH 溶液的 pH。

解　由于 NaOH 在水溶液中完全电离，OH^- 的浓度为 0.1mol·L^{-1}，根据 $c(H^+)\ c(OH^-)=1.0\times10^{-14}$

$$c(H^+)=\frac{1.0\times10^{-14}}{c(OH^-)}=\frac{1.0\times10^{-14}}{0.1}=1.0\times10^{-13}$$

$$pH=-\lg c(H^+)=-\lg1.0\times10^{-13}=13$$

二、质子转移平衡与平衡常数

一定温度下，一元弱酸（HA）水溶液中存在着如下质子转移平衡：

$$HA + H_2O \rightleftharpoons H_3O^+ + A^-$$

$$K_a^\ominus = \frac{c(H^+)\ c(A^-)}{c(HA)} \tag{4-6}$$

$K_a^\ominus$ 称为酸的质子转移平衡常数，或酸的电离常数，简称酸常数。$K_a^\ominus$ 值大小反映了酸给出质子的能力。$K_a^\ominus$ 值较大，酸较强，$K_a^\ominus$ 值较小，酸较弱，它是水溶液中酸强度的量度。一般认为 $K_a^\ominus$ 在 10^{-2} 左右为中强酸，在 10^{-5} 左右为弱酸，在 10^{-10} 左右为极弱的酸。

一元弱碱（A^-）在水溶液中存在着如下质子转移平衡：

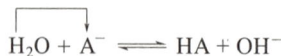

$$H_2O + A^- \rightleftharpoons HA + OH^-$$

$$K_b^\ominus = \frac{c(HA)\ c(OH^-)}{c(A^-)} \tag{4-7}$$

$K_b^\ominus$ 称为碱的质子转移平衡常数，或碱的电离常数，简称碱常数。它表示碱在水溶液中接受质子的能力，$K_b^\ominus$ 值越大，碱性越强。

根据式（4-6）和式（4-7）可以推出共轭酸碱对（如 HA-A^-）的 K_a 和 K_b 之间存在着下列关系：

$$K_a^\ominus K_b^\ominus = \frac{c(H_3O^+)\ c(A^-)}{c(HA)} \cdot \frac{c(HA)\ c(OH^-)}{c(A^-)} = c(H_3O^+)\ c(OH^-) = K_w^\ominus \tag{4-8}$$

即共轭酸碱对的 $K_a^\ominus$ 和 $K_b^\ominus$ 是可以互求的。

酸常数和碱常数具有平衡常数的一般属性，它与平衡体系中各组分的浓度无关，而与温度有关。附录中列出了一些弱酸（质子酸）的 K_a。

第三节　弱电解质溶液pH

酸度是水溶液中最重要的参数之一，应用质子转移平衡关系可求得弱酸及弱碱的 H^+ 或 OH^- 的浓度。

一、一元弱酸（碱）溶液pH的近似计算

1. 一元弱酸溶液

以一元弱酸（HA）为例，设起始浓度为 c 的一元弱酸水溶液的质子转移平衡为：

$$HA + H_2O \rightleftharpoons H_3O^+ + A^-$$
$$H_2O + H_2O \rightleftharpoons H_3O^+ + OH^-$$

可见 HA 水溶液中的 H^+ 有两个来源，当酸电离出的 H^+ 的浓度远大于 H_2O 电离出的 H^+ 的浓度，通常当 $c K_a^\ominus > 20 K_w^\ominus$ 时，水的质子转移产生的 H^+ 可以忽略。

平衡时则有：

$$HA + H_2O \rightleftharpoons H_3O^+ + A^-$$

平衡浓度　　　　　　　　　　$c - c(H^+)$　　$c(H^+)$　$c(H^+)$

$$K_a^\ominus = \frac{c(H^+)\ c(A^-)}{c(HA)} = \frac{[c(H^+)]^2}{c - c(H^+)} \tag{4-9}$$

$$[c(H^+)]^2 + K_a^\ominus c(H^+) - K_a^\ominus c = 0$$

$$c(\text{H}^+) = \frac{-K_a^\ominus + \sqrt{(K_a^\ominus)^2 + 4K_a^\ominus c}}{2}$$

为了简便起见，常用近似公式进行计算，当 $c/K_a^\ominus \geqslant 500$ 时，质子转移平衡中 $c(\text{H}^+) \ll c$，则 $c(\text{HA}) = c - c(\text{H}^+) \approx c$

$$c(\text{H}^+) = \sqrt{cK_a^\ominus}$$

即：对于一元弱酸，当

$$cK_a^\ominus > 20\,K_w^\ominus, \quad c/K_a^\ominus \geqslant 500 \text{ 时 } c(\text{H}^+) = \sqrt{c_{酸}K_a^\ominus} \tag{4-10}$$

【例 4-2】 计算 0.01mol·L^{-1} HAc 溶液中 H$^+$ 的浓度和溶液的 pH。298K 时 HAc 的 $K_a^\ominus = 1.75 \times 10^{-5}$

解 因为 $cK_a^\ominus > 20\,K_w^\ominus$ 且 $cK_a^\ominus > 500$

所以

$$c(\text{H}^+) = \sqrt{c_{酸}K_a^\ominus} = \sqrt{0.01 \times 1.75 \times 10^{-5}} = 4.2 \times 10^{-4}$$

$$\text{pH} = -\lg c(\text{H}^+) = -\lg 4.20 \times 10^{-4} = 3.38$$

【例 4-3】 计算 0.01mol·L^{-1} 二氯乙酸（CHCl$_2$COOH）溶液中 H$^+$ 的浓度和溶液 pH。（$K_a^\ominus = 5.0 \times 10^{-2}$）。

解 由于 $cK_a^\ominus < 500$，因此不能用式（4-9）计算。设平衡 H$^+$ 浓度为 $x$mol·L^{-1}。

$$\text{CHCl}_2\text{COOH} \Longrightarrow \text{CHCl}_2\text{COO}^- + \text{H}^+$$

平衡浓度 /mol·L^{-1} 0.01$-x$ x x

$$K_a^\ominus = \frac{x^2}{0.01 - x} = 5.0 \times 10^{-2}$$

得

$$x = 8.54 \times 10^{-3}$$

$$c(\text{H}^+) = 8.54 \times 10^{-3} \text{mol·L}^{-1}$$

$$\text{pH} = -\lg 8.54 \times 10^{-3} = 2.07$$

由强酸弱碱组成的盐，其水溶液的 H$^+$ 浓度也可按一元弱酸公式计算。

2. 一元弱碱溶液

NH$_3$、Ac$^-$、CN$^-$ 等皆为一元弱碱。从酸碱质子理论中已知道一元弱碱与水分子间的质子传递反应是水作为酸给出质子，一元弱碱接受其给出的质子，例如：

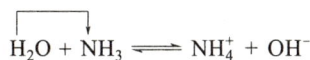

$$\text{H}_2\text{O} + \text{NH}_3 \Longrightarrow \text{NH}_4^+ + \text{OH}^-$$

其质子传递平衡常数用 $K_b^\ominus$ 表示，则

$$K_b^\ominus = \frac{c(\text{NH}_4^+)\,c(\text{OH}^-)}{c(\text{NH}_3)}$$

与一元弱酸相似，对于一元弱碱，当 $cK_b^\ominus > 20\,K_w^\ominus$，$cK_b^\ominus \geqslant 500$ 时

$$c(\text{OH}^-) = \sqrt{c_{碱}K_b^\ominus} \tag{4-11}$$

【例 4-4】 计算 25℃时，0.1mol·L^{-1} NH$_3$ 溶液的 pH（已知 NH$_3$ 的 K_b 为 1.76×10^{-5}）。

解 因为 $cK_b^\ominus = \dfrac{0.1}{1.76 \times 10^{-5}} > 500$ 且 $cK_b^\ominus = 1.76 \times 10^{-5} \times 0.10 > 20\,K_w^\ominus$

所以
$$c(\text{OH}^-)=\sqrt{cK_b^\ominus}=\sqrt{0.10\times1.76\times10^{-5}}=1.33\times10^{-3}$$

$$\text{pOH}=-\lg c(\text{OH}^-)=-\lg1.33\times10^{-3}=2.88$$

$$\text{pH}=14-\text{pOH}=11.12$$

由强碱弱酸组成的盐，其水溶液的 OH^- 浓度也可按一元弱碱公式计算。

二、同离子效应和盐效应

1. 同离子效应

向 HAc 溶液中加入少量 NaAc 晶体，由于 NaAc 是强电解质，在水溶液中完全电离，电离出的 Ac^- 对 HAc 电离产生影响，结果使 HAc 电离平衡向左移动，电离度降低。

$$\text{HAc} \rightleftharpoons \text{H}^+ + \text{Ac}^-$$

$$\text{NaAc} \longrightarrow \text{Na}^+ + \text{Ac}^-$$

在弱电解质溶液中加入与弱电解质具有相同离子的强电解质，使弱电解质的电离度降低的现象，称为同离子效应。

【例 4-5】 计算 25℃时，（1）$0.10\text{mol}\cdot\text{L}^{-1}$ HAc 溶液；（2）在 $0.10\text{mol}\cdot\text{L}^{-1}$ HAc 溶液中，加入固体 NaAc，使其浓度为 $0.10\text{mol}\cdot\text{L}^{-1}$ 时的 HAc 的电离度。

解 （1）查附录得 $K_a^\ominus=1.75\times10^{-5}$；设平衡时 HAc 的电离度为 α

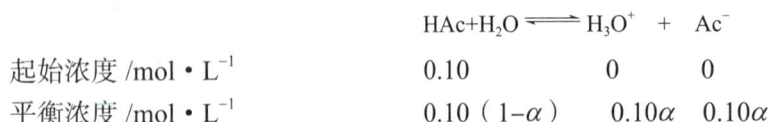

	$\text{HAc}+\text{H}_2\text{O} \rightleftharpoons$	H_3O^+	+	Ac^-
起始浓度 /mol·L^{-1}	0.10	0		0
平衡浓度 /mol·L^{-1}	$0.10(1-\alpha)$	0.10α		0.10α

$$K_a^\ominus=\frac{c(\text{H}^+)\,c(\text{Ac}^-)}{c(\text{HAc})}=\frac{(0.10\alpha)^2}{0.10(1-\alpha)}$$

因为 $K_a^\ominus$ 很小，一般 $\alpha<5\%$ 时，$1-\alpha\approx1$

所以
$$(0.10\alpha)^2/0.10=1.75\times10^{-5}$$

$$\alpha=0.013=1.3\%$$

从上述分析中可得出 $K_a^\ominus$ 与 αc 的关系

$$K_a^\ominus=(c\alpha)^2/c(1-\alpha)=c\alpha^2/1$$

$$\alpha=\sqrt{\frac{K_a^\ominus}{c}} \tag{4-12}$$

式（4-12）称为稀释定律，酸常数不随浓度变化，所以在一定温度下，电离度 α 随弱电解质浓度减小而增大。

$K_a^\ominus$（或 $K_b^\ominus$）和 α 都可以表示弱酸（或弱碱）的强弱，但对不同的弱酸（或弱碱）进行比较时应注意条件：以 $K_a^\ominus$（或 $K_b^\ominus$）作比较时应该是同温（对于多元弱酸或多元弱碱比较 $K_{a1}^\ominus$ 或 $K_{b1}^\ominus$）；而用 α 作比较时应该是浓度相同。

（2）当加入 NaAc，使 NaAc 浓度达到 $0.10\text{mol}\cdot\text{L}^{-1}$ 时，设平衡时 $c(\text{H}^+)=x\text{mol}\cdot\text{L}^{-1}$

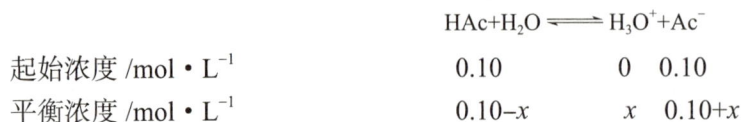

	$\text{HAc}+\text{H}_2\text{O} \rightleftharpoons$	$\text{H}_3\text{O}^+ + \text{Ac}^-$	
起始浓度 /mol·L^{-1}	0.10	0	0.10
平衡浓度 /mol·L^{-1}	$0.10-x$	x	$0.10+x$

$$K_a^\ominus = \frac{c(H^+)\,c(Ac^-)}{c(HAc)}$$

$$1.75\times10^{-5} = \frac{x(0.10+x)}{(0.10-x)}$$

$$0.10+x \approx 0.10 \qquad\qquad 0.10-x \approx 0.10$$

$$x = 1.75\times10^{-5}$$

$$\alpha = \frac{1.75\times10^{-5}}{0.10}\times100\% = 0.0175\%$$

从以上结果可以看出：由于同离子效应的作用，$0.10mol\cdot L^{-1}$ HAc 溶液的电离度由 1.3% 降低到 0.0175%。

2. 盐效应

在弱电解质中加入与弱电解质没有相同离子的强电解质，使弱电解质的电离度略有增大的现象，称为盐效应。例如，在 $0.10mol\cdot L^{-1}$ HAc 溶液中加入 $0.10mol\cdot L^{-1}$ NaCl，则 HAc 的电离度由 1.33% 增大到 1.82%。这是因为加入了强电解质 NaCl，使溶液中离子之间的牵制作用加强，因而使 H^+ 与 Ac^- 结合成分子的倾向有所降低，HAc 的电离度略有增大。

产生同离子效应时，必然伴随着盐效应。但盐效应的影响要比同离子效应影响小得多，对稀溶液，可以不考虑盐效应。

三、多元弱酸（碱）溶液pH的近似计算

能够给予（或接受）两个或更多质子的弱酸（弱碱）称为多元弱酸（多元弱碱），如 H_2CO_3、H_2S 等。多元弱酸（碱）在水溶液中的质子转移反应是分步进行的，例如 H_2S 在水溶液中的质子转移是分步进行的，两步的电离常数相差很大，$K_{a1}^\ominus = 9.1\times10^{-8}$，$K_{a2}^\ominus = 1.1\times10^{-12}$，说明第二步质子转移比第一步困难得多。一般多元弱酸的 $K_{a1} \gg K_{a2} \gg K_{a3}$，每一步的电离常数相差 10^5 倍以上，所以多元弱酸（多元弱碱）水溶液中的 H^+（OH^-）主要来自第一步质子转移反应。在比较多元弱酸（多元弱碱）的相对强弱时，只需比较它们的第一步电离常数就可以了。

【例 4-6】 计算 $0.1mol\cdot L^{-1}$ H_2S 饱和水溶液中 H^+、S^{2-} 的浓度和溶液的 pH 及 H_2S 的电离度。

解 H_2S 的 $K_{a1}^\ominus = 9.1\times10^{-8}$，$K_{a2}^\ominus = 1.1\times10^{-12}$，

因为 $K_{a1}^\ominus \gg K_{a2}^\ominus$，所以计算 H^+ 的浓度时可忽略第二步质子转移反应。

设溶液中 $c(H^+) = x\,mol\cdot L^{-1}$，则 $c(HS^-) \approx c(H^+) = x\,mol\cdot L^{-1}$
$$H_2S + H_2O \Longleftrightarrow H_3O^+ + HS^-$$

平衡浓度 $/mol\cdot L^{-1}$ $\qquad\qquad\qquad 0.1-x \qquad x \qquad x$

因为 $c/K_{a1}^\ominus > 500$，所以

$$c(H^+) = \sqrt{c_{酸}K_{a1}^\ominus} = \sqrt{0.1\times9.1\times10^{-8}} = 9.5\times10^{-5}$$

$$pH = -\lg c(H^+) = -\lg 9.5\times10^{-5} = 4.02$$

S^{2-} 是第二步质子转移的产物，质子转移平衡式为：
$$HS^- + H_2O \Longleftrightarrow H_3O^+ + S^{2-}$$

$$K_{a2}^\ominus = \frac{c(H^+)\,c(S^{2-})}{c(HS^-)} = 1.1\times10^{-12}$$

由于第二步质子转移程度极小，由第二步质子转移而产生的 H^+ 可忽略，所以

$$c(\text{HS}^-) \approx c(\text{H}^+)$$

$$c(\text{S}^{2-}) = K_{a2}^{\ominus} = 1.1 \times 10^{-12}$$

$$\alpha = \frac{9.5 \times 10^{-5}}{0.1} \times 100\% = 0.095\%$$

通过上述计算可以看出：

① 多元弱酸溶液，若其 $K_{a1}^{\ominus} \gg K_{a2}^{\ominus} \gg K_{a3}^{\ominus}$，则计算 H^+ 的浓度时，可将多元弱酸当作一元弱酸来处理。当 $c / K_{a1}^{\ominus} \geqslant 500$ 时，用公式 $c(\text{H}^+) = \sqrt{c_{\text{酸}} K_{a1}^{\ominus}}$ 来计算 H^+ 的浓度。

② 对于二元弱酸溶液，酸根离子的浓度近似等于 $K_{a2}^{\ominus}$，而与酸的浓度无关。

③ 在多元弱酸溶液中，由于酸根离子的浓度极小，当需要大量的酸根离子时应考虑使用其可溶性盐。若溶液中需要大量的 S^{2-}，则可加 Na_2S 或 K_2S 等可溶性盐。

第四节　缓冲溶液

溶液的 pH 是影响化学反应的重要因素。大多数化学反应，特别是生物体内的化学反应大多需要一个适宜而稳定的 pH 条件才能进行。例如，人体血液的 pH 在 7.35～7.45 之间才能维持机体的酸碱平衡。人体内的酶只有在一定 pH 时才有效，否则酶的活性会降低或失去。许多药物是有机弱酸或有机弱碱，它们的制备、分析测定条件等都与控制溶液的酸碱性有重要关系。因此，学习缓冲溶液的基本原理在医药学上具有重要意义。

一、缓冲溶液的概念及作用原理

1. 缓冲溶液的概念

纯水或某些溶液易受外界因素的影响而不能保持 pH 的相对恒定。例如纯水吸收空气中的 CO_2 后，pH 为可由 7 降到 5.50 左右；又如受酸雨的侵袭，湖水会被酸化。而有些溶液却具有抵抗少量强酸强碱，保持溶液的酸度基本不变的性能。例如在 1L 含有 HAc 和 NaAc 均为 0.1mol 的混合溶液中，加入 0.01mol HCl 时，其 pH 仅由 4.76 变为 4.75。若加 0.01mol NaOH 固体时，其 pH 仅由 4.76 变为 4.77。在一定范围内加水稀释时，pH 改变也很小。以上事实说明，由 HAc 和 NaAc 组成的溶液能缓解少量强酸、强碱或稀释的作用，而使溶液的酸度基本保持不变的能力。这种能抵抗外来少量强酸、强碱或稀释而保持其 pH 基本不变的溶液叫缓冲溶液。缓冲溶液对少量强酸、强碱的抵抗作用称为缓冲作用。

缓冲溶液

缓冲溶液的组成和原理

2. 缓冲溶液的组成

（1）弱酸及其对应的盐　例如：

弱酸（抗碱成分）	对应盐（抗酸成分）	共轭酸	共轭碱
HAc	NaAc	HAc	Ac^-

（2）弱碱及其对应的盐　例如：

弱碱（抗酸成分）	对应盐（抗碱成分）	共轭酸	共轭碱
NH_3	NH_4Cl	NH_4^+	NH_3

（3）多元酸的酸式盐及其对应的次级盐　如：

多元酸的酸式盐（抗碱成分）	对应的次级盐（抗酸成分）	共轭酸	共轭碱
$NaHCO_3$	Na_2CO_3	HCO_3^-	CO_3^{2-}
NaH_2PO_4	Na_2HPO_4	$H_2PO_4^-$	HPO_4^{2-}

3. 缓冲作用原理

缓冲溶液为什么具有缓冲作用呢？现以 HAc 和 NaAc 所组成的缓冲溶液为例，来说明缓冲溶液的缓冲作用。

HAc 为一元弱酸，在水溶液中主要以 HAc 分子的形式存在，NaAc 为强电解质，在水溶液中完全电离为 Na^+ 和 Ac^-。在 HAc 和 NaAc 的混合溶液中，大量的 Ac^- 对 HAc 的电离产生同离子效应，使 HAc 的电离度更小，HAc 几乎全部以分子的形式存在。HAc 和 Ac^- 这对共轭酸碱对之间存在着如下的质子转移平衡：

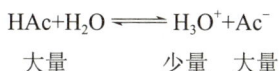

$$HAc + H_2O \rightleftharpoons H_3O^+ + Ac^-$$
$$\text{大量} \qquad \text{少量} \quad \text{大量}$$

根据 HAc 的电离，可得：

$$K_a^\ominus = \frac{c(H^+)\,c(A^-)}{c(HAc)}$$

$$c(H^+) = \frac{K_a^\ominus c(HAc)}{c(Ac^-)} = K_a^\ominus \frac{c(HAc)}{c(Ac^-)}$$

因此，$c(H^+)$ 取决于 $K_a^\ominus$ 和 $c(HAc)$ 与 $c(Ac^-)$ 的比值。当加入少量强酸时，$c(HAc)$ 略有增加，$c(Ac^-)$ 略有降低，但比值几乎不变。当加入少量强碱时，$c(HAc)$ 略有降低，$c(Ac^-)$ 略有增加，但比值几乎不变。当稀释时，$c(HAc)$、$c(Ac^-)$ 以相同的比例减小，其比值不变。当然，如果过分稀释，由于 HAc 的电离度将发生很大变化，溶液的 pH 也会发生一定的变化。

从以上的讨论可以看出：缓冲溶液的缓冲能力是有限的。当加入强酸的物质的量接近于 Ac^- 的物质的量，或者加入强碱的物质的量接近于 HAc 的物质的量时，缓冲溶液将失去缓冲作用。常见的缓冲溶液如表 4-2。

表4-2　一些常见缓冲溶液

缓冲溶液	共轭酸	共轭碱	$pK_a^\ominus$
HAc-NaAc	HAc	Ac^-	4.76
NaH_2PO_4-Na_2HPO_4	$H_2PO_4^-$	HPO_4^{2-}	7.21
$Na_2B_4O_7$-HCl	H_3BO_3	$H_2BO_3^-$	9.24
NH_3-NH_4Cl	NH_4^+	NH_3	9.25
H_2CO_3-$NaHCO_3$	H_2CO_3	HCO_3^-	6.35
$NaHCO_3$-Na_2CO_3	HCO_3^-	CO_3^{2-}	10.32

二、缓冲溶液pH的计算

缓冲溶液的 pH 可以根据缓冲对的质子转移平衡和共轭酸的离解常数来推算。在由共轭酸 HA 和共轭碱 A^- 所组成的缓冲对中，共轭酸的质子转移平衡用通式表示如下：

$$HA + H_2O \rightleftharpoons H_3O^+ + A^-$$

缓冲溶液
pH的计算

共轭酸的电离常数为：

$$K_a^\ominus = \frac{c(H^+)\,c(A^-)}{c(HA)}$$

$$c(H^+) = \frac{K_a^\ominus c(HA)}{c(A^-)}$$

上式两边取负对数得：$-\lg c(H^+) = -\lg K_a^\ominus - \lg \dfrac{c(HA)}{c(A^-)}$

$$pH = pK_a^\ominus + \lg \frac{c(A^-)}{c(HA)}$$

即

$$pH = pK_a^\ominus + \lg \frac{c(\text{共轭碱})}{c(\text{共轭酸})} \tag{4-13}$$

式（4-13）就是计算缓冲溶液 pH 的公式。式中的 c（共轭酸）和 c（共轭碱）表示平衡浓度。由于共轭酸为弱酸，电离度很小，而共轭碱的浓度较大，同离子效应使共轭酸的电离度更小，故共轭酸共轭碱的平衡浓度基本上等于它们的配制浓度。

若以 n_A 和 n_B 分别表示一定体积（V）的溶液中所含共轭酸和共轭碱的物质的量，即：

$$c(\text{共轭酸}) = \frac{n_A}{V} \qquad c(\text{共轭碱}) = \frac{n_B}{V}$$

则可得出：

$$pH = pK_a^\ominus + \lg \frac{n_B}{n_A} \tag{4-14}$$

式（4-14）是缓冲溶液 pH 的另一种计算公式。

由以上各式可知：

① 缓冲溶液的 pH，主要取决于共轭酸的电离常数 K_a，对同一缓冲对组成的缓冲溶液，当温度一定时，$K_a^\ominus$ 一定，溶液的 pH 就取决于共轭碱与共轭酸的浓度的比值，即缓冲比。当缓冲比等于 1 时，$pH = pK_a^\ominus$。

② 弱酸的电离常数 $K_a^\ominus$ 与温度有关，所以温度对缓冲溶液的 pH 有影响。

【例 4-7】 计算 $0.1\,mol \cdot L^{-1}$ HAc 和 $0.1\,mol \cdot L^{-1}$ NaAc 所组成的缓冲溶液的 pH。

解 混合溶液的缓冲对是 HAc-Ac$^-$，$K_a^\ominus = 1.75 \times 10^{-5}$

$$pH = pK_a^\ominus + \lg \frac{c(\text{共轭碱})}{c(\text{共轭酸})} = -\lg 1.75 \times 10^{-5} + \lg \frac{0.1}{0.1} = 4.76$$

【例 4-8】 在 500mL $0.200\,mol \cdot L^{-1}$ NH$_3$ 中，加入 5.0g NH$_4$Cl 固体，配制 1L 缓冲溶液，求此缓冲溶液的 pH。

解 查表知 NH$_3$　$K_b^\ominus = 1.76 \times 10^{-5}$

$$K_a^\ominus = K_w^\ominus / K_b^\ominus = 5.7 \times 10^{-10}$$

$$pK_a^\ominus = 9.25$$

$$c(NH_4Cl) = \frac{5.0g}{53.5g \cdot mol^{-1} \times 1L} = 0.09346\,mol \cdot L^{-1}$$

$$c(NH_3) = \frac{0.200\,mol \cdot L^{-1}}{2} = 0.100\,mol \cdot L^{-1}$$

$$pH= pK_a^{\ominus} +\lg \frac{c(NH_3)}{c(NH_4^+)} =9.25+\lg \frac{0.100mol \cdot L^{-1}}{0.09346mol \cdot L^{-1}} =9.30$$

【例 4-9】 pH 接近于 7.0 的磷酸盐缓冲溶液常用来培养酶，某种酶仅能存在于 pH 为 6.90 ～ 7.15 的培养液中。问此酶能否存活于 $10mL0.10mol \cdot L^{-1}NaH_2PO_4$ 溶液和 $4.0mL\ 0.20mol \cdot L^{-1}Na_2HPO_4$ 溶液混合后的溶液中？

解 混合溶液中的缓冲对是 $H_2PO_4^- \text{-} HPO_4^{2-}$ $K_{a2}^{\ominus}=6.3\times10^{-8}$

$$n(H_2PO_4^-)=10\times0.10=1.0（mmol）$$

$$n(HPO_4^{2-})=4.0\times0.20=0.80（mmol）$$

根据 $pH= pK_a^{\ominus} +\lg \frac{n_B}{n_A} =-\lg6.3\times10^{-8}+\lg \frac{0.80}{1.0} =7.20-0.10=7.10$

计算结果表明，这是一个适合酶存在的缓冲溶液。

但是缓冲溶液的缓冲能力是有一定限度的。一旦超过这个限度，溶液的 pH 就会发生很大的变化。常用缓冲容量来表示缓冲溶液的缓冲能力。所谓缓冲容量是指使 1L（或 1mL）缓冲溶液的 pH 改变 1 个单位所需加入的强酸或强碱的量。

缓冲溶液的缓冲容量主要由缓冲溶液的总浓度和缓冲比决定。

① 当溶液的缓冲比一定时，缓冲溶液的总浓度，即 c(共轭酸)+c(共轭碱) 越大，抗酸抗碱成分越多，缓冲容量也越大。反之总浓度越小，缓冲容量也越小。

② 当缓冲溶液的总浓度，即 c（共轭酸）+c（共轭碱）一定时，缓冲比为 1 时，溶液的缓冲容量最大。反之，缓冲比越偏离 1，缓冲容量越小。

一般缓冲比控制在 0.1 ～ 10 之间，这样缓冲溶液的缓冲范围就在 pH=p$K_a^{\ominus}$ ±1，缓冲溶液将有较为理想的缓冲效果。

三、缓冲溶液的选择和配制

在实际工作中常需配制一定 pH 的缓冲溶液，根据上述讨论，配制缓冲溶液可按下面步骤进行。

① 选择合适的缓冲对。应选择$K_a^{\ominus}$最接近缓冲溶液 pH 的共轭酸的缓冲对，例如配制 pH=5 的缓冲溶液，选择 HAc-NaAc 缓冲对（p$K_a^{\ominus}$=4.76）比较合适；而配制 pH=9 的缓冲溶液，选择 H_3BO_3-$Na_2B_4O_7$ 缓冲对（p$K_a^{\ominus}$=9.24）或选择 NH_3-NH_4Cl（p$K_a^{\ominus}$=9.25）比较合适。

缓冲溶液
的配制和
意义

② 选择适当的总浓度。为了有较大的缓冲能力，浓度一般在 0.05 ～ 0.2mol·L^{-1} 之间。

③ 利用缓冲溶液 pH 计算公式，求出组成缓冲溶液所需的共轭酸和共轭碱的量。为方便起见，常用相同浓度的共轭酸和共轭碱配制，设配制溶液的总体积为 V，共轭酸的体积为 V_A，共轭碱的体积为 $V_B=V-V_A$，混合前共轭酸和共轭碱的浓度均为 c，则混合后：

$$c（共轭酸） = \frac{cV_A}{V} \qquad c（共轭碱） = \frac{cV_B}{V}$$

$$pH= pK_a^{\ominus} +\lg \frac{c（共轭碱）}{c（共轭酸）} = pK_a^{\ominus} +\lg \frac{cV_B/V}{cV_A/V} = pK_a^{\ominus} +\lg \frac{V_B}{V_A} \qquad (4-15)$$

利用公式（4-15）可以很方便地计算出所需共轭酸和共轭碱的体积。

④ 根据计算结果配制缓冲溶液，用酸度计进行校正。

在选择药用缓冲对时，还应考虑所选用的共轭酸碱是否与主药发生配伍禁忌，共轭酸碱对在高压灭菌和储存期内是否稳定以及是否有毒等。例如，硼酸盐有毒，所以不能用作口服液或注射用药液的缓冲剂。若配制精确 pH 的缓冲溶液还需要用 pH 计进行校准。

四、缓冲溶液在医学上的应用

人体内各种体液都有一定的 pH 范围，如胃液的 pH 范围为 1.0 ~ 3.0，尿液的 pH 范围为 4.7 ~ 8.4，血液的 pH 范围为 7.35 ~ 7.45。正常人体血液的 pH 总是维持在 7.35 ~ 7.45 范围内，这与血液中含有多种缓冲对有关。

血浆中主要有 H_2CO_3- HCO_3^-、$H_2PO_4^-$ - HPO_4^{2-}、H_nP-$H_{n-1}P^-$（H_nP 代表蛋白质）缓冲对；红细胞中主要有 H_2CO_3- HCO_3^-、$H_2PO_4^-$ - HPO_4^{2-}、H_2b-Hb^-（H_2b 代表血红蛋白）、H_2bO_2-HbO_2^-（H_2bO_2 代表氧合血红蛋白）缓冲对。

在这些缓冲对中，HCO_3^- 在血液中的浓度最高，当某些酸或代谢产生的酸进入血液时，HCO_3^- 与酸电离出的 H^+ 结合生成 H_2CO_3，H_2CO_3 立即分解成 CO_2 气体和水，CO_2 由肺排出体外，这个过程用质子转移平衡表示为：

$$HCO_3^- + H_3O^+ \rightleftharpoons H_2CO_3 + H_2O$$

当碱性物质进入血液时，由 $H_2PO_4^-$ 与之结合生成 HPO_4^{2-} 和水，HPO_4^{2-} 由尿排出体外，这个过程的质子转移平衡式为：

$$H_2PO_4^- + OH^- \rightleftharpoons HPO_4^{2-} + H_2O$$

血液中的其他缓冲系也有重要的作用。例如体内代谢所产生的大量 CO_2 的转运，主要靠红细胞中的血红蛋白和氧合血红蛋白来实现。

总之，由于血液中多种缓冲系的缓冲作用和肾、肺的调节作用，使正常人血液的 pH 维持在 7.35 ~ 7.45 范围内。

习　题

一、单项选择题

1. 下列微粒中既是酸又是碱的是（　　　）。

A. H^+ 　　　　　　B. H_3PO_4 　　　　　　C. PO_4^{3-} 　　　　　　D. $H_2PO_4^-$

2. HCO_3^- 的共轭酸是（　　　）。

A. H^+ 　　　　　　B. CO_3^{2-} 　　　　　　C. H_2CO_3 　　　　　　D. OH^-

3. 已知 NH_3 的 K_b=2×10⁻⁵，则 NH_4^+ 的 K_a 为（　　　）。

A. 2×10^{-5} 　　　　B. 5×10^{-5} 　　　　C. 2×10^{-10} 　　　　D. 5×10^{-10}

4. 0.1mol·L⁻¹ 的下列物质中，溶液呈酸性的是（　　　）。

A. NaCl 　　　　　　B. NH_4Ac 　　　　　　C.（NH_4）$_2SO_4$ 　　　　D. NaAc

5. 水的离子积 $K_w^\ominus$ 适用于（　　　）。

A. 酸的溶液 　　　　B. 碱的溶液 　　　　C. 水 　　　　D. 所有水溶液

6. 把少量 NaAc 加到 HAc 溶液中，使溶液的 pH 升高，其原因是（　　　）。

A. 盐效应 　　　　　B. 酸效应 　　　　　C. 碱效应 　　　　D. 同离子效应

7. 浓度均为 0.1mol·L⁻¹ 的下列溶液中，其 pH 小于 7 的是（　　　）。

A. NaAc 　　　　　　B. Na_2CO_3 　　　　　C. NH_4Cl 　　　　　D. Na_2S

8. 醋酸在液氨和液态 HF 中分别是（　　　）。

A. 弱酸和强碱 　　　B. 强酸和强碱 　　　C. 强酸和弱碱 　　　D. 弱酸和弱碱

9. 配制 pH=9.00 的缓冲溶液，最佳选用（　　　　）。

A.NaHCO$_3$-Na$_2$CO$_3$　　　B.NaH$_2$PO$_4$-Na$_2$HPO$_4$　　　　　C.HAc-NaAc　　　　　　　　D.NH$_3$·H$_2$O-NH$_4$Cl

10. pH 值相同的 HCl 和 HAc 溶液，它们的（　　　　）。

A. H$^+$ 物质的量相同　　　　　　　　　　　　B. H$^+$ 物质的量浓度相同

C. 物质的量相同　　　　　　　　　　　　　　D. 体积相同

11. 下列溶液酸性最强的是（　　　　）。

A.pH=1.0　　　　　　B. [H$^+$]=1.0mol·L^{-1}　　　C. pH=7.0　　　　　D. [OH$^-$]=1.0×10^{-1}mol·L^{-1}

12. 将 0.2 mol/L 的 HCl 和 0.2 mol/L 的 HAc 均加水稀释一倍，其 [H$^+$] 变化为（　　　　）。

A.HCl 的 [H$^+$]=0.1 mol·L^{-1}　　　　　　　　B. HAc 的 [H$^+$]=0.1 mol·L^{-1}

C. HAc 的 [H$^+$] 不变　　　　　　　　　　　D. HCl 的 [H$^+$] 不变

13.HAc 的解离常数为 K_a，在 HAc 溶液中加入 NaAc 固体，将使（　　　　）。

A.K_a 变小　　　　　B.K_a 变大　　　　　　C.pH 降低　　　　　　D.pH 升高

14. 若 1 体积硫酸恰好与 10 体积 pH = 11 的氢氧化钠溶液完全反应，则二者物质的量浓度之比应为（　　　　）。

A. 1：10　　　　　B. 1：1　　　　　　C. 5：1　　　　　D. 10：1

15. 已知$K_{b(NH_3·H_2O)}^{\ominus}$ =1.76×10^{-5}，用 NH$_3$·H$_2$O 和 NH$_4$Cl 配制 pH=9.00 的缓冲溶液时，$c_{(NH_3·H_2O)}/c_{(NH_4Cl)}$ 的值是（　　　　）。

A. 0.56　　　　　B. 1.8　　　　　C. 3.6　　　　　D. 5.6

二、判断题

（　　　　）1. 在一定温度下，改变溶液的 pH 值，水的标准离子积常数不变。

（　　　　）2. 氨水的浓度越小，解离度越大，溶液中的 OH$^-$ 浓度一定也越大。

（　　　　）3. 某盐的水溶液呈中性，可知该盐必为强酸强碱所生成的盐，不发生水解。

（　　　　）4. 对任何二元弱酸 H$_2$A 来说，其 $K_{a1}^{\ominus}>K_{a2}^{\ominus}$。

（　　　　）5.NaH$_2$PO$_4$-Na$_2$HPO$_4$ 混合溶液是一种缓冲溶液。

三、填空题

1. 根据酸碱质子理论，HS$^-$、CO$_3^{2-}$、H$_2$PO$_4^-$、NH$_3$、H$_2$S、NO$_3^-$、Ac$^-$、OH$^-$、H$_2$O 中，属于酸的是＿＿＿＿＿＿＿＿＿＿＿；属于碱的是＿＿＿＿＿＿＿＿＿＿＿；属于两性物的是＿＿＿＿＿＿＿＿＿＿＿。

2. 根据酸碱质子理论，写出下列各分子或离子的共轭碱：NH$_4^+$＿＿＿＿＿＿＿，H$_2$S＿＿＿＿＿＿＿，HSO$_3^-$＿＿＿＿，H$_2$PO$_4^-$＿＿＿＿＿＿＿，HCO$_3^-$＿＿＿＿＿＿＿，H$_2$O＿＿＿＿＿＿＿。

3. 正常人的胃液的 pH=1.40，则其 c（H$^+$）=＿＿＿＿＿＿＿mol·L^{-1}；婴儿胃液的 pH=5.00，则其 c（H$^+$）=＿＿＿＿＿＿＿ mol·L^{-1}。

4. 已知$K_{a(HAc)}^{\ominus}$ =1.75×10^{-5}，则 0.100 mol·L^{-1}HAc 溶液中，pH=＿＿＿＿＿＿＿；0.10 mol·L^{-1}HCl 溶液中，pH=＿＿＿＿＿＿＿；若用某一浓度的 NaOH 溶液分别恰好中和相同体积、相同浓度的 HAc 和 HCl，则所消耗 NaOH 溶液的体积＿＿＿＿＿＿＿等，恰好中和时，两溶液的 pH 值＿＿＿＿＿＿＿等。

5. 人体血液中有三大缓冲系，这三大体系分别是＿＿＿＿＿＿＿＿＿＿＿、＿＿＿＿＿＿＿＿＿＿＿和＿＿＿＿＿＿＿＿＿＿＿，其中＿＿＿＿＿＿＿＿＿＿＿的缓冲能力最强。

四、简答题

1. 在一定温度下，0.1mol·L^{-1} 的弱酸（HA）有 2% 发生电离，试计算：

（1）电离常数；

（2）浓度为 0.05mol·L^{-1} 时，HA 的电离度；

（3）HA 的电离度为 1% 时，溶液的浓度是多少？

2. 实验中需要较高浓度的 S^{2-}，是用饱和 H_2S 水溶液好，还是用 Na_2S 水溶液好？为什么？

五、计算题

1. 在 0.20mol·L^{-1}HCl 溶液中：

（1）若加入等体积的 2.0mol·L^{-1}NaAc 溶液，其 pH 是多少？

（2）若加入等体积的 2.0mol·L^{-1}NaOH 溶液，其 pH 是多少？

2. 50mL0.1mol·L^{-1}HAc 溶液与 25mL0.1mol·L^{-1}NaOH 溶液相混合，溶液是否具有缓冲作用？计算该混合溶液的 pH。

3. 10mL0.1mol·L^{-1}NaH$_2$PO$_4$ 溶液与 1.0mL0.20mol·L^{-1}Na$_2$HPO$_4$ 溶液相混合，计算溶液的 pH。（H_3PO_4 的 $pK_2^{\ominus}$ =7.21）

（李明梅）

习题答案

第五章
脂肪烃

电子教案　思政案例

1. 掌握烷烃、烯烃、二烯烃和炔烃的通式、同分异构现象、命名及性质。
2. 熟悉诱导效应、共轭体系和共轭效应。
3. 了解烷烃、乙烯、乙炔的来源和制备。

　　只由碳氢两种元素组成的化合物称为烃。烃分子中的氢原子被其他原子或基团取代后，得到烃的衍生物。因此，烃是各类有机化合物的母体。

　　根据烃的结构和性质的不同，烃可分为开链烃（脂肪烃）和闭链烃（环烃）两大类。开链烃分子中碳原子与碳原子之间连接成开放的链状。开链烃又可以根据其分子中所含碳和氢的比例不同分为饱和烃和不饱和烃。不饱和烃还可以根据双键或三键的不同再分为烯烃、炔烃和二烯烃。而在闭链烃分子中碳原子之间则是连接成闭合的碳环。闭链烃又可分为脂环烃和芳香烃两类。

第一节　烷烃

　　烷烃分子中所有碳原子彼此都以单键（C—C）连接，碳的其余价键都与氢原子相连，在烷烃中，氢原子数与碳原子的比例达到了最高值，故亦称饱和烃。

一、烷烃的通式与同分异构现象

1. 烷烃的通式

　　最简单的烷烃是甲烷，分子式 CH_4，俗称为沼气。含有更多碳原子的烷烃广泛存在于石油中，它们既是燃料，也是重要的化工原料。下面列出含 $1 \sim 3$ 个和 n 个碳原子烷烃分子的构造式：

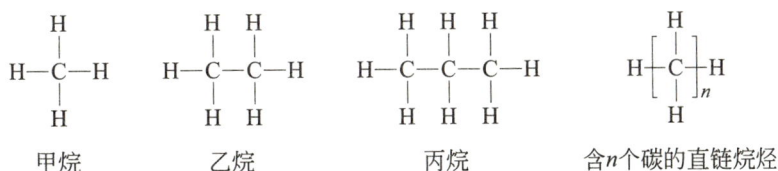

甲烷　　　　乙烷　　　　丙烷　　　　含 n 个碳的直链烷烃

　　从上面几个构造式不难看出，烷烃的分子组成可用 C_nH_{2n+2} 来表示，这个式子称为烷烃的通式，式中 n 代表碳原子数，$2n+2$ 代表氢原子数。我们把这种具有同一分子式通式，组成上相差 CH_2 及其倍数的一系列化合物，称为同系列。同系列中各化合物互称为同系物。同系物的结构相似，性质也相近。一般随碳原子数目的增减，在性质上表现出一些量变的规律。因此，一般研究一些典型的或有代表性的化合物，就可推断出同系列中其他化合物的基本性质。

2. 烷烃的同分异构现象

　　在烷烃系列中，甲烷中的 4 个氢原子是等同的，用 1 个甲基（—CH_3）取代任一个氢原子，都得到唯一的产物乙烷；乙烷中的任一个氢原子被甲基取代，也得到唯一的产物丙烷；当丙烷端位上的氢被甲基取代后得到 4 个碳排成一条直链的化合物正丁烷，若丙烷的中间碳上的氢被甲基取代后得到 3 个碳排成一条直链，带有一个支链的化合物叫异丁烷。正丁烷和异丁烷是两种不同的化合物。

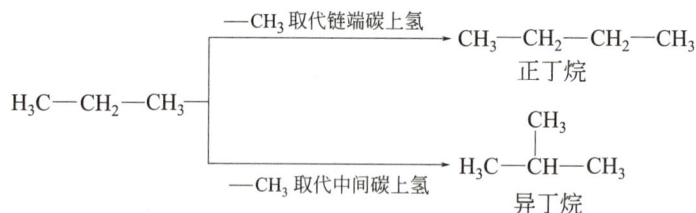

$$H_3C-CH_2-CH_3 \begin{cases} \xrightarrow{-CH_3 \text{取代链端碳上氢}} CH_3-CH_2-CH_2-CH_3 \quad \text{正丁烷} \\ \\ \xrightarrow{-CH_3 \text{取代中间碳上氢}} \underset{\text{异丁烷}}{H_3C-\underset{\overset{|}{CH_3}}{CH}-CH_3} \end{cases}$$

　　分子中原子的排列方式或顺序称为构造。将具有相同分子式，仅由于组成分子的原子间连接顺序或方式不同引起的同分异构现象，称构造异构。分子式相同而构造不同的现象称为同分异构现象，其化合物互称为同分异构体。

　　在烷烃中，甲烷、乙烷和丙烷分子中的碳原子都只有一种连接顺序，不产生同分异构现象，从丁烷开始产生同分异构现象，碳链中碳原子不仅可以直链的形式连接，也可以连接成有分支的碳链。如丁烷的分子式为 C_4H_{10}，符合这个分子式的构造就有正丁烷和异丁烷两种，它们互为同分异构体，有不同的性质，是两种不同的化合物。戊烷的分子式为 C_5H_{12}，有三种同分异构体，即正戊烷、异戊烷和新戊烷。随着烷烃碳原子数增加，同分异构体的数目也迅速增多，C_6H_{14} 有 5 个；C_7H_{16} 有 9 个；$C_{10}H_{22}$ 及 $C_{12}H_{26}$ 则分别有 75 个和 355 个异构体。

$$CH_3-CH_2-CH_2-CH_2-CH_3 \qquad CH_3-\underset{\overset{|}{CH_3}}{CH}-CH_2-CH_3 \qquad CH_3-\underset{\overset{\overset{\displaystyle CH_3}{|}}{\underset{|}{C}}}{\overset{|}{C}}-CH_3$$

$$\text{正戊烷} \qquad\qquad\qquad \text{异戊烷} \qquad\qquad\qquad \text{新戊烷}$$

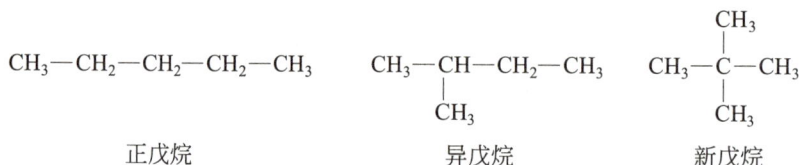

　　为了表示碳链中不同构造的碳原子，按与它直接结合的碳原子数目分类，只与一个碳相连的碳原子称为伯碳原子，或称一级碳原子，常以 1° 表示，如与两个、三个或四个碳相连，则分别称为仲、叔和季碳原子，或二级、三级和四级碳原子，常用 2°、3° 和 4° 表示。

　　连接在这些碳上的氢原子，则相应地叫作伯氢（1°H）、仲氢（2°H）和叔氢（3°H），季碳原子不再连有氢原子。在下面这个烷烃分子中，标明了这四种类型的碳原子：

$$\underset{\underset{1°}{CH_3}}{\overset{\overset{1°}{CH_3}}{CH_3-\overset{4°}{C}-\overset{2°}{CH_2}-\overset{3°}{CH}-\overset{1°}{CH_3}}}$$

二、烷烃的结构

　　烷烃碳原子都是 sp^3 杂化，键角 109.5°，C—C 键平均键长 154pm，C—H 键平均键长为 107pm。最简单的烷烃只有一个碳原子，四个 sp^3 杂化轨道分别与四个氢原子的 s 轨道重叠，形成四个完全相等的 σ 键，碳原子位于中心，四个氢原子分别位于正四面体的四个顶点，四个 σ 键的夹角完全相等，C—H 键长为 109.1pm。图 5-1 所示是甲烷分子的模型：（a）是碳原子和四个氢原子结合的模型；（b）代表碳原子的四个 sp^3 杂化轨道和四个氢原子的 1s 轨道形成甲烷的情形；（c）是一个简单的表示方法——伞形式；（d）为球棍模型。

（a）　　　　　　　　　（b）

甲烷分子的
形成过程

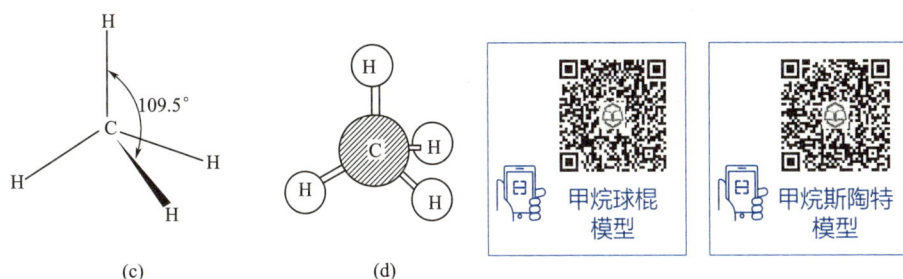

图5-1　甲烷的分子模型

三、烷烃的命名

烷烃的命名常用的有普通命名法和系统命名法。

1. 普通命名法

较简单的烷烃常采用普通命名法，含 1 ～ 10 个碳原子的直链烷烃词首分别用甲、乙、丙、丁、戊、己、庚、辛、壬和癸表示，从含有 11 个碳原子起用汉字数字表示。

从丁烷开始的烷烃有同分异构体，用正、异和新的词头区别其同分异构体。"正"表示直链烷烃，"异"和"新"碳链一端有（CH_3）$_2$CH— 和（CH_3）$_3$C—，例如：

$$CH_3-CH_2-CH_2-CH_2-CH_3 \qquad CH_3-\underset{\underset{CH_3}{|}}{CH}-CH_2-CH_3 \qquad CH_3-\underset{\underset{CH_3}{|}}{\overset{\overset{CH_3}{|}}{C}}-CH_3$$

正戊烷　　　　　　　　异戊烷　　　　　　　　新戊烷

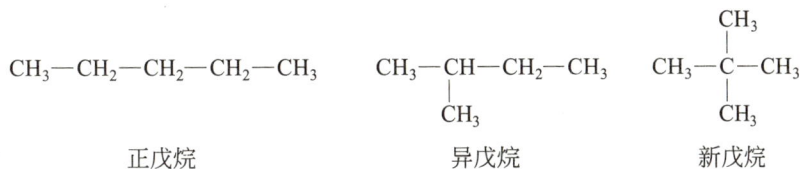

这种命名方法应用范围有限，含 6 个碳原子以上的烷烃便不能用本法区分所有的构造异构体。

2. 系统命名法

系统命名法是我国根据国际上通用的 IUPAC（international union of pure and applied chemistry，国际纯粹与应用化学联合会）命名原则，结合我国文字特点而制定的。

（1）直链烷烃　根据烷烃分子中的碳原子数称某烷，某烷前面不需要加正字。

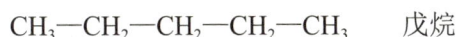

$$\underset{}{CH_3-CH_2-CH_2-CH_2-CH_3} \qquad 戊烷$$

（2）含支链的烷烃　把支链作为取代基，整个名称中包括母体和取代基两部分，取代基部分在前，母体在后。

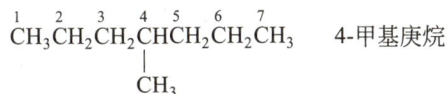

$$\overset{1}{C}H_3\overset{2}{C}H_2\overset{3}{C}H_2\overset{4}{C}H\overset{5}{C}H_2\overset{6}{C}H_2\overset{7}{C}H_3 \qquad 4\text{-甲基庚烷}$$
$$\underset{CH_3}{|}$$

① 常见的烷基。烷烃分子中去掉一个氢原子的原子团称烷基，通式为—C_nH_{2n+1}，常用—R 表示。甲烷和乙烷分子中只有一种氢，相应烷基只有一个甲基和一个乙基，但从丙烷开始，相应的烷基就不止一种，表 5-1 为常用烷基的名称。

表5-1　常用烷基的名称

烷　烃	烷　基	烷基的名称	英文简写
$CH_3CH_2CH_3$ 丙烷	$CH_3CH_2CH_2$—	正丙基	*n*-pr
	$CH_3\underset{\|}{C}HCH_3$	异丙基	*i*-pr
$CH_3CH_2CH_2CH_3$ 正丁烷	$CH_3CH_2CH_2CH_2$—	正丁基	*n*-bu
	$CH_3CH_2\underset{\|}{C}HCH_3$	仲丁基	*s*-bu

烷 烃	烷 基	烷基的名称	英文简写
CH₃CHCH₃ | CH₃ 异丁烷	CH₃CHCH₂— | CH₃ (CH₃)₃C—	异丁基 叔丁基	*i*-bu *t*-bu
(CH₃)₃CCH₃ 新戊烷	(CH₃)₃CCH₂—	新戊基	

在表 5-1 中，正某基和仲某基是指直链烷基的游离价在碳链的第一个和第二个（仲）碳原子上。新某基和异某基表示碳链末端有（CH_3）₃C—和（CH_3）₂CH—且游离价在伯碳原子上的烷基。叔某基表示除去叔碳上的氢留下来的烷基。

② 主链的选择。选择烷烃分子中最长的连续的碳链，以此为母体，按其碳原子数称某烷。

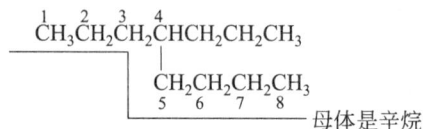

$$\overset{1}{C}H_3\overset{2}{C}H_2\overset{3}{C}H_2\overset{4}{C}HCH_2CH_2CH_3$$
$$\underset{5\ \ 6\ \ 7\ \ 8}{CH_2CH_2CH_2CH_3}$$
——母体是辛烷

当分子中有几条等长碳链可选择时，应选择含取代基较多的碳链作为主链。在下列化合物中 A 和 B 链都含有六个碳原子，但 A 链含取代基比 B 链多，前者有两个（甲基和乙基），后者只有一个取代基（异丙基），所以选 A 链为主链，称 2- 甲基 -3- 乙基戊烷。

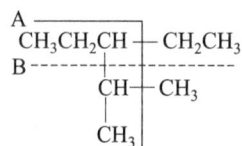

A CH₃CH₂CH—CH₂CH₃
B ......|......
CH—CH₃
|
CH₃

2-甲基-3-乙基戊烷

③ 主链的编号。从靠近取代基一端开始，用阿拉伯数字给主链碳原子编号，使取代基编号的位次最小，将取代基的位置和名称依次写在母体名称前面（阿拉伯数字与汉字之间应加一半字线"-"）。例如：

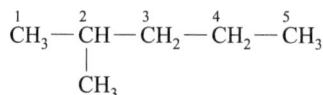

$$\overset{1}{C}H_3-\overset{2}{C}H-\overset{3}{C}H_2-\overset{4}{C}H_2-\overset{5}{C}H_3$$
$$\underset{CH_3}{|}$$

2-甲基戊烷

当主链碳原子编号有几种可能时，应选择使取代基具有"最低系列"的编号原则。"最低系列"是指碳链以不同方向编号，得到两种或两种以上的不同编号系列，则顺次逐项比较各系列的不同位次，最先遇到的位次最小者定为最低系列。例如：

$$\overset{6}{C}H_3-\overset{5}{C}H-\overset{4}{C}H_2-\overset{3}{C}H-\overset{2}{C}H-\overset{1}{C}H_3$$
$$|\qquad\qquad |\quad |$$
$$CH_3\qquad CH_3\ CH_3$$

2,3,5-三甲基己烷

④ 书写取代基的规则。有几个相同的取代基时，将其名称并在一起，它的数目用汉字表示，表示取代基位置的阿拉伯数字之间应加一逗号。例如：

$$\overset{1}{C}H_3-\overset{2}{C}H_2-\overset{3}{\underset{CH_3}{\overset{CH_3}{C}}}-\overset{4}{C}H_2-\overset{5}{C}H_3$$

3,3-二甲基戊烷

$$\overset{1}{C}H_3-\overset{2}{\underset{CH_3}{C}}H-\overset{3}{C}H_2-\overset{4}{\underset{CH_3}{C}}H-\overset{5}{C}H_2-\overset{6}{C}H_3$$

2,4-二甲基己烷

有几种不同取代基时，名称的先后顺序应按"次序规则"排列，优先基团列在后面。

次序规则将在第十一章讨论，这里只列出几种烷基的优先次序：

叔丁基＞仲丁基＞异丙基＞异丁基＞正丁基＞正丙基＞乙基＞甲基（＞表示优先于）

例如：

$$CH_3-\underset{\underset{CH_3}{|}}{C}H-CH_2-\underset{\underset{CH_2CH_3}{|}}{C}H-CH_2-CH_3$$

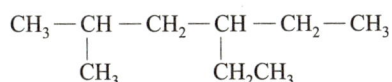

2-甲基-4-乙基己烷(乙基优于甲基)

四、烷烃的性质

1. 物理性质

有机化合物的物理性质主要是指化合物的存在状态、颜色、气味、相对密度、溶解度、熔点、沸点等。除存在状态、颜色、气味外，在一定的条件下它们都有固定的值，常把这些数值称为物质的物理常数。物理常数对有机化合物的鉴定、分离、纯化等具有重要意义。表5-2列出了部分直链烷烃的物理常数。

烷烃的
物理性质

表5-2　部分直链烷烃的物理常数

名　称	分子式	常温下状态	沸点/℃	熔点/℃	相对密度(d_4^{20})
甲　烷	CH_4	气体	−161.7	−182.6	0.424
乙　烷	C_2H_6	气体	−88.6	−172.0	0.546
丙　烷	C_3H_8	气体	−42.2	−187.1	0.582
丁　烷	C_4H_{10}	气体	−0.5	−138.3	0.579
戊　烷	C_5H_{12}	液体	36.1	−129.7	0.626
己　烷	C_6H_{14}	液体	68.7	−94.0	0.659
庚　烷	C_7H_{16}	液体	98.4	−90.5	0.684
辛　烷	C_8H_{18}	液体	125.7	−56.8	0.703
壬　烷	C_9H_{20}	液体	150.7	−53.7	0.718
癸　烷	$C_{10}H_{22}$	液体	174.0	−29.7	0.730
十一烷	$C_{11}H_{24}$	液体	195.8	−25.6	0.740
十二烷	$C_{12}H_{26}$	液体	216.3	−9.6	0.749
十三烷	$C_{13}H_{28}$	液体	235.5	−5.5	0.756
十四烷	$C_{14}H_{30}$	液体	251	5.9	0.763
十五烷	$C_{15}H_{32}$	液体	268	10	0.769
十六烷	$C_{16}H_{34}$	液体	280	18.1	0.773
十七烷	$C_{17}H_{36}$	固体	303	22.0	0.778
十八烷	$C_{18}H_{38}$	固体	308	28.0	0.777
十九烷	$C_{19}H_{40}$	固体	330	32.0	0.777
二十烷	$C_{20}H_{42}$	固体	343	36.4	0.786

从表5-2可以看出，常温常压下，直链烷烃从$C_1 \sim C_4$是气体；$C_5 \sim C_{17}$是液体；C_{18}以上是固体。烷烃的相对密度随相对分子质量的增加而增大，但都小于1。它们的熔点和沸点随着碳原子数的增多而升高。在同分异构体中，直链的比含支链的沸点高，支链越多，沸点越低。如，

$$CH_3CH_2CH_2CH_2CH_3 \qquad CH_3\underset{\underset{CH_3}{|}}{C}HCH_2CH_3 \qquad CH_3-\underset{\underset{\underset{CH_3}{|}}{C}}{\overset{\overset{CH_3}{|}}{|}}CH_3$$

沸点：　　　　36.1℃　　　　　　　　28℃　　　　　　　　　9.5℃

烃类化合物在非极性溶剂中的溶解度比在极性溶剂中溶解度大，是因为结构相似的化合物之间的引力也相近，可以互相溶解，"相似相溶"是一条普遍的经验规则。烷烃易溶于极性小的或非极性溶剂，如苯、氯仿、四氯化碳等。而不易溶于水和极性溶剂。

2. 化学性质

烷烃的化学性质和物理性质都取决于结构，因烷烃分子中的 C—H 键和 C—C 键都是 σ 键，对一般的化学试剂表现出很大的稳定性，通常与强酸、强碱、氧化剂和还原剂都不发生反应，但在一定条件下，C—H 键和 C—C 键也可断裂而发生各种化学反应。

（1）氧化和燃烧　烷烃在室温下一般不与氧化剂反应，与空气中的氧也不起反应。但在空气中可以燃烧生成二氧化碳和水，并放出大量的热。

烷烃燃烧的通式为

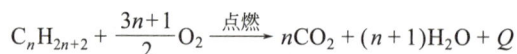

$$C_nH_{2n+2} + \frac{3n+1}{2}O_2 \xrightarrow{\text{点燃}} nCO_2 + (n+1)H_2O + Q$$

因能放出大量的热量，因此烷烃是人类应用的重要能源之一。如果在燃烧时供氧不足，燃烧不完全，就有大量的 CO 等有毒物质产生。

在标准状态下 1mol 烷烃完全燃烧所放出的热量称燃烧热。直链烷烃随着碳原子数目的增加，燃烧热也随之增加。而在烷烃的同分异构体中，带支链的烷烃比直链的烷烃燃烧热小。沼气、天然气、液化石油气、汽油、柴油等的主要成分都是烷烃，燃烧时可以产生大量的热量，它们都是重要的能源。

（2）卤代反应　烷烃分子中的氢原子被卤素取代，这种反应称为卤代反应。

甲烷和氯气在日光照射或加热到 250～400℃时，能剧烈反应，生成氯甲烷和氯化氢：

$$CH_4 + Cl_2 \xrightarrow[\text{或加热}]{\text{光照}} CH_3Cl + HCl$$
$$\text{一氯甲烷}$$

甲烷的氯代反应较难停留在一取代阶段。氯甲烷继续氯代可能生成二氯甲烷、三氯甲烷（氯仿）、四氯化碳。

$$CH_4 \xrightarrow[\text{光照}]{Cl_2} CH_3Cl \xrightarrow[\text{光照}]{Cl_2} CH_2Cl_2 \xrightarrow[\text{光照}]{Cl_2} CHCl_3 \xrightarrow[\text{光照}]{Cl_2} CCl_4$$
$$\text{一氯甲烷} \qquad \text{二氯甲烷} \qquad \text{氯仿} \qquad \text{四氯化碳}$$

所以，甲烷的卤代反应的产物是混合物。通过调节甲烷和氯气的物质的量比，可以使某种氯代烷成为主要产品。例如：$n(CH_4):n(Cl_2)=50:1$ 时，一氯甲烷的产量可达 98%，如果 $n(CH_4):n(Cl_2)=1:50$ 时，产物几乎全部是四氯化碳。

其他卤素也能进行类似的反应，但各种卤素的反应活性不同。溴代反应比氯代反应慢；甲烷与碘很难反应，要使反应顺利进行必须加入氧化剂，以破坏生成的碘化氢。卤素对烷烃的卤代反应相对活泼性次序是：

$$F_2 > Cl_2 > Br_2 > I_2$$

由于甲烷直接氟代的条件不易控制，碘代反应又很难进行，因此常用其氯代和溴代。

甲烷、乙烷的一卤代产物只有一种，丙烷和正丁烷发生卤代反应时，则有两种不同的一卤代物，产物的比例也不相同。例如：

$$CH_3CH_2CH_3 \xrightarrow[\text{光, 25℃}]{Cl_2} \underset{45\%}{CH_3CH_2CH_2Cl} + \underset{55\%}{CH_3\overset{\overset{\displaystyle Cl}{|}}{C}HCH_3}$$

$$CH_3CH_2CH_2CH_3 \xrightarrow[\text{光, 25℃}]{Cl_2} \underset{28\%}{CH_3CH_2CH_2CH_2Cl} + \underset{72\%}{CH_3\overset{\overset{\displaystyle Cl}{|}}{C}HCH_2CH_3}$$

由上述产物的比例可以看出，不同类型的氢原子被取代的活性为：

$$叔氢原子>仲氢原子>伯氢原子$$

卤代反应历程又称为反应机制或反应机理，是指化学反应所经历的过程或途径。有机化学的反应比较复杂，整个反应过程往往不是简单的一步反应，只有了解反应机理，认清反应本质，掌握反应规律，才能达到控制和利用反应的目的。

烷烃的卤代反应是按自由基反应进行的，共价键的断裂采取的是均裂方式。自由基反应通常经过链的引发、链的增长、链的终止三个阶段。现以甲烷的氯代反应为例，来说明自由基反应的三个阶段。

① 链的引发。在光照下，氯分子首先吸收光能量，均裂成两个氯原子：

$$Cl:Cl \xrightarrow{\text{光}} Cl\cdot + \cdot Cl$$

链的引发阶段是氯气分子吸收能量后产生高活性的氯自由基·Cl阶段。这一步主要是由光照、辐射、加热或过氧化物等因素引起的。

② 链的增长。上一步产生的氯自由基与甲烷碰撞，夺取甲烷分子中的氢原子形成氯化氢分子，同时生成一个新的甲基自由基 $CH_3\cdot$。

$$Cl\cdot + CH_4 \longrightarrow H-Cl + CH_3\cdot$$

甲基自由基也非常活泼。它和氯分子碰撞，生成一氯甲烷和一个新的氯自由基：

$$CH_3\cdot + Cl-Cl \longrightarrow CH_3-Cl + Cl\cdot$$

$$CH_3-Cl + Cl\cdot \longrightarrow \cdot CH_2Cl + HCl$$

$$\cdot CH_2Cl + Cl-Cl \longrightarrow CH_2Cl_2 + Cl\cdot$$

……

链的增长特点是每一步都消耗一个自由基，同时又为下一步产生一个新自由基，整个反应就像一条锁链，一经引发就一环扣一环地进行下去。

③ 链的终止。随着反应的进行，反应混合物中甲烷和氯的浓度不断下降，这时自由基之间的碰撞机会增多，自由基之间的碰撞导致反应的终止。

$$Cl\cdot + \cdot Cl \longrightarrow Cl:Cl$$

$$CH_3\cdot + CH_3\cdot \longrightarrow CH_3-CH_3$$

$$CH_3\cdot + Cl\cdot \longrightarrow CH_3-Cl$$

烷烃的化学性质

链的终止阶段的特点是自由基被逐渐消耗掉，并且不再产生新的自由基。

从上面一系列反应可以看出，自由基反应得到的一般是多种产物的混合物。

第二节　环烷烃

环烷烃又称饱和脂环烃，它可看成链状烷烃分子内两端的碳原子上各去掉一个氢原子后相互连成的，它比相应烷烃少两个氢原子，因此，其通式为 C_nH_{2n}，最简单的环烷烃是环丙烷。为了简便起见环烷烃的碳环一般用相应的多边形表示。例如：

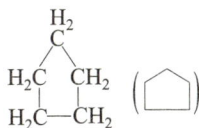

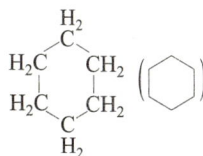

| 环丙烷 | 环丁烷 | 环戊烷 | 环己烷 |

一、环烷烃的结构与分类

1.环烷烃的结构

环烷烃分子结构中的碳原子均为 sp^3 杂化，经 sp^3 杂化的碳原子有 4 个 sp^3 杂化轨道，相邻的两个轨道对称轴的夹角为 109.5° 成键的碳原子的 sp^3 杂化轨道沿着它们轨道对称轴的方向重叠，因此重叠程度大，形成的键稳定。所以，分子中的键角保持 109.5°。

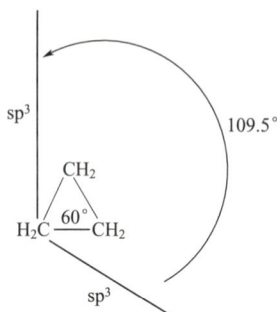

在环丙烷分子中，三个碳原子必须在同一平面上，并成等边三角形，这样碳碳化学键的键角只有 60°，要使键角从正常的 109.5° 变成 60°，这样 2 个价键各自向内偏转 24.5°，如图 5-2 所示。从而使键角变形而产生张力，这种张力称为角张力。按同样的方法计算，环丁烷和环戊烷碳碳键的偏差程度分别为 9.5° 和 0.75°。则其键角角张力相对较小，其环的稳定性比环丙烷稍好点。

在环丙烷分子中，2 个成键碳原子的 sp^3 杂化轨道不能沿着原子核之间的连线头碰头的重叠，而是偏离一定的角度，斜着重叠，因而重叠程度小，这样形成的 σ 键稳定性较差，碳环容易破裂。

图5-2　环丙烷分子结构

2.环烷烃的分类

根据成环碳原子的数目，环烷烃分为小环（三元环、四元环）、常见环（五元环、六元环）、中环（七元环至十二元环）及大环（大于十二个碳原子所形成的环）四类。

环丁烷　　环己烷　　环辛烷

根据所含环的数目，环烷烃还可分为单环、双环和多元环。在双环和多元环中，环与环以共用一个碳原子相结合的，称为螺环烃，其共用的碳原子称为螺原子，含一个螺原子的称为单螺环，含多个螺原子的为二螺环、三螺环等；环与环以共用两个或多个碳原子相结合的，称为桥环烃，其中桥碳链的交汇点原子称为桥头碳原子。桥环化合物的环数可通过每次切断一根键，将该化合物转变为开链化合物的方法来确定，所需切断的最少次数，即为该多环化合物的环数。

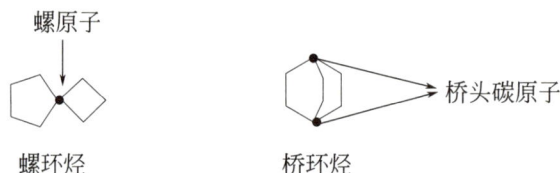

螺原子　　　　　　　　　　　　桥头碳原子

螺环烃　　　　　　　桥环烃

二、环烷烃的命名

单环烃的命名方法与烷烃相似，根据环中碳原子的数目称为"环某烷"，例如：

环丙烷　　环丁烷　　环戊烷　　环己烷

当环上有取代基时，应使取代基的位次最小，当环上有 2 个或多个取代基时，从较小的取代基所在的碳原子开始编号，将取代基的位次、数目、名称写在母体前面，例如：

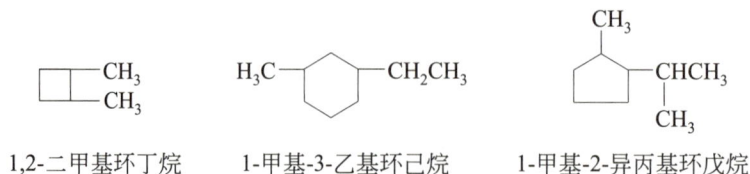

1,2-二甲基环丁烷　　1-甲基-3-乙基环己烷　　1-甲基-2-异丙基环戊烷

双环和多元环的命名较复杂。螺烃的命名根据螺环上的碳原子的总数叫作螺某烃，并在"螺"字后面的方括号内用阿拉伯数字标示螺原子所夹碳链上碳原子的数目（从小环到大环），数字之间在下面用圆点隔开。环碳原子的编号，从螺原子邻位的碳开始，首先沿较小的环编号，并使环上取代基的数字最小。如：

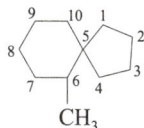

螺[3.4]辛烷　　　　6-甲基螺[4.5]癸烷

简单的桥环烃的命名，以环数为词头，然后在方括号内按从多到少的次序，用阿拉伯数字标明夹在两个桥头碳原子之间的每一个桥上碳原子的数目，并以下角圆点隔开。括号后面写出相应于桥环中全体碳原子总数的链烃名称。编号顺序是从一个桥头开始，沿最长的桥路到第二个桥头，再从次长的桥路回到第一个桥头，最后给最短的桥路编号，并注意使取代基位次最小。如：

二环[3.2.1]辛烷　　　1-甲基-2-乙基二环[3.2.1]辛烷

三、环烷烃的性质

环烷烃与烷烃一样都是饱和烃，它们的化学性质很相似，如常温下与氧化剂不发生作用，而在光和热条件下发生卤素的取代反应。如：

$$\text{环戊烷} + Br_2 \xrightarrow{300℃} \text{环戊基-Br}$$

但由于碳环结构的特殊性，环烷烃还能表现出一些独特的性质，特别是小环易发生开环加成反应。

1. 加氢

环烷烃在催化剂作用下，能跟氢气发生反应，开环生成烷烃，但环的大小不同，加氢反应的难易也不同。例如：

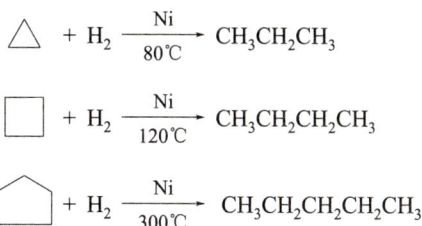

$$\triangle + H_2 \xrightarrow[80℃]{Ni} CH_3CH_2CH_3$$

$$\square + H_2 \xrightarrow[120℃]{Ni} CH_3CH_2CH_2CH_3$$

$$\pentagon + H_2 \xrightarrow[300℃]{Ni} CH_3CH_2CH_2CH_2CH_3$$

环烷烃的加成反应

2. 加卤素

环丙烷和环丁烷能同卤素发生作用，开环形成卤代烷烃。但反应活性不同。例如：

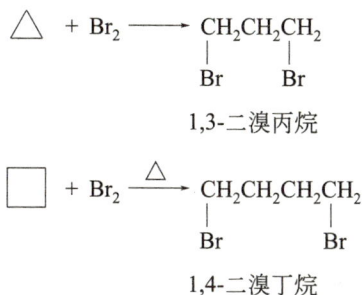

$$\triangle + Br_2 \longrightarrow \underset{Br}{CH_2}CH_2\underset{Br}{CH_2}$$

1,3-二溴丙烷

$$\square + Br_2 \xrightarrow{\triangle} \underset{Br}{CH_2}CH_2CH_2\underset{Br}{CH_2}$$

1,4-二溴丁烷

环丙烷在室温下可与溴加成使溴水褪色，而环丁烷需要在加热下才能反应。

3. 加卤化氢

环丙烷和环丁烷也可以跟卤化氢发生加成反应，开环形成卤代烷烃。但反应活性不同。

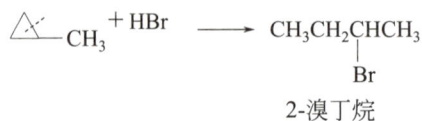

环丙烷可以与 HX 反应，环丁烷只能在加热的条件下同活泼的 HI 反应。

含侧链的环丙烷与卤化氢加成时，开环发生在含氢最多和含氢最少的两个碳原子之间，而且氢原子须加在连接氢原子较多的碳原子上，卤原子加在连接氢原子较少的碳原子上。例如：

$$\triangle\!\!\!-CH_3 + HBr \longrightarrow CH_3CH_2CHCH_3$$
$$\underset{Br}{|}$$

2-溴丁烷

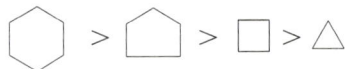

2,3-二甲基-2-溴丁烷

从上可知，环烷烃的化学活泼性与环的大小有关。小环化学性质活泼，容易发生开环反应，大环相对不易发生开环反应，环的稳定性次序为：

$$\hexagon > \pentagon > \square > \triangle$$

第三节　烯烃

分子中含有碳碳双键（C═C）的烃称为烯烃（alkene）。其通式为 C_nH_{2n}，与环烷烃的通式相同，它与同碳原子的烷烃比较少了两个氢原子。碳碳双键也称烯键，它比碳碳单键活泼的多，它是有机化合物分子骨架的一部分，又是烯烃的官能团。

一、烯烃的结构与同分异构现象

1. 烯烃的结构

这一类化合物的结构特点是，分子中含有 sp^2 杂化的碳原子，这样的两个碳原子各用一个 sp^2 轨道相互结合，形成一个碳碳 σ 键，每个碳原子的其余两个 sp^2 轨道分别与原子（或基团）A 和 B 结合形成 C—A、C—B σ 键，两个碳原子上仍各保留一个电子在 p 轨道中。由于碳原子的三条 sp^2 杂化轨道同处在一个平面上，而其 p 轨道与此平面垂直，两个 p 轨道相互平行时，体系的能量较低，只有在这种情形下两个 p 轨道才能最大限度地重叠，形成 π 键，产生含有碳碳双键的稳定分子。与之相对应的分子结构如图 5-3（a）、图 5-3（b）所示。

(a) 两个p轨道最大限度地重叠　　　　(b) 两个p轨道重叠形成π键

图5-3　烯烃分子中的σ键和π键

2. 烯烃的同分异构现象

由于烯烃含有双键，使其同分异构现象比烷烃复杂得多，它不仅存在碳架异构，还有双键在碳架上位置不同的异构体，例如丁烯有三种构造异构体。1-丁烯和2-丁烯为双键位置不同的异构体，它们与2-甲基丙烯（异丁烯）为碳架异构体。

单烯烃的通式为 C_nH_{2n}，与环烷烃的通式相同，因此，它和环烷烃也互为同分异构体。如丁烯与环丁烷（还有甲基环丙烷）亦是同分异构体。

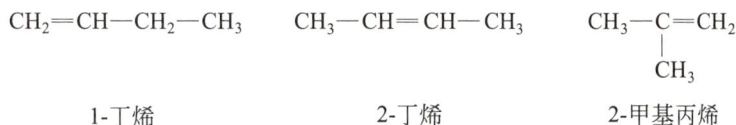

| 1-丁烯 | 2-丁烯 | 2-甲基丙烯 |

除了上述碳架异构和位置异构外，由于双键两侧的基团在空间的排列不同还可引起顺反异构（在第十一章介绍）。

二、烯烃的命名

烯烃的系统命名要点如下：

① 选择含有碳碳双键的最长碳链作为主链，按其碳原子数称为"某烯"。

② 编号时必须从靠近双键的一端开始，使双键的位次尽可能小，然后将双键中编号较小的那个碳原子的位号写在某烯前面，以表示双键在碳链中的位置。

③ 根据次序规则，写出取代基的位置、名称。例如：

$$\overset{6}{C}H_3\overset{5}{C}H_2\overset{4}{C}H_2\overset{3}{C}H = \overset{2}{C}H\overset{1}{C}H_3 \qquad \overset{1}{C}H_3\overset{2}{C} = \overset{3}{C}H\overset{4}{C}H_2\overset{5}{C}H_3$$

2-己烯 　　　　2-甲基-2-戊烯

2-乙基-1-戊烯　　　　3-甲基-4-辛烯

烯烃的命名

三、烯烃的性质

1. 烯烃的物理性质

烯烃的物理性质与烷烃相似，随着相对分子质量的增加，烯烃的沸点逐渐升高。常温下，乙烯、丙烯、丁烯是气体，从戊烯开始是液体，十九碳以上的烯烃是固体。烯烃都难溶于水而易溶于有机溶剂，相对密度都小于1，表5-3列出了一些烯烃的物理常数。

表5-3　一些烯烃的物理常数

名　称	结构式	熔点/℃	沸点/℃	相对密度(d_4^{20})
乙烯	$CH_2 = CH_2$	−169.15	−103.71	0.5700
丙烯	$CH_2 = CHCH_2$	−185	−47.4	0.5193
1-丁烯	$CH_2 = CHCH_2CH_3$	−185.35	−6.3	0.5951
1-戊烯	$CH_2 = CHCH_2CH_2CH_3$	−138	29.97	0.6405
1-己烯	$CH_2 = CH(CH_2)_3CH_3$	−139.82	63.35	0.6731
1-庚烯	$CH_2 = CH(CH_2)_4CH_3$	−119	93.6	0.6970
1-辛烯	$CH_2 = CH(CH_2)_5CH_3$	−110.73	121.3	0.7149
1-癸烯	$CH_2 = CH(CH_2)_7CH_3$	−66.3	170.56	0.7408

2. 烯烃的化学性质

烯烃的官能团是碳碳双键，它由一个 σ 键和一个 π 键组成，π 电子云分布在双键平面的上下方，键能较小，可极化性较大，易断裂发生化学反应。因此，烯烃的化学性质活泼，能发生加成、氧化、聚合等反应。

（1）加成反应　烯烃双键中的 π 键断裂，在双键两端的碳原子各加入一个原子或基团的反应称为加成反应。加成反应是碳碳双键的主要反应，可用如下通式表示：

$$\diagdown C = C \diagup + A—B \longrightarrow —\overset{|}{\underset{A}{C}}—\overset{|}{\underset{B}{C}}—$$

$$\text{烯烃} \qquad \text{试剂} \qquad \text{加成产物}$$

A 和 B 可以是相同的或不同的原子或基团，通过双键的加成反应，无论是在实际应用上还是在理论上都具有重要作用。烯烃能与氢气、卤素、卤化氢、硫酸等发生一系列的加成反应。

① 加氢。烯烃在催化剂存在下，与氢气反应生成相应的烷烃。反应必须在铂、镍、钯等催化剂作用下才能进行，也称为催化氢化反应。

$$R—CH=CH_2 + H_2 \xrightarrow{\text{Pt}} R—CH_2CH_3$$

$$\text{烯烃} \qquad\qquad\qquad \text{烷烃}$$

由于反应定量地完成，可用于烯烃的化学分析，根据反应中吸收氢气的体积，确定分子中的双键数目。催化加氢在工业上也有重要应用。例如，石油加工后得到的粗汽油，经催化加氢后，可提高油品质量；将不饱和脂肪酸催化加氢变成饱和脂肪酸，可提高油脂利用价值。

② 加卤素。烯烃与卤素发生加成反应，生成邻二卤代物。例如，将丙烯通入溴的四氯化碳溶液中，溴的红棕色立即消失，生成 1,2- 二溴丙烷。

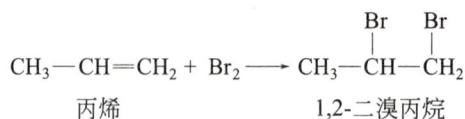

$$CH_3—CH=CH_2 + Br_2 \longrightarrow CH_3—\overset{Br}{\overset{|}{CH}}—\overset{Br}{\overset{|}{CH_2}}$$

$$\text{丙烯} \qquad\qquad\qquad \text{1,2-二溴丙烷}$$

在室温条件下烯烃与溴的四氯化碳溶液反应，不需任何催化剂，反应迅速，现象明显，操作简单。实验室中常利用这个反应检验烯烃的存在，以区别于饱和烃。

不同的卤素反应速率不同，氟与烯烃的反应过于剧烈，生成复杂的混合物；碘与烯烃反应，活性太低，难以进行。因此，卤素与烯烃的加成反应一般是指氯或溴。

③ 加卤化氢。烯烃与卤化氢发生加成反应，生成卤代烷，例如：

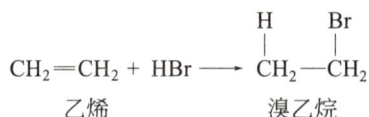

$$CH_2=CH_2 + HBr \longrightarrow \overset{H}{\overset{|}{CH_2}}—\overset{Br}{\overset{|}{CH_2}}$$

$$\text{乙烯} \qquad\qquad\qquad \text{溴乙烷}$$

卤化氢的活泼性顺序是：HI > HBr > HCl。

乙烯是一个对称的烯烃，与溴化氢的加成产物只有一种。而丙烯这样不对称的烯烃与溴化氢加成时，就有可能生成 1- 溴丙烷和 2- 溴丙烷两种加成产物。例如：

$$CH_3CH=CH_2 + HBr \begin{cases} CH_3\overset{H}{\overset{|}{CH}}—\overset{Br}{\overset{|}{CH_2}} \\ \text{1-溴丙烷} \\ CH_3\overset{Br}{\overset{|}{CH}}—\overset{H}{\overset{|}{CH_2}} \\ \text{2-溴丙烷} \end{cases}$$

根据大量的实验结果，俄国化学家马尔科夫尼科夫（Markovnikov）总结出：当不对称烯烃与卤化氢发生加成反应时，卤化氢中的氢原子总是加到含氢较多的双键碳原子上，卤原子则加到另一个碳原子上。

这个经验规则称为马尔科夫尼科夫规则，简称马氏规则。所以，上述反应产物中应以 2- 溴丙烷为主。

④ 加硫酸。烯烃与浓硫酸反应，硫酸分子中的氢质子加到双键的一个碳原子上，硫酸氢根离子则加到另一个碳原子上，生成硫酸氢烷酯。反应也遵循马氏规则。

硫酸氢烷酯容易水解生成相应的醇。这是工业生产中制备醇的方法之一，称为烯烃的间接水合法。

$$CH_3-CH-CH_3 + H_2O \longrightarrow CH_3-CH-CH_3$$
$$\underset{OSO_3H}{|} \qquad\qquad\qquad \underset{OH}{|}$$

烷烃、卤代烃一般不与硫酸作用，而烯烃能与硫酸反应，利用这一性质可以除去烷烃、烯烃混合物中的烯烃。

⑤ 加水。在酸存在下，烯烃可以加水生成醇，称为烯烃的直接水合法，是工业上制备低级醇的主要方法。例如：

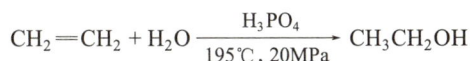

$$CH_2=CH_2 + H_2O \xrightarrow[195℃,20MPa]{H_3PO_4} CH_3CH_2OH$$

不对称烯烃与水的加成也符合马氏规则。

（2）氧化反应　烯烃的双键很容易被氧化，随着氧化剂和反应条件的不同，氧化产物也不同，氧化反应发生时，首先是双键中的 π 键打开；当反应条件剧烈时 σ 键也断裂。这些反应在测定烯烃和检测结构时有很大的作用。

在碱性条件下，用稀的冷的高锰酸钾溶液能将烯烃氧化成二元醇，如：

$$RCH=CH_2 \xrightarrow[OH^-]{稀、冷KMnO_4} \overset{\overset{OH\quad OH}{|\qquad|}}{RCH-CH_2}$$

邻二醇类化合物

邻二醇很易被进一步氧化成酮或酸，一般收率不高，但在反应中高锰酸钾的颜色能很快褪去，因此可作烯烃的鉴别反应。在反应条件比较剧烈，如用浓的、热的或酸性高锰酸钾氧化，则发生 C＝C 断裂，生成酮、酸或酮与酸的混合物。

$$\underset{R}{\overset{R}{\diagdown}}C=C\underset{R}{\overset{H}{\diagup}} \xrightarrow[\triangle]{KMnO_4/H^+} \underset{R}{\overset{R}{\diagup}}C=O + O=C\underset{H}{\overset{R}{\diagdown}}$$

酮　　　醛 $\xrightarrow{[O]}$ $R-\overset{\overset{O}{\|}}{C}-OH$

酸

氧化产物取决于烯烃的结构，双键中 $R_2C=$，$RCH=$ 和 $H_2C=$ 部分分别被氧化成酮、酸和二氧化碳，例如：

$$CH_3CH_2CH=CH_2 \xrightarrow[H_2O]{KMnO_4} CH_3CH_2COOH + CO_2$$

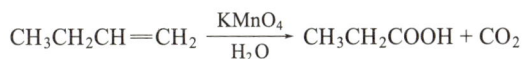

（3）聚合反应　在一定的条件下，烯烃分子中的 π 键断裂发生分子间加成，生成高分子化合物，此类反应称为聚合反应。例如，乙烯在高温高压下，聚合生成聚乙烯。聚乙烯是一种电绝缘性很好、用途广泛的塑料。

$$n CH_2=CH_2 \xrightarrow[>100℃]{>100MPa \ 自由基引发剂} \overset{}{\left[CH_2-CH_2\right]_n}$$

乙烯　　　　　　　　　　　　聚乙烯
（单体）　　　　　　　　　　（聚合物）

乙烯、丙烯、1- 丁烯等经烷基铝 - 四氯化钛催化，低压条件下聚合，可得聚乙烯、聚丙烯、聚丁烯等。

四、诱导效应

不同的原子或基团在形成共价键时，由于成键的 2 个原子或基团对电子的吸引力不同，使共价键具

有极性。在多原子分子中，1个键的极性可通过静电作用沿着分子链相互传递。例如，在1-氯丁烷中，由于氯原子的电负性大于碳原子，因此，氯原子与 C_1 之间的成键电子云偏向氯原子，结果使氯原子带有部分负电荷（δ^-），C_1 带有部分正电荷（δ^+）：

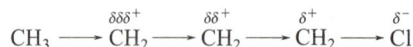

$$CH_3 \longrightarrow \overset{\delta\delta\delta^+}{CH_2} \longrightarrow \overset{\delta\delta^+}{CH_2} \longrightarrow \overset{\delta^+}{CH_2} \longrightarrow \overset{\delta^-}{Cl}$$

由于 C_1 带有部分正电荷（δ^+），所以 C_1 又吸引与 C_2 成键的电子云，导致 C_2 也带有部分正电荷，只是正电荷量要小于 C_1，用（$\delta\delta^+$）表示。这种静电作用能在同一方向沿着单键传递下去，但这种影响是短程的，经过三个原子后，近于消失。在上述结构式中，箭头表示电子偏移的方向。

当将1-氯丁烷中的氯原子换成其他吸电的原子或基团，如—Br、—OH、—CHO、—COOH 等时，会产生同样的吸引电子云的效果。但是，将氯原子换成供电子的原子或基团，如烷基等时，就会产生相反的排斥电子云的影响。在有机化合物中，取代基的静电作用沿着单键依次传递，使得分子发生极化现象称为诱导效应。吸电子原子或基团产生的诱导效应称为吸电子诱导效应，用 –I 表示；供电子的原子或基团产生的诱导效应称为供电子效应，用 +I 表示。

以 C—H 键为标准，吸引电子能力比氢大的原子或基团，称为吸电子基；吸引电子能力比氢小的原子或基团，称为供电子基。常见的吸电子基、供电子基如下。

吸电子基：—Cl＞—Br＞—I＞—OH＞—C₆H₅＞—CH＝CH₂＞—H
给电子基：—C(CH₃)₃＞—CH(CH₃)₂＞—CH₂CH₃＞—CH₃＞—H

第四节　二烯烃

分子中含有两个碳碳双键的不饱和烃称为二烯烃。开链二烯烃的通式为 C_nH_{2n-2}。

一、二烯烃的分类和命名

1.分类

根据分子中两个双键的相对位置，可把二烯烃分为三类。
（1）累积二烯烃　两个双键共用一个碳原子，即双键累积在一起，叫作累积二烯烃。
（2）共轭二烯烃　两双键中间隔一单键，即单、双键交替排列的，叫作共轭二烯烃。
（3）隔离二烯烃　两双键间隔两个或多个单键的，叫作隔离二烯烃。
这三种二烯烃的碳架如下：

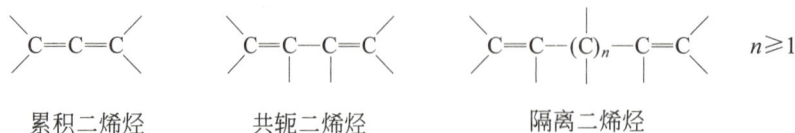

具有累积二烯烃骨架的化合物不多，一般也较难制备。隔离二烯烃（又称孤立二烯烃）中的两个双键间隔较远，相互间基本上没有影响，其性质与简单烯烃的相似。而共轭二烯烃中两个双键存在着相互影响，具有特殊的结构和性质。

2.命名

二烯烃的系统命名与烯烃相似，只是选择主链时要包括两个双键，称为某二烯，编号从靠近链端的双键开始，双键的位置写在某字前面。如碳链上还有烷基，将其位置和名称写在某二烯名称的前面。例如：

$$CH_2 = C = CH_2 \quad 丙二烯$$

$$H_2C = CH - CH = CH_2 \quad 1,3-丁二烯$$

$$\underset{\underset{CH_3 \ CH_3}{\vert \quad \vert}}{H_2C = CH - CH - C = CH_2} \quad 2,3-二甲基-1,4-戊二烯$$

二、共轭二烯烃的结构

1,3-丁二烯的结构式为

在1,3-丁二烯分子中，每个碳原子都是 sp^2 杂化，碳原子之间都以 sp^2 杂化轨道相互重叠形成 C—C σ 键，碳氢原子间以 sp^2 杂化轨道与 s 轨道相互重叠形成 C—H σ 键。所以 4 个碳原子和 6 个氢原子都是在同一平面上，相互间的键角接近 120°；此外，每个碳原子未参与杂化的 p 轨道，垂直于十个原子所在平面，见图 5-4。这样不仅 C1 与 C2 及 C3 与 C4 的 p 轨道相互平行重叠形成 π 键，而 C2 与 C3 的 p 轨道也相互平行并发生重叠，这样使得四个 p 电子不再局限于两个碳原子之间，而是运动在四个碳原子周围，形成 4 个 p 轨道组成的"共轭 π 键"，又称大 π 键。

现代物理实验也证明了共轭体系的存在，碳碳间的单键键长为 154pm，双键键长为 134pm。而在 1,3-丁二烯中 C1 与 C2 之间，C3 与 C4 之间双键键长为 137pm，C2 与 C3 之间单键键长为 147pm，即分子中单键键长变短，双键键长变长，说明 1,3-丁二烯中共价键趋于平均化，这是共轭 π 键的重要特征。

图5-4　1,3-丁二烯分子中的共轭π键

三、共轭体系和共轭效应

1.共轭体系

在不饱和化合物中，3 个或 3 个以上的 p 轨道平行重叠形成的大 π 键体系称为共轭体系。共轭体系主要有 π-π 共轭体系，p-π 共轭体系等。

（1）π-π 共轭体系　由 2 个或 2 个以上相邻 π 键形成的共轭体系称 π-π 共轭体系。例如，1,3,5-己三烯（ $CH_2 = CHCH = CHCH = CH_2$ ）、2,4-戊二烯醛（ $CH_2 = CHCH = CHCHO$ ）等。

（2）p-π 共轭体系　与双键碳原子相连的原子上有 p 轨道，这个 p 轨道与 C = C 平行重叠形成的共轭体系称 p-π 共轭体系。例如， $CH_2 = CHCl$ 等。

2.共轭效应

在共轭体系中，π 电子运动在整个共轭体系中，产生电子离域，电子云密度平均化，键长也趋于平均化，体系能量降低的现象称为共轭效应。

共轭体系中，任何一个原子受到外界试剂的影响，其他部分也要受到影响，如 1,3-丁二烯在与溴化氢反应时，C 受到溴化氢影响，整个分子的 π 电子云向一个方向移动，并产生交替极化现象。

$$\overset{\delta^+}{CH_2}=\overset{\delta^-}{CH}-\overset{\delta^+}{CH}=\overset{\delta^-}{CH_2} \qquad \overset{\delta^+}{H}-\overset{\delta^-}{Br}$$

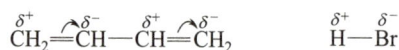

共轭效应也分为吸电子效应（–C）和供电子效应（+C）两类。例如：

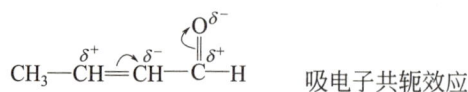

$$CH_3-\overset{\delta^+}{CH}=\overset{\delta^-}{CH}-\overset{\overset{O^{\delta^-}}{\parallel}}{\underset{\delta^+}{C}}-H \qquad 吸电子共轭效应$$

$$\overset{\delta^-}{CH_2}=\overset{\delta^+}{CH}-\overset{..}{C}l \qquad 供电子共轭效应$$

共轭效应在共轭链上的传递不因共轭链增长而减弱。

四、共轭二烯烃的化学性质

1. 加成反应

共轭二烯烃的官能团是双键，所以它们有双键的性质，与单烯烃有类似之处。比如，可以发生加成反应、氧化反应、聚合反应等。但由于这类二烯烃分子中双键处于共轭状态，也有其特殊性质，主要发生 1,2- 加成和 1,4- 加成反应。例如：

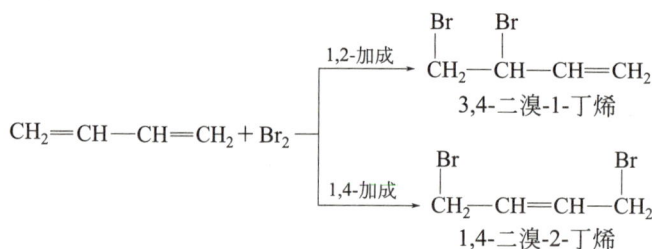

$$CH_2=CH-CH=CH_2 + Br_2 \longrightarrow$$

1,2-加成 →
$$\underset{3,4-二溴-1-丁烯}{\overset{Br \quad Br}{CH_2-CH-CH=CH_2}}$$

1,4-加成 →
$$\underset{1,4-二溴-2-丁烯}{\overset{Br \qquad\qquad Br}{CH_2-CH=CH-CH_2}}$$

1,4- 加成是共轭二烯烃的特殊反应，它与 1,2- 加成同时进行，何者占优势，取决于反应条件。一般情况下，在低温进行反应，以 1,2- 加成产物为主，产物的比例是由反应速率决定的，称动力学控制。在较高温度下反应，以 1,4- 加成产物为主，产物的比例是由产物的稳定性决定的，称热力学控制。例如，上述加成反应在 –80℃时，1,2- 加成产物占 80%，1,4- 加成产物占 20%；而在 40℃时，结果正好相反。

1,2-加成和
1,4-加成

2. 双烯合成反应

共轭二烯烃与含碳碳双键或三键的化合物进行 1,4- 加成，生成环状化合物，如：

　1,3-丁二烯　　　丙烯醛　　　　　3-环己烯甲醛

这是共轭二烯烃特有的反应，称为双烯合成或狄尔斯 - 阿尔德（Diels-Alder）反应。

该反应的应用范围非常广泛，是合成六元环状化合物的重要反应。

一般将进行双烯合成的共轭二烯烃称为双烯体，把与共轭二烯进行双烯合成的不饱和化合物称亲双烯体。亲双烯体是乙烯时反应十分困难。当亲双烯体上连有吸电子基（如—CHO、—CN、—NO$_2$ 等）时，成环就易于进行，收率也高。例如：

1,3-丁二烯　乙烯　　　　　　　　　　　　环己烯

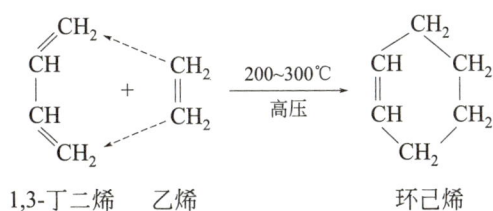

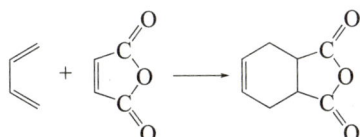

双烯合成反应是可逆的，加成产物在加热到较高温度时，又可以分解为原来的双烯体和亲双烯体。

第五节　炔烃

分子中含有碳碳三键的烃称为炔烃，碳碳三键是炔烃的官能团，其通式为 C_nH_{2n-2}，比同碳原子的烯烃还少两个氢原子。

一、炔烃的结构与同分异构现象

1. 炔烃的结构

最简单的炔烃仅含有两个碳原子，叫作乙炔，分子式为 C_2H_2。炔烃的结构特点是：分子中含有 sp 杂化的碳原子，并各用一个 sp 轨道正面重叠形成一个 σ 键，每个碳原子各再用一个 sp 轨道分别和一个氢原子各形成一个碳氢（C—H）σ 键，两个碳原子都仍在其两个相互垂直的 p 轨道上各保留一个电子，当两个碳原子的 p 轨道彼此平行时，则相重叠，形成两个 π 键，从而构成了碳碳三键，并使组成乙炔分子的四个原子位于一条直线上。其成键的情形如图 5-5 所示。

图5-5　乙炔分子中π键的形成

碳碳 σ 键的电子云集中于两个碳原子间的中心处，但中心处 π 电子云密度最低，π 电子云位于 σ 键轴的上下和前后部位；当 π 轨道重叠后，其电子云形成一个以 σ 键为对称轴的圆柱体形状。根据上述情况，乙炔的结构可以用最简单的式子表示如下：

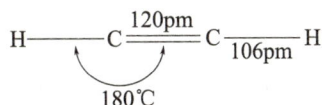

2.炔烃的同分异构现象

炔烃的通式为 C_nH_{2n-2}，与二烯烃的通式相同，因此，炔烃与二烯烃互为同分异构体；与烯烃相似，炔烃除了有碳架异构外，还有由于三键位置引起的位置异构。例如，戊炔有如下 3 种同分异构体。

$$CH\equiv C-CH_2-CH_2-CH_3 \qquad CH_3-C\equiv C-CH_2-CH_3 \qquad CH\equiv C-\overset{\displaystyle |}{\underset{\displaystyle CH_3}{C}}H-CH_3$$

1-戊炔　　　　　　　　　　　　2-戊炔　　　　　　　　　3-甲基-1-丁炔

（1）　　　　　　　　　　　　　（2）　　　　　　　　　（3）

其中，（1）和（3）是碳架异构，（1）和（2）是三键位置异构。

二、炔烃的命名

炔烃一般用系统命名法命名，命名原则与烯烃类似，只要把名字中的"烯"字改为"炔"字。如：

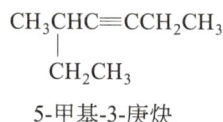

$$CH_3CHC\equiv CCH_2CH_3$$
$$\underset{\displaystyle CH_2CH_3}{|}$$

5-甲基-3-庚炔

若分子中同时含有双键和三键时，首先应选含有双键和三键在内的最长碳链为主链，从距不饱和碳最近的一端给主链碳原子编号，使表示它们位次的总和最小；当双键和三键处于相同位次时，应使双键的位次较低。然后写出取代基的位置、名称，根据双键、三键所在位置和主链碳的数目称某烯炔。例如：

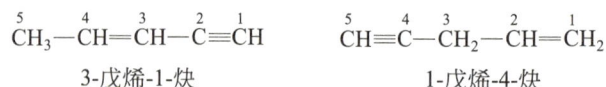

$$\overset{5}{C}H_3-\overset{4}{C}H=\overset{3}{C}H-\overset{2}{C}\equiv\overset{1}{C}H \qquad \overset{5}{C}H\equiv\overset{4}{C}-\overset{3}{C}H_2-\overset{2}{C}H=\overset{1}{C}H_2$$

3-戊烯-1-炔　　　　　　　　　　　　1-戊烯-4-炔

三、炔烃的化学性质

炔烃和烯烃都是不饱和烃，分子中都有 π 键，都能发生加成、氧化、聚合等反应，化学性质相似。但炔烃的 π 键比烯烃的 π 键稳定，亲电加成比烯烃困难。三键碳原子的杂化状态和电子云分布等方面与双键也有不同之处，因此除某些反应的反应性有所差别外，最大的区别是与炔碳相连的氢（简称炔氢）具微酸性。

1.炔氢的反应

与三键碳原子直接相连的氢称为炔氢，炔氢比较活泼，具有微酸性，可被金属取代，生成金属炔化物。乙炔和单取代乙炔与金属钠作用放出氢气并生成炔钠，其反应如下：

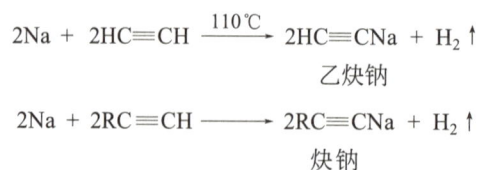

$$2Na + 2HC\equiv CH \xrightarrow{110℃} 2HC\equiv CNa + H_2\uparrow$$
乙炔钠

$$2Na + 2RC\equiv CH \longrightarrow 2RC\equiv CNa + H_2\uparrow$$
炔钠

乙炔与过量的钠可以生成乙炔二钠。

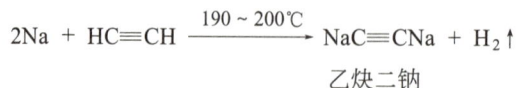

$$2Na + HC\equiv CH \xrightarrow{190\sim200℃} NaC\equiv CNa + H_2\uparrow$$
乙炔二钠

此外，具有炔氢的炔烃与硝酸银氨溶液作用，立即生成白色的炔银沉淀；与氯化亚铜氨溶液作用生成棕红色的炔化亚铜沉淀。例如：

$$CH \equiv CH + 2[Ag(NH_3)_2]NO_3 \longrightarrow AgC \equiv CAg\downarrow + 2NH_4NO_3 + 2NH_3$$
　　乙炔　　硝酸银氨溶液　　　　乙炔银(白色)

$$CH \equiv CH + 2[Cu(NH_3)_2]Cl \longrightarrow CuC \equiv CCu\downarrow + 2NH_4Cl + 2NH_3$$
　　乙炔　　氯化亚铜氨溶液　　　　乙炔亚铜(棕红色)

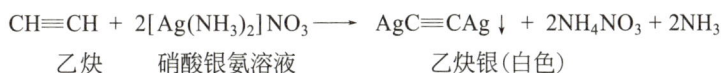

反应灵敏而迅速,现象也很明显,所以上述反应可用于乙炔和含有炔氢的炔烃的鉴定。干燥的炔银、炔亚铜受热或受震动易发生爆炸,可用稀硝酸处理使其分解。

2. 加成反应

(1)催化加氢　炔烃在催化剂存在下,可与氢气发生加成,首先生成烯烃,然后继续加氢,生成烷烃。例如:

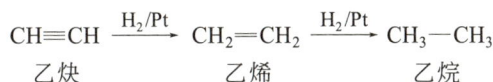

$$CH \equiv CH \xrightarrow{H_2/Pt} CH_2=CH_2 \xrightarrow{H_2/Pt} CH_3-CH_3$$
　　乙炔　　　　　　乙烯　　　　　　乙烷

(2)加卤素　炔烃能与卤素发生亲电加成反应,首先加 1 分子卤素生成二卤代烯,然后继续加成生成四卤代烷,例如:

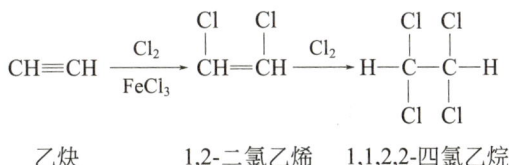

$$CH \equiv CH \xrightarrow[FeCl_3]{Cl_2} \underset{\substack{|\quad|\\Cl\ Cl}}{CH=CH} \xrightarrow{Cl_2} \underset{\substack{|\quad|\\Cl\ Cl}}{H-\overset{\substack{Cl\ Cl\\|\quad|}}{C}-C-H}$$
　　乙炔　　　　　1,2-二氯乙烯　　1,1,2,2-四氯乙烷

炔烃与溴发生加成反应使溴很快褪色,以此可检查碳碳三键的存在。

(3)加卤化氢　炔烃能与卤化氢加成,并服从马氏规则,但反应需要在氯化汞活性炭催化剂存在下进行。例如:

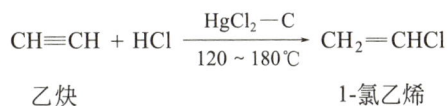

$$CH \equiv CH + HCl \xrightarrow[120\sim180℃]{HgCl_2-C} CH_2=CHCl$$
　　乙炔　　　　　　　　　　　　1-氯乙烯

(4)加水　在酸和汞盐的催化下,炔烃与水加成,生成不稳定的烯醇,烯醇很快发生重排转化成醛或酮。例如:

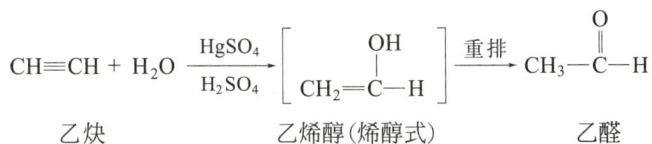

$$CH \equiv CH + H_2O \xrightarrow[H_2SO_4]{HgSO_4} \left[\underset{\substack{|\\CH_2=C-H}}{\overset{OH}{}}\right] \xrightarrow{重排} CH_3-\overset{\overset{O}{\|}}{C}-H$$
　　乙炔　　　　　　乙烯醇(烯醇式)　　　　　乙醛

炔烃加水也遵守马氏规则,所以,其他炔烃与水的加成产物是酮。例如:

$$CH_3C \equiv CH + H_2O \xrightarrow[H_2SO_4]{HgSO_4} \left[\underset{\substack{|\\CH_2=C-CH_3}}{\overset{OH}{}}\right] \xrightarrow{重排} CH_3-\overset{\overset{O}{\|}}{C}-CH_3$$
　　丙炔　　　　　　丙烯醇(烯醇式)　　　　丙酮(酮式)

炔烃与水加成和亲核加成

3. 氧化反应

炔烃能被高锰酸钾溶液氧化,碳碳三键断裂,生成相应的氧化产物,同时高锰酸钾的紫红色褪去,利用此性质,可区别炔烃与烷烃。例如:

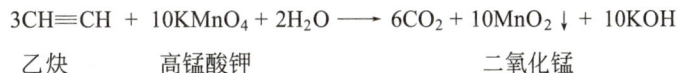

$$3CH \equiv CH + 10KMnO_4 + 2H_2O \longrightarrow 6CO_2 + 10MnO_2\downarrow + 10KOH$$
　　乙炔　　　　高锰酸钾　　　　　　　　二氧化锰

炔烃的氧化反应和聚合反应

炔烃的结构不同,氧化产物不同,$CH \equiv$ 部分被氧化成二氧化碳;$RC \equiv$ 部分被氧化成羧酸。由此可从氧化产物推测原炔烃的结构。例如:

$$CH_3C\equiv CH \xrightarrow{KMnO_4/H_2O} CH_3COOH + CO_2$$
丙炔　　　　　　　　　　　乙酸

$$CH_3C\equiv CCH_2CH_3 \xrightarrow{KMnO_4/H_2O} CH_3COOH + CH_3CH_2COOH$$
2-戊炔　　　　　　　　　　乙酸　　　　丙酸

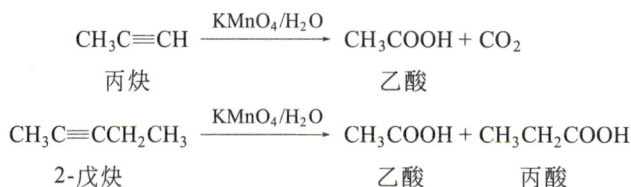

四、重要的炔烃——乙炔

乙炔是炔烃中最重要的一个化合物，它是有机合成的基本原料之一，工业上主要采用电石法和炔类裂解法制备乙炔。

1. 电石法

将氧化钙和焦炭在电弧的作用下生成碳化钙（俗称电石），碳化钙与水反应生成乙炔。

$$CaO + 3C \xrightarrow{2220℃} CaC_2 + CO\uparrow$$
氧化钙　　　　　　碳化钙

$$CaC_2 + 2H_2O \longrightarrow CH\equiv CH\uparrow + Ca(OH)_2$$
碳化钙　　　　　　　乙炔

纯净的乙炔是无色、无臭的气体，但工业生产的电石中含有硫化钙、磷化钙等杂质，因此产生的乙炔气中混有的硫化氢、磷化氢等气体，会产生难闻的臭味。

2. 炔类裂解法

以天然气为原料，将其通入电弧炉中，加热到 1500℃，发生裂解反应生成乙炔。

$$2CH_4 \xrightarrow{1500℃} CH\equiv CH + 3H_2\uparrow$$

习　题

一、单项选择题

1. 在自由基反应中，化学键发生（　　）。

A. 异裂　　　　　　B. 均裂　　　　　　　　C. 不断裂　　　　　　　　D. 既不是异裂也不是均裂

2. 甲烷的分子结构为（　　）。

A. 平面六边形　　　B. 正四面体　　　　　　C. 三角锥形　　　　　　　D. 直线形

3. 分子量为 72，只有伯氢原子的烷烃的是（　　）。

A. 正戊烷　　　　　B. 异戊烷　　　　　　　C. 新戊烷　　　　　　　　D. 正己烷

4. 下列烷烃中沸点最低的是（　　）。

A. 正戊烷　　　　　B. 异戊烷　　　　　　　C. 新戊烷　　　　　　　　D. 正己烷

5.1- 丁烯和 2- 丁烯是同分异构体，则它们的异构类型为（　　）。

A. 顺反异构　　　　B. 碳链异构　　　　　　C. 官能团异构　　　　　　D. 官能团位置异构

6. 下列分子中只有 SP 杂化碳原子的是（　　）。

A. 环丙烷　　　　　B. 环己烯　　　　　　　C. 丙二烯　　　　　　　　D. 乙炔

7. 能鉴别乙烷和乙烯的试剂是（　　）。

A. 氯化钡　　　　　B. 硝酸银　　　　　　　C. 氢氧化钠　　　　　　　D. 溴水

8. 乙烯使溴水褪色属于（　　）。

A. 取代反应　　　　B. 加成反应　　　　　　C. 氧化反应　　　　　　　D. 聚合反应

9. 下列化合物中，属于共轭二烯烃的是（　　）。

A.$CH_2=CHCH_2CH=CH_2$　　　　　　　　B.$CH_2=CH-CH=CH-CH=CH_2$

C.$CH_2\!=\!CH\!-\!CH\!=\!CH_2$　　　　　　　　　D. $CH_2\!=\!C\!=\!CH\!-\!CH_3$

10. 下列化合物的名称错误的是（　　　）。

A.2- 丁烯　　　　B.2,3- 二甲基 -1- 丙烯　　C.2- 甲基 -2- 丁烯　　　D.2- 甲基 -1- 戊烯

11. 1- 丁烯和溴化氢反应生成的主要产物是（　　　）。

A.1- 溴丁烷　　　　B.2- 溴丁烷　　　　C.2- 溴丁烯　　　　D.1- 溴丁烯

12. 下列物质与烯烃反应不属于加成反应的是（　　　）。

A.H_2　　　　B.Cl_2　　　　C.Br_2　　　　D.$KMnO_4$

13. 鉴别丙烯和丙炔的试剂是（　　　）。

A.$KMnO_4$/H_2O　　　B.Br_2/H_2O　　　C. 氨水　　　D. 硝酸银氨溶液

14. 某炔烃经催化加氢后得到 2,4- 二甲基己烷，该炔烃是（　　　）。

A.3,4- 二甲基 -1- 己炔　　　　　　B.2,4- 二甲基 -5- 己炔

C.3,5- 二甲基 -1- 己炔　　　　　　D.3,5- 二甲基 -2- 己炔

15. 下列是 $CH_3\!-\!CH_2\!-\!C\!\equiv\!CH$ 的同系物的是（　　　）。

A.$CH\!\equiv\!C\!-\!CH_3$　　　　　　　B.$CH_3\!-\!CH\!=\!CH_2$

C.$CH_3\!-\!CH(CH_3)\!-\!CH\!=\!CH\!-\!CH_3$　　　D.$CH_2\!=\!CH\!-\!CH\!=\!CH_2$

二、判断题

（　　）1. 烷烃的分子中，所有碳原子不可能位于同一平面。

（　　）2. 鉴别烷烃和烯烃可以用酸性高锰酸钾溶液。

（　　）3. 在过氧化物存在下，2- 甲基 -1- 丁烯与溴化氢的加成符合马氏规则。

（　　）4. 炔烃能使酸性高锰酸钾溶液褪色。

（　　）5. 环己烷能与溴发生加成反应。

三、填空题

1. 烷烃的通式为_____；烷烃_____使溴水、高锰酸钾溶液褪色。

2. 将下列化合物按沸点由高到低顺序排列_____。

A.3,3- 二甲基戊烷　　B.2- 甲基庚烷　　C. 正戊烷　　D. 正庚烷　　E.2- 甲基己烷

3. 分子中含有_____的烃称为烯烃；其通式为_____，与_____的通式相同。_____是烯烃的官能团。

4. 当_____与卤化氢发生加成反应时，卤化氢中的氢原子总是加到_____的双键碳原子上，卤原子则加到另一个碳原子上。这个经验规则简称_____。

5. 分子中含有_____的烃称为炔烃；其通式为_____。具有炔氢的炔烃与_____作用，立即生成白色的炔银沉淀；同样与_____作用生成棕红色的炔化亚铜沉淀。

四、用系统命名法命名下列化合物。

1.

2.

3.

4.

5.

6.

7.

8. $\underset{CH_3CH_2CH_2C=CH_2}{\overset{C_2H_5}{|}}$

9. —CH_2CH_3

10. $(CH_3)_3CC\equiv CCH_2CH_3$

11. $\underset{\underset{CH_3}{|}}{CH_2=C-CH=CH_2}$

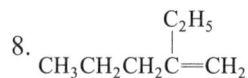

五、写出下列化合物的构造式。

1. 2,3- 二甲基戊烷

2. 2,4- 二甲基 -3- 乙基己烷

3. 2- 甲基 -2- 丁烯

4. 4- 甲基 -2- 戊烯

5. 2,2,5- 三甲基 -3- 己炔

6. 2- 甲基 -1,3- 丁二烯

六、不要查表试将下列烃类化合物按沸点降低的次序排列。

1. 2,3- 二甲基戊烷　2. 正庚烷　3. 2- 甲基庚烷　4. 正戊烷　5. 2- 甲基己烷

七、写出下列烷基的名称。

1. $CH_3CH_2CH_2-$　　2. $(CH_3)_2CH-$　　3. $(CH_3)_2CHCH_2-$

4. $(CH_3)_3C-$　　5. CH_3-　　6. CH_3CH_2-

八、写出下列反应的主要产物。

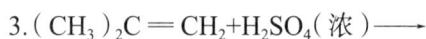

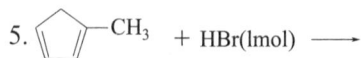

1. ＋ HI ⟶

2. ＋ Br_2 $\xrightarrow{光照}$

3. $(CH_3)_2C=CH_2+H_2SO_4（浓）\longrightarrow$

4. ＋ HBr ⟶

5. ＋ HBr(1mol) ⟶

6. $\underset{\underset{H_3C}{}}{\overset{H_3C}{}}CH-C\equiv CH + H_2O \xrightarrow[H_2SO_4]{HgSO_4}$

九、用化学方法区别下列各组化合物。

1. 甲基环丙烷和丁烷

2. 2,2- 二甲基丙烷，1,1- 二甲基环丙烷，2- 甲基丙烯

3. $CH_3(CH_2)_4CH_3$，$CH_3(CH_2)_3C\equiv CH$，$CH_3(CH_2)_2C\equiv CCH_3$

十、推测结构题

1. 某化合物 A，分子式为 $C_{10}H_{18}$，经催化加氢得到化合物 B，B 的分子式为 $C_{10}H_{22}$，化合物 A 和过量

高锰酸钾溶液作用，得到下列三个化合物 $CH_3\overset{O}{\overset{||}{C}}CH_3$，$CH_3\overset{O}{\overset{||}{C}}CH_2CH_2\overset{O}{\overset{||}{C}}OH$，$CH_3\overset{O}{\overset{||}{C}}OH$，写出化合物 A 和 B 的构

造式。

2.分子式相同的烃类化合物 A 和 B，它们都能使 Br_2/CCl_4 溶液褪色，A 与〔$Ag(NH_3)_2$〕NO_3 作用有沉淀生成，氧化 A 得 CO_2 和（CH_3）$_2CHCH_2COOH$。B 与〔$Ag(NH_3)_2$〕NO_3 不反应，氧化 B 得 CO_2 和 CH_3CH_2COOH 及 $HOOCCOOH$，试写出 A 和 B 的构造式及各步反应式。

3.某化合物的分子式为 C_6H_{10}，能与两分子的溴加成而不能与氯化亚铜的氨溶液起反应。在汞盐的硫酸溶液存在条件下，能与水反应得到 4- 甲基 -2- 戊酮和 2- 甲基 -3- 戊酮的混合物，试写出 C_6H_{10} 的构造式。

（孟姝）

习题答案

第六章

芳香烃

电子教案　思政案例

学习目标

1. 了解芳香烃的分类。
2. 掌握苯及其同系物的结构和性质。
3. 熟悉几种重要的稠环芳烃的结构。

芳香烃简称芳烃，是芳香族化合物的母体。由于它们最初是从具有芳香气味的树脂和香精油中提取得到的，而且研究发现它们大多含有苯环结构，所以称它们为芳香族化合物。后来发现许多含有苯环结构的化合物并无香味，有的甚至还具有令人不愉快的气味，因此"芳香"一词已失去原有的含义。现在认为，芳香族化合物是指具有芳香性的化合物，芳香烃是指具有芳香性的环状碳氢化合物。所谓芳香性是指化学性质上表现为：环具有特殊稳定性，不容易破裂；容易发生取代反应，难以发生加成和氧化反应。

芳烃中含有苯环结构的叫苯系芳烃。不含苯环结构，但具有芳香性的叫非苯系芳烃。本章主要讨论苯系芳烃。根据苯环的数目和连接方式不同，苯系芳烃又可分为单环芳烃、多环芳烃和稠环芳烃三类。

单环芳烃是指分子中只含有一个苯环的芳烃。例如：

苯　　　甲苯　　　苯乙烯

多环芳烃是指分子中含有两个或两个以上苯环的芳烃。例如：

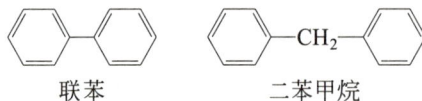

联苯　　　二苯甲烷

稠环芳烃是指分子中两个或两个以上的苯环稠合在一起的芳烃。例如：

萘　　　蒽

第一节　单环芳烃

一、苯的结构

苯的分子式为 C_6H_6，是最简单的芳香烃。从组成来看，苯是由碳氢两种元素组成的，其比例为 $1:1$，应具有很高的不饱和度，其性质应与不饱和烃相似。然而苯却是一个十分稳定的化合物，即具有芳香性。1865 年，德国化学家凯库勒（Kekule）提出了苯的结构。他认为苯分子中的 6 个碳原子是以单双键交替的形式互相连接的，构成一个正六边形的平面结构，内角为 120°，每个碳原子连接一个氢原子。

096

在苯的凯库勒结构中，6 个氢原子所处的地位相同。所以苯的一元取代物只有一种，苯催化加氢得到环己烷。

杂化轨道理论认为，苯分子中的 6 个碳原子都取 sp^2 杂化，每个碳原子的 3 个 sp^2 杂化轨道分别与 1 个氢原子的 s 轨道和相邻两个碳原子的 sp^2 杂化轨道重叠，形成 1 个 C—H σ 键、两个 C—C σ 键，这些 σ 键在同一平面上，键角都为 120°。因此，苯分子为平面正六边形结构，6 个 C—H σ 键和 6 个 C—C σ 键都在同一平面上，如图 6-1 所示。

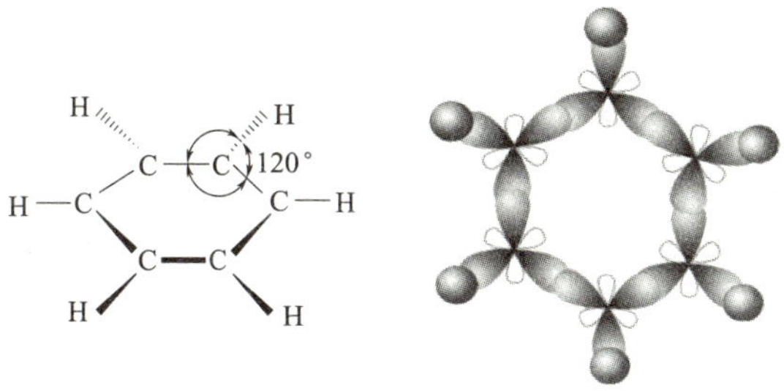

图6-1 苯分子中的σ键形成示意图

每个碳原子还有 1 个未参与杂化的 p 轨道，每个 p 轨道上都有 1 个 p 电子，而且 p 轨道垂直于 σ 键所在的平面。6 个 p 轨道彼此"肩并肩"侧面重叠，形成一个具有 6 个 π 电子的闭合共轭大 π 键。π 电子云像两个救生圈一样均匀分布在苯环的上下，形成了一个闭合的共轭体系，如图 6-2 所示。

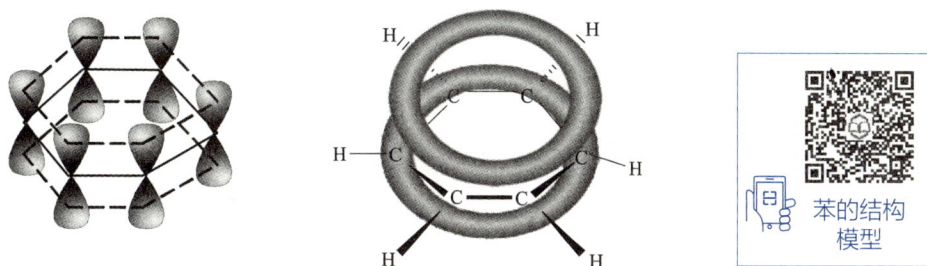

图6-2 苯分子中大π键形成示意图

由于大 π 键电子云均匀分布，共轭体系的能量降低，从而使苯具有稳定性。同时电子云发生了离域，键长发生了平均化，使苯分子中没有单双键之分，所以苯的邻位二元取代物只有一种。

近代物理方法证明苯具有平面正六边形结构，键角为 120°，C—C 键的键长均为 0.140nm，介于 C—C 单键（0.154nm）和 C═C 双键（0.134nm）的键长之间。这种特殊的结构使苯具有独特的化学性质——芳香性。由于沿用已久，目前仍采用凯库勒结构来表示苯的结构式，此外也有用一个圆圈加在正六边形内来表示苯的结构。

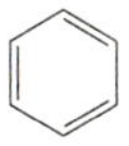

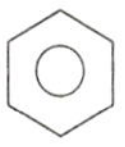

二、苯及其同系物的命名

苯分子中的一个或几个氢原子被烷基取代后所生成的烷基苯，在组成上比苯多了一个或几个 CH_2，称为苯的同系物。苯及其同系物的通式为 C_nH_{2n-6}（$n \geqslant 6$）。苯的同系物的命名方法如下。

1. 一元取代苯

苯环上的六个氢原子是等同的，因此一元取代物只有一种，无位置异构。命名时以苯环为母体，烷基作为取代基，称为某基苯，常把"基"字略去，称为某苯，例如：

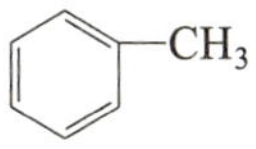

甲苯 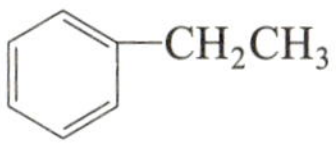　　　　　　　　乙苯 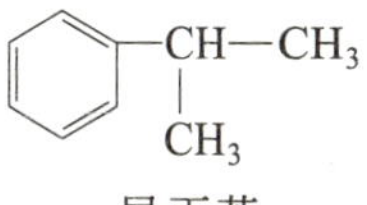　　　　　　　　异丙苯

2. 二元取代苯

苯的二元取代物，因两个取代基在环上的位置不同，产生三种同分异构体。命名时，两个取代基的

相对位置可以用数字表示，也可用"邻"（*o-*）、"间"（*m-*）、"对"（*p-*）等词头表示，例如：

邻二甲苯	间二甲苯	对二甲苯
*o-*二甲苯	*m-*二甲苯	*p-*二甲苯
1,2-二甲苯	1,3-二甲苯	1,4-二甲苯

邻甲乙苯　　　　　间甲乙苯　　　　　对甲乙苯

3. 三元取代苯

三元取代苯有 3 种异构体，常用"连""偏""均"或 1,2,3-、1,2,4-、1,3,5- 表示 3 个基团的相对位置。例如：

| 连三甲苯 | 偏三甲苯 | 均三甲苯 |
| 1,2,3-三甲苯 | 1,2,4-三甲苯 | 1,3,5-三甲苯 |

若 3 个烷基不同，命名时只能用阿拉伯数字标明位置，从较小的基团开始编号，并使取代基位次的代数和最小。例如：

1-甲基-2-乙基-3-正丙基苯　　　　　1-甲基-4-乙基-2-异丙基苯

4. 苯作为取代基

当烃基较复杂时，可将苯作为取代基来命名，例如：

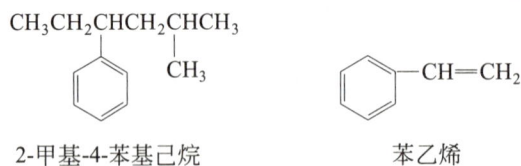

2-甲基-4-苯基己烷　　　　　苯乙烯

苯分子失掉一个氢原子后剩下的基团，称为苯基（C_6H_5—）。芳香烃的分子中去掉一个氢原子后剩下的基团，称为芳基，常用 Ar- 表示。常见的有：

苯基　　　邻甲苯基　　　间甲苯基　　　对甲苯基　　　苯甲基(苄基)

三、苯及其同系物的性质

1. 苯及其同系物的物理性质

苯及其同系物一般都是具有特殊气味的液体，相对密度为 0.86 ～ 0.93，不溶于水，易溶于乙醚、四氯化碳、石油醚等有机溶剂，液体的芳香烃是良好的有机溶剂。大多数芳香烃都有一定的毒性，长期吸入它们的蒸汽，可引起慢性中毒，损害造血器官与神经系统。此外，苯还可以通过皮肤吸收而引起中毒。

在苯的同系物中，沸点随着相对分子质量的增加而升高。一般每增加一个 CH_2，沸点升高 20 ～ 30℃，含相同碳原子数的异构体之间沸点相差不大，而结构对称性较高的异构体具有较高的熔点。

2. 苯及其同系物的化学性质

苯分子中的 π 电子形成闭合的共轭体系，使得苯环具有高度的稳定性。分子中没有典型的双键，所以难以加成，难被氧化；环外的 C—H 键在一定的条件下可发生断裂，而断裂后仍使得苯环保持闭合的共轭体系，所以苯分子能发生取代反应；虽然 π 电子形成稳定的闭合共轭体系，但在剧烈的条件下，也能使大 π 键断裂发生加成，产物无芳香性；苯环的侧链受苯环的影响，α-H 变得比较活泼，而易发生取代和氧化。

（1）取代反应

① 卤代反应。在卤化铁或铁粉存在下，苯与卤素作用，苯环上的氢原子被卤素原子取代，生成卤苯。例如：

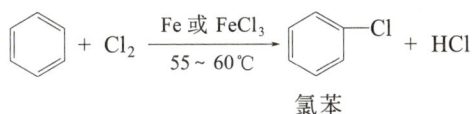

卤代反应主要为氯代和溴代，活性：$Cl_2 > Br_2$。

烷基苯的卤代反应比苯容易，主要生成邻、对位取代产物。例如：

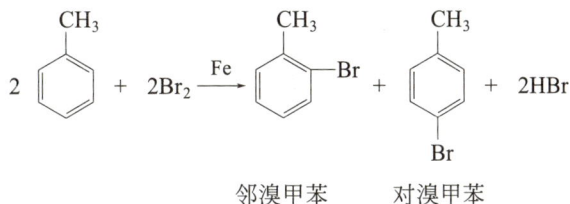

② 硝化反应。苯环上的氢原子被硝基（—NO_2）取代的反应，称为硝化反应。苯与浓硝酸和浓硫酸的混合物（称为混酸）共热，在苯环上引入一个硝基。例如：

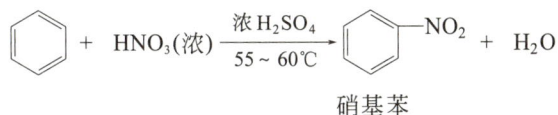

硝基苯为淡黄色液体，比水重，有苦杏仁味，有毒。

硝基苯的进一步硝化比苯困难，需要更高的温度或发烟硝酸和浓硫酸的混合物作硝化试剂，主要生成间二硝基苯。

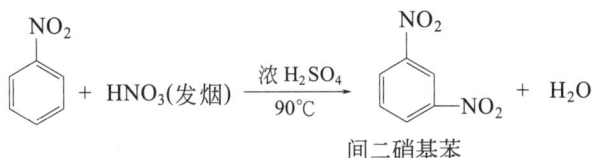

烷基苯的硝化比苯容易，主要生成邻位和对位产物。

$$2 \text{（甲苯）} + 2HNO_3(\text{浓}) \xrightarrow[20\sim30℃]{\text{浓 } H_2SO_4} \text{（邻硝基甲苯）} + \text{（对硝基甲苯）} + 2H_2O$$

邻硝基甲苯　　对硝基甲苯

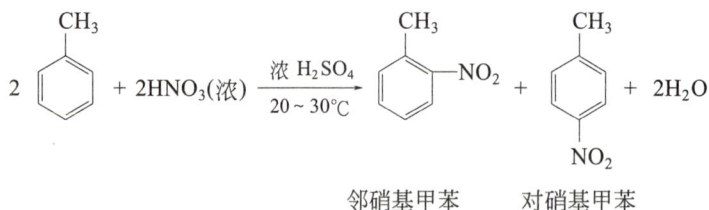

③ 磺化反应。苯环上的氢原子被磺酸基（—SO₃H）取代的反应，称为磺化反应。苯与浓硫酸作用，在苯环上引入磺酸基生成苯磺酸。例如：

$$\text{（苯）} + H_2SO_4(\text{浓}) \underset{}{\overset{75\sim80℃}{\rightleftharpoons}} \text{（）}-SO_3H + H_2O$$

苯磺酸

磺化反应是一个可逆反应，随着反应的进行，水量逐渐增多，硫酸浓度下降，反应速率变慢，而且苯磺酸的水解加快，不利于苯磺酸的生成。苯磺酸是一种有机强酸，为结晶性固体，溶解度大，有吸水性。

苯磺酸的进一步磺化比苯难。需要发烟硫酸作为磺化试剂，并在高温条件下进行，生成间苯二磺酸。

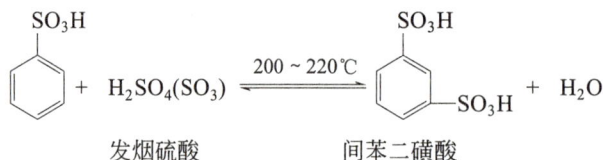

$$\text{（苯磺酸）} + H_2SO_4(SO_3) \underset{}{\overset{200\sim220℃}{\rightleftharpoons}} \text{（间苯二磺酸）} + H_2O$$

发烟硫酸　　　　　间苯二磺酸

烷基苯的磺化则比苯容易，主要生成对位产物和少量的邻位产物。例如：

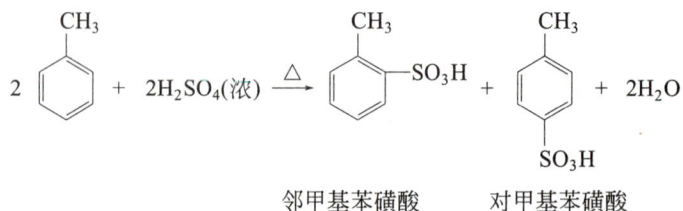

$$2 \text{（甲苯）} + 2H_2SO_4(\text{浓}) \xrightarrow{\triangle} \text{（邻甲基苯磺酸）} + \text{（对甲基苯磺酸）} + 2H_2O$$

邻甲基苯磺酸　　　对甲基苯磺酸

④ 烷基化反应和酰基化反应。苯与卤代烷（R—X）在无水氯化铝等催化剂作用下，苯环上氢原子被烷基取代的反应称为烷基化反应。例如：

$$\text{（苯）} + CH_3CH_2Br \xrightarrow{\text{无水 } AlCl_3} \text{（）}-CH_2CH_3 + HBr$$

乙苯

苯与酰氯（RCOCl）或酸酐 [(RCO)₂O] 在无水氯化铝等催化剂作用下，苯环上氢原子被酰基$\left(\begin{array}{c} O \\ \parallel \\ R-C- \end{array} \right)$取代的反应称为酰基化反应。例如：

$$\text{（苯）} + CH_3\overset{O}{\overset{\parallel}{C}}-Cl \xrightarrow{\text{无水 } AlCl_3} \text{（苯乙酮）} + HCl$$

苯乙酮

$$\text{（苯）} + \begin{array}{c} CH_3-\overset{O}{\overset{\parallel}{C}} \\ \quad\quad\quad O \\ CH_3-\overset{O}{\underset{\parallel}{C}} \end{array} \xrightarrow{\text{无水 } AlCl_3} \text{（苯乙酮）} + CH_3-\overset{O}{\overset{\parallel}{C}}-OH$$

乙酸酐　　　　　　　　　　苯乙酮　　　　　乙酸

单环芳烃的
卤化、硝化、
磺化反应

烷基化反应和酰基化反应通称为傅瑞德乐 - 克拉夫茨（Friedel-Crafts）反应，简称傅 - 克反应。常用的催化剂有 $AlCl_3$、$FeCl_3$ 等，其中以 $AlCl_3$ 活性最高。当苯环上连有强吸电子基团（硝基、磺酸基、氰基等）时，一般不发生傅 - 克反应。

（2）加成反应　苯环是比较稳定的，一般难以发生加成反应，但在一定条件下，也可发生加氢反应和加卤素的反应。例如，苯的催化加氢。

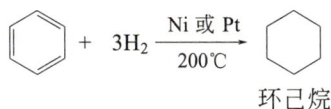

$$\text{苯} + 3H_2 \xrightarrow[200℃]{\text{Ni 或 Pt}} \text{环己烷}$$

在日光或紫外光的照射下，苯还可以跟卤素发生加成反应，生成六卤环己烷。例如：

$$\text{苯} + 3Cl_2 \xrightarrow{\text{光照}} \text{六氯环己烷(六六六)}$$

（3）氧化反应　苯环很稳定，不易被氧化。但是苯环上有侧链并含有 α-H 时，其侧链烷基可以被高锰酸钾等强氧化剂氧化，而且不论烷基长短，一般都被氧化成苯甲酸。例如：

$$\text{甲苯} \xrightarrow[\triangle]{KMnO_4} \text{苯甲酸}$$

$$\text{异丙苯} \xrightarrow[\triangle]{KMnO_4} \text{苯甲酸}$$

如果苯环上有两个含 α-H 的烷基，则被氧化成二元羧酸。例如：

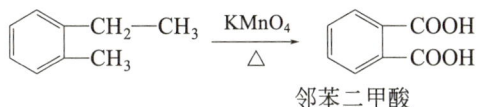

$$\xrightarrow[\triangle]{KMnO_4} \text{邻苯二甲酸}$$

若侧链烷基无 α-H（如叔烷基），一般情况下该侧链不被氧化，例如：

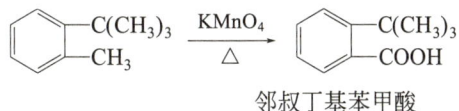

$$\xrightarrow[\triangle]{KMnO_4} \text{邻叔丁基苯甲酸}$$

四、苯环上取代基的定位效应及应用

1. 取代苯的定位规律

一元取代苯再进行取代反应时，新引进的基团应该可进入原有基团的邻位、间位和对位，即有 3 种不同的异构体。但实际情况并不是这样。例如硝化反应：

$$\text{甲苯} + HNO_3(\text{浓}) \xrightarrow[20 \sim 30℃]{\text{浓 } H_2SO_4}$$

62%　　33%　　5%

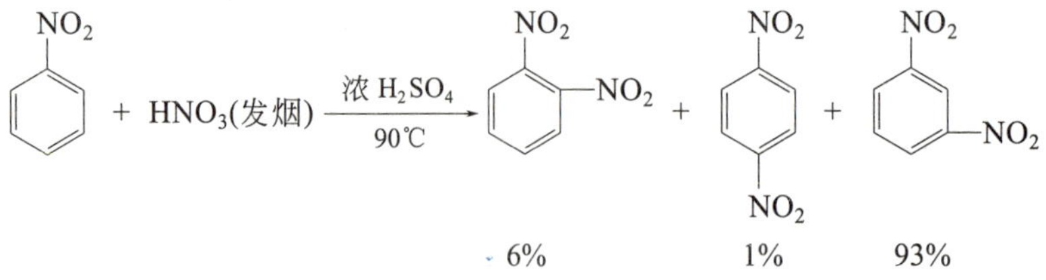

$$6\% \qquad\qquad 1\% \qquad\qquad 93\%$$

可以看出，甲苯的硝化主要生成邻、对位产物，而且反应比较容易进行；硝基苯硝化主要生成间位产物，而且反应比较难以进行。由此可见，第二个取代基进入的位置是受苯环上原有基团的影响，这种影响称为定位效应。苯环上原有基团称为定位基。人们根据大量实验事实，总结归纳出下面的定位规律。

① 第二个取代基在苯环上取代的位置由苯环上原有基团的性质决定，与第二个取代基的性质无关。

② 定位基分为两类。邻、对位定位基，这一类基团大部分使苯环活化，使苯环取代反应容易进行，故又称致活基团；能支配第二个取代基在苯环上主要取代在它的邻位和对位。

常见的邻对位定位基按定位效应强弱次序排列如下：

$$-NR_2 \text{、} -NHR \text{、} -NH_2 \text{、} -OH \text{、} -OR \text{、} -NHCOR \text{、} -R \text{、} -X$$

间位定位基，这一类基团大部分使苯环钝化，使苯环取代反应较难进行，故又称致钝基团；能支配第二个取代基在苯环上主要取代在它的间位。

常见的间位定位基按定位效应强弱次序排列如下：

$$-\overset{+}{NR_3} \text{、} -NO_2 \text{、} -CN \text{、} -SO_3H \text{、} -CHO \text{、} -COR \text{、} -COOH（R）$$

③ 在苯环上有两个取代基，欲引入第三个取代基时，第三个取代基所进入的位置，取决于苯环上原有两个基团的综合效应。

当苯环上原有两个定位基的定位作用一致时，第三个取代基进入的位置由原有两个取代基共同决定。例如：

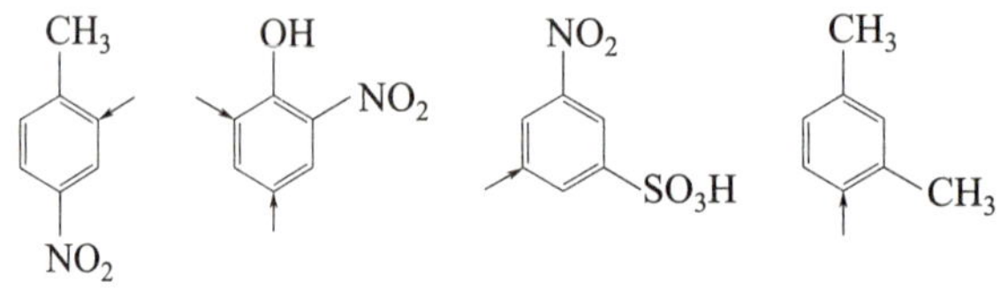

当苯环上原有两个定位基的定位作用不一致时，有两种情况：一是两个定位基为同一类时，则第三个取代基进入的位置由定位效应强的取代基决定。例如：

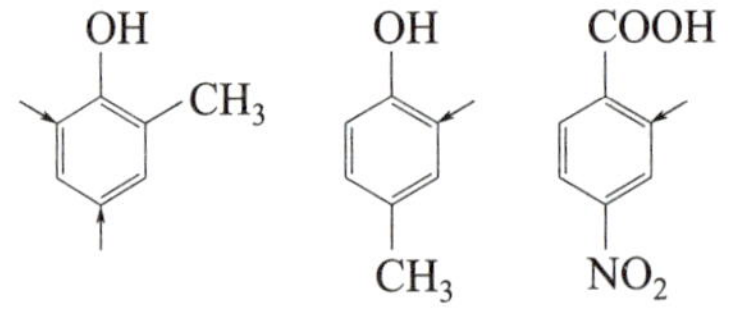

二是苯环上有两个不同类定位基时，第三个取代基进入的位置则由原取代基中是邻、对位定位基所决定。例如：

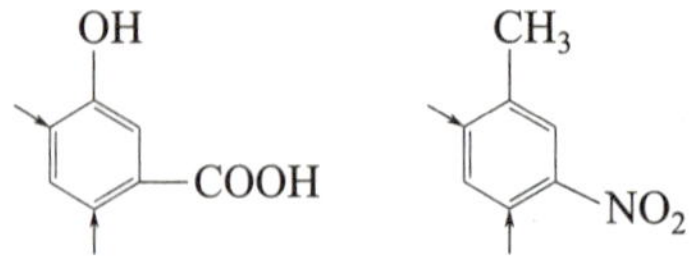

2. 定位规律的应用

苯环上亲电取代反应的定位规律不仅可以用来解释某些实验现象，更主要的是可利用它预测反应产物，选择合适的路线合成预期的有机化合物，从而提高生产效率，降低生产成本。

【例 6-1】 由苯合成间溴硝基苯。

解 在合成间溴硝基苯时，要考虑先溴化还是先硝化的问题。若先溴化再硝化时，得到邻溴硝基苯和对溴硝基苯。若先硝化再溴化，则得到间溴硝基苯。故合成路线应为

【例 6-2 】 由甲苯合成间硝基苯甲酸。

解 由甲苯为原料合成间硝基苯甲酸中，应考虑的问题是先氧化还是先硝化。间硝基苯甲酸合成路线应为先氧化，后硝化的合成路线。邻硝基苯甲酸或对硝基苯甲酸的合成，则顺序刚好相反。

【例 6-3 】 由对二甲苯合成 2- 硝基对苯二甲酸。

解 由对二甲苯合成 2- 硝基对苯二甲酸时，先氧化和先硝化都可以得到所要的化合物。

在先氧化，后硝化这个路线中，有两个致钝基团的对苯二甲酸硝化需要有发烟硝酸和发烟硫酸及很高的温度，且收率低，对设备腐蚀性大，难于工业化。而先硝化，后氧化这个路线中，含两个致活基团的对二甲苯硝化时在浓硫酸和室温下就能反应，且收率高，反应条件温和，是较佳的工业化路线。

第二节　稠环芳烃

稠环芳香烃是由两个或两个以上的苯环，通过共用两个相邻的碳原子相互稠合而成的多环芳香烃。常见的稠环芳香烃有萘、蒽、菲。

一、萘

1. 萘的结构和命名

萘是稠环芳香烃中最简单的，其分子式为 $C_{10}H_8$，萘的分子结构是平面的，可看成由两个苯环稠合而成，成键方式与苯相似，10 个 p 轨道形成 10 个 π 电子的闭合共轭体系，因此，萘具有芳香性，稳定性比苯小。与苯环不同的是萘分子中 10 个碳原子不完全相同，其结构式和编号方式如下：

结构式中 1、4、5、8 位的 4 个碳原子等同，都与另 1 个苯直接相连，通常称为 α 位；2、3、6、7 位的碳原子也是等同的，称为 β 位。因此萘的一元取代物有两种异构体，即：α- 取代物（或 1- 取代物）和 β- 取代物（或 2- 取代物）。例如：

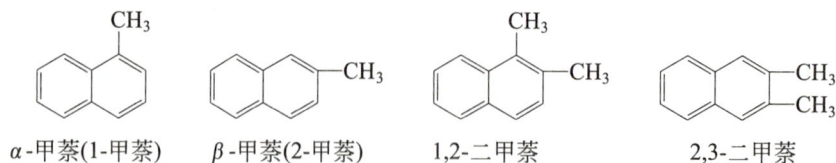

α-甲萘(1-甲萘)　　β-甲萘(2-甲萘)　　1,2-二甲萘　　　　2,3-二甲萘

2. 萘的理化性质

萘是无色片状结晶，熔点 80℃，沸点 218℃，有特殊气味，易升华。不溶于水和冷的乙醇中，但溶于热的乙醇和乙醚中。萘是重要的化工原料，可用作防蛀剂，是制取药物和染料的中间体，有一些药物中含有萘分子。

萘比苯更容易发生取代反应，加成和氧化反应也比苯容易发生。

（1）取代反应　萘的取代反应一般发生在 α 位上。

α-溴萘

α-硝基萘

萘在发生磺化反应时，低温条件（60℃）下，其磺化反应的主产物是 α- 萘磺酸；高温条件（165℃）下，其磺化反应的主产物是 β- 萘磺酸。

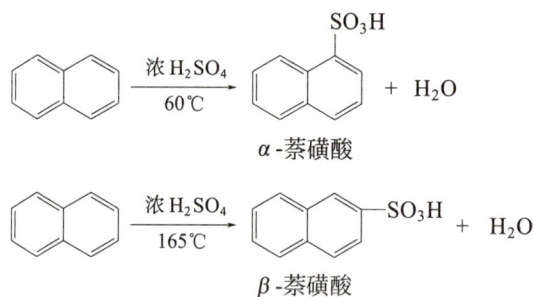

α-萘磺酸

β-萘磺酸

（2）氧化反应　萘比苯易于氧化，在五氧化二钒的催化下用空气氧化，生成邻苯二甲酸酐。

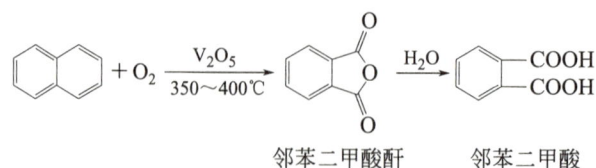

邻苯二甲酸酐　　邻苯二甲酸

（3）加成反应　萘的加氢反应比苯容易，不同的条件下可得到不同的还原产物。

四氢化萘　　　　　　　　　　　　　　　　　十氢化萘

二、蒽和菲

　　蒽和菲都存在于煤焦油中。蒽为无色片状晶体，熔点 216℃，沸点 340℃，它是制造燃料的重要原料；菲为具有光泽的无色晶体，熔点 101℃，沸点 340℃，常用于制造燃料和药物等。

　　蒽和菲是同分异构体，分子式为 $C_{14}H_{10}$。它们都是由三个苯环稠合而成，蒽为直线稠合，而菲为角式稠合。分子中所有的原子都在同一平面中，构成 14 个 π 电子的闭合共轭体系，具有芳香性，稳定性比萘小。它们的结构式和编号方式如下。

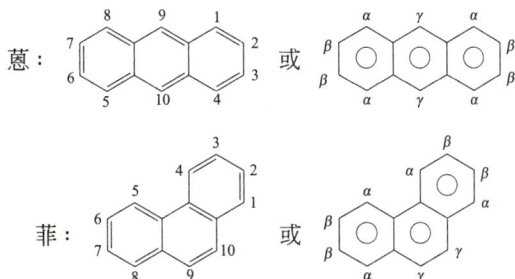

　　1、4、5、8 位置相同，称为 α 位；2、3、6、7 位置相同，称为 β 位；9 和 10 位置相同，称为 γ 位。其中以 9、10 位碳原子特别活泼，易发生化学反应。

习　题

一、单项选择题

1. 下列化合物能使 $KMnO_4$ 褪色而不能使溴水褪色的是（　　）。

A.1- 己烯　　　　　　B.1- 己炔　　　　　　C. 苯　　　　　　D. 甲苯

2. 苯与硝酸发生的反应属于（　　）。

A. 取代反应　　　　　B. 加成反应　　　　　C. 聚合反应　　　　D. 氧化反应

3. 下列物质互为同分异构体的是（　　）。

A. 苯与甲苯　　　　　B. 甲苯与乙苯　　　　C. 苯与溴苯　　　　D. 环己烷与己烯

4. 下列化合物属于芳香烃的是（　　）。

A. 甲苯　　　　　　　B. 溴苯　　　　　　　C. 硝基苯　　　　　D. 苯酚

5. 下列烃不能使酸性高锰酸钾溶液褪色的是（　　）。

A. 乙烷　　　　　　　B. 乙烯　　　　　　　C. 甲苯　　　　　　D. 乙苯

6. 下列烃易发生加成反应的是（　　）。

A. 乙烷　　　　　　　B. 乙烯　　　　　　　C. 甲苯　　　　　　D. 乙苯

7. 下列化合物中能用溴水加以区别的是（　　）。

A. 环丙烷和丙烯　　　　　　　　　　　B. 乙烯和乙烷

C. 1,3- 戊二烯和 1,4- 戊二烯　　　　　D. 苯和甲苯

8. 下列为间位定位基的是（　　）。

A.—OH　　　　　　　B.—F　　　　　　　　C.—I　　　　　　　D.—NO_2

9. 下列正离子中最稳定的是（　　）。

A. 苄基正离子　　　B. 对氯苄基正离子　　C. 对甲氧基苄基正离子　　D. 对硝基苄基正离子

10. 下列化合物进行硝化反应时最容易的是（　　）。

A. 苯　　　　　　　　B. 硝基苯　　　　　　C. 甲苯　　　　　　D. 氯苯

11. 既能鉴别 1- 戊烯和戊烷，又能鉴别苯和甲苯的试剂是（　　）。

A.NaCl　　　　　　　B. 浓 H_2SO_4　　　　C.$FeCl_3$ 水溶液　　　D. 酸性 $KMnO_4$ 溶液

12.属于邻二甲苯的同分异构体的是（　　　）。

A. 甲苯　　　　　　　B. 乙苯　　　　　　　C. 溴苯　　　　　　　D. 甲乙苯

13.下列属于加成反应的是（　　　）。

A. 苯与 Br_2 反应　　　　　　　　　　B. 乙炔使溴水褪色

C. 甲烷与 Cl_2 在日光下反应　　　　　D. 乙烯使酸性 $KMnO_4$ 溶液褪色

14.磺化反应属于（　　　）。

A. 取代反应　　　　　B. 加成反应　　　　　C. 卤代反应　　　　　D. 氧化反应

15.下列不属于稠环芳香烃的是（　　　）。

A. 萘　　　　　　　　B. 蒽　　　　　　　　C. 苯　　　　　　　　D. 菲

二、判断题

（　　　）1. 芳香烃是指分子中含有一个或多个苯环的烃类。

（　　　）2. 芳香烃不能使酸性高锰酸钾溶液褪色。

（　　　）3. 芳香烃不能与氯气反应。

（　　　）4. 芳香烃的所有原子都在同一个平面上。

（　　　）5. 苯乙烯能使酸性高锰酸钾溶液褪色。

三、填空题

1. 所谓芳香性是指化学性质上表现为：环具有＿＿＿＿＿＿，容易发生＿＿＿＿＿＿反应，难以发生＿＿＿＿＿＿和＿＿＿＿＿＿反应。

2. 苯、溴苯、硝基苯、甲苯四种化合物的苯环硝化活性顺序是＿＿＿＿＿＿＿＿＿＿＿＿＿＿＿。

3. 写出下列化合物的结构式

萘＿＿＿＿＿＿＿＿＿　蒽＿＿＿＿＿＿＿＿＿　邻二甲苯＿＿＿＿＿＿＿＿＿

均三甲苯＿＿＿＿＿＿＿＿＿　对溴硝基苯＿＿＿＿＿＿＿＿＿

4. 苯与卤素反应生成卤代苯的催化剂是＿＿＿＿＿＿，发生傅-克反应的催化剂是＿＿＿＿＿＿。

5. 芳香烃 C_9H_{12}，若用硝基取代芳香环的任何一个氢原子都能生成相同结构的化合物 $C_9H_{12}NO_2$，则该芳香烃 C_9H_{12} 的结构简式是＿＿＿＿＿＿＿＿＿＿＿＿＿＿＿。

四、用系统命名法命名下列化合物。

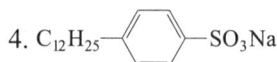

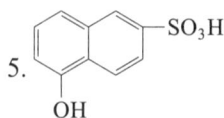

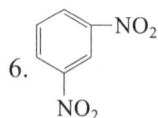

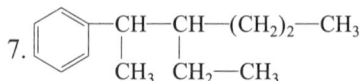

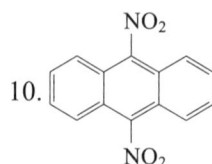

1. H_3C-⬡$-CH(CH_3)_2$

2. ⬡$-CH(CH_3)_2$

3. ⬡$-CH_2CH_2CH_3$

4. $C_{12}H_{25}-$⬡$-SO_3Na$

5. 萘$-SO_3H$（带OH）

6. ⬡$-NO_2$（间二硝基）NO_2

7. ⬡$-CH-CH-(CH_2)_2-CH_3$，CH_3，CH_2-CH_3

8. 四氢萘

9. ⬡$-CH=CH_2$

10. 蒽醌型带 NO_2 上下

五、写出下列化合物的结构式。

1. 1- 甲基 -3- 异丙基苯　　　2. 对硝基甲苯　　　3. 溴苯

4. 3,5- 二硝基苯磺酸　　　5. 间甲叔丁苯　　　6. 萘

六、完成下列化学反应式。

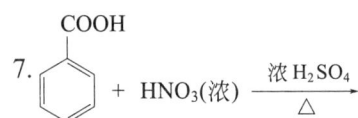

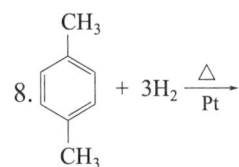

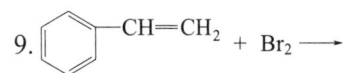

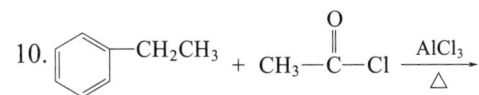

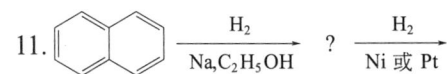

1.

CH_3苯 $+$ Cl_2 $\xrightarrow{\text{Fe 粉}}$

2.
苯 $+$ $CH_3CH_2CH_2Cl$ $\xrightarrow{\text{无水 } AlCl_3}$? $\xrightarrow[H_2SO_4]{KMnO_4}$

3.
苯 $+$? $\xrightarrow{?}$ (CH_2CH_3)苯 $\xrightarrow{?}$ ($COOH$)苯 $\xrightarrow[H_2SO_4]{HNO_3}$

4.
(CH_3)苯 $\xrightarrow{?}$ (CH_2Cl)苯 $\xrightarrow{?}$ 苯$-CH_2-$苯

5.
(CH_2CH_3)苯 $+$ HNO_3 $\xrightarrow{\text{浓 } H_2SO_4}$

6.
(CH_2CH_3)($CH_2CH_2CH_3$)苯 $\xrightarrow{[O]}$

7.
($COOH$)苯 $+$ $HNO_3(\text{浓})$ $\xrightarrow[\triangle]{\text{浓 } H_2SO_4}$

8.
(CH_3)(CH_3)苯 $+$ $3H_2$ $\xrightarrow[Pt]{\triangle}$

9.
苯$-CH=CH_2$ $+$ Br_2 $\longrightarrow$

10.
苯$-CH_2CH_3$ $+$ $CH_3-\overset{O}{\overset{\|}{C}}-Cl$ $\xrightarrow[\triangle]{AlCl_3}$

11.
萘 $\xrightarrow{H_2 \atop Na,C_2H_5OH}$? $\xrightarrow{H_2 \atop Ni \text{ 或 } Pt}$

七、用化学方法区别下列各组化合物。

1. 乙烷、乙烯、乙炔

2. 苯、甲苯、1,3- 丁二烯

3. 环己烯、苯、乙苯

八、推测结构题

1. 某芳香烃能使高锰酸钾酸性溶液褪色。在镍的催化下，能与氢气发生加成反应生成乙基环己烷。写出该烃的结构式。

2. A、B、C 三种芳烃分子式皆为 C_9H_{12}。氧化时 A 生成一元羧酸，B 生成二元羧酸，C 生成三元羧酸。但硝化时 A 与 B 分别得到两种一元硝化物，而 C 只得到一种一元硝化物。试推出 A、B、C 的结构式。

（王记莲）

习题答案

卤代烃

> **学习目标**
>
> 1. 掌握卤代烃的分类和命名。
> 2. 掌握亲核取代反应及消除反应。
> 3. 熟悉格氏试剂的制备和不同卤代烃的鉴别反应。

　　烃分子中一个或几个氢原子被卤素（氟、氯、溴、碘）原子取代生成的化合物统称为卤代烃，也叫作烃的卤素衍生物。一元卤代烃可用通式 R—X 表示。式中 R— 为烃基；X 为卤素原子。一般的卤代烃只是指氯代烃、溴代烃和碘代烃，不包括氟代烃。氟代烃的制法和性质比较特殊。卤代烃是一类性质比较活泼的有机化合物，可作为有机溶剂和某些药物合成中间体，在有机合成中有着重要的地位。

第一节　卤代烃的分类和命名

一、卤代烃的分类

1. 根据分子中烃基不同

　　根据分子中烃基不同，卤代烃可分为饱和卤代烃、不饱和卤代烃和芳卤代烃。例如：

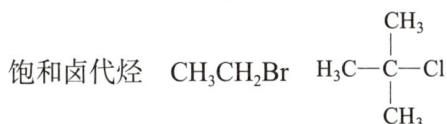

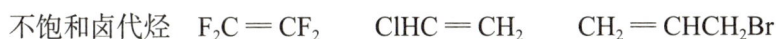

饱和卤代烃　　CH_3CH_2Br　　$H_3C-\underset{\underset{CH_3}{|}}{\overset{\overset{CH_3}{|}}{C}}-Cl$

不饱和卤代烃　　$F_2C=CF_2$　　　$ClHC=CH_2$　　　$CH_2=CHCH_2Br$

芳卤代烃

2. 根据分子中卤原子不同

　　根据分子中卤原子不同，卤代烃可分为氟代烃、氯代烃、溴代烃和碘代烃。例如：

$$CH_3CHF_2 \qquad CH_3CHCl_2 \qquad CH_2BrCH_2Br \qquad CH_3CH_2I$$

3. 根据分子中与卤原子直接相连的碳原子类型不同

　　根据分子中与卤原子直接相连的碳原子类型不同，卤代烃可分为：

伯卤代烃　　$ClCH_2CH_2CH_3$

仲卤代烃　　$CH_3CHBrCH_3$

叔卤代烃　　$(CH_3)_3CCl$

4. 根据分子中所含卤原子的数目不同

　　根据分子中所含卤原子数目的不同，可分为一卤代烃、二卤代烃和三卤代烃等，二元以上卤代烃称为多卤代烃。例如：

一卤代烃　CH_3Cl　　　CH_3CH_2Br

多卤代烃　CH_2Cl_2　　　CHI_3

二、卤代烃的命名

1. 普通命名法

卤代烃常用俗名，如：$CHCl_3$ 俗称氯仿、CHI_3 俗称碘仿等，普通命名法是指按与卤原子相连的烃基名称来命名的，称为"某基卤（化物）"。例如：

$$CH_3CH_2CH_2Br \qquad CH_2{=}CHCH_2Cl \qquad \text{〇—}CH_2Cl$$

正丙基溴　　　　　　烯丙基氯　　　　　　苄基氯

也可在母体烃名称前面加上"卤代"，称为"卤代某烃"，"代"字常省略。例如：

卤代烃的命名

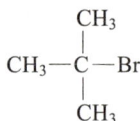

溴代叔丁烷　　　溴代异丙烷　　　氯乙烯　　　溴苯

2. 系统命名法

结构比较复杂的卤代烃一般用系统命名法命名，以相应的烃作母体，把卤原子作为取代基。命名原则、方法与烃类相同，当烷基和卤素相同编号时，优先考虑烷基。具体规则如下。

（1）选主链　选择包含有卤原子在内的最长碳链作为主链，把卤原子和其他的支链都看作取代基。

（2）编号　给主链上碳原子编号时，从靠近支链的一端开始，当烷基和卤原子的编号相同时，则优先考虑烷基。

（3）命名　命名时把烷基、卤原子的位次、数目、名称依次排列写在烃的名称前面。如：

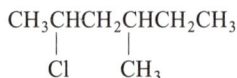

4-甲基-2-氯己烷　　　　　　　　　2-甲基-4-氯戊烷

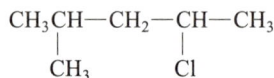

3-氯-1-丙烯　　　　　4-乙基-6-氯-2-己烯　　　　2-甲基-3-氯丁烷

注意事项如下。

① 不饱和卤代烃编号时，应首先使不饱和键的位次最小。

② 多卤代烃命名时，多个卤原子相同时，在卤原子前标出"二、三、……"；若卤原子不相同时，则按照原子序数排列，如氟、氯、溴、碘次序排列。

③ 芳香卤代烃的命名则以芳香环作为母体。如：

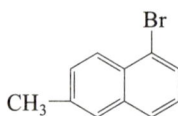

邻氯乙苯　　　　　　　间溴甲苯　　　　　　　1-溴-6-甲萘

第二节 卤代烃的性质

低级卤代烷多为气体和液体。15 个碳原子以上的高级卤代烷为固体。卤代烃的沸点比同碳原子数的烃高。在烃基相同的卤代烃中，氯代烃沸点最低，碘代烃沸点最高。在卤素相同的卤代烃中，随烃基碳原子数的增加，沸点升高。相同烃基的卤代烃，氯代烃相对密度最小，碘代烃相对密度最大，相对密度均大于水。在卤素相同的卤代烃中，随烃基相对分子质量增加，相对密度降低。所有卤代烃均不溶于水，而溶于有机溶剂。卤代烃的蒸汽有毒，应尽量避免吸入体内。由于卤素的电负性较大，碳卤键是极性较大的化学键，因此卤代烃的化学性质比较活泼。在不同试剂作用下，碳卤键断裂，生成一系列的化合物。

一、卤代烃的亲核取代反应

卤代烃的许多化学性质都是由于卤原子的存在而引起的。卤素的电负性较大，使碳卤键 C—X 具有极性，容易开裂发生反应，也表明卤代烃化学性质活泼的原因。亲核取代反应有共同特点，试剂的负离子（OH^-、CN^-、RO^-、ONO_2^-）或者具有孤对电子的分子（$:NH_3$）进攻卤代烃中电子云密度较低的与卤原子直接结合的碳原子。像这样在反应中能提供一对电子的试剂，称为亲核试剂，由亲核试剂进攻而引起的取代反应，称为亲核取代反应。反应通式：

$$R—X+Nu^- \longrightarrow R—Nu+X^-$$

其中，Nu^- 为亲核试剂；X^- 为反应中被取代而带着一对电子离去的基团，称为离去基团。受亲核试剂进攻的对象卤代烃称为反应底物；卤代烃中与卤原子相连的碳原子为 α- 碳原子，它是反应中心，又称为中心碳原子。

亲核取代反应速率与卤代烃的结构有关。对于烃基相同的卤代烃，其反应速率为：

$$C—I > C—Br > C—Cl$$

1. 水解反应

卤代烷水解可得到醇。例如：

$$RX+H_2O \rightleftharpoons ROH+HX$$

卤代烷水解是可逆反应，而且反应速率很慢。为了提高产率和增加反应速率，常常将卤代烷与氢氧化钠或氢氧化钾的水溶液共热，使水解能顺利进行。

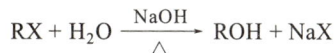

$$RX + H_2O \xrightarrow[\triangle]{NaOH} ROH + NaX$$

2. 氰解反应

卤代烷和氰化钠或氰化钾在醇溶液中反应生成腈。

$$RX + NaCN \xrightarrow{乙醇} RCN \xrightarrow{水解} RCOOH$$

氰基经水解生成羧基（—COOH），由此可以制备羧酸及其衍生物。同时也是增长碳链的一种方法。例如由乙烯来制备丙酸。

$$CH_2=CH_2 \xrightarrow{HCl} CH_3CH_2Cl \xrightarrow{氰解} CH_3CH_2CN \xrightarrow{水解} CH_3CH_2COOH$$

3. 氨解反应

卤代烷与过量的 NH_3 反应生成胺。

$$RX+2NH_3 \longrightarrow RNH_2+NH_4X$$

4.醇解反应

卤代烷与醇钠在加热条件下生成醚。

$$RX + NaOC_2H_5 \xrightarrow{\triangle} ROC_2H_5 + NaX$$

5.与硝酸银的醇溶液反应

卤代烷与硝酸银在醇溶液中反应，生成卤化银的沉淀，常用于各类卤代烃的鉴别。

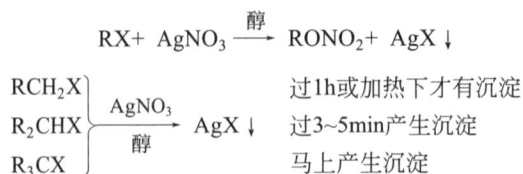

$$RX + AgNO_3 \xrightarrow{醇} RONO_2 + AgX\downarrow$$

$$\left.\begin{array}{l} RCH_2X \\ R_2CHX \\ R_3CX \end{array}\right\} \xrightarrow[醇]{AgNO_3} AgX\downarrow \quad \begin{array}{l} 过1h或加热下才有沉淀 \\ 过3\sim5min产生沉淀 \\ 马上产生沉淀 \end{array}$$

因此，不同卤代烃与硝酸银的醇溶液的反应活性不同，即反应速率：叔卤代烷＞仲卤代烷＞伯卤代烷。另外烯丙基卤和苄基卤也很活泼，同叔卤代烷一样，与硝酸银能立即反应。

对于卤代烷，当烷基结构相同而卤原子不同时，其活性次序是：$RI > RBr > RCl$。

二、消除反应

消除反应是指从分子中消去一个简单分子，形成不饱和键的反应。卤代烃与NaOH、KOH 等强碱的醇溶液作用时，脱去卤素与 β- 碳原子上的氢原子而生成烯烃。消除反应是卤代烃另一类重要的反应，用来制备某些烯烃或炔烃。

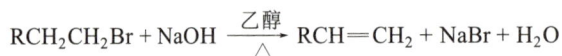

$$RCH_2CH_2Br + NaOH \xrightarrow[\triangle]{乙醇} RCH{=}CH_2 + NaBr + H_2O$$

不同结构的卤代烷的消除反应速率如下：

$$3°R{-}X > 2°R{-}X > 1°R{-}X$$

不对称卤代烷在发生消除反应时，可得到两种产物。如：

$$RCH_2CHXCH_3 + NaOH \xrightarrow[\triangle]{乙醇} \left\{\begin{array}{l} RCH{=}CHCH_3 \ （主要产物） \\ RCH_2CH{=}CH_2 \ （次要产物） \end{array}\right.$$

实验证明，消除反应时，氢原子总是从含氢较少的碳原子上脱去，生成含烷基较多的烯烃，这个经验规律称为扎依采夫规则。

三、与金属镁的反应

在卤代烷的无水乙醚溶液中，加入金属镁条，反应立即发生，生成的烃基卤化镁称为格利雅试剂，简称格氏试剂。

$$RX + Mg \xrightarrow{无水乙醚} RMgX（格氏试剂）$$

格氏试剂是一个很重要的试剂，由于分子内含有极性键，化学性质很活泼，它在有机合成中有广泛的应用。例如，与含活泼氢的化合物反应制备各种烃类化合物，反应如下：

$$RMgX \left\{\begin{array}{l} \xrightarrow{HX} RH + MgX_2 \\ \xrightarrow{H_2O} RH + Mg(OH)X \\ \xrightarrow{ROH} RH + Mg(OR)X \\ \xrightarrow{HNH_2} RH + Mg(NH_2)X \end{array}\right.$$

第三节 亲核取代反应和消除反应机制

一、亲核取代反应机制

通过对卤代烃水解反应的动力学和立体化学研究发现，不同的卤代烃进行水解反应时是按照不同的机制进行的。

1. 双分子亲核取代反应机制（S_N2）

溴甲烷在碱性条件下的水解反应：

$$CH_3Br + OH^- \longrightarrow CH_3OH + Br^-$$

反应的历程为 S_N2，反应 1 步完成，反应速率与溴甲烷和碱的浓度都有关，在动力学上称为二级反应，反应速率 $V = k[CH_3Br][OH^-]$。反应过程如下图所示：

过渡态

亲核试剂 OH^- 从离去基团 Br 的背面进攻带部分正电荷的 α- 碳原子，形成一个过渡状态。C—O 键逐渐形成，C—Br 键逐渐变弱。整个反应一步完成。

S_N2 反应机制的特点是：①双分子反应，反应速率与卤代烃和亲核试剂浓度有关；②反应一步完成，旧键的断裂和新键的生成同时进行，称为"协同反应"；③反应过程中伴有构型转化。由于亲核试剂是从离去基团的背面进攻的，如果作为底物的卤代烃分子的中心碳原子具有手性，取代产物的中心碳原子将发生构型翻转，也称为瓦尔登转化。

2. 单分子亲核取代机制（S_N1）

叔丁基溴在碱性条件下的水解反应：

$$(CH_3)_3CBr + OH^- \longrightarrow (CH_3)_3COH + Br^-$$

反应的历程为 S_N1，反应分两步进行，反应速率只取决于叔丁基溴的浓度，与碱的浓度无关，在动力学上称为一级反应，反应速率 $V = k[(CH_3)_3CBr]$。反应过程如下。

第一步：叔丁基溴的 C—Br 键发生异裂，生成活性中间体叔丁基碳正离子和溴负离子，此步反应速率很低，是反应速率的决定步骤。

第二步：叔丁基碳正离子很快与碱结合生成叔丁醇。

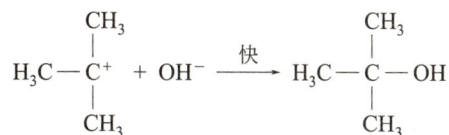

S_N1 反应机制的特点是：①单分子反应，反应速率只与卤代烃的浓度有关，与亲核试剂的浓度无关；②反应分两步进行，总的反应速率是由形成碳正离子步骤决定的；③可能发生碳正离子的重排；④若反应物中与卤素相连的碳原子为手性碳原子，产物外消旋化。反应历程是通过形成具有平面构型的碳正离子进行的，亲核试剂可以从 sp^2 杂化平面的两侧进攻碳正离子，并且概率均等，因此可以得到外消旋产物（"构型转化"和"构型保持"两种产物各为 50%）。

3. 影响亲核取代反应的因素

亲核取代反应的两种机制在反应中是同时存在相互竞争的。按照哪种历程进行，主要与卤代烃的结构、亲核试剂的亲核能力、离去基团的离去能力和溶剂的极性大小等因素有关。

（1）卤代烃的烃基结构的影响——电子效应和空间效应　电子效应主要影响 S_N1 机制，空间效应主要影响 S_N2 机制。

$$S_N1 \text{ 有利}$$
$$\longrightarrow$$

卤甲烷	伯卤烷	仲卤烷	叔卤烷

$$\longleftarrow$$
$$S_N2 \text{ 有利}$$

S_N1 反应速率大小顺序为：叔卤代烷＞仲卤代烷＞伯卤代烷＞卤甲烷。

S_N2 反应速率大小顺序为：卤甲烷＞伯卤代烷＞仲卤代烷＞叔卤代烷。

综上所述，通常叔卤代烃易按 S_N1 机制反应，伯卤代烃易按 S_N2 机制反应，仲卤代烃可以按 S_N1 历程反应，也可以按 S_N2 历程反应，或二者兼而有之。

（2）离去基团的影响　在亲核取代反应中，X 被称为离去基团。无论是进行 S_N1 反应还是 S_N2 反应历程，离去基团影响一样。离去基团离去能力越强，亲和反应越容易进行。所以卤代烷的反应顺序：RI ＞ RBr ＞ RCl。

（3）亲核试剂的影响　对于 S_N1 反应，反应速度只取决于 RX 的浓度，与亲核试剂无关，亲核试剂的改变。对反应速率不产生明显的影响。

对于 S_N2 反应，试剂的亲核性越强，成键越容易，越有利于反应的进行。

试剂的碱性：亲核试剂都是路易斯碱，一般来说，试剂的碱性越强，亲核能力也越强，如 $C_2H_5O^- >$ $OH^- > C_6H_5O^- > CH_3COO^-$。

试剂的可极化性：亲核试剂的可极化性越大，它进攻中心碳原子时，外层电子越易变形，伸向中心碳原子，从而降低了形成过渡态时所需的活化能。亲核试剂的可极化性越大，其亲核性能也越强。所以 $I^- > Br^- > Cl^- > F^-$。

（4）溶剂的影响　极性越大的溶剂越有利于 S_N1 反应的进行。因为在 S_N1 反应中，决定反应速率的关键步骤是碳正离子的生成。增加溶剂的极性有利于碳正离子的生成，而不利于 S_N2 反应的进行。因为在 S_N2 反应中，反应一步完成，增加溶剂的极性，不利于过渡态电荷的分散，即不利于过渡态的形成。

二、消除反应机制

卤代烃的消除反应有两种不同的反应机理，即单分子消除反应机制（E1）和双分子消除反应机制（E2）。

1. 双分子消除反应机制（E2）

双分子消除反应（E2）历程与双分子亲核取代反应（S_N2）历程相似，反应也是一步完成，卤代烃和碱试剂参与形成过渡态，反应速率与卤代烃和碱的浓度均有关，所以称为双分子消除反应。试剂进攻卤代烃分子中的 β-C 上的 H，形成过渡态。在过渡态中，碳氢键和碳卤键的断裂与碳碳双键的形成同时进行，碳氢键发生异裂，同时卤素带着一对电子离去，α-C 与 β-C 之间形成双键。例如 1- 溴丙烷在氢氧化钠乙醇溶液作用下的消除反应历程为 E2。

2. 单分子消除反应机制（E1）

E1 机制与 S_N1 机制一样，消除反应分两步进行，第一步卤代烃分子中的 C—X 键发生异裂，生成碳正离子，是控制反应速率的步骤，第二步碳正离子在碱的作用下，β-C 原子上的氢以质子的形式解离，α-C 和 β-C 原子之间形成 π 键，生成烯烃。例如叔丁基溴在碱性溶液中的消除反应历程图示如下：

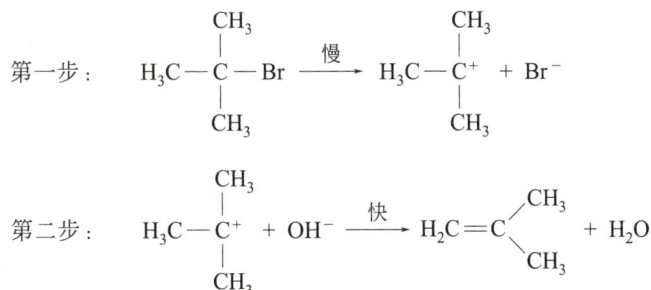

$$\text{第一步：} \quad H_3C-\underset{\underset{CH_3}{|}}{\overset{\overset{CH_3}{|}}{C}}-Br \xrightarrow{\text{慢}} H_3C-\underset{\underset{CH_3}{|}}{\overset{\overset{CH_3}{|}}{C^+}} + Br^-$$

$$\text{第二步：} \quad H_3C-\underset{\underset{CH_3}{|}}{\overset{\overset{CH_3}{|}}{C^+}} + OH^- \xrightarrow{\text{快}} H_2C=C\overset{CH_3}{\underset{CH_3}{}} + H_2O$$

该反应速率只与卤代烃浓度有关，决定反应速率的步骤只涉及卤代烃一种，所以称为单分子消除反应。E1 反应的产物符合扎依采夫规则，即生成双键上有较多烃基的烯烃。

卤代烃的取代反应和消除反应同时发生，且相互竞争。影响反应的因素包括卤代烃的结构、试剂的碱性和亲核性、溶剂的极性和反应温度等。可以通过控制反应条件，使反应向预定的方向进行。

一般来说，伯卤代烃消除反应速度慢，取代反应速度快；叔卤代烃消除反应速度快而取代反应慢。试剂的碱性越强，浓度越高，越有利于消除反应，反之则有利于取代反应；强极性溶剂有利于取代反应，弱极性溶剂有利于消除反应；升高温度有利于消除反应。

习 题

一、单项选择题

1. 下列物质属于叔卤代烃的是（　　　）。

A.3- 甲基 -1- 氯丁烷 　　　　　　　　　　B.2- 甲基 -3- 氯 -1- 丁烯

C.3- 甲基 -3- 氯 -1- 丁烯 　　　　　　　　D.2- 甲基 -1- 氯丁烷

2. 下列物质可用作吸入性麻醉剂的是（　　　）。

A. 氟烷 　　　　　　B. 氯仿 　　　　　　C. 溴仿 　　　　　　D. 四氯化碳

3. 烃基相同时，RX 与氢氧化钠水溶液反应速率最快的是（　　　）。

A.RF 　　　　　　B.RCl 　　　　　　C.RBr 　　　　　　D.RI

4.2- 甲基 -2- 溴丁烷发生消除反应的主要产物是（　　　）。

A. 2- 甲基 -2- 丁烯 　　B.2- 甲基 -1- 丁烯 　　C.3- 甲基 -1- 丁烯 　　D.2- 戊烯

5. 卤代烃和 $AgNO_3$ 的乙醇溶液反应生成卤化银沉淀，速率最快的是（　　　）。

A. 烯丙基溴 　　　　B.2- 溴丙烷 　　　　C.1- 溴丙烷 　　　　D.2- 溴丁烷

6. 卤代烃分子内消去卤化氢得烯烃，双键位置遵循（　　　）。

A. 休克尔规则 　　　B. 定位规则 　　　　C. 马氏规则 　　　　D. 扎依采夫规则

7. 卤代烃与氨反应的产物是（　　　）。

A. 腈 　　　　　　　B. 胺 　　　　　　　C. 醇 　　　　　　　D. 醚

8. 下列卤代烃与氢氧化钠水溶液反应最快的是（　　　）。

A. 氟乙烷 　　　　　B. 氯乙烷 　　　　　C. 溴乙烷 　　　　　D. 碘乙烷

9 区别 $CH_3CH = CHCH_2Br$ 和（CH_3）$_3CBr$ 应选用（　　　）。

A.Br_2/CCl_4 　　　　B.Br_2/H_2O 　　　　C.$AgNO_3/H_2O$ 　　　D.$AgNO_3$/ 醇

10. 格氏试剂主要指的是（　　　）。

A.R—Li 　　　　　　B.R—Mg—X 　　　　C.R_2CuLi 　　　　D.R—Zn—X

11. 下列试剂能区别正氯丁烷、正碘丁烷的是（　　　）。

A. 高锰酸钾 　　　B. 硝酸银的醇溶液 　　C. 氢氧化钠的水溶液 　　D. 氢氧化钠的醇溶液

12. 下列化合物常作为灭火剂的是（　　　）。

A. 氯甲烷　　　　　　　B. 氯乙烷　　　　　　　C. 氯仿　　　　　　　D. 四氯化碳

13. 下列化合物能与镁及乙醚生成格氏试剂的是（　　　）。

A. 对溴苯酚　　　　　　B. 对溴苯甲酸　　　　　C. 溴苯　　　　　　　D.3- 溴丙烯

14. 下列化合物能与乙醇钠进行亲核取代反应的是（　　　）。

A. 对氯硝基苯　　　　　B. 氯苯　　　　　　　　C. 溴苯　　　　　　　D. 间溴硝基苯

15. 下列化合物与硝酸银醇溶液反应，活性最大的是（　　　）。

A. ⬡—Br　　　　B. ⬡—CH₂Br　　　　C. ⬡—CH₂Br　　　　D. ⬡—CH₂CH₂Br

二、判断题

（　　　）1. 实验室制备氯代烷，一般不用烷烃与氯气光照发生，因为产物复杂。

（　　　）2. 卤代烷可以在强碱的醇溶液中发生水解反应。

（　　　）3. 氯丁烷有三种同分异构体。

（　　　）4. 不对称卤代烃发生消除反应时遵循扎依采夫规则。

（　　　）5. 鉴别氯苯和氯苄可以用硝酸银的醇溶液。

三、填空题

1. 溴乙烷与氢氧化钠水溶液共热时断裂的是_____键，水中的羟基与碳原子形成_____键，断下的 Br 与水中的 H 结合成_____。

2. 烃分子中的氢原子被_____原子取代后生成的化合物，称为卤代烃。

3. 邻位碳原子上无氢原子的卤代烃_____发生消去反应。

4. 叔丁基溴与 NaOH 的水溶液反应是_____机理。

5. 不同结构的卤代烃按 S_N2 历程进行取代反应时，活性次序是_____。

四、用系统命名法命名下列化合物。

1. $CH_3CH_2C(CH_3)_2CBr(CH_3)CH_2CH_3$

2. $CH_3CHClCHBrCH=C(CH_3)_2$

五、完成下列反应式或标出反应条件。

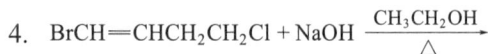

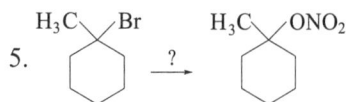

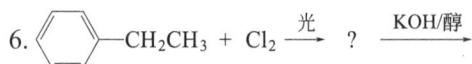

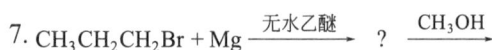

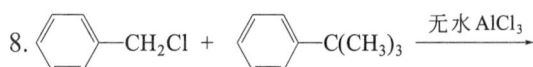

1. Cl—⬡—CH₂Cl + H₂O $\xrightarrow{NaOH}$

2. ⬡(Cl)(CH₃) $\xrightarrow[\triangle]{KOH/乙醇}$

3. $(CH_3)_2CHI + NH_3 \longrightarrow$

4. $BrCH=CHCH_2CH_2Cl + NaOH \xrightarrow[\triangle]{CH_3CH_2OH}$

5. ⬡(H₃C)(Br) $\xrightarrow{?}$ ⬡(H₃C)(ONO₂)

6. ⬡—CH₂CH₃ + Cl₂ $\xrightarrow{光}$? $\xrightarrow{KOH/醇}$

7. $CH_3CH_2CH_2Br + Mg \xrightarrow{无水乙醚}$? $\xrightarrow{CH_3OH}$

8. ⬡—CH₂Cl + ⬡—C(CH₃)₃ $\xrightarrow{无水AlCl_3}$

六、用化学方法区别下列各组化合物。

1. $CH_2 = CHCH_2Cl$、$CH_3CH = CHCl$、$CH_3CH_2CH_2Cl$

2. 对氯甲苯、氯化苄、β-氯乙苯

七、推测结构题

1. A 和 B 的分子式均为 C_4H_8，二者加溴后的产物再与 KOH 乙醇溶液共热，生成分子式为 C_4H_6 的 C 和 D，D 能与银氨溶液反应生成沉淀，而 C 不能。试推导 A、B、C、D 的结构式。

2. 化合物 C_4H_8（A）与溴作用生成 $C_4H_8Br_2$（B），B 与 KOH/ 乙醇溶液作用可得两个异构体 C 和 D，用高锰酸钾酸性溶液氧化 A 及 C 可得同一羧酸 $C_2H_4O_2$（E），而 D 得二氧化碳和乙二酸（HOOC—COOH）两种产物。试写出 A、B、C、D、E 的结构式。

（张立虎）

习题答案

醇、酚、醚

电子教案　思政案例

　　醇、酚和醚都是烃的含氧衍生物，羟基与脂肪烃基直接相连的叫醇，羟基与芳香烃基直接相连的叫酚，两烃基与氧直接相连的叫醚。

$$R—OH \qquad \qquad R—O—R' $$

醇　　　　　　　　酚　　　　　　　　　醚

第一节　醇

一、醇的结构、分类和命名

1.醇的结构

　　醇可以看成是烃分子中的氢原子被羟基（—OH）取代后生成的衍生物（R—OH）。由于羟基直接和 sp^3 杂化的碳原子相连，氧的电负性较大，羟基上氧原子的电子云密度较高，使得 C—O 键和 O—H 键都有较大的极性。O 原子为 sp^3 杂化，由于在 sp^3 杂化轨道上有未共用电子对，两对之间产生斥力，使得 $\angle$C—O—H 小于 109.5°。

醇的结构
和命名

乙醇的
结构

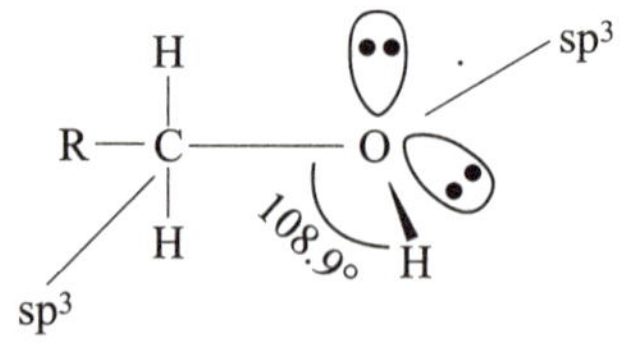

2.醇的分类

　　（1）依据羟基所连烃基的结构不同　可分为脂肪醇、脂环醇和芳香醇。按烃基的饱和程度不同，醇又可分为饱和醇、不饱和醇。

　　（2）依据羟基所连的碳原子的类型　可以分为伯醇、仲醇和叔醇。

　　（3）依据醇分子中所含的羟基数目不同　可分为一元醇、二元醇、三元醇等。二元或三元以上的醇称为多元醇。

醇的分类如下。

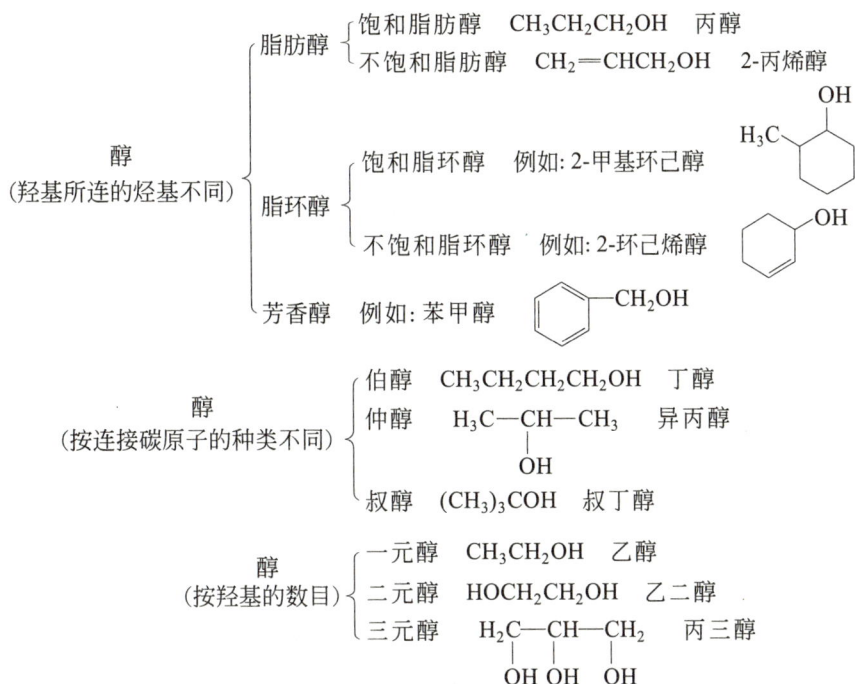

3.醇的命名

醇的命名主要采用普通命名法和系统命名法。

（1）普通命名法 结构比较简单的醇可以在烃基名称后面加"醇"字命名。

例如：

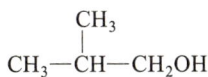 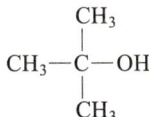

异丁醇　　　　　　叔丁醇　　　　　环己醇　　　　　苄醇

（2）系统命名法 结构比较复杂的醇，采用系统命名法。

醇的系统命名法

饱和脂肪醇的命名是选择连有羟基的碳原子在内的最长碳链为主链，根据主链碳原子数目称为"某醇"。从靠近羟基的一端开始将主链碳原子依次编号，将取代基的位次、数目、名称及羟基的位次写在"某醇"的前面。

例如：

CH₃CH₂CH₂—OH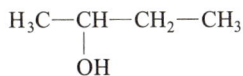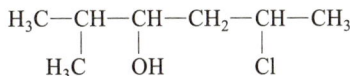

1-丙醇　　　　　　　　2-丁醇　　　　　　　　2-甲基-5-氯-3-己醇

不饱和脂肪醇的命名是选择连有羟基的碳和不饱和键在内的最长碳链为主链，根据主链碳原子数目称为"某烯醇"，从靠近羟基的一端开始编号，并分别在烯、醇前面标明不饱和键及羟基的位次。

例如：

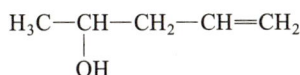 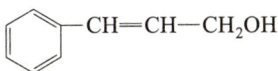 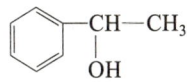

4-戊烯-2-醇　　　　　3-苯基-2-丙烯醇　　　　2-苯基乙醇　　　　1-苯基乙醇

多元醇的命名，要选择含—OH尽可能多的碳链为主链，依羟基的数目称为二醇、三醇，并标明羟基的位次。例如：

$$\begin{array}{ccc} H_2C-CH_2-CH_2 \\ | \quad\quad\quad | \\ OH \quad\quad OH \end{array} \qquad \begin{array}{ccc} H_2C-CH-CH_2 \\ | \quad\ | \quad\ | \\ OH\ OH\ OH \end{array}$$

1,3-丙二醇　　　　　　　丙三醇

（3）俗名　一些天然存在的醇也常用俗名。如乙醇俗称酒精，丙三醇称为甘油等。

二、醇的性质

1.醇的物理性质

（1）状态　常温下 C_4 以下的醇为液体，$C_4 \sim C_{11}$ 的醇为黏稠液体，C_{12} 以上的醇是蜡状固体。

（2）水溶性　随着烃基的增大，醇的水溶性明显降低。C_4 以下的醇可与水混溶，$C_4 \sim C_{11}$ 部分溶于水，C_{12} 以上的醇难溶于水。

（3）密度　均小于 $1g \cdot mL^{-1}$。

（4）沸点　随相对分子质量的增加而上升，支链醇的沸点低于同碳原子数的直链醇。

低级醇的熔沸点较高，易溶于水，是因为醇含羟基，醇分子间、醇与水之间可以形成氢键。另外，低级醇还能与 $CaCl_2$、$MgCl_2$ 等形成配合物，故不能用 $CaCl_2$ 干燥低级醇。

醇的物理性质

2.醇的化学性质（主要由醇羟基所决定）

$$\begin{array}{c} \beta\text{-C—H 键断裂} \quad\quad\quad \longrightarrow \text{O—H 键断裂} \\ \uparrow \quad H \quad O\ |\ H \\ | \quad | \quad | \quad \longrightarrow \text{C—O 键断裂} \\ -C-C- \\ | \quad | \quad\ \longrightarrow \alpha\text{-C—H 键断裂} \\ H \end{array}$$

（1）醇羟基的酸性　醇与水相似，能与活泼金属钠反应，生成醇钠和氢气。但醇的酸性比水弱，醇与钠的反应比水与钠的缓和得多，因此，可以把醇看成比水还弱的酸。

$$ROH + Na \longrightarrow RONa + H_2 \uparrow$$

$$H_2O + Na \longrightarrow NaOH + H_2 \uparrow$$

醇钠是一种白色固体，极易水解为原来的醇。

$$RONa + H_2O \longrightarrow ROH + NaOH$$

与金属钠反应的活性：甲醇与钠反应最快，其次是乙醇。

伯、仲、叔醇与 Na 反应活性比较：伯醇＞仲醇＞叔醇。

（2）与无机酸的反应

① 与氢卤酸的反应。醇与氢卤酸反应，生成卤代烃和水。

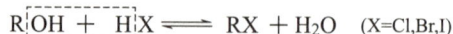

$$R\overline{|OH} + H|X \Longrightarrow RX + H_2O \quad (X=Cl,Br,I)$$

HX 的反应活性：HI＞HBr＞HCl

醇的反应活性：叔醇＞仲醇＞伯醇

无水氯化锌和浓盐酸的混合物称为卢卡斯（Lucas）试剂。叔醇遇 Lucas 试剂在室温下即产生混浊，仲醇一般需数分钟，而伯醇在室温下放置 1h 也无变化。故用 Lucas 试剂来区别六个碳以下的伯、仲、叔醇。

② 与无机含氧酸反应。醇可与无机酸（硫酸、硝酸、磷酸等）形成无机酸酯。

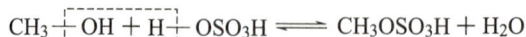

$$CH_3\overline{|OH + H|}OSO_3H \Longrightarrow CH_3OSO_3H + H_2O$$

（3）脱水反应

① 分子内脱水。仲醇和叔醇容易发生分子内脱水生成烯烃，并遵循扎依采夫规则，生成双键碳原子上烃基较多的烯烃。反应活性顺序为：叔醇＞仲醇＞伯醇。

$$CH_3CH_2\underset{\underset{OH}{|}}{C}HCH_3 \xrightarrow[\triangle]{浓H_2SO_4} CH_3CH=CHCH_3 + CH_3CH_2CH=CH_2$$
（主要产物）　　　　（次要产物）

② 分子间脱水。乙醇在140℃时主要发生分子间脱水生成乙醚。

$$CH_3CH_2\underset{}{\boxed{O—H + HO}}CH_2CH_3 \xrightarrow[140℃]{浓H_2SO_4} CH_3CH_2—O—CH_2CH_3 + H_2O$$

（4）氧化反应　在有机反应中，通常将去氢或加氧的反应称为氧化反应，将加氢或去氧的反应称为还原反应。

① 氧化剂氧化（实验室常用方法）。醇容易被氧化剂所氧化，用不同的氧化剂可得到不同的氧化产物。常用强氧化剂有 $KMnO_4/H^+$、$KMnO_4/OH^-$、$K_2Cr_2O_7$ 和 CrO_3/H_2SO_4 等，可将伯醇氧化成羧酸，仲醇氧化成酮。例如：

脱水反应、氧化
反应和脱氢反应

$$CH_3CH_2OH \xrightarrow{KMnO_4 \atop H^+} CH_3CHO \xrightarrow{KMnO_4 \atop H^+} CH_3COOH$$

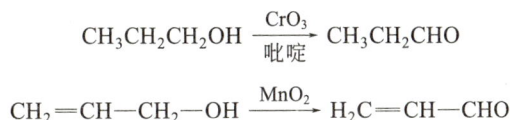

叔醇因不含 α-H 而不易被氧化，利用此性质可区别叔醇与伯、仲醇。

控制氧化剂 CrO_3、MnO_2 等可将氧化产物控制在醛或酮，且不氧化 C=C、C≡C 键。

例如：

$$CH_3CH_2CH_2OH \xrightarrow[吡啶]{CrO_3} CH_3CH_2CHO$$

$$CH_2=CH—CH_2—OH \xrightarrow{MnO_2} H_2C=CH—CHO$$

② 催化脱氢氧化（工业生产方法）。伯醇或仲醇在高温时用活性 Cu、Ag、Cu-Cr 等金属作为催化剂，可以脱去羟基氢和 α-H 分别生成醛和酮。

例如：

$$CH_3CH_2OH \xrightarrow[500℃]{O_2/Ag} CH_3CHO + H_2O$$

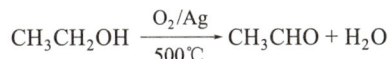

三、重要的醇

1.甲醇

甲醇最初是由木材干馏得到，所以俗称木精或木醇。毒性很大，一般误饮甲醇10mL可致失明，30mL可致死亡。

2.乙醇

乙醇俗称酒精，是无色易燃性液体，能与水及大多数有机溶剂混溶。临床上常用75%的乙醇溶液作外用消毒剂。

3.丙三醇

丙三醇俗称甘油，是无色具有甜味的黏稠液体，有吸湿作用。临床上常用55%的甘油水溶液（开塞露）来治疗便秘。甘油能与新制得的氢氧化铜反应生成绛蓝色溶液。

$$\begin{array}{l}CH_2-OH\\|\\CH-OH\\|\\CH_2-OH\end{array} + Cu(OH)_2 \longrightarrow \begin{array}{l}CH_2-O\\|\qquad\qquad Cu\\CH-O\\|\\CH_2-OH\end{array} + 2H_2O$$

凡具有邻二醇（$-\overset{|}{\underset{OH}{C}}-\overset{|}{\underset{OH}{C}}-$）结构的醇都有此反应。故这一性质可用于含有邻二醇结构化合物的鉴别。

4.苯甲醇

又名苄醇，有微弱的麻醉作用和防腐性能。如用 2% 的苯甲醇溶液来溶解青霉素，可减轻注射时的疼痛。

四、硫醇

1.硫醇的概念

醇分子中的氧原子为硫原子所替代而形成的化合物，叫作硫醇。硫醇（R—SH）也可以看作是烃分子中的氢原子被氢硫基（—SH，通称为巯基）所取代的化合物。另外其命名和醇相似，只需把"醇"改为"硫醇"。例如：

CH_3SH 　　　　　　$CH_3CH_2CH_2CH_2SH$ 　　　　　　$H_3CCH(SH)CH_3$

甲硫醇 　　　　　　　　正丁硫醇 　　　　　　　　　异丙硫醇

2.硫醇的性质

硫醇沸点和水溶性比相应的碳醇的低，但不能生成氢键；低级硫醇有恶臭味，是一种臭味剂，可以用来检查管道是否漏气；硫醇的酸性比醇强且易极化；硫醇还可以作为金属的解毒药。

（1）弱酸性　硫醇的酸性比醇大，可以和氢氧化钠（钾）成盐，成为硫醇盐。硫醇不仅能与碱金属生成盐，还可以和重金属汞、铜、银、铅等形成不溶于水的硫醇盐。

例如：

$$CH_3CH_2SH + NaOH \longrightarrow CH_3CH_2SNa + H_2O$$

$$\begin{array}{l}CH_2-SH\\|\\CH-SH\\|\\CH_2OH\end{array} + Hg^{2+} \longrightarrow \begin{array}{l}CH_2-S\\|\qquad\qquad Hg\\CH-S\\|\\CH_2OH\end{array}$$

2,3-二巯基丙醇

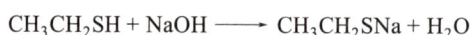

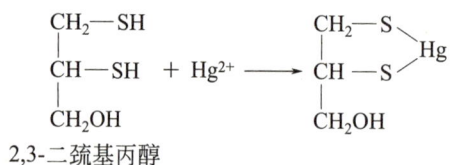

（2）氧化反应　硫醇易被缓和的氧化剂氧化为二硫化物。例如：

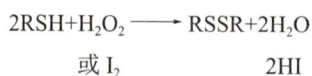

$$2RSH+H_2O_2 \longrightarrow RSSR+2H_2O$$
$$\text{或 } I_2 \qquad\qquad 2HI$$

这个反应可以定量地进行，因此可用来检测巯基化合物的含量。

第二节　酚

一、酚的结构

酚是羟基直接连在芳香环上的化合物，通式可表示为 Ar—OH。官能团是酚羟基，酚羟基中的氧原子呈 sp^2 杂化，氧原子未参加杂化的 p 轨道与苯环的大 π 键形成 p-π 共轭体系。图 8-1 为苯酚的 p-π 共轭体系。

图8-1　苯酚的p-π共轭体系

苯酚的结构

苯酚分子的共轭结果使氧原子上的电子云密度降低，O—H 键极性增大，酚的酸性增强；也使苯环上电子云密度升高，有利于苯环上的亲电取代反应。

二、酚的分类和命名

1.酚的分类

根据酚羟基的数目酚分为一元酚、多元酚；根据芳烃基，可分为苯酚和萘酚等，按酚羟基的位置，萘酚又可分为 α- 萘酚和 β- 萘酚。

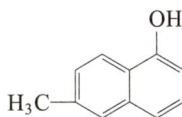

苯酚　　　　　α- 萘酚　　　　　β- 萘酚　　　　　邻苯二酚

2.酚的命名

根据芳环的名称，称为"某酚"，且以此为母体，其他为取代基，编号从酚羟基所在的碳开始，亦可用邻、间、对（o、m、p）来表示取代基与酚羟基的位置关系。萘酚命名时，编号应从 α- 位开始。多元酚命名时，要标明酚羟基的相对位置，某二酚、某三酚等。结构较复杂的酚的命名，将酚羟基作为取代基。例如：

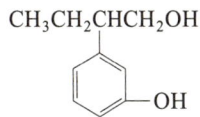

3-甲基苯酚　　　　6-甲基-1-萘酚　　　　1,3-苯二酚　　　　2-(3-羟基苯基)-1-丁醇
（间甲苯酚）　　　　　　　　　　　　　　（间苯二酚）

三、酚的性质

1.物理性质

大多数酚为结晶性固体，仅少数烷基酚为液体。酚的沸点高于相对分子质量与之相当的烃。苯酚及其同系物在水中有一定的溶解度，酚羟基越多，其酚在水中的溶解度也越大。

2.化学性质

（1）酚羟基的反应

①酸性。酚具有酸性，酚和氢氧化钠的水溶液作用，生成可溶于水的酚钠。

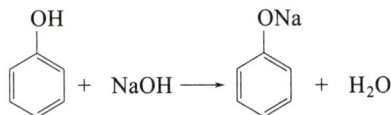

通常酚的酸性比碳酸弱（苯酚 $pK_a^{\ominus}$ 为 10，碳酸 $pK_a^{\ominus}$ 为 6.38），因此，酚不溶于碳酸氢钠溶液。若在酚钠溶液中通入二氧化碳，则苯酚又游离出来。可利用酚的这一性质进行分离提纯。

$$\text{C}_6\text{H}_5\text{ONa} + CO_2 + H_2O \longrightarrow \text{C}_6\text{H}_5\text{OH} + NaHCO_3$$

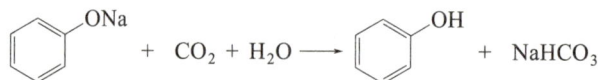

　　苯酚的弱酸性，是由于羟基氧原子的孤对电子与苯环的π电子发生 p-π 共轭，致使电子离域，氧原子周围的电子云密度下降，从而有利于氢原子以质子的形式离去。

　　② 与氯化铁反应。含酚羟基的化合物大多数都能与氯化铁作用发生显色反应，故此反应常用来鉴别酚类。具有烯醇式结构的化合物都会与氯化铁呈显色反应。

　　（2）芳环上的亲电取代反应

　　① 卤代反应。酚极易发生卤代反应。苯酚只要用溴水处理，就立即生成不溶于水的 2,4,6- 三溴苯酚白色沉淀，反应非常灵敏。

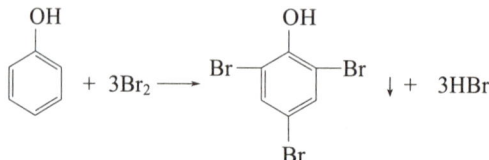

　　② 硝化反应。苯酚在常温下用稀硝酸处理就可得到邻硝基苯酚和对硝基苯酚。

　　邻硝基苯酚和对硝基苯酚可用水蒸气蒸馏法分开。这是因为邻硝基苯酚通过分子内氢键形成环状化合物，不再与水缔合，也不易生成分子间氢键，故水溶性小、挥发性大，可随水蒸气蒸出。而对硝基苯酚可生成分子间氢键而相互缔合，挥发性小，不随水蒸气蒸出。

　　（3）氧化反应　酚类化合物很容易被氧化，不仅可用氧化剂如高锰酸钾等氧化，甚至较长时间与空气接触，也可被空气中的氧所氧化，使颜色加深。苯酚被氧化时，不仅羟基被氧化，羟基对位的 C—H 键也被氧化，结果生成对苯醌。

　　多元酚更易被氧化，例如，邻苯二酚和对苯二酚可被弱的氧化剂（如氧化银、溴化银）氧化成邻苯醌和对苯醌。

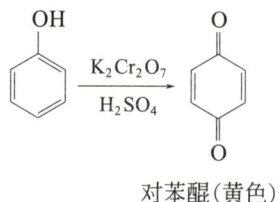

对苯醌（黄色）

四、重要的酚

　　酚类化合物是非常重要的化工原料。苯酚、邻苯二酚、对苯二酚、对甲基苯酚等都是制造树脂、塑料、染料、医药、农药、防腐剂及香料的重要原料。

1.苯酚

　　苯酚俗名石炭酸，为无色结晶，在水中有一定的溶解度，在 20℃时，每 100g 水约溶解 8.3g 苯酚。苯酚易溶于乙醚及乙醇中。在医药上常作消毒剂和外用消炎药。

2.甲酚

　　甲酚有邻、间、对三种异构体，它们的混合物称为煤酚。煤酚的杀菌力比苯酚强，较难溶于水，常配成 47%～53% 的肥皂溶液，称为煤酚皂溶液，俗称"来苏尔"，是常用的消毒剂。常用于皮肤、外科器械、患者排泄物的消毒。

3.苯二酚

　　苯二酚有邻、间、对三种异构体。邻苯二酚又称儿茶酚，间苯二酚又称雷锁辛，对苯二酚又称氢醌。间苯二酚具有抵抗细菌和真菌作用，刺激性较小，其 2%～10% 的油膏及洗剂可治疗皮肤病如湿疹、癣症等。对苯二酚和邻苯二酚易被氧化，可作还原剂，也可用作抗氧剂。

第三节 醚

一、醚的结构、分类和命名

1.结构

氧原子与两个烃基相连的有机化合物叫作醚。可用通式 R—O—R′ 表示，官能团为醚键（C—O—C）。

2.分类

（1）根据烃基的种类 可分为脂肪醚、脂环醚和芳香醚。两个烃基都是脂肪烃基的称为脂肪醚，一个或者两个烃基是芳香烃基的称为芳香醚，如果醚分子呈环状则称为脂环醚。

（2）按烃基是否相同 分为单醚和混醚。醚分子中与氧相连的两个烃基相同时称为单醚，两个烃基不同时称为混合醚，简称混醚。

3.命名

（1）单醚 按烃基的数目、名称称为"二某醚"，烃基为烷基时，"二"字可省略；但为芳香烃基时，"二"字不能省略。如：

$$CH_3CH_2OCH_2CH_3$$

乙醚

二苯醚

（2）混醚 若都为脂肪烃基，按先小后大书写；若有芳香烃基，芳烃基在前。例如：

$$CH_3OCH_2CH_3$$

甲乙醚

苯异丙醚

（3）复杂醚的命名 采用系统命名法，以较长碳链的烃基所对应的烃为母体，把较小烃基与氧结合成一个基团称为烃氧基（—OR），并将其作为取代基。例如：

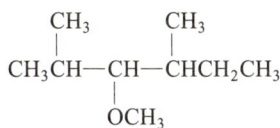

2,4-二甲基-3-甲氧基己烷　　对甲氧基乙苯　　3-甲基-4-甲氧基-2-戊烯

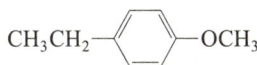

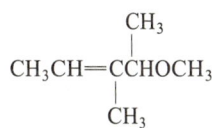

二、醚的性质

1.乙醚的氧化

醚对氧化剂很稳定，但与空气长期接触可被氧化生成过氧化物。例如：

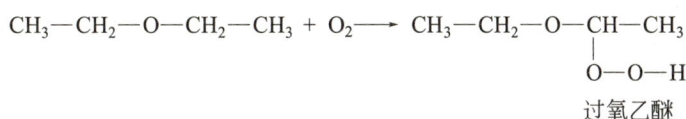

$$CH_3—CH_2—O—CH_2—CH_3 + O_2 \longrightarrow CH_3—CH_2—O—CH—CH_3$$

过氧乙醚

过氧乙醚不稳定，遇热易爆炸，所以在蒸馏乙醚前，要进行过氧乙醚的检验，方法如下：①用淀粉碘化钾溶液，若有过氧化物存在，淀粉碘化钾溶液变蓝色；②用硫酸亚铁和硫氰化钾溶液，若有过氧化物存在，溶液显红色。

过氧乙醚的除去方法是用饱和 $FeSO_4$ 水溶液充分洗涤，或加入低价铁，铜盐进行蒸馏。乙醚应密封、避光保存，并加少量铁丝等抗氧剂以防过氧化乙醚的生成。

2.锌盐的生成

醚中氧原子上的未共用电子对能接受质子，生成锌盐，故醚可溶于浓硫酸或浓盐酸。该性质可用于醚与烷烃、卤代烃的鉴别。

反应式如下：

$$CH_3CH_2-O-CH_2CH_3 + HCl \longrightarrow \left[\begin{array}{c} \overset{+}{CH_3CH_2-O-CH_2CH_3} \\ | \\ H \end{array} \right] Cl^-$$

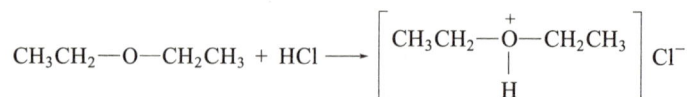

醚易和 BF_3，$AlCl_3$，$RMgX$ 等缺电子试剂形成配合物，如格氏试剂和乙醚形成如下配合物：

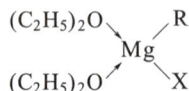

$$\begin{array}{c} (C_2H_5)_2O \diagdown \qquad \diagup R \\ Mg \\ (C_2H_5)_2O \diagup \qquad \diagdown X \end{array}$$

因此制备格氏试剂时以无水乙醚为溶剂。

3.醚键的断裂

醚键的断裂方式：$R \dashv O \dashv R'$。

在较高的温度下，强酸能使醚键断裂，最有效的是氢卤酸，又以氢碘酸为最好。在常温下就可使醚键断裂，生成一分子醇和一分子碘代烃。若使用过量的氢碘酸，则生成的醇进一步与氢碘酸反应生成另一分子的碘代烃。

$$R-O-R' + HI \longrightarrow RI + R'OH$$

醚键的断裂方式有两种，一般是含碳原子较少的烷基生成卤代烃。若是芳香烷基醚与氢碘酸作用，总是烷氧键断裂，生成酚和碘代烃。例如：

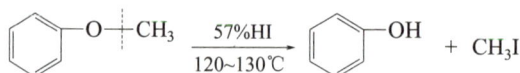

$$\text{C}_6\text{H}_5-O \dashv CH_3 \xrightarrow[120\sim130℃]{57\%HI} \text{C}_6\text{H}_5-OH + CH_3I$$

三、重要的醚

1.乙醚

乙醚为无色液体，极易挥发、燃烧，故使用时要远离火源。乙醚微溶于水，比水轻，所以乙醚着火时不能用水浇灭。乙醚有麻醉作用，是最早用于外科手术的吸入性全身麻醉剂，现已被更好的麻醉剂（氟烷、甲基氟烷）所代替。

2.环氧乙烷

环氧乙烷为无色气体，能溶于水、醇及乙醚中。工业制备环氧乙烷是将氯乙醇与氢氧化钙共热。

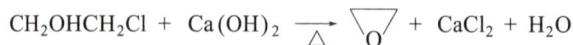

$$CH_2OHCH_2Cl + Ca(OH)_2 \xrightarrow{\triangle} \underset{O}{\triangle} + CaCl_2 + H_2O$$

环氧乙烷是极为活泼的化合物，在酸或碱催化下可与许多含活泼氢的化合物或亲核试剂作用发生开环反应。试剂中的负离子或带部分负电荷的原子或基团，总是和碳原子结合，其余部分和氧原子结合生成各类相应的化合物。例如：

$$\underset{O}{\triangle} + HCl \longrightarrow CH_2OHCH_2Cl$$

$$\underset{O}{\triangle} + RMgX \xrightarrow{\text{乙醚}} RCH_2CH_2OMgX$$

$$RCH_2CH_2OMgX + H_2O \xrightarrow{H^+} RCH_2CH_2OH$$

在工业上，环氧乙烷是一种重要的合成医药的中间体。

四、硫醚

1.硫醚的概念

醚分子中的氧原子为硫原子所代替的化合物，叫作硫醚。结构通式为：

$$R-O-R' \qquad R-O-Ar \qquad Ar-O-Ar$$

硫醚的命名方法与醚相似，只要在"醚"字前面加"硫"字即可。例如：

$$H_3C-S-CH_3 \qquad\qquad H_3C-S-C_2H_5$$

甲硫醚　　　　　　　　甲乙硫醚

2.硫醚的性质

低级硫醚为无色液体，有臭味，沸点比相应的醚的沸点高，不溶于水，不能与水形成氢键。化学性质相当稳定，但硫原子易形成高价化合物。

（1）氧化反应　硫醚在常温下与硝酸、三氧化铬或过氧化氢作用生成亚砜。在强烈的氧化条件下，如用发烟硝酸、高锰酸钾、过氧羧酸氧化则生成砜。

例如：

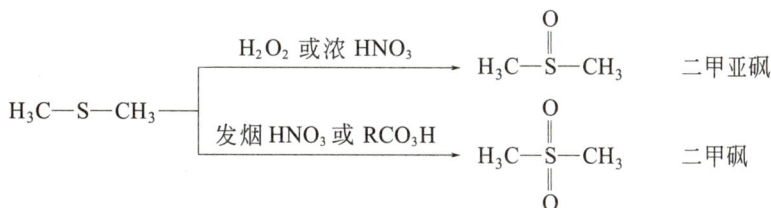

（2）硫盐的生成　硫醚与卤烷作用可以生成硫盐。硫盐比较稳定，易溶于水，能导电。

$$R-S-R' + R''X \longrightarrow \left[\begin{array}{c} R-\overset{+}{S}-R' \\ | \\ R'' \end{array} \right]^{+} X^{-}$$

习　题

一、单项选择题

1.禁止用工业酒精勾兑饮料酒，是因为工业酒精中含有下列物质中的（　　　）。

A. 甲醇　　　　　　　B. 乙二醇　　　　　　　C.丙三醇　　　　　　　D.异戊醇

2.己烯中混有少量乙醚杂质，可使用的除杂质试剂是（　　　）。

A. 浓硫酸　　　　　　B. 高锰酸钾溶液　　　　C. 浓盐酸　　　　　　　D. 氢氧化钠溶液

3.下列各组液体混合物，能用分液漏斗分开的是（　　　）。

A.乙醇和水　　　　　B. 乙醇和苯　　　　　　C.四氯化碳和水　　　　D. 四氯化碳和苯

4.下列各组物质中，只用溴水可鉴别的是（　　　）。

A. 苯、乙烷　　　　　B. 乙烯、乙烷、乙炔　　C.乙烯、苯、苯酚　　　D. 乙烷、乙苯、1,3-己二烯

5.下列醇与 Lucas 试剂反应最先出现浑浊的是（　　　）。

A. 正丁醇　　　　　　B.1,3-丙二醇　　　　　C. 叔丁醇　　　　　　　D. 异丁醇

6.下列物质中，不能溶于冷的浓硫酸中的是（　　　）。

A. 溴乙烷　　　　　　B. 乙醇　　　　　　　　C.乙醚　　　　　　　　D. 乙烯

7.能与氯化铁溶液发生显色反应的是（　　　）。

A. 乙醇　　　　　　　B. 甘油　　　　　　　　C.苯酚　　　　　　　　D. 乙醚

8.（CH_3）$_3$C—OH 属于（　　　）。

A. 伯醇　　　　　　　B. 仲醇　　　　　　　　C.叔醇　　　　　　　　D. 芳香醇

9.来苏尔是医院里常用的消毒剂，其中含有（　　　）。

A. 酒精　　　　　　　B. 苯酚　　　　　　　　C.甲苯酚　　　　　　　D. 新洁尔灭

10. 区别含六个碳原子以下的伯、仲、叔醇，应选用的试剂是（　　　）。

A. 希夫试剂　　　　　B. 格氏试剂　　　　　　C. 卢卡斯试剂　　　　　D. 托伦试剂

11. CH_3COCH_3 与 CH_3MgBr 反应后，再水解得到（　　　）。

A. 甲醇　　　　　　　B. 丙醇　　　　　　　　C. 2- 丙醇　　　　　　D. 2- 甲基 -2- 丙醇

12. 苯酚不能与之反应的试剂是（　　　）。

A. $FeCl_3$ 溶液　　　B. $NaHCO_3$ 溶液　　　C. NaOH 溶液　　　　　D. 溴水

13. 与金属钠反应最快的醇是（　　　）。

A. 甲醇　　　　　　　B. 伯醇　　　　　　　　C. 仲醇　　　　　　　　D. 叔醇

14. 下列化合物中酸性最强的是（　　　）。

A. 乙炔　　　　　　　B. 乙烯　　　　　　　　C. 水　　　　　　　　　D. 乙醇

15. 下列物质能溶解 $Cu(OH)_2$ 沉淀的是（　　　）。

A. 甲醇　　　　　　　B. 乙醇　　　　　　　　C. 乙醛　　　　　　　　D. 丙三醇

二、用系统命名法命名下列化合物。

1. $(CH_3)_2C(OH)CH_3$

2. CH_2=$CHCH_2OH$

3. $CH_3CH_2CHCHCH_3$　（OCH₃ 在一个碳上，OH 在相邻碳上）

4. $CH_3CH_2CHCHCH_2OH$（带 OH 及苯环）

5. HO—CH₃（环己基）

6. （3,5-二甲基苯酚结构）

7. （2,4,6-三硝基苯酚结构）

8. $(CH_3)_3CCH_2OH$

9. （2-萘酚结构）

10. $CH_3OC(CH_3)_3$

11. CH_3OCH=CH_2

12. （苯基—OCH_3）

13. $C_6H_5CH_2CHOHCH_3$

14. Br—（苯基）—OC_2H_5

15. Cl—（苯基）—CH_2CH_2OH

16. $(CH_3)_2CH$—（2,6-二溴苯酚结构）

17. H_2C—CH—CH_2Cl（环氧结构）

18. （苯基）—CH_2OH

三、写出下列反应的主要产物。

1. （苯基）—OC_2H_5 $\xrightarrow[\triangle]{HI}$

2. （苯基）—ONa + $ClCH_2CH$=CH_2 →

3. （萘基）—OC_2H_5 $\xrightarrow{HI}$

4. （苯基）—CH_2ONa + CH_2=$CHCH_2Cl$ →

5. $C_6H_5CH_2CHCHCH(CH_3)_2$ $\xrightarrow[\triangle]{浓 H_2SO_4}$（OH）

6. （环己基）$\underset{OH}{\overset{CH_3}{C}}CH_2CH_3$ + HBr →

7. （2-甲基-...-环己醇结构）$\xrightarrow[\triangle]{浓 H_2SO_4}$，$CH(CH_3)_2$

8. （环己基）—OH + HBr →

9. $CH_2\!=\!CHCH_2OH \xrightarrow[CH_3COOH]{CrO_3}$

四、用化学方法区别下列各组化合物。

1. 苯甲醇、对 - 甲苯酚、苯甲醚。

2. 1- 戊醇、2- 戊醇、2- 甲基 -2- 丁醇。

五、推测结构题

1. 有一化合物 A（$C_5H_{11}Br$）和 NaOH 共热生成 B（$C_5H_{12}O$），B 能和 Na 作用放出 H_2，在室温下易被 $KMnO_4$ 氧化，和浓 H_2SO_4 共热生成 C（C_5H_{10}），C 经 $K_2Cr_2O_7/H_2SO_4$ 溶液作用后生成丙酮和乙酸，推测 A、B、C 结构。

2. 化合物 A（$C_6H_{14}O$）可溶于 H_2SO_4，与 Na 反应放出 H_2，与 H_2SO_4 共热生成 B（C_6H_{12}），B 可使 Br_2/CCl_4 褪色，B 经强氧化生成一种物质 C（C_3H_6O），试确定 A、B、C 的结构。

3. 一未知物 A（$C_9H_{12}O$）不溶于水、稀酸和 $NaHCO_3$ 溶液，但可溶于 NaOH，与 $FeCl_3$ 溶液作用显色，在常温下不与溴水反应，A 用苯甲酰氯处理生成 B，并放出 HCl，试确定 A、B 结构。

4. 化合物 A（C_7H_8O）不与 Na 反应，与浓 HI 反应生成 B 和 C，B 能溶于 NaOH，并与 $FeCl_3$ 显紫色，C 与 $AgNO_3$/ 乙醇作用，生成 AgI 沉淀，试推测 A、B、C 结构。

（张立虎）

习题答案

　　醛、酮和醌都是含有羰基的化合物。羰基是碳原子和氧原子通过双键相连的基团，即 $\diagdown$C=O。羰基分别和一个烃基、一个氢原子相连的化合物称为醛（甲醛除外）；羰基和两个烃基相连的化合物称为酮。它们的结构通式如下：

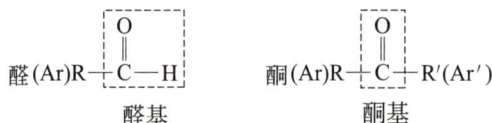

$$醛(Ar)R - \underset{\text{醛基}}{\boxed{\overset{O}{\overset{\|}{C}} - H}} \qquad 酮(Ar)R - \underset{\text{酮基}}{\boxed{\overset{O}{\overset{\|}{C}}} - R'(Ar')}$$

醛的官能团是醛基 $-\overset{O}{\overset{\|}{C}}-H$，简写为 —CHO；酮分子中的羰基又称为酮基，是酮的官能团。

第一节　醛和酮

一、醛和酮的结构、分类及命名

1.醛、酮的结构

　　醛、酮分子中的羰基碳原子以 3 个 sp^2 杂化轨道分别与氧原子及其他 2 个原子形成 3 个 σ 键，这 3 个 σ 键处于同一平面，键角约为 120°；碳原子未参与杂化的 p 轨道与氧原子的 p 轨道彼此平行重叠，形成 π 键，π 键与 3 个 σ 键所在的平面垂直。因此，羰基的碳氧双键与烯烃的碳碳双键相似，也是由 1 个 σ 键和 1 个 π 键组成，π 电子云也是分布于 σ 键所在平面的两侧。但由于氧原子的电负性较大，吸引电子的能力较强，碳氧双键之间的电子云强烈地偏向氧原子一边，使羰基氧原子带有部分负电荷，碳原子带有部分正电荷，因此羰基具有极性。如图 9-1 所示。

甲醛

丙酮

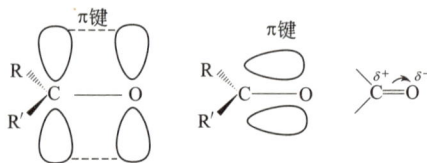

图9-1　羰基的结构

2.醛、酮的分类

　　（1）根据羰基所连烃基的结构　可将醛、酮分为脂肪醛、酮、芳香醛、酮和脂环醛、酮。例如：

脂肪醛、酮	$CH_3-\overset{\overset{\displaystyle O}{\|}}{C}-H$	$CH_3-\overset{\overset{\displaystyle O}{\|}}{C}-CH_3$
芳香醛、酮	〔苯环〕—CHO	〔苯环〕$-\overset{\overset{\displaystyle O}{\|}}{C}-CH_3$
脂环醛、酮	〔环己烷〕—CHO	〔环己酮〕

（2）根据烃基是否饱和　可将醛、酮分为饱和醛、酮和不饱和醛、酮。例如：

饱和醛、酮	$CH_3-\overset{\overset{\displaystyle O}{\|}}{C}-H$	$CH_3-\overset{\overset{\displaystyle O}{\|}}{C}-CH_2-CH_3$
不饱和醛、酮	$CH_2=CH-\overset{\overset{\displaystyle O}{\|}}{C}-H$	$CH_2=CH-\overset{\overset{\displaystyle O}{\|}}{C}-CH_3$

（3）根据酮分子中羰基所连的两个烃基是否相同　可将一元酮分为简单酮和混合酮。例如：

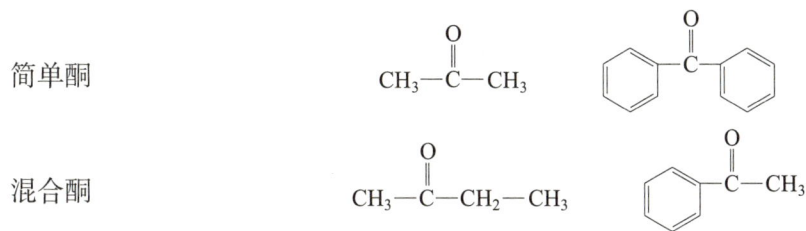

简单酮	$CH_3-\overset{\overset{\displaystyle O}{\|}}{C}-CH_3$	〔二苯酮〕
混合酮	$CH_3-\overset{\overset{\displaystyle O}{\|}}{C}-CH_2-CH_3$	〔苯乙酮〕

（4）根据分子中所含羰基的数目　可将醛、酮分为一元醛、酮和多元醛、酮。例如：

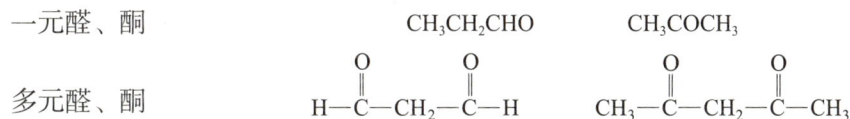

一元醛、酮	CH_3CH_2CHO	CH_3COCH_3
多元醛、酮	$H-\overset{\overset{\displaystyle O}{\|}}{C}-CH_2-\overset{\overset{\displaystyle O}{\|}}{C}-H$	$CH_3-\overset{\overset{\displaystyle O}{\|}}{C}-CH_2-\overset{\overset{\displaystyle O}{\|}}{C}-CH_3$

3.醛、酮的命名

简单的醛、酮可用普通命名法命名。结构复杂的醛、酮则用系统命名法命名。

（1）普通命名法　醛的普通命名法与醇相似，只需根据碳原子数称为"某醛"。例如：

CH_3CH_2CHO	$CH_3CH_2CH_2CHO$	$CH_3\underset{\underset{\displaystyle CH_3}{\|}}{CH}CH_2CHO$
丙醛	正丁醛	异戊醛

酮的普通命名法与醚相似，按羰基所连的两个烃基来命名。例如：

$CH_3-\overset{\overset{\displaystyle O}{\|}}{C}-CH_2-CH_3$	〔苯基〕$-\overset{\overset{\displaystyle O}{\|}}{C}-CH_2-CH_3$	〔二苯基〕
甲(基)乙(基)酮	苯(基)乙(基)酮	二苯(基)酮

（2）系统命名法　命名时，选择含有羰基的最长碳链为主链，根据主链碳原子数称为"某醛"或"某酮"；从靠近羰基的一端开始编号，由于醛基总是在碳链一端，因此不需注明位次，但酮基的位次需要注明。如有取代基，则将取代基的位次、数目、名称写在醛或酮的前面。编号时，也可采用希腊字母标注，与羰基相连的碳依次用 α、β、γ、δ、…表示。例如：

醛、酮的命名

$\underset{\gamma}{\overset{4}{C}}H_3\underset{\beta}{\overset{3}{C}}H_2\underset{\alpha}{\overset{2}{C}}\underset{\underset{\displaystyle CH_3}{\|}}{H}\overset{1}{C}HO$

$\overset{5}{C}H_3\overset{4}{C}H_2\overset{3}{C}H_2\overset{2}{\overset{\overset{\displaystyle O}{\|}}{C}}\overset{1}{C}H_3$

$CH_3\overset{\overset{\displaystyle O}{\|}}{C}\underset{\alpha}{C}H_2\underset{\beta}{C}\underset{\underset{\displaystyle }{}}{H}CH_3$ （含 CH_3 支链）

2-甲基丁醛	2-戊酮	4-甲基-2-戊酮
(α-甲基丁醛)		(β-甲基-2-戊酮)

命名不饱和醛、酮时，选择含有羰基与不饱和键的最长碳链为主链，称为某烯醛或某烯酮，编号时，使羰基位次最小。例如：

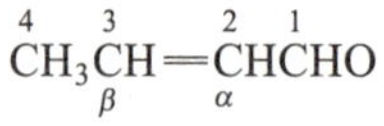

2-丁烯醛	4-甲基-3-戊烯-2-酮	3-苯基丙烯醛
(α,β-丁烯醛)	(β-甲基-α,β-戊烯-2-酮)	(β-苯基丙烯醛)

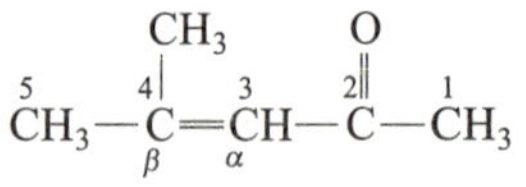

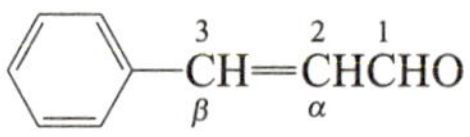

芳香醛、酮命名时，以脂肪醛、酮为母体，芳香烃基作为取代基来命名。例如：

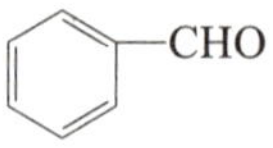

苯甲醛	苯乙酮	3-苯基丁醛

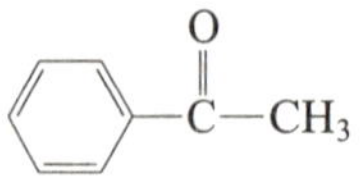

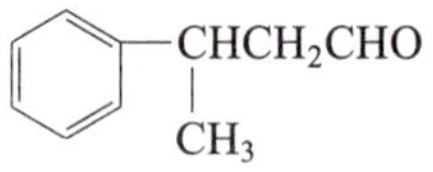

脂环酮的命名与脂肪酮相似，编号从羰基开始。例如：

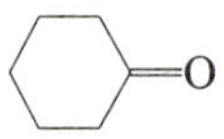

环己酮	2-甲基环戊酮

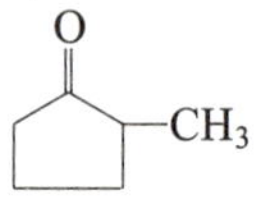

二元醛、酮命名时，称为某二醛或某二酮。例如：

$$OHCCH_2CH_2CHO \qquad CH_3COCH_2COCH_3 \qquad CH_3COCH_2COCHCH_3$$

丁二醛	2,4-戊二酮	5-甲基-2,4-己二酮

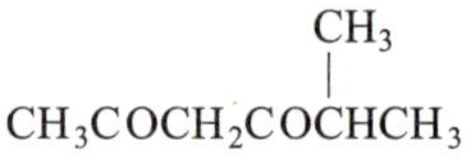

二、醛、酮的性质

常温下除甲醛是气体外，其他醛、酮都为液体或固体。醛、酮分子间不能形成氢键，沸点比相对分子质量相近的醇低得多，但由于羰基具有极性，偶极相吸使分子间作用力增大，因而其沸点比相应的烷烃和醚类要高。

醛、酮能与水分子形成分子间氢键，低级醛、酮在水中有一定的溶解度，甲醛、乙醛、丙酮可与水混溶。其他醛、酮的水溶性随相对分子质量的增大而减小。含六个碳以上的醛、酮几乎不溶于水，但可溶于乙醚、甲苯等有机溶剂中。

醛、酮分子中都含有极性的羰基，使这两类化合物具有相似的化学性质，主要表现在羰基的亲核加成反应以及受羰基影响的 α-H 上的反应、还原反应。但醛、酮在结构上存在差别，使醛、酮的化学性质也有差异，一般来说，醛比酮具有更大的反应活性，某些反应为醛所特有，而酮则不能发生。醛和酮发生化学反应的主要部位如下：

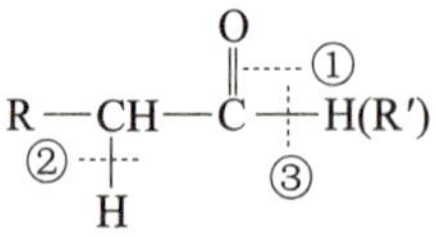

① 羰基的加成反应及还原反应

② α-活泼氢的反应

③ 醛的氧化反应

1.羰基的亲核加成反应

羰基的 C=O 双键与 C=C 双键相似，也能发生加成反应。但由于羰基（ $\overset{\delta^+}{C}=\overset{\delta^-}{O}$ ）具有极性，碳原子带有部分正电荷，氧原子带有部分负电荷，因此发生加成反应时一般是亲核试剂中带负电荷的部分（Nu⁻）首先进攻羰基碳原子，然后带正电荷的部分（A⁺）加到羰基氧原子上过程如下：这种由亲核试剂进攻引起的加成反应称为亲核加成反应。羰基加成反应与 C=C 双键的亲电加成不同，是属于亲核加成。

$$R(H)R' \overset{\delta^+}{C} \overset{\frown}{=} \overset{\delta^-}{O} + Nu^- \underset{慢}{\rightleftharpoons} R(H)R'\overset{O^-}{\underset{Nu}{C}} \overset{A^+}{\underset{快}{\longrightarrow}} R(H)R'\overset{OA}{\underset{Nu}{C}}$$

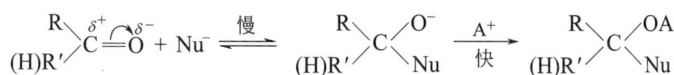

（1）与氢氰酸加成　醛、脂肪族甲基酮和八个碳原子以下的环酮能与氢氰酸加成，芳香酮难与氢氰酸反应。生成的产物称 α- 羟基腈，又称 α- 氰醇。

$$\overset{R}{\underset{(CH_3)H}{C}}=O + HCN \rightleftharpoons \overset{R}{\underset{(CH_3)H}{C}}\overset{OH}{\underset{CN}{}}$$

$$\overset{CH_3}{\underset{CH_3}{C}}=O + HCN \overset{OH^-}{\rightleftharpoons} CH_3-\overset{CN}{\underset{CH_3}{C}}-OH$$

反应产物比原来的醛、酮增加了一个碳原子，是有机合成上增长碳链的方法之一。

醛、酮进行亲核加成反应的难易不仅与亲核试剂的亲核性有关，还与羰基化合物的结构有关。即取决于羰基碳原子上连接的原子或基团的电子效应和空间效应。不同结构的醛、酮进行亲核加成反应活性不同，由易到难次序如下：

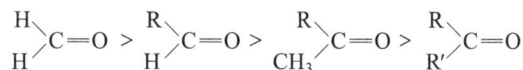

$$\overset{H}{\underset{H}{C}}=O > \overset{R}{\underset{H}{C}}=O > \overset{R}{\underset{CH_3}{C}}=O > \overset{R}{\underset{R'}{C}}=O$$

上述次序，是电子效应和空间效应综合作用的结果。①电子效应：烷基是供电子基，与羰基相连后，将降低羰基碳原子的正电性，因而不利于亲核加成反应。②空间效应：烷基与羰基相连后，不仅降低了羰基碳的正电性，同时增大了空间位阻，使亲核试剂不易接近羰基碳原子，亲核加成反应难以进行。

（2）与亚硫酸氢钠加成　醛、脂肪族甲基酮及八个碳原子以下的环酮，与饱和亚硫酸氢钠溶液发生加成反应，生成 α- 羟基磺酸钠。

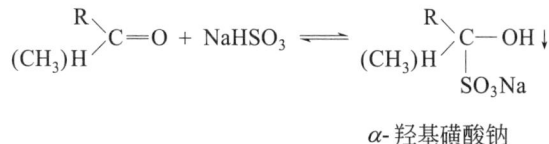

$$\overset{R}{\underset{(CH_3)H}{C}}=O + NaHSO_3 \rightleftharpoons \overset{R}{\underset{(CH_3)H}{C}}\overset{C-OH\downarrow}{\underset{SO_3Na}{}}$$

α-羟基磺酸钠

此反应是可逆反应，生成的加成产物能溶于水而难溶于饱和亚硫酸氢钠溶液（40%），因而析出白色结晶，反应中需加入过量的饱和亚硫酸氢钠溶液，使平衡向右移动。α- 羟基磺酸钠若与酸或碱共热，又能分解为原来的醛和酮。因此常利用这个反应分离和提纯醛、酮。

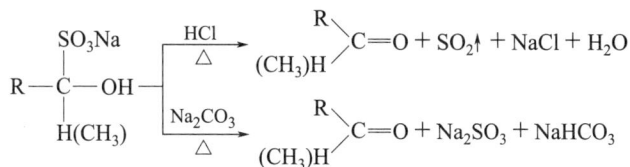

$$R-\overset{SO_3Na}{\underset{H(CH_3)}{C}}-OH \overset{HCl}{\underset{\triangle}{\longrightarrow}} \overset{R}{\underset{(CH_3)H}{C}}=O + SO_2\uparrow + NaCl + H_2O$$
$$\overset{Na_2CO_3}{\underset{\triangle}{\longrightarrow}} \overset{R}{\underset{(CH_3)H}{C}}=O + Na_2SO_3 + NaHCO_3$$

（3）与格氏试剂加成　格氏试剂 R—MgX 中的 C—Mg 键是极性键，碳原子带部分负电荷，镁原子带部分正电荷 ($\overset{\delta^-}{C}$—$\overset{\delta^+}{Mg}$)。带部分负电荷的碳原子具有很强的亲核性，极易与醛、酮发生亲核加成反应。加成产物经水解后生成醇，这是由格氏试剂制备醇的重要方法。

$$\overset{\delta^+}{C}\overset{\delta^-}{=O} + \overset{\delta^-}{R}—\overset{\delta^+}{MgX} \overset{无水乙醚}{\longrightarrow} \overset{OMgX}{C\underset{R}{}} \overset{H^+}{\underset{H_2O}{\longrightarrow}} \overset{OH}{C\underset{R}{}} + Mg(OH)X$$

甲醛与格氏试剂反应，得到比格氏试剂增加 1 个碳原子的伯醇。例如：

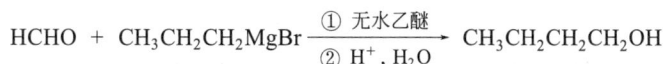

$$HCHO + CH_3CH_2CH_2MgBr \overset{① 无水乙醚}{\underset{② H^+, H_2O}{\longrightarrow}} CH_3CH_2CH_2CH_2OH$$

其他醛与格氏试剂反应，得到仲醇。例如：

$$CH_3CHO + \text{苯基}—MgBr \xrightarrow[\text{② } H^+, H_2O]{\text{① 无水乙醚}} \text{苯基}—\overset{\overset{OH}{|}}{C}HCH_3$$

酮与格氏试剂反应，得到叔醇。例如：

$$CH_3\overset{\overset{O}{||}}{C}CH_3 + CH_3CH_2MgBr \xrightarrow[\text{② } H^+, H_2O]{\text{① 无水乙醚}} CH_3-\overset{\overset{CH_3}{|}}{\underset{\underset{OH}{|}}{C}}-CH_2CH_3$$

（4）与氨的衍生物加成　许多氨的衍生物如：羟胺、肼、苯肼、2,4-二硝基苯肼和氨基脲等分子中氮原子上有孤对电子，可作为亲核试剂与醛、酮发生亲核加成，加成产物脱水生成含 $\overset{}{\underset{}{C}}=N—$ 双键的化合物，其反应过程可用通式表示如下：

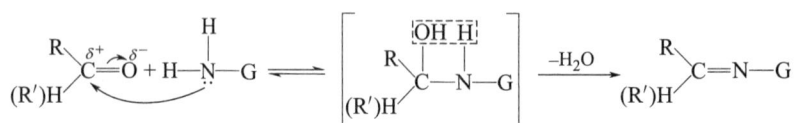

$$\underset{(R')H}{\overset{R}{C}}\overset{\delta^+}{=}\overset{\delta^-}{O} + H-\overset{\overset{H}{|}}{N}-G \rightleftharpoons \left[\underset{(R')H}{\overset{R}{C}}\overset{\boxed{OH\ H}}{\underset{}{N}}-G \right] \xrightarrow{-H_2O} \underset{(R')H}{\overset{R}{C}}=N-G$$

上述反应也可简单表示如下：

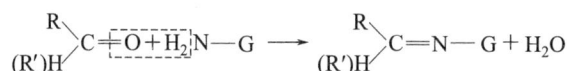

$$\underset{(R')H}{\overset{R}{C}}\boxed{=O + H_2}N-G \longrightarrow \underset{(R')H}{\overset{R}{C}}=N-G + H_2O$$

醛、酮与氨衍生物加成反应的产物可概括如下：

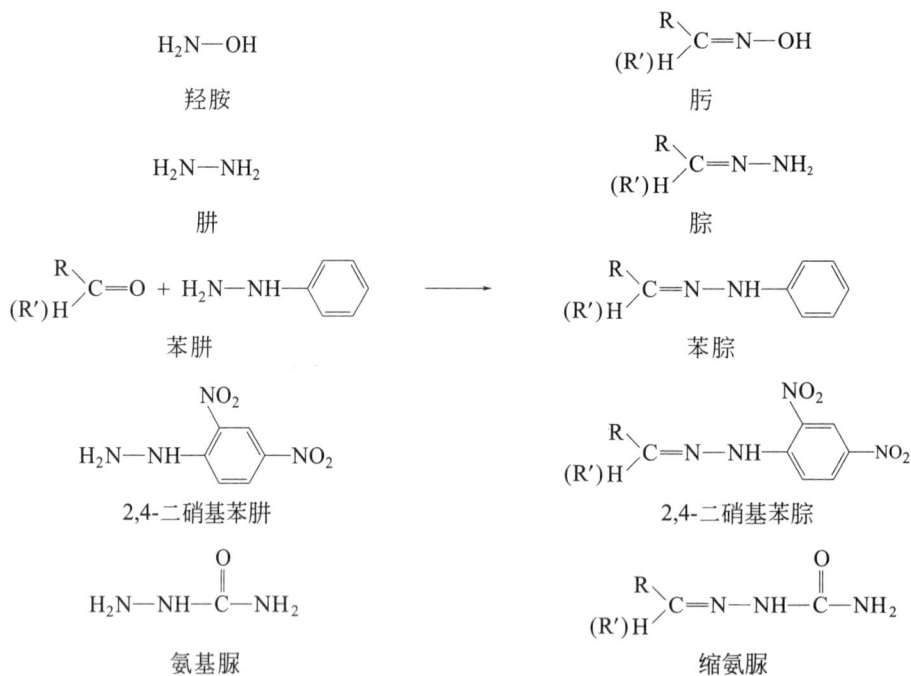

$H_2N—OH$	$\underset{(R')H}{\overset{R}{C}}=N—OH$
羟胺	肟
$H_2N—NH_2$	$\underset{(R')H}{\overset{R}{C}}=N—NH_2$
肼	腙

$$\underset{(R')H}{\overset{R}{C}}=O + H_2N—NH—\text{苯基} \longrightarrow \underset{(R')H}{\overset{R}{C}}=N—NH—\text{苯基}$$

苯肼　　　　　　　　　　　　　　　　　　苯腙

$H_2N—NH—\text{(2,4-二硝基苯基)}$	$\underset{(R')H}{\overset{R}{C}}=N—NH—\text{(2,4-二硝基苯基)}$
2,4-二硝基苯肼	2,4-二硝基苯腙
$H_2N—NH—\overset{\overset{O}{||}}{C}—NH_2$	$\underset{(R')H}{\overset{R}{C}}=N—NH—\overset{\overset{O}{||}}{C}—NH_2$
氨基脲	缩氨脲

例如：

$$CH_3CHO + H_2N—OH \longrightarrow CH_3CH=N—OH$$

$$\underset{CH_3}{\overset{CH_3}{C}}=O + H_2N—NH—\text{(2,4-二硝基苯基)} \longrightarrow \underset{CH_3}{\overset{CH_3}{C}}=N—NH—\text{(2,4-二硝基苯基)}$$

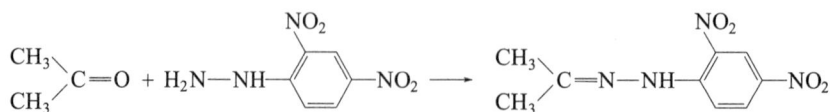

醛、酮与氨的衍生物加成的产物大多是晶体，且具有固定的熔点，故测定其熔点就可以推知是由哪一种醛或酮所生成的，尤其是 2,4-二硝基苯肼几乎能与所有的醛、酮发生反应，立即生成橙黄色或橙红色 2,4-二硝基苯腙沉淀，因而常用来鉴别醛、酮。若产物用稀酸加热水解，可得到原来的醛、酮，常用于醛、酮的分离和提纯。

（5）与醇加成　醛在干燥氯化氢存在下，与醇发生加成反应生成半缩醛，半缩醛一般不稳定（环状半缩醛较稳定），它和另一分子醇继续作用，失去一分子水，得到稳定的缩醛。

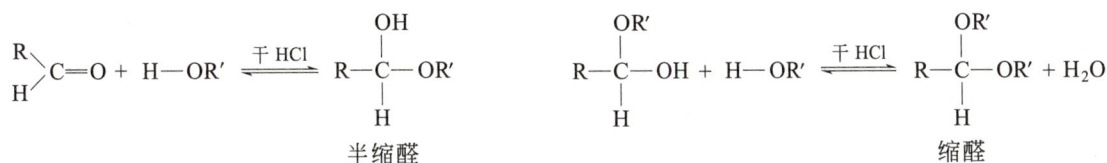

$$\begin{array}{c} R \\ H \end{array}C{=}O + H{-}OR' \underset{}{\overset{干\ HCl}{\rightleftharpoons}} R{-}\underset{\underset{H}{|}}{\overset{\overset{OH}{|}}{C}}{-}OR' \qquad R{-}\underset{\underset{H}{|}}{\overset{\overset{OR'}{|}}{C}}{-}OH + H{-}OR' \underset{}{\overset{干\ HCl}{\rightleftharpoons}} R{-}\underset{\underset{H}{|}}{\overset{\overset{OR'}{|}}{C}}{-}OR' + H_2O$$

半缩醛　　　　　　　　　　　　　　　　　　　　　缩醛

例如：

$$CH_3CHO + 2C_2H_5OH \xrightarrow{干\ HCl} CH_3\underset{\underset{OC_2H_5}{|}}{\overset{\overset{OC_2H_5}{|}}{C}}{-}H$$

缩醛性质与醚相似，对碱及氧化剂相当稳定，但在酸性溶液中易水解为原来的醛。

$$RCH\underset{\underset{OR'}{|}}{\overset{\overset{}{|}}{-}}OR' \xrightarrow[H^+]{H_2O} RCHO + 2R'OH$$

在有机合成中利用这一性质来保护醛基，使醛基在反应中不受破坏，待反应完毕后，再用稀酸水解释放原来的醛基。

某些酮与醇也可发生类似的反应，生成半缩酮和缩酮。但反应缓慢，甚至难以进行。

2. α-H的反应

醛、酮分子中与羰基直接相连的碳原子，称为 α-C，α-C 上的氢原子称为 α- 氢原子（α-H）。受羰基吸电子效应的影响，使醛、酮 α-C 上的 C—H 键极性增大，使 α-H 比较活泼，称为 α- 活泼氢，具有 α-H 的醛、酮性质比较活泼，可以发生如下反应。

（1）羟醛缩合反应　在稀酸或稀碱的作用下，具有 α-H 的醛可相互加成，一分子醛的 α-H 加到另一分子醛的羰基氧原子上，其余部分加到羰基碳原子上，生成 β- 羟基丁醛，这个反应称为羟醛缩合或醇醛缩合。例如：

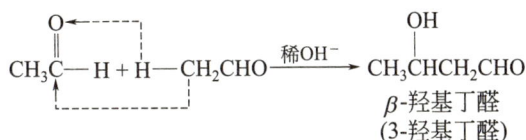

$$CH_3\overset{\overset{O}{\|}}{C}{-}H + H{-}CH_2CHO \xrightarrow{稀\ OH^-} CH_3\underset{\underset{}{\overset{OH}{|}}}{C}HCH_2CHO$$

β-羟基丁醛
(3-羟基丁醛)

β- 羟基醛的 α-H 受 β-C 上的羟基和邻近羰基的影响，非常活泼，极易发生分子内脱水反应，生成 α，β- 不饱和醛。

$$CH_3\overset{\overset{OH}{|}}{C}H\overset{\overset{H}{|}}{C}HCHO \xrightarrow{\triangle} CH_3CH{=}CHCHO + H_2O$$

2-丁烯醛

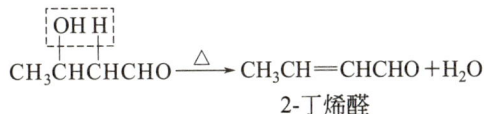

具有 α-H 的酮也能发生类似的羟酮缩合反应，但比较困难。

含有 α-H 的两种不同的醛在稀碱作用下发生的羟醛缩合反应，称为交叉羟醛缩合。由于生成四种不同的产物，产率低，分离困难，因此在合成上实用价值不大。但可用不含 α-H 的醛（如甲醛、苯甲醛等）和一种含有 α-H 的醛、酮进行交叉缩合，则可用于制备。例如：

$$\text{⬡}{-}CHO + CH_3CHO \xrightarrow{稀\ OH^-} \left[\text{⬡}{-}\underset{\underset{OH}{|}}{C}HCH_2CHO \right] \xrightarrow{-H_2O} \text{⬡}{-}CH{=}CHCHO$$

羟醛缩合是增长碳链的一种方法，在有机合成中具有重要用途。

（2）卤代和卤仿反应　在酸或碱催化下，醛、酮分子中的 α-H 可被卤素取代，生成 α- 卤代醛、酮。在酸催化下，可通过控制反应条件，得到一卤代物。例如：

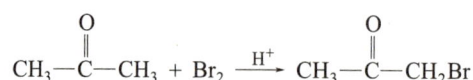

$$CH_3-\overset{\overset{\displaystyle O}{\|}}{C}-CH_3 + Br_2 \xrightarrow{H^+} CH_3-\overset{\overset{\displaystyle O}{\|}}{C}-CH_2Br$$

在碱（常用卤素的氢氧化钠溶液或次卤酸钠）催化下反应，具有 $CH_3-\overset{\overset{\displaystyle O}{\|}}{C}-$ 结构的醛、酮（如乙醛和甲基酮），甲基的 3 个氢原子都被卤原子取代，生成三卤代物，很难控制在一卤代物阶段。

$$H(R)-\overset{\overset{\displaystyle O}{\|}}{C}-CH_3 \xrightarrow{X_2 + NaOH} H(R)-\overset{\overset{\displaystyle O}{\|}}{C}-CX_3$$

三卤代物在碱性溶液中不稳定，立即分解成三卤甲烷（卤仿）和羧酸盐。

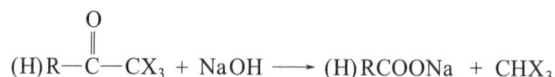

$$(H)R-\overset{\overset{\displaystyle O}{\|}}{C}-CX_3 + NaOH \longrightarrow (H)RCOONa + CHX_3$$

由于有卤仿生成，故称卤仿反应，如用次碘酸钠，产物为碘仿，碘仿是有特殊气味的不溶于水的黄色沉淀，又称碘仿反应。例如：

$$CH_3-\overset{\overset{\displaystyle O}{\|}}{C}-CH_3 + 2I_2 + 2NaOH \longrightarrow CH_3COONa + CHI_3\downarrow + NaI + 2H_2O$$

次碘酸钠是氧化剂，能将 $CH_3-\overset{\overset{\displaystyle OH}{|}}{CH}-$ 结构的醇氧化成乙醛或甲基酮。因此具有 $CH_3-\overset{\overset{\displaystyle OH}{|}}{CH}-$ 结构的醇也能发生碘仿反应。

$$CH_3CH_2OH \xrightarrow{NaOI} CH_3CHO \xrightarrow{NaOI} CHI_3\downarrow + HCOONa$$

$$R-\overset{\overset{\displaystyle OH}{|}}{CH}-CH_3 \xrightarrow{NaOI} R-\overset{\overset{\displaystyle O}{\|}}{C}-CH_3 \xrightarrow{NaOI} CHI_3\downarrow + RCOONa$$

故碘仿反应可作为具有 $CH_3-\overset{\overset{\displaystyle O}{\|}}{C}-$ 结构的醛、酮和具有 $CH_3-\overset{\overset{\displaystyle OH}{|}}{CH}-$ 结构醇的鉴别反应。

3.氧化反应和还原反应

（1）氧化反应　醛非常容易被氧化，具有较强的还原性，除了可被 $KMnO_4$、$K_2Cr_2O_7$ 等强氧化剂氧化外，甚至弱的氧化剂，例如托伦试剂（Tollens）和斐林（Fehling）试剂也可将醛氧化成羧酸，而酮则不能被氧化。

托伦试剂是硝酸银的氨溶液，主要成分是 $[Ag(NH_3)_2]^+$，它能将醛氧化成羧酸，而 $[Ag(NH_3)_2]^+$ 被还原成金属银沉积在试管壁上形成银镜，故称银镜反应。

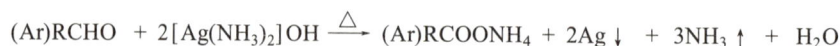

$$(Ar)RCHO + 2[Ag(NH_3)_2]OH \xrightarrow{\triangle} (Ar)RCOONH_4 + 2Ag\downarrow + 3NH_3\uparrow + H_2O$$

醛能被托伦试剂氧化，而酮不能，所以托伦试剂可区别醛和酮。

斐林试剂是由硫酸铜与酒石酸钾钠的碱性溶液混合而成。醛与斐林试剂作用被氧化成羧酸，Cu^{2+} 则被还原成砖红色的 Cu_2O 沉淀。

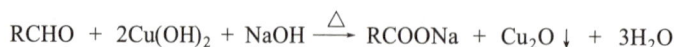

$$RCHO + 2Cu(OH)_2 + NaOH \xrightarrow{\triangle} RCOONa + Cu_2O\downarrow + 3H_2O$$

甲醛的还原能力较强，与斐林试剂反应可生成铜镜。

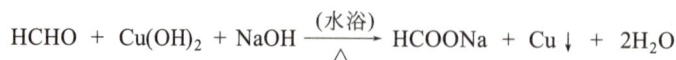

$$HCHO + Cu(OH)_2 + NaOH \xrightarrow[\triangle]{(水浴)} HCOONa + Cu\downarrow + 2H_2O$$

芳香醛不能被斐林试剂氧化，因此用斐林试剂可区别脂肪醛和酮、脂肪醛和芳香醛。

酮不被弱氧化剂氧化，但能被强氧化剂（$KMnO_4$、HNO_3 等）氧化，发生碳链断裂，生成小分子羧酸的混合物，在合成上价值不大。

醛酮的氧化、还原反应

（2）还原反应 醛、酮都可以被还原，用不同的还原剂，可以把羰基还原成醇羟基或亚甲基。

① 催化加氢。醛、酮在金属催化剂 Ni、Pd、Pt 的催化下，可被加氢还原为伯醇或仲醇。

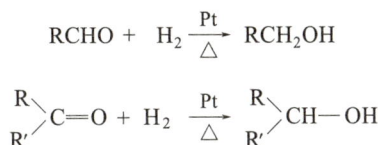

$$RCHO + H_2 \xrightarrow[\triangle]{Pt} RCH_2OH$$

$$\begin{array}{c} R \\ R' \end{array}\!\!>\!\!C{=}O + H_2 \xrightarrow[\triangle]{Pt} \begin{array}{c} R \\ R' \end{array}\!\!>\!\!CH{-}OH$$

醛、酮分子含有不饱和键时，如 $>C{=}C<$、$-NO_2$、$-CN$ 等，羰基和不饱和键同时被还原，例如：

$$CH_3CH{=}CHCHO \xrightarrow{H_2}{Ni} CH_3CH_2CH_2CH_2OH$$

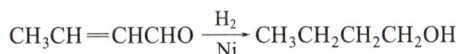

② 金属氢化物还原。采用选择性还原剂，常用金属氢化物如硼氢化钠（$NaBH_4$）、氢化铝锂（$LiAlH_4$）等，可以选择性地还原羰基，分子中其他基团不被还原。例如：

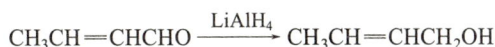

$$CH_3CH{=}CHCHO \xrightarrow{LiAlH_4} CH_3CH{=}CHCH_2OH$$

③ 克莱门森（E.Clemmensen）反应。用锌汞齐和浓盐酸作还原剂，醛、酮分子中的羰基还原亚甲基，此法称为克莱门森还原法。

克莱门森还原法在有机合成上被广泛用于制备烷烃、烷基芳烃或烷基酚类。

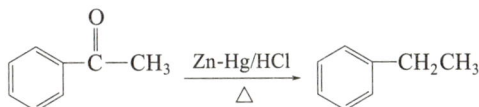

（3）歧化反应 不含 α-H 的醛（如甲醛、苯甲醛等）与浓碱共热，发生自身氧化还原反应，一分子醛被氧化成酸，另一分子醛被还原成醇，该反应称为歧化反应。这类反应是康尼查罗（S.Cannizzaro）于 1853 年首先发现的，故称康尼查罗反应。例如：

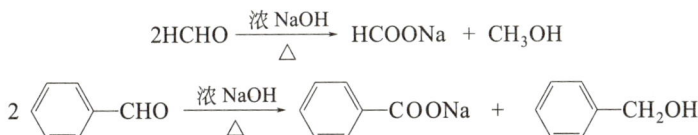

$$2HCHO \xrightarrow[\triangle]{浓 NaOH} HCOONa + CH_3OH$$

两种不同的不含 α-H 的醛在浓碱条件下进行的康尼查罗反应称交错康尼查罗反应，产物是混合物，无制备价值。若甲醛与其他不含 α-H 的醛作用，则产物比较简单，由于甲醛的还原性比其他醛强，因此甲醛被氧化成甲酸，而另一种醛被还原成醇。例如：

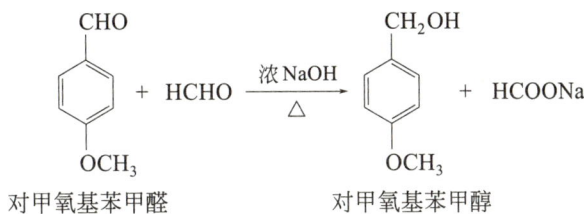

对甲氧基苯甲醛　　　　　　　　对甲氧基苯甲醇

4.醛的显色反应

品红是一种红色染料，将二氧化硫通入品红水溶液中，品红的红色褪去，得到无色溶液，称为品红亚硫酸试剂，又称希夫试剂（Schiff）。醛与希夫试剂作用可显紫红色，反应非常灵敏，而酮则不能，因此常用希夫试剂来鉴别醛类化合物。

三、重要的醛、酮

1.甲醛

甲醛（HCHO）俗称蚁醛。在常温下是无色具有强烈刺激性气味的气体，沸点为 –21℃，易溶于水。甲醛分子中的羰基与两个氢原子相连，结构上的特殊性使甲醛的化学性质活泼，容易发生氧化反应和聚合反应。甲醛在常温下即能自动聚合生成具有环状结构的三聚甲醛。

甲醛水溶液长时间放置，可产生浑浊或出现白色沉淀，这是由于甲醛自动聚合形成多聚甲醛 $[HO \cdot (CH_2O)_n H$，$n=8 \sim 100]$。三聚甲醛和多聚甲醛加热都可解聚重新生成甲醛。

2.乙醛

乙醛（CH_3CHO）是无色、易挥发、具有刺激性气味的液体，沸点 21℃，能溶于水、乙醇和乙醚。

乙醛的衍生物三氯乙醛，易与水加成得到水合三氯乙醛，简称水合氯醛。水合氯醛为无色晶体，有刺激性气味，易溶于水、乙醇和乙醚，是一种比较安全的催眠药和镇静药，但对胃有一定的刺激性。

3.苯甲醛

苯甲醛（C_6H_5CHO）是最简单的芳香醛，为无色液体，沸点 179℃，具有苦杏仁味，又叫苦杏仁油。微溶于水，易溶于乙醇和乙醚。苯甲醛常以结合状态存在于水果中，如桃、杏、梅的核仁中。

苯甲醛是有机合成的重要原料，用于制备药物、香料和染料。

4.丙酮

丙酮（CH_3COCH_3）是最简单的酮，它是无色、易挥发、易燃的液体，具有特殊香味，沸点 56.5℃，能与水、乙醚等混溶，并能溶解多种有机物，是一种良好的有机溶剂。丙酮是重要的有机合成原料，用于合成有机玻璃、环氧树脂等产品以及制备氯仿、碘仿、乙烯酮等化合物。

糖尿病患者由于代谢不正常，体内常有过量的丙酮产生，并随尿液或呼吸排出。临床上检查尿中是否含有丙酮，可用亚硝酰铁氰化钠 {$Na_2[Fe(CN)_5NO]$} 溶液和氨水，如有丙酮存在，即呈紫红色；也可用碘仿反应来检查。

第二节　醌

一、醌的结构和命名

醌是一类具有共轭体系的环己二烯二酮类化合物。较常见的有苯醌、萘醌、蒽醌及其衍生物。凡醌类化合物都具有下列醌型结构：

对醌式　　　　邻醌式

醌类的命名是以苯醌、萘醌等作为母体，用较小阿拉伯数字标出两个羰基的位置，也可用邻、对、远等字或 α、β 等希腊字母标明，写在醌的前面。母体上如有取代基，则把取代基的位置、数目、名称写在母体名称前面。例如：

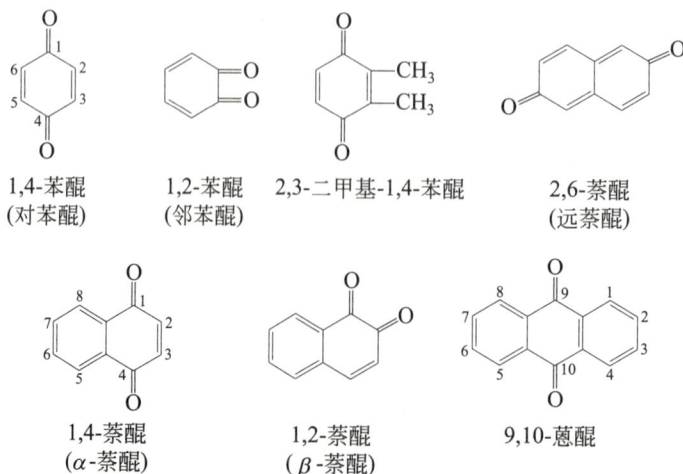

1,4-苯醌　　　1,2-苯醌　　　2,3-二甲基-1,4-苯醌　　　2,6-萘醌
（对苯醌）　　（邻苯醌）　　　　　　　　　　　　　　（远萘醌）

1,4-萘醌　　　　1,2-萘醌　　　　9,10-蒽醌
（α-萘醌）　　（β-萘醌）

二、醌的性质

　　醌类化合物都是固体，具有醌型结构的化合物都有颜色，对位的醌多为黄色，邻位的醌多为红色或橙色。所以醌类化合物是许多染料和指示剂的母体。

　　醌具有共轭体系，具有烯烃和羰基化合物的典型性质，因此既能发生碳碳双键的亲电加成和羰基的亲核加成反应。

三、重要的醌

1.苯醌

　　苯醌有两种异构体：对苯醌和邻苯醌。对苯醌是黄色晶体，熔点 116℃，能溶于醇和醚中。邻苯醌是红色晶体。

　　将对苯醌的乙醇溶液与对苯二酚的乙醇溶液混合，即有深绿色晶体析出，这是由一分子对苯醌和一分子对苯二酚通过氢键结合而成的分子化合物，叫醌氢醌，此反应用于药物分析中。

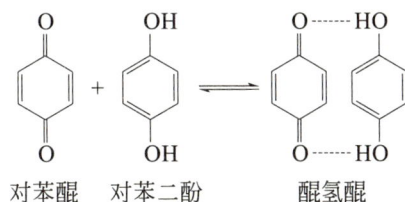

对苯醌　　对苯二酚　　　醌氢醌

2.萘醌

　　萘醌有三种异构体，α- 萘醌、β- 萘醌和远 - 萘醌，常见的是 α- 萘醌。α- 萘醌是黄色晶体，熔点 125℃，微溶于水，易溶于乙醇和乙醚，有刺激性气味。动植物体内许多化合物都含有 α- 萘醌的结构。例如维生素 K_1 和 K_2，都是 2- 甲基 -1,4- 萘醌的衍生物。

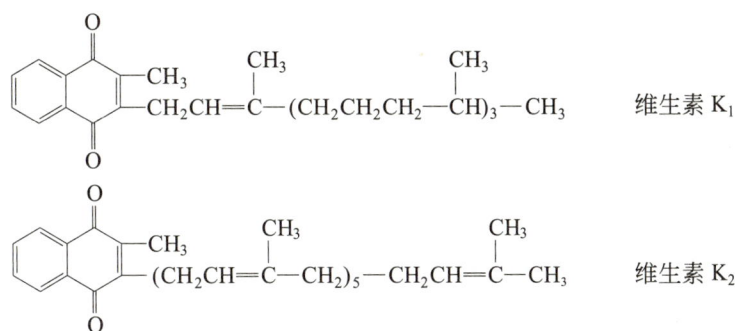

　　维生素 K_1 和 K_2 广泛存在于自然界，在猪肝和苜蓿中含量最丰富，此外一些绿色植物、蛋黄、肝脏中含量也较多。维生素 K_1 和 K_2 都能促进血液凝固，用作止血剂。

　　研究发现 2- 甲基 -1,4- 萘醌具有更强的凝血能力，称为维生素 K_3。它是黄色晶体，难溶于水。但与亚硫酸氢钠的加成物亚硫酸氢钠甲萘醌易溶于水，应用于临床。

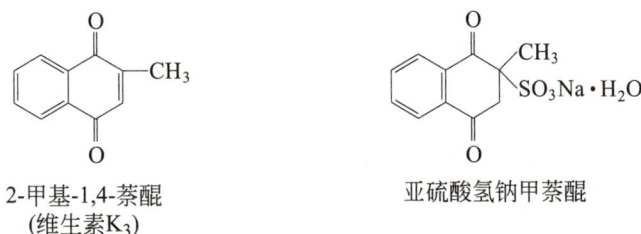

2-甲基-1,4-萘醌　　　　　　亚硫酸氢钠甲萘醌
(维生素K_3)

3.蒽醌

　　蒽醌有三种异构体。常见的有 9,10- 蒽醌及其衍生物。

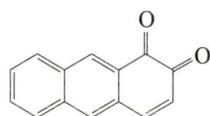

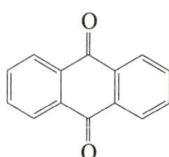

1,2-蒽醌　　　　　　　　　　9,10-蒽醌　　　　　　　　　　1,4-蒽醌

9,10- 蒽醌简称蒽醌，是黄色晶体。蒽醌的衍生物在自然界广泛存在，多数是植物的成分。如存在于茜草根中，最早用作染料的茜素、中药大黄中有效成分大黄素、大黄酸等，都是蒽醌的多羟基衍生物。

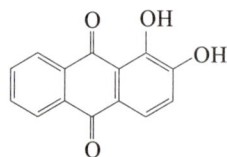

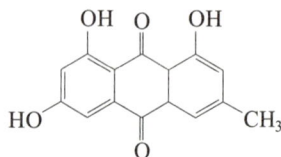

茜素　　　　　　　　　　　　大黄素　　　　　　　　　　　　大黄酸

习　题

一、单项选择题

1. 下列化合物中，能发生银镜反应的是（　　　）。

A. 丙酮　　　　　　　B. 苯甲醚　　　　　　　C. 苯酚　　　　　　　D. 苯甲醛

2. 下列各组物质中，能用斐林试剂鉴别的是（　　　）。

A. 甲醇和乙醇　　　　　　　　　　　B. 乙醛和丙醛

C. 丙醛和苯甲醛　　　　　　　　　　D. 苯甲醛和苯甲醇

3. 丁醛和丁酮的关系是（　　　）。

A. 同位素　　　　　　　　　　　　　B. 同一种化合物

C. 互为同系物　　　　　　　　　　　D. 互为同分异构体

4. 下列说法中，不正确的是（　　　）。

A. 醛酮的催化加氢属于还原反应

B. 在盐酸的催化下，乙醛可与甲醇发生缩合反应

C. 醛和脂肪族甲基酮都能与氢氰酸发生加成反应

D. 斐林试剂只能氧化脂肪醛

5. 乙醛和甲醇反应生成半缩醛属于（　　　）。

A. 氧化反应　　　　B. 取代反应　　　　　　C. 消除反应　　　　　D. 缩合反应

6. 下列不能用来鉴别丙醛与丙酮的是（　　　）。

A. 溴水　　　　　　B. 希夫试剂　　　　　　C. 托伦试剂　　　　　D. 斐林试剂

7. 下列化合物中，经还原反应后能生成伯醇的是（　　　）。

A. 环己酮　　　　　B. 乙醛　　　　　　　　C. 丁酮　　　　　　　D. 丙酮

8. 下列化合物中，能与斐林试剂反应生成铜镜的是（　　　）。

A. 甲醛　　　　　　B. 乙醛　　　　　　　　C. 丙酮　　　　　　　D. 环己酮

9. 下列化合物中，能与希夫试剂发生显色反应的是（　　　）。

A. 乙烷　　　　　　B. 乙醚　　　　　　　　C. 乙醛　　　　　　　D. 丙酮

10. 既能起碘仿反应，又能与亚硫酸氢钠加成的是（　　　）。

A. CH_3CH_2CHO　　　B. ⬡—C(=O)—CH_3　　　C. $H_3C-\overset{O}{\overset{\|}{C}}-CH_2CH_3$　　　D. $CH_3\overset{OH}{\overset{|}{C}H}CH_3$

11. 下列化合物能发生碘仿反应的有（ ）。

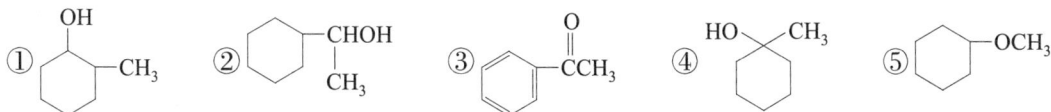

① ② ③ ④ ⑤

A. ②③④ B. ⑤ C. ③⑤ D. ②③

12. 下列化合物不能发生碘仿反应的是（ ）。

A. CH_3CH_2CHO B. CH_3COCH_3 C. $CH_3COCH_2CH_3$ D. CH_3CH_2OH

13. 下列能与饱和 $NaHSO_3$ 水溶液加成的是（ ）。

A. 异丙醇 B. 苯乙酮 C. 3-戊酮 D. 环己酮

14. 下列可以将 $CH_3CH=CHCHO$ 氧化成 $CH_3CH=CHCOOH$ 的试剂是（ ）。

A. 酸性 $KMnO_4$ B. $K_2Cr_2O_7 + H_2SO_4$ C. 托伦试剂 D. HNO_3

15. 下述反应不能用来制备 α, β-不饱和酮的是（ ）。

A. 丙酮在酸性条件下发生羟醛缩合反应
B. 苯甲醛和丙酮在碱性条件下发生反应
C. 甲醛和苯甲醛在浓碱条件下发生反应
D. 环己烯臭氧化、还原水解，然后在碱性条件下加热反应

二、判断题

（ ）1. 40% 甲醛的水溶液又称"福尔马林"。
（ ）2. 常温下甲醛是液体。
（ ）3. 醛、酮与格氏试剂反应是制备醇的重要方法。
（ ）4. 羰基有极性，碳原子带有部分正电荷。
（ ）5. 甲醛溶液放置时间多长都不会聚合。

三、用系统命名法命名下列化合物。

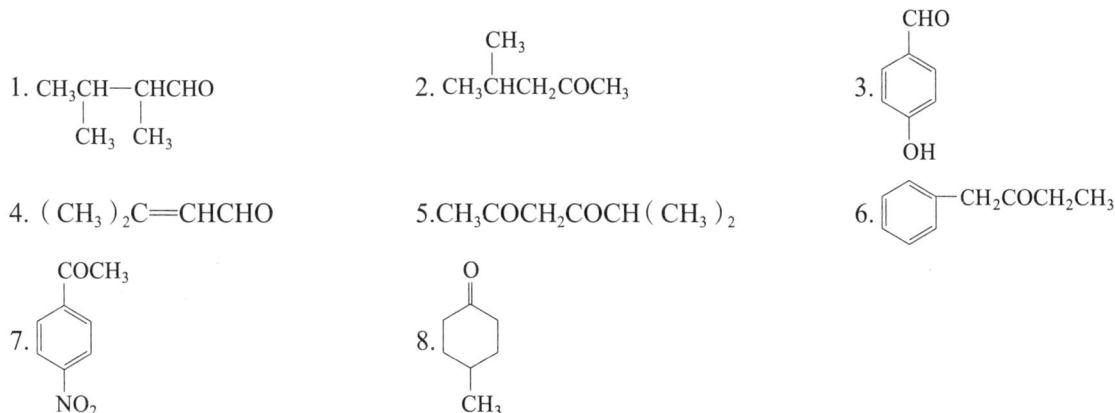

1. $CH_3CH-CHCHO$ （下方 CH_3 CH_3）

2. $CH_3CHCH_2COCH_3$ （上方 CH_3）

3.

4. $(CH_3)_2C=CHCHO$

5. $CH_3COCH_2COCH(CH_3)_2$

6.

7.

8.

四、写出下列化合物的构造式。

1. 丙酮 2,4-二硝基苯腙
2. 对氯苯乙酮
3. 4-苯基-2-丁酮
4. 乙醛肟
5. α-溴代丙醛
6. 对甲氧基苯乙醛
7. 3,3-二甲基-2,4-戊二酮
8. 对苯醌

五、用化学方法区别下列各组化合物。

1. 丙酮、丙醛和丙醇
2. 2-戊酮和3-戊酮
3. 苯乙醛和苯乙酮
4. 丙醛和苯甲醛
5. 甲醛、乙醛和苯甲醛

六、将下列化合物按羰基活性排列成序。

1. $CH_3COCH_2CH_3$、CH_3CHO、C_6H_5CHO、$CH_3CH_2COCH_2CH_3$

2. CH_3CH_2CHO、CH_3COCH_3、$C_6H_5COCH_3$、$C_6H_5COC_6H_5$

七、完成下列反应方程式。

1. $CH_3CH_2CHO \xrightarrow[\triangle]{稀 OH^-}$

2. $CH_3COCH_2CH_3 \xrightarrow[无水乙醚]{CH_3CH_2MgBr} ? \xrightarrow[H^+]{H_2O}$

3. 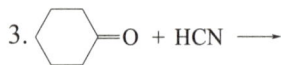 $+ HCN \longrightarrow$

4. $CH_3COCH_2CH_3 + $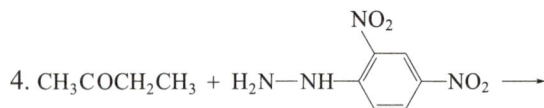

5. $\underset{\underset{OH}{\,|\,}}{CH_3CHCH_2CH_2CH_3} \xrightarrow{I_2 + NaOH}$

6. $(CH_3)_3C-CHO + HCHO \xrightarrow{浓 NaOH}$

7. $CH_3COCH_2COCH_3 + I_2 + NaOH \longrightarrow$

8. $CH_3C\equiv CH \xrightarrow[H_2SO_4]{HgSO_4} ? \xrightarrow{HCN}$

9. 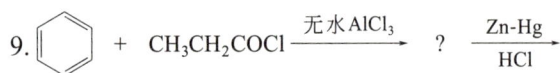 $+ CH_3CH_2COCl \xrightarrow{无水 AlCl_3} ? \xrightarrow[HCl]{Zn-Hg}$

10. 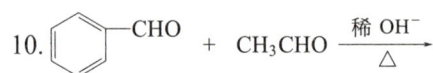 $+ CH_3CHO \xrightarrow[\triangle]{稀 OH^-}$

11. $CH_3CH_2CHO + HCN \longrightarrow$

12. $CH_3-\overset{O}{\overset{\|}{C}}-CH_3 + NaHSO_3 \longrightarrow$

13. 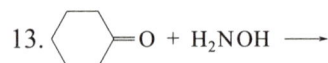 $+ H_2NOH \longrightarrow$

14. $CH_3CH=CHCHO \xrightarrow{LiAlH_4}$

15. 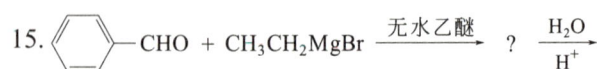 $+ CH_3CH_2MgBr \xrightarrow{无水乙醚} ? \xrightarrow[H^+]{H_2O}$

16.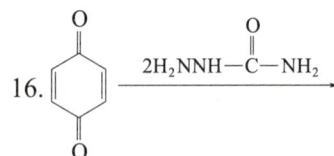

八、推测结构题

1. 某化合物分子式为 $C_5H_{12}O$（A），氧化后得 $C_5H_{10}O$（B），B 能与 2,4-二硝基苯肼作用，并与碘的碱溶液共热时有黄色沉淀生成。A 与浓硫酸共热得 C_5H_{10}（C），C 经氧化后得丙酮和乙酸。写出 A 的构造式及各步反应式。

2. 分子式为 $C_6H_{12}O$ 的化合物（A）能与羟胺反应，但不与托伦试剂和饱和 $NaHSO_3$ 作用。A 经催化加氢得到分子式为 $C_6H_{14}O$ 的化合物 B。B 与浓硫酸作用脱水生成分子式为 C_6H_{12} 的化合物 C。C 经高锰酸钾酸性溶液氧化生成化合物 D 和 E。D 能发生碘仿反应，E 有酸性。试推测 A～E 的结构式。

（陈钧）

羧酸及其衍生物

电子教案　思政案例

分子中含有羧基（$-\overset{O}{\underset{||}{C}}-OH$，简写为—COOH）的有机物称为羧酸。羧酸衍生物是羧基上的羟基被其他原子或原子团取代后的产物，主要的羧酸衍生物有酰卤、酸酐、酯和酰胺。

羧酸及其衍生物广泛存在于自然界中。某些羧酸是动植物代谢的重要物质；某些羧酸及其衍生物具有显著的生物活性，具有一定的药理作用。许多药物分子中都含有羧酸及其衍生物的结构。

第一节　羧酸

羧酸的官能团是羧基（—COOH），羧基中的羰基碳原子是 sp^2 杂化的，它以三个 sp^2 杂化轨道分别与羟基氧、羰基氧和烃基的碳原子（甲酸中为氢原子）形成三个 σ 键，且处于同一平面，键角约为 120°。碳原子未经杂化的 p 轨道与羰基氧原子的 p 轨道重叠形成 π 键。羟基氧原子上未共用电子对与羰基中的 π 键形成 p-π 共轭体系，见图 10-1。

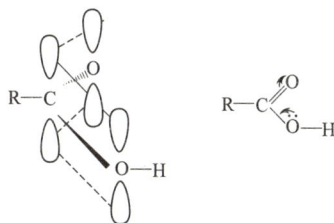

乙酸

图10-1　羧酸的结构

除甲酸外，都可看作是烃分子中的氢原子被羧基取代后的化合物。一元羧酸的结构通式可表示为：

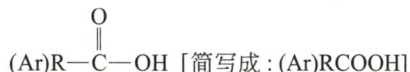

$$(Ar)R-\overset{O}{\underset{||}{C}}-OH \quad [简写成：(Ar)RCOOH]$$

一、羧酸的分类和命名

1.羧酸的分类

羧酸有两种分类方法：一种是根据羧酸分子中与羧基相连的烃基种类不同，可分为脂肪酸、脂环酸和芳香酸；而脂肪酸按烃基是否饱和，可分为饱和酸和不饱和酸；另一种是根据羧酸分子中含有羧基的数目，可分为一元羧酸、二元羧酸和多元羧酸。例如：

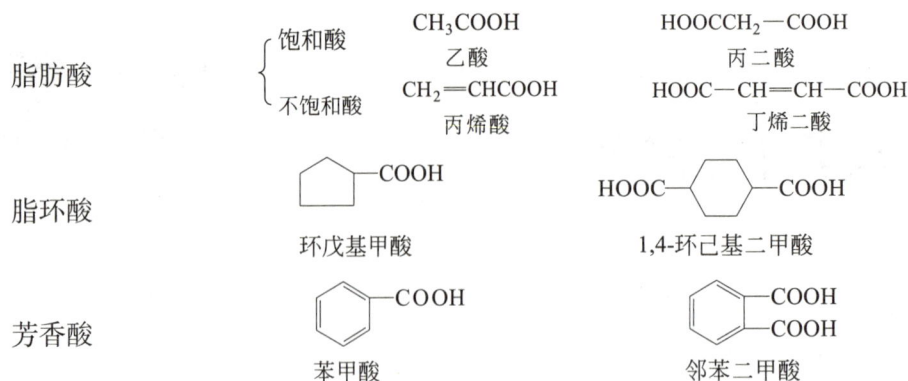

脂肪酸	饱和酸	CH₃COOH　乙酸　　　　　HOOCCH₂—COOH　丙二酸
	不饱和酸	CH₂=CHCOOH　丙烯酸　　HOOC—CH=CH—COOH　丁烯二酸

脂环酸　　环戊基甲酸　　　　　　　　1,4-环己基二甲酸

芳香酸　　苯甲酸　　　　　　　　　　邻苯二甲酸

2.羧酸的命名

（1）俗名　常根据羧酸的来源而用俗名。例如：蚁酸（HCOOH，即甲酸）是从蚂蚁中得来的。醋酸（CH₃COOH，即乙酸）是食醋的主要成分。还有一些物质常用的俗名举例如下：

羧酸的命名

水杨酸　　　　　安息香酸　　　　　肉桂酸

HOOC—COOH　　　HOOCCH₂CH₂COOH
草酸　　　　　　琥珀酸

（2）系统命名法　羧酸的系统命名法与醛相似。饱和脂肪酸命名时，选择分子中含羧基的最长碳链作主链，根据主链碳原子数目称为"某酸"。从羧基碳原子开始用阿拉伯数字编号，或从与羧基直接相连的碳原子开始用 α、β、γ…希腊字母编号；取代基的位次、数目、名称写在"某酸"前面。例如：

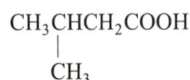　　　　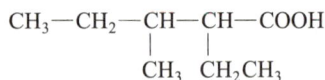

3-甲基丁酸　　　　　　　　　　3-甲基-2-乙基戊酸
（β-甲基丁酸）　　　　　　　　（β-甲基-α-乙基戊酸）

不饱和脂肪酸命名时，选择含羧基和不饱和键在内的最长碳链为主链，称为"某烯酸"或"某炔酸"。例如：

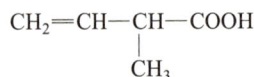　　　　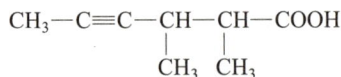

2-甲基-3-丁烯酸　　　　　　　　2,3-二甲基-4-己炔酸

二元脂肪酸命名时，选择含有两个羧基碳原子在内的最长碳链为主链，根据主链碳原子数称"某二酸"。如：

HOOC(CH₂)₄COOH　　　　HOOCCH=CHCOOH　　　　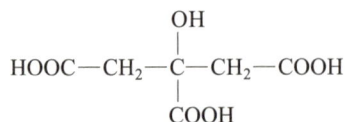

己二酸　　　　　　　丁烯二酸　　　　　　3-羟基-3-羧基戊二酸

脂环酸和芳香酸命名时，以脂肪酸为母体，脂环和芳环作为取代基来命名。例如：

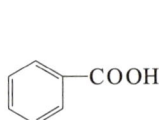　　　　间甲基苯甲酸　　　　邻苯二甲酸　　　　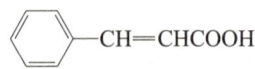

苯甲酸　　　　　　间甲基苯甲酸　　　　邻苯二甲酸　　　　3-苯基丙烯酸

二、羧酸的性质

1.物理性质

羧酸能与水分子形成氢键。4 个碳以下的羧酸可与水混溶，但随着碳原子数目的增加，水溶性降低。高级一元酸不溶于水，但能溶于有机溶剂；低级二元羧酸易溶于水，但随碳原子数目的增加溶解度减小；芳香羧酸一般微溶或难溶于水。

羧酸的沸点比相对分子质量相近的醇高，并随着相对分子质量的增加而升高。例如，甲酸与乙醇的相对分子质量相同，甲酸的沸点（100.5℃）比乙醇的沸点（78.3℃）高。这是由于羧酸分子间能以两个氢键形成双分子缔合的二聚体，这种氢键缔合比醇分子间的氢键更牢固，即使在气态时，羧酸也是以二聚体形式存在。

羧酸的结构及其物理性质

$$R-C \begin{matrix} O \cdots H-O \\ O-H \cdots O \end{matrix} C-R$$

2.化学性质

羧酸的化学反应主要发生在羧基上。羧基包括两个部分，在形式上是由羰基和羟基组成，因此羧酸在一定程度上反映了羰基和羟基的性质。但由于 p-π 共轭使羟基与羰基形成一个整体，因此羧酸的性质并不是羟基和羰基二者性质的简单加合，而具有某些特殊性质。

（1）酸性　羧基中，由于 p-π 共轭效应，使羟基氧原子上的电子云密度降低，增加了 O—H 键极性，氢原子易解离为质子，因此羧酸具有明显的酸性。一般的羧酸都属于弱酸，它们在水中只是部分电离。

$$\underset{\text{R}-\overset{\displaystyle O}{\overset{\|}{C}}-\text{OH}}{} \rightleftharpoons \underset{\text{R}-\overset{\displaystyle O}{\overset{\|}{C}}-\text{O}^- + \text{H}^+}{}$$

酸性与成盐

常见的一元羧酸 $pK_a^{\ominus}$ 在 3～5 之间，比碳酸（$pK_a^{\ominus}$=6.5）酸性强，因此羧酸不仅能与氢氧化钠作用生成盐，还能分解碳酸盐和碳酸氢盐，放出二氧化碳。酚的酸性比碳酸弱，不能与碳酸氢盐反应，利用此性质可以区别羧酸和酚类。

$$RCOOH+NaOH \longrightarrow RCOONa+H_2O$$
$$RCOOH+Na_2CO_3 \longrightarrow RCOONa+CO_2 \uparrow +H_2O$$
$$RCOOH+NaHCO_3 \longrightarrow RCOONa+CO_2 \uparrow +H_2O$$

羧酸盐与强无机酸作用，游离出羧酸，例如：

$$\text{⬡—COONa} + HCl \rightleftharpoons \text{⬡—COOH} + NaCl$$

用此性质可以分离、精制羧酸，或从中草药中提取含羧基的有效成分。羧酸的钾、钠盐易溶于水，医药上常将水溶性差的含羧基的药物制成羧酸盐，以增大水溶性。如青霉素常制成钾盐或钠盐供注射用。

羧酸的酸性强弱受整个分子结构的影响。羧基与吸电子基相连时，能降低羧基中羟基氧原子的电子云密度，从而增加了 O—H 键的极性；同时吸电子（$-I$）诱导效应使电离后的羧酸根负离子电荷得以分散而稳定，两方面的结果都使酸性增强。相反，若羧基与斥电子基相连时，酸性减弱。综上所述，一元羧酸的酸性强弱比较如下：

饱和一元羧酸　$HCOOH>CH_3COOH>CH_3CH_2COOH>（CH_3）_2CHCOOH>（CH_3）_3CCOOH$

$pK_a^{\ominus}$　　3.77　　　4.76　　　4.86　　　4.87　　　　5.05

取代基的电负性越大，数目越多，离羧基越近，则酸性越强。例如：

酸性　　$FCH_2COOH>ClCH_2COOH>BrCH_2COOH>ICH_2COOH>CH_3COOH$

$pK_a^{\ominus}$　　　2.59　　　2.86　　　2.90　　　3.16　　　4.76

酸性　　$Cl_3CCOOH>Cl_2CHCOOH>ClCH_2COOH>CH_3COOH$

$pK_a^{\ominus}$　　　0.65　　　1.29　　　2.86　　　4.76

酸性　　$\underset{\underset{Cl}{|}}{CH_3CH_2CHCOOH} > \underset{\underset{Cl}{|}}{CH_3CHCH_2COOH} > \underset{\underset{Cl}{|}}{CH_2CH_2CH_2COOH} > CH_3CH_2CH_2COOH$

$pK_a^{\ominus}$　　2.86　　　　　　4.06　　　　　　4.52　　　　　　　4.81

苯甲酸的酸性比饱和一元羧酸的酸性强，但比甲酸弱。苯基虽是吸电子基，但由于苯环的大 π 键与羧基形成 π-π 共轭，电子云向羧基偏移，减弱了 O—H 键的极性，故酸性比甲酸弱，但比其他饱和一元羧酸的酸性强。

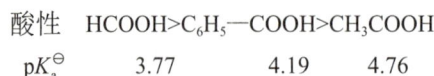

酸性　　$HCOOH > C_6H_5-COOH > CH_3COOH$

$pK_a^{\ominus}$　　3.77　　　　4.19　　　4.76

饱和二元羧酸的酸性比一元羧酸的酸性强，尤其是乙二酸，由于羧基具有很强的吸电子能力，随着两个羧基距离的增长，相互影响减小，酸性随之减弱。

$$HOOC-COOH > HOOCCH_2COOH > HOOCCH_2CH_2COOH$$

（2）还原反应　由于羧基中的羰基和羟基形成共轭体系，羧基不再具有典型羰基的性质。一般情况下，羧酸不易被一般还原剂或催化氢化还原，但氢化铝锂可将羧酸还原成伯醇。例如：

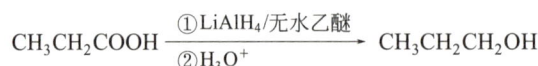

$$CH_3CH_2COOH \xrightarrow[\text{②}H_3O^+]{\text{①}LiAlH_4/\text{无水乙醚}} CH_3CH_2CH_2OH$$

氢化铝锂是一种选择性还原剂，它对羧酸分子中的双键、三键不产生影响。例如：

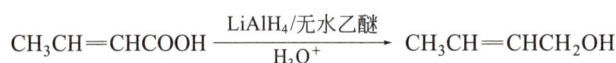

$$CH_3CH=CHCOOH \xrightarrow[H_3O^+]{LiAlH_4/\text{无水乙醚}} CH_3CH=CHCH_2OH$$

（3）α-H 的卤代反应　与醛、酮相似，羧酸分子的 α-H 因受羧基的影响，具有一定的活性，能被卤原子取代。但羧基对 α-H 的致活作用比羰基弱，羧酸的 α-H 不如醛、酮活泼，因此卤代反应需在催化剂红磷或三卤化磷催化下才能发生。

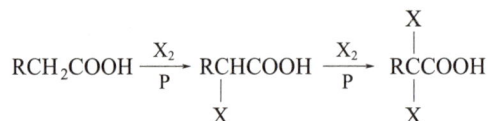

$$RCH_2COOH \xrightarrow[P]{X_2} \underset{\underset{X}{|}}{RCHCOOH} \xrightarrow[P]{X_2} \underset{\underset{X}{|}}{\overset{\overset{X}{|}}{RCCOOH}}$$

例如：

$$CH_3COOH \xrightarrow[P]{Cl_2} ClCH_2COOH \xrightarrow[P]{Cl_2} Cl_2CHCOOH \xrightarrow[P]{Cl_2} Cl_3CCOOH$$

一氯乙酸　　　　二氯乙酸　　　　三氯乙酸

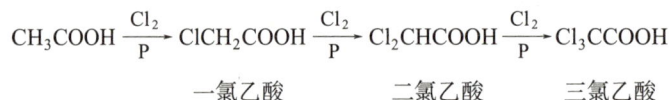

如控制氯气的用量及反应条件，可以得到某一种 α-卤代酸的产物。α-卤代酸的卤原子活泼，可被其他原子或原子团（如—OH，—NH_2 等）取代，是一类重要的合成中间体。

（4）二元羧酸的热解反应　二元羧酸对热比较敏感，乙二酸和丙二酸受热后易脱羧生成一元羧酸。例如：

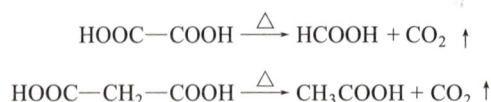

$$HOOC-COOH \xrightarrow{\triangle} HCOOH + CO_2 \uparrow$$

$$HOOC-CH_2-COOH \xrightarrow{\triangle} CH_3COOH + CO_2 \uparrow$$

三、重要的羧酸

1. 甲酸

甲酸（$HCOOH$）俗名蚁酸，因最初是从蚂蚁体内发现而得名。它还存在于许多昆虫的分泌物及某些植物体内，如荨麻、松叶及某些果实中。甲酸是有刺激性的无色液体，有较强的腐蚀性。蜂蜇或荨麻刺伤后皮肤肿痛，就是由甲酸引起的。甲酸具有杀菌能力，可用作消毒剂或防腐剂。

甲酸的结构比较特殊，它的羧基与氢原子直接相连，从结构上看，既有羧基，又有醛基。

醛基　$\boxed{\overset{\overset{\displaystyle O}{\|}}{H-C}-OH}$　羧基

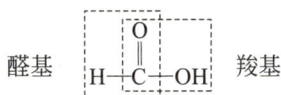

因此，甲酸既有羧酸的一般性质，又有醛的特殊性。例如：加热容易脱羧；能被高锰酸钾氧化；能被弱氧化剂，如托伦试剂氧化产生银镜，斐林试剂氧化产生砖红色沉淀。这些反应常用作甲酸的定性鉴定。

2.乙酸

纯净的乙酸（CH_3COOH）为具有强烈刺激性气味的无色液体，沸点118℃。室温低于16.6℃时易凝结成冰状固体，因此无水乙酸又称冰醋酸。乙酸可与水、乙醇混溶。乙酸是染料、香料和制药工业的重要原料。在医药上乙酸用于合成乙酸酐、乙酸酯类。乙酸的稀溶液用作消毒防腐剂，可用于因烫伤、感染的创面清洗。

目前工业上采用乙醛氧化法生产乙酸。可用乙炔、乙烯、乙醇和乙醛为原料。

$$CH_3CHO + O_2 \xrightarrow[60\sim80℃]{(CH_3COO)_2Mn} CH_3COOH$$

3.乙二酸

乙二酸（$HOOC-COOH$）俗名草酸，常以盐的形式存在于植物的细胞壁中。草酸为无色结晶，通常含两分子结晶水，加热到100℃，则失去结晶水成为无水草酸。草酸有毒，能溶于水、乙醇，不溶于乙醚。

草酸是最简单的二元羧酸。酸性比其他二元羧酸强。除具有一般羧酸的性质外，还具有还原性，易被高锰酸钾氧化生成二氧化碳和水，且反应定量进行，在分析化学上常用草酸作为标定高锰酸钾溶液浓度的基准物。

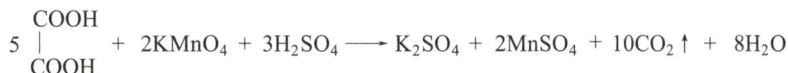

$$5\ \overset{\displaystyle COOH}{\underset{\displaystyle COOH}{|}} + 2KMnO_4 + 3H_2SO_4 \longrightarrow K_2SO_4 + 2MnSO_4 + 10CO_2\uparrow + 8H_2O$$

草酸还能把高价铁盐还原成易溶于水的二价铁盐，因而可用来清洗铁锈。草酸的钙盐溶解度很小，可用草酸作钙离子的定性和定量测定。

第二节　羟基酸

一、羟基酸的结构、分类和命名

羟基酸是一类分子中既有羟基（—OH）又有羧基（—COOH）的化合物。羟基酸可根据羟基所连烃基的不同，分为醇酸和酚酸。羟基与脂肪烃基相连的称为醇酸；羟基与芳环相连的称为酚酸。例如：

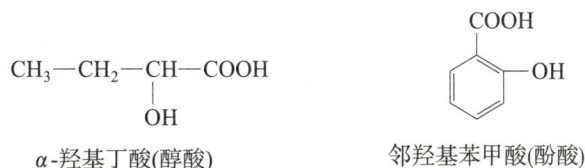

$$CH_3-CH_2-\underset{\underset{\displaystyle OH}{|}}{CH}-COOH$$

α-羟基丁酸(醇酸)

邻羟基苯甲酸(酚酸)

根据羟基和羧基的相对位置不同，醇酸可分为 α- 醇酸、β- 醇酸和 γ- 醇酸等。

醇酸是以羧酸为母体，羟基作为取代基进行命名的。主链碳原子既可以从羧基碳原子开始用阿拉伯数字编号，也可从与羧基直接相连的碳原子开始用希腊字母 α、β、γ 等希腊字母编号。

许多羟基酸是天然产物，可根据来源而用俗名。例如：

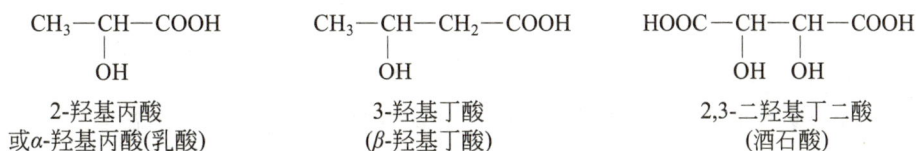

$$CH_3-\underset{\underset{\displaystyle OH}{|}}{CH}-COOH \qquad CH_3-\underset{\underset{\displaystyle OH}{|}}{CH}-CH_2-COOH \qquad HOOC-\underset{\underset{\displaystyle OH}{|}}{CH}-\underset{\underset{\displaystyle OH}{|}}{CH}-COOH$$

2-羟基丙酸　　　　　　　　3-羟基丁酸　　　　　　　　2,3-二羟基丁二酸
或α-羟基丙酸(乳酸)　　　　(β-羟基丁酸)　　　　　　　(酒石酸)

147

酚酸命名是以芳香酸为母体，根据羟基与羧基的相对位置给出名称。例如：

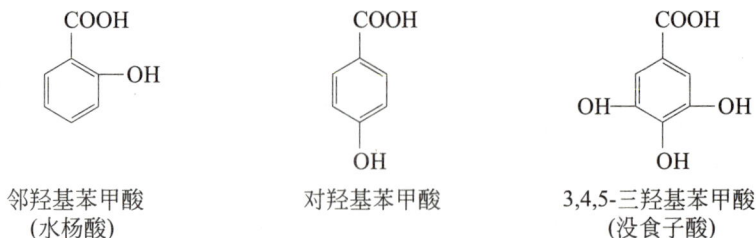

　邻羟基苯甲酸　　　　　　　　　对羟基苯甲酸　　　　　　3,4,5-三羟基苯甲酸
　　（水杨酸）　　　　　　　　　　　　　　　　　　　　　　　（没食子酸）

二、羟基酸的化学性质

羟基酸分子中含有羟基和羧基两种官能团，属于复合官能团化合物，具有羧酸和醇（酚）通性，如醇羟基可以被氧化、酯化、脱水等；酚羟基有酸性并能与氯化铁溶液显色；羧基具有酸性可成盐、成酯等。由于羟基和羧基间的相互影响，羟基酸具有一些特殊的性质，这些特殊性质又因羟基和羧基的相对位置不同而表现出一定的差异。

1.醇酸

（1）酸性　羟基为吸电子基团，吸电子诱导效应沿着碳链传递，使醇酸的酸性比相应的羧酸强。例如：

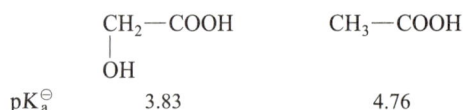

$$CH_2—COOH \qquad CH_3—COOH$$
$$\quad | $$
$$\quad OH$$

$pK_a^{\ominus}$　　　　　3.83　　　　　　　　　4.76

醇酸分子中羟基离羧基越近，吸电子诱导效应越大，酸性也越强。例如：

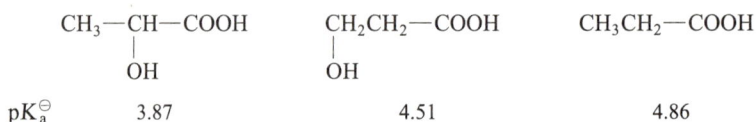

$$CH_3—CH—COOH \qquad CH_2CH_2—COOH \qquad CH_3CH_2—COOH$$
$$\qquad | \qquad\qquad\qquad | $$
$$\qquad OH \qquad\qquad\qquad OH$$

$pK_a^{\ominus}$　　　　3.87　　　　　　　　　4.51　　　　　　　　　　4.86

（2）脱水反应　醇酸的热稳定性较差，加热时容易发生脱水反应，随着羟基和羧基的相对位置不同，其脱水方式和脱水产物也不同。

α-醇酸受热时，两分子间交叉脱水，生成六元环的交酯。例如：

　　　　　　　　　α-羟基丙酸　　　　　　　　　　　　丙交酯

β-醇酸受热时，发生分子内脱水反应，生成 α, β-不饱和羧酸。这是由于 β-醇酸分子中 α-碳上的氢原子，同时受羟基和羧基的影响，比较活泼，受热即和相邻的羟基脱水。例如：

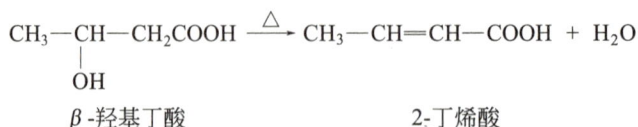

$$CH_3—CH—CH_2COOH \xrightarrow{\triangle} CH_3—CH=CH—COOH + H_2O$$
$$\qquad | $$
$$\qquad OH$$

　　　　　β-羟基丁酸　　　　　　　　　　　2-丁烯酸

γ-醇酸和 δ-醇酸易发生分子内脱水，而生成稳定的五元环或六元环的内酯。其中 γ-醇酸比 δ-醇酸更易脱水，在常温下即可发生反应，因此 γ-醇酸只能成盐后才稳定，游离的 γ-醇酸不易得到。

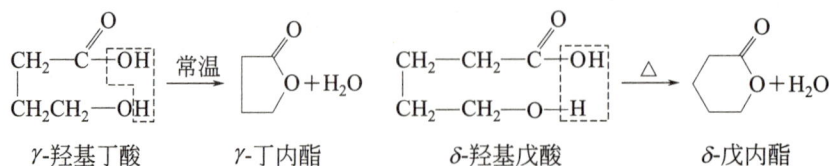

　　γ-羟基丁酸　　　　γ-丁内酯　　　　　δ-羟基戊酸　　　　δ-戊内酯

某些药物或中草药的有效成分中常含有内酯的结构。如抗菌消炎药穿心莲的主要成分穿心莲内酯就含有 γ- 内酯的结构。

内酯在碱性条件下可开环成羧酸盐，酸化后又成内酯。

$$\text{（}\gamma\text{-丁内酯）} + NaOH \longrightarrow HOCH_2CH_2CH_2COONa$$

γ-丁内酯 　　　　　　　　　　　　γ-羟基丁酸钠

（3）氧化反应　醇酸分子中的羟基由于受到羧基的影响，醇分子中的羟基容易被氧化。如稀硝酸、托伦试剂不能氧化醇，却能将醇酸氧化成羰基酸。例如：

$$CH_3-\underset{\underset{OH}{|}}{CH}-COOH \xrightarrow[\text{或稀硝酸}]{\text{托伦试剂}} CH_3-\underset{\underset{O}{\|}}{C}-COOH$$

$$CH_3-\underset{\underset{OH}{|}}{CH}-CH_2-COOH \xrightarrow{\text{稀硝酸}} CH_3-\underset{\underset{O}{\|}}{C}-CH_2-COOH$$

2.酚酸

酚酸具有酚和羧酸的一般性质，如能与氯化铁起显色反应（酚类特性），能与醇成酯（羧酸特性）等。酚酸还有其他特性。羟基处于羧基邻位或对位时，加热易脱羧。例如：

$$\text{(邻羟基苯甲酸)} \xrightarrow{\triangle} \text{(苯酚)} + CO_2\uparrow$$

$$\text{(对羟基苯甲酸)} \xrightarrow{\triangle} \text{(苯酚)} + CO_2\uparrow$$

三、重要的羟基酸

1.乳酸

乳酸 $\left(CH_3-\underset{\underset{OH}{|}}{CH}-COOH\right)$ 因最初由酸牛奶中得到而得名。乳酸也存在于动物的肌肉中，是人体肌肉中糖的代谢产物。人在剧烈运动时，需要大量的能量，通过存在于肌肉中的糖分解成乳酸，同时释放出能量以供肌肉活动所需。

乳酸钙是补钙的药物，用于治疗佝偻病等缺钙症；乳酸钠在临床上用于酸中毒的解毒剂。

2.酒石酸

酒石酸 $\left(HOOC-\underset{\underset{OH}{|}}{CH}-\underset{\underset{OH}{|}}{CH}-COOH\right)$ 化学名称为 2,3- 二羟基丁二酸，存在于多种果汁中。

酒石酸是无色透明结晶，熔点 170℃，易溶于水。它的盐用途很广，如酒石酸锑钾（吐酒石），临床上作为催吐剂，也用于治疗血吸虫病。酒石酸钾钠用来配制斐林试剂。

3.水杨酸

水杨酸 $\left(\text{(邻羟基苯甲酸)}\right)$ 化学名称为邻羟基苯甲酸，又名柳酸，主要存在于柳树或水杨树皮中。它是白色针状结晶，熔点159℃，微溶于水，易溶于乙醇和乙醚中，在79℃时升华，加热易发生脱羧反应生成苯酚。

水杨酸具有酚和羧酸的性质：如易被氧化，遇氯化铁水溶液显紫红色，水溶液呈酸性，能成盐、成酯等。

水杨酸是一种重要的杀菌剂和防腐剂，其乙醇溶液可治疗某些因真菌感染而引起的皮肤病。因水杨酸对胃肠有较大的刺激，不能直接内服。临床上都是用水杨酸的钠盐或酯类等作为内服药。

水杨酸与乙酸酐在冰醋酸中共热，可生成乙酰水杨酸，商品名为阿司匹林。

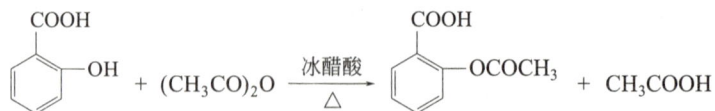

$$\text{COOH}\text{—OH} + (CH_3CO)_2O \xrightarrow[\triangle]{\text{冰醋酸}} \text{COOH}\text{—OCOCH}_3 + CH_3COOH$$

阿司匹林是白色结晶，微溶于水，能溶于乙醇、乙醚和氯仿中。它在干燥空气中较稳定，在潮湿空气中易水解变质，故应密闭储藏于干燥处，避免吸潮。常可用氯化铁溶液与水解后生成的水杨酸作用显紫红色的方法来检查阿司匹林是否变质。

阿司匹林具有解热、镇痛、抗血栓形成及抗风湿的作用，刺激性较水杨酸小，是内服退热镇痛药。

4.苹果酸

苹果酸$\left(\text{HOOC—CH—CH}_2\text{—COOH}\right)$化学名称为羟基丁二酸，因最初从未成熟的苹果中得到而得名。
$\underset{|}{\text{OH}}$

苹果酸还存在于其他未成熟的果实中，如山楂、葡萄、杨梅、番茄等。

天然苹果酸是无色针状结晶，熔点100℃，易溶于水和乙醇。苹果酸是人体内糖代谢的中间产物，在酶的催化下脱氢氧化生成草酰乙酸。

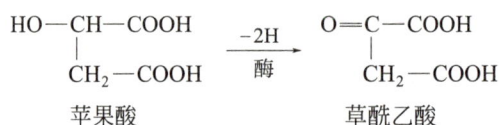

$$\begin{array}{c}\text{HO—CH—COOH}\\|\\\text{CH}_2\text{—COOH}\end{array} \xrightarrow[\text{酶}]{-2H} \begin{array}{c}\text{O=C—COOH}\\|\\\text{CH}_2\text{—COOH}\end{array}$$
苹果酸　　　　　　　　草酰乙酸

苹果酸可用于制药和食品工业，其钠盐（苹果酸钠）可作为食盐代用品，供低食盐患者食用。

5.柠檬酸

柠檬酸分子构造为$\left(\text{HOOC—CH}_2\text{—C—CH}_2\text{—COOH}\right)$。
（上为 OH，下为 COOH）

化学名称为3-羟基-3-羧基戊二酸，又叫枸橼酸。它存在于柑橘、山楂、乌梅等多种果实中，尤以柠檬中含量最多而得名。柠檬酸为透明结晶，熔点153℃，易溶于水、乙醇、乙醚中，有较强的酸性，常用来配制酸性饮料。柠檬酸钠盐有防止血液凝固的作用，医学上常作为抗凝血剂；钾盐用作祛痰剂；铁铵盐用作补血剂；镁盐是温和的泻剂。

6.没食子酸

没食子酸$\left(\text{COOH}\text{，HO—OH，OH}\right)$化学名称为3,4,5-三羟基苯甲酸。广泛存在于植物体中。纯的没食子酸为

白色结晶性粉末，熔点253℃。能溶于热水、乙醇和乙醚中，遇氯化铁溶液生成蓝黑色物质，可用于制作蓝黑墨水。没食子酸易被氧化，常用作抗氧剂。医学上，没食子酸铋内服用作胃肠黏膜保护剂，外用作收敛防腐剂。

第三节　酮酸

一、酮酸的结构和命名

酮酸是一类分子中既含有酮基又含有羧基的化合物。根据分子中酮基和羧基的相对位置，酮酸可分为 α- 酮酸、β- 酮酸、γ- 酮酸等。

酮酸的命名是选择含有羧基和酮基的最长碳链做主链，称为某酮酸。编号从羧基开始，用阿拉伯数字或希腊字母表示酮基的位置。例如：

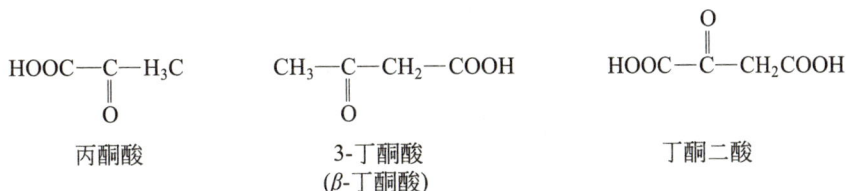

$$HOOC-\underset{\underset{O}{\|}}{C}-H_3C \qquad CH_3-\underset{\underset{O}{\|}}{C}-CH_2-COOH \qquad HOOC-\underset{\underset{O}{\|}}{C}-CH_2COOH$$

丙酮酸　　　　　　　　3-丁酮酸　　　　　　　　丁酮二酸
　　　　　　　　　　　　（β-丁酮酸）

二、酮酸的性质

酮酸分子中含有酮基和羧基，也属于复合官能团化合物。因此既具有酮基的性质又具有羧基的性质，如酮基可被还原成羟基，可与碳基试剂发生反应；羧基可成盐和成酯。由于酮基和羧基相互影响，酮酸还有一些特殊性质。

1.酸性

由于羰基的吸电子效应比羟基更强，因此酮酸的酸性强于相应的醇酸。例如：

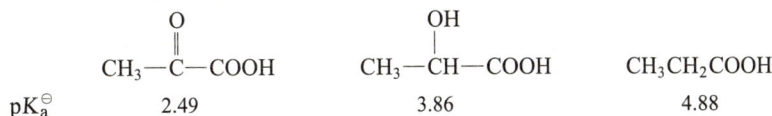

$$\underset{\underset{2.49}{}}{CH_3-\underset{\underset{O}{\|}}{C}-COOH} \qquad \underset{\underset{3.86}{}}{CH_3-\underset{\underset{OH}{\|}}{CH}-COOH} \qquad \underset{\underset{4.88}{}}{CH_3CH_2COOH}$$

$pK_a^{\ominus}$

随着羰基离羧基的距离增大，这种影响依次减小，酸性逐渐减弱。不同羰基酸的酸性强弱顺序为：

$$\alpha\text{- 羰基酸} > \beta\text{- 羰基酸} > \gamma\text{- 羰基酸}$$

2.加氢还原反应

酮酸加氢还原生成羟基酸。例如：

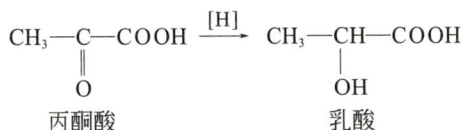

$$CH_3-\underset{\underset{O}{\|}}{C}-COOH \xrightarrow{[H]} CH_3-\underset{\underset{OH}{\|}}{CH}-COOH$$

丙酮酸　　　　　　　　　　乳酸

3.分解反应

α- 酮酸与浓硫酸共热，分解生成少一个碳原子的羧酸及 CO。

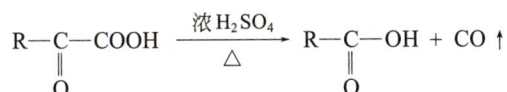

$$R-\underset{\underset{O}{\|}}{C}-COOH \xrightarrow[\triangle]{浓 H_2SO_4} R-\underset{\underset{O}{\|}}{C}-OH + CO\uparrow$$

β- 酮酸受热比 α- 酮酸更容易分解。例如：

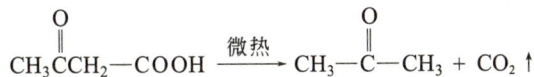

$$CH_3\underset{\underset{O}{\|}}{C}CH_2-COOH \xrightarrow{微热} CH_3-\underset{\underset{O}{\|}}{C}-CH_3 + CO_2\uparrow$$

由于分解产物是酮，故称为酮式分解。

β- 酮酸与浓碱共热时，在 α-C 和 β-C 之间发生 σ 键断裂，生成两分子羧酸盐。

$$R-\overset{\underset{\displaystyle O}{\|}}{C}-CH_2-COOH + 2NaOH \xrightarrow{\triangle} R-COONa + CH_3COONa + H_2O$$

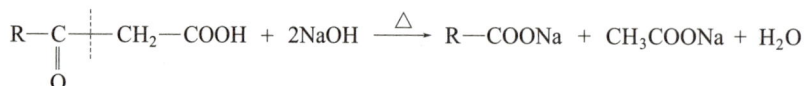

通常将 β- 酮酸与浓碱共热的分解反应称为 β- 酮酸的酸式分解。

4.脱羧反应

α- 酮酸分子中的酮基与羧基直接相连。由于氧原子有较强的电负性，使得酮基和羧基碳原子间的电子云密度降低，因而碳碳键很容易断裂，α- 酮酸与稀硫酸共热到 150℃，即可发生脱羧反应，生成少一个碳原子的醛。例如：

$$CH_3-\overset{\underset{\displaystyle O}{\|}}{C}-COOH \xrightarrow[150℃]{稀H_2SO_4} CH_3-\overset{\underset{\displaystyle O}{\|}}{C}-H + CO_2\uparrow$$

丙酮酸　　　　　　　　　　　乙醛

β- 酮酸只有在低温下稳定，温度高于室温易脱羧生成酮，即发生酮式分解。

三、重要的酮酸

1.丙酮酸

丙酮酸（$CH_3COCOOH$）是最简单的酮酸。它是一种无色有刺激性气味的液体，沸点 165℃，易溶于水。丙酮酸除了具有酮和羧酸的一般性质外，还具有 α- 酮酸特殊性质。例如酸性较丙酸强，容易脱羧或脱羰基。

丙酮酸是人体内糖、脂肪、蛋白质代谢过程中的中间产物，在酶的催化作用下通过氧化与还原实现与乳酸间相互转化。

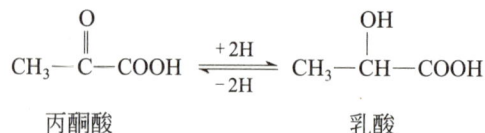

$$CH_3-\overset{\underset{\displaystyle O}{\|}}{C}-COOH \underset{-2H}{\overset{+2H}{\rightleftharpoons}} CH_3-\overset{\underset{\displaystyle OH}{|}}{C}H-COOH$$

丙酮酸　　　　　　　　　　　乳酸

2. β-丁酮酸

β- 丁酮酸（CH_3COCH_2COOH）又称乙酰乙酸，是最简单的 β- 酮酸，它是一种无色黏稠液体，在低温下稳定，温度高于室温易脱羧发生酮式分解，生成丙酮。β- 丁酮酸是人体内脂肪代谢的中间产物，在酶的作用下加氢还原生成 β- 羟基丁酸。

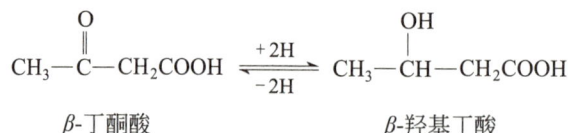

$$CH_3-\overset{\underset{\displaystyle O}{\|}}{C}-CH_2COOH \underset{-2H}{\overset{+2H}{\rightleftharpoons}} CH_3-\overset{\underset{\displaystyle OH}{|}}{C}H-CH_2COOH$$

β-丁酮酸　　　　　　　　　　β-羟基丁酸

β- 丁酮酸、β- 羟基丁酸和丙酮三者在医学上合称为酮体。酮体是脂肪酸在人体内不能完全被氧化成二氧化碳和水的中间产物，在正常情况下能进一步分解，因此正常人血液中只含微量的酮体（一般低于 $10mg \cdot L^{-1}$）。但是糖尿病患者因糖代谢发生障碍，使血液中酮体含量可升高到 $3 \sim 4g \cdot L^{-1}$ 以上，从尿中排出。所以临床上诊断患者是否患有糖尿病，除了检查尿液中葡萄糖含量外，还要检查尿液中是否酮体过高。如果血液中酮体增加，会使血液的酸性增强，而导致酸中毒或昏迷。

第四节　羧酸衍生物

羧酸衍生物一般是指羧酸分子中羧基中的羟基被其他原子或基团取代后生成的化合物。重要的羧酸衍生物有酰卤、酸酐、酯和酰胺，其结构通式如下：

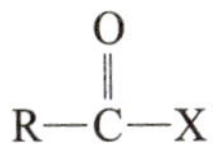
酰卤

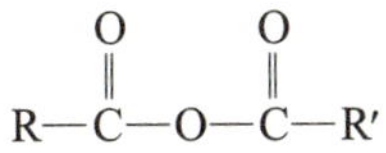
酸酐

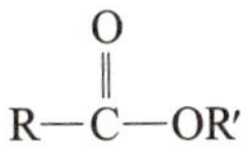
酯

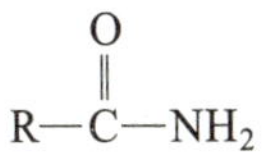
酰胺

一、羧酸衍生物的命名

羧酸分子中去掉羧基中的羟基后剩余的基团称为酰基。酰基的命名可根据相应的羧酸，即将羧酸名称中的“某酸”改为“某酰基”。例如：

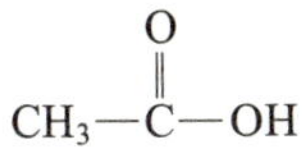
乙酸

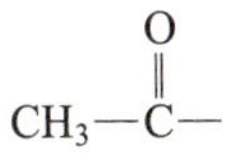
乙酰基

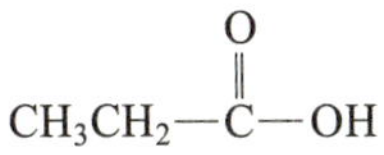
丙酸

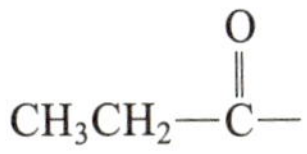
丙酰基

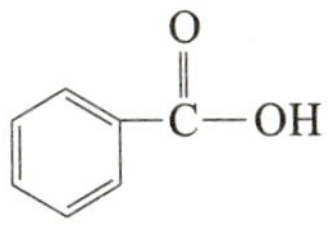
苯甲酸

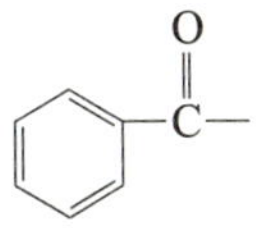
苯甲酰基

含氧酸也有相应的酰基。例如：

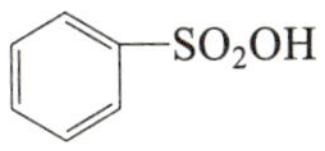
苯磺酸

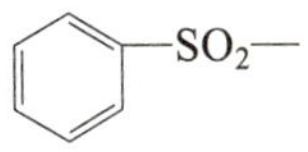
苯磺酰基

1.酰卤和酰胺的命名

酰卤和酰胺是根据酰基来命名，称为“某酰卤”或“某酰胺”。例如：

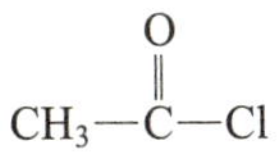
乙酰氯

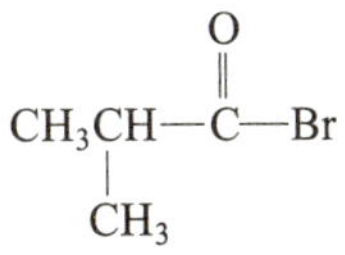
2-甲基丙酰溴

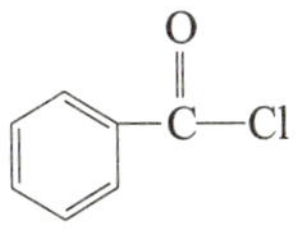
苯甲酰氯

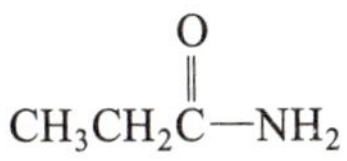
丙酰胺

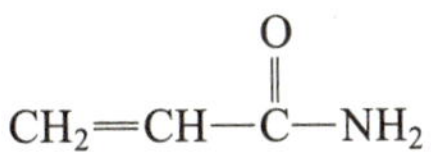
丙烯酰胺

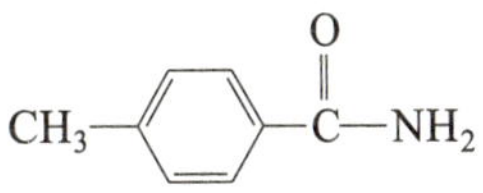
对甲基苯甲酰胺

酰胺分子中氮原子上的氢原子被烃基取代时，可用“*N*”表示烃基的位置。例如：

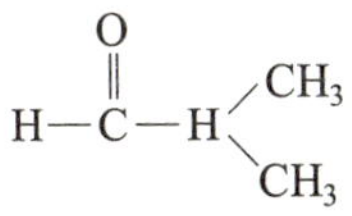
N,*N*-二甲基甲酰胺

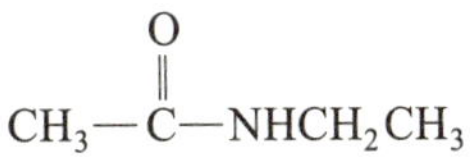
N-乙基乙酰胺

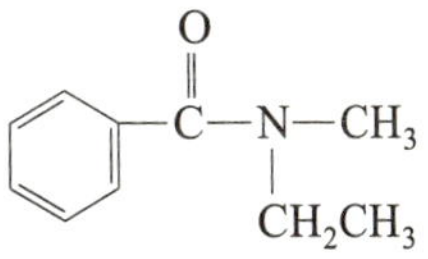
N-甲基-*N*-乙基苯甲酰胺

2.酸酐的命名

酸酐是根据它水解所得的羧酸来命名。酸酐中含有两个相同或不同的酰基时，分别称为单酐或混酐。酸字可省略。例如：

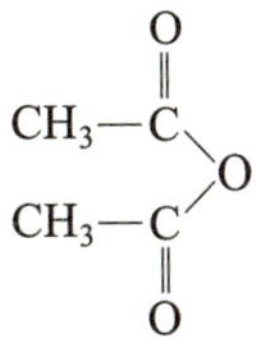
乙(酸)酐

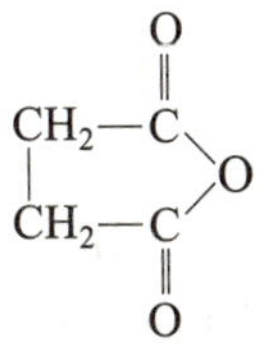
丁二(酸)酐

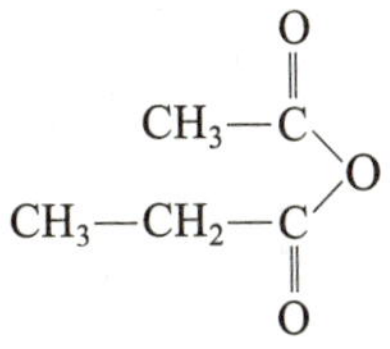
乙丙酐

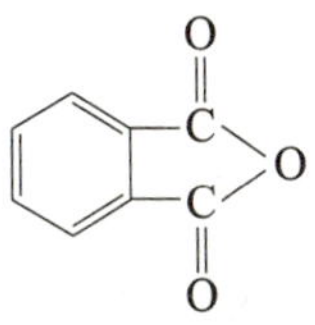
邻苯二甲(酸)酐

3.酯的命名

酯是根据其水解所得的酸和醇来命名，称为"某"酸"某"酯。例如：

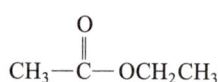

| 乙酸乙酯 | 苯甲酸甲酯 | 乙酸苯酯 |

二元羧酸的酯在命名时要体现是中性酯还是酸性酯。例如：

羧酸衍生物的命名

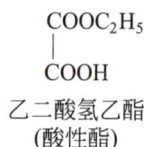

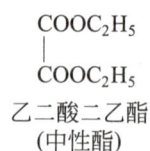

乙二酸氢乙酯
（酸性酯）

乙二酸二乙酯
（中性酯）

二、羧酸衍生物的生成

羧基上的羟基可被卤素（—X）、酰氧基 $\left(R-\overset{O}{\underset{\|}{C}}-O-\right)$、烃氧基（RO—）、氨基（—NH$_2$）取代，分别生成酰卤、酸酐、酯和酰胺。

1.酰卤的生成

羧基中的羟基被卤素取代生成酰卤。最常见的酰卤是酰氯，可由羧酸与三氯化磷、五氯化磷、氯化亚砜等反应来制取。

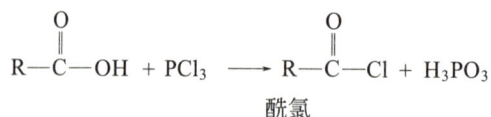

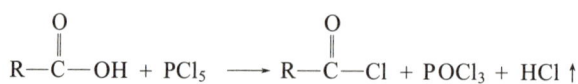

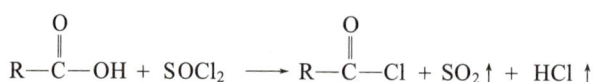

$$R-\overset{O}{\underset{\|}{C}}-OH + PCl_3 \longrightarrow R-\overset{O}{\underset{\|}{C}}-Cl + H_3PO_3$$

酰氯

$$R-\overset{O}{\underset{\|}{C}}-OH + PCl_5 \longrightarrow R-\overset{O}{\underset{\|}{C}}-Cl + POCl_3 + HCl\uparrow$$

$$R-\overset{O}{\underset{\|}{C}}-OH + SOCl_2 \longrightarrow R-\overset{O}{\underset{\|}{C}}-Cl + SO_2\uparrow + HCl\uparrow$$

常用 SOCl$_2$ 制备酰氯，因副产物都是气体，易与酰氯分离。酰卤是具有高度反应活性的化合物，广泛用于药物合成中。

2.酸酐的生成

羧酸在脱水剂（如五氧化二磷、乙酸酐等）作用下或加热，脱水生成酸酐。

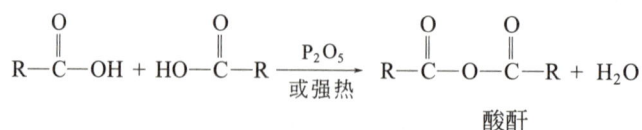

$$R-\overset{O}{\underset{\|}{C}}-OH + HO-\overset{O}{\underset{\|}{C}}-R \xrightarrow[\text{或强热}]{P_2O_5} R-\overset{O}{\underset{\|}{C}}-O-\overset{O}{\underset{\|}{C}}-R + H_2O$$

酸酐

具有五元环或六元环的酸酐，可由二元酸受热分子内脱水形成，不需脱水剂。例如：

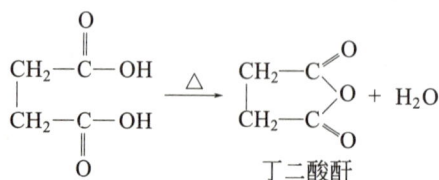

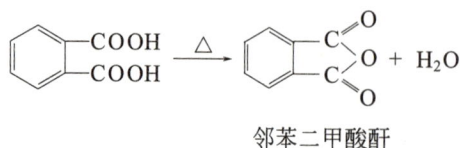

丁二酸酐

邻苯二甲酸酐

3.酯的生成

羧酸和醇在无机强酸（如浓硫酸）催化下发生反应，生成酯和水，该反应称为酯化反应。酯化反应需要在强酸催化下加热进行，否则反应速率非常小。

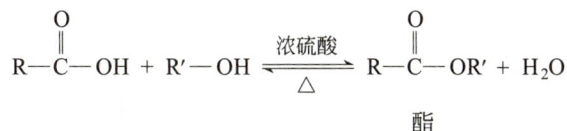

$$R-\overset{\overset{O}{\|}}{C}-OH + R'-OH \underset{\triangle}{\overset{浓硫酸}{\rightleftharpoons}} R-\overset{\overset{O}{\|}}{C}-OR' + H_2O$$

酯

酯在同样条件下可水解成羧酸和醇，这个反应叫酯的水解反应。所以酯化反应是可逆反应。为了提高酯的产率，通常是加入过量价廉的酸或醇，或从反应体系中不断分离出生成的酯或水，使平衡向右移动。

4.酰胺的生成

羧酸与氨作用，先生成羧酸的铵盐，然后将铵盐加热，分子内脱水得到酰胺。

$$R-\overset{\overset{O}{\|}}{C}-OH + NH_3 \longrightarrow R-\overset{\overset{O}{\|}}{C}-ONH_4 \underset{\triangle}{\overset{-H_2O}{\longrightarrow}} R-\overset{\overset{O}{\|}}{C}-NH_2$$

酰胺

酰胺是一类重要的化合物，许多药物的分子中都含有酰胺键。

三、羧酸衍生物的性质

酰卤中常用的是酰氯，一般是具有强烈刺激性气味的无色液体或低熔点固体。酰氯难溶于水，低级酰氯遇水猛烈水解，如乙酰氯在空气中即与空气中的水作用而分解。酰氯的沸点较相应的羧酸低，这是因为酰氯分子中没有羟基，不能通过氢键缔合。

低级酸酐是无色液体，具有刺激性气味，高级酸酐是无色、无味的固体。酸酐不溶于水，易溶于乙醚、氯仿等有机溶剂。酸酐的沸点较相对分子质量相近的羧酸低。

低级酯是具有花果香味的无色液体。例如乙酸异戊酯有香蕉香味，苯甲酸甲酯有茉莉花香味。高级酯为蜡状固体。低级酯微溶于水，其余都难溶于水，易溶于有机溶剂。

酰胺可以通过氨基上的氢原子形成分子间氢键而缔合，所以沸点相当高，一般是结晶性固体（N-烷基取代酰胺除外）。低级酰胺溶于水，随着相对分子质量增大，在水中溶解度降低。

羧酸衍生物分子中都含有酰基，且与酰基相连的都是吸电子基团，因此它们有相似的化学性质。主要表现为带正电的羰基碳易受亲核试剂的进攻，发生水解、醇解、氨解等反应。反应通式为：

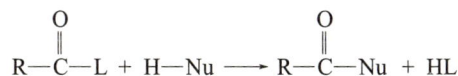

$$R-\overset{\overset{O}{\|}}{C}-L + H-Nu \longrightarrow R-\overset{\overset{O}{\|}}{C}-Nu + HL$$

1.水解反应

酰卤、酸酐、酯和酰胺均可与水作用，生成相应的羧酸。

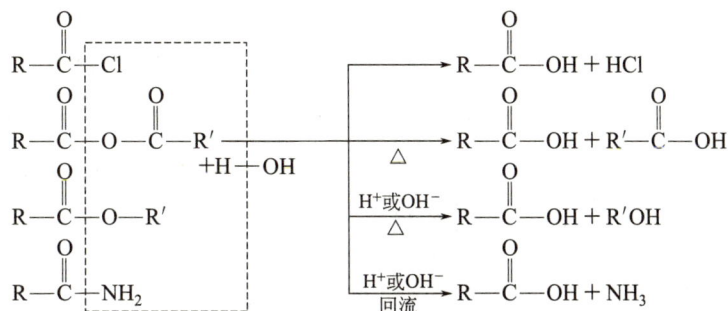

四种羧酸衍生物水解反应的难易程度不同。酰卤遇冷水即能迅速水解，如乙酰氯和空气中的水就剧烈反应放出 HCl 气体。

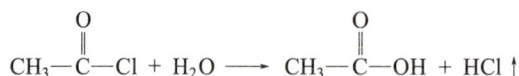

$$CH_3-\overset{O}{\underset{\|}{C}}-Cl + H_2O \longrightarrow CH_3-\overset{O}{\underset{\|}{C}}-OH + HCl\uparrow$$

酸酐在室温下水解很慢，需加热成均相才迅速水解。酯的水解比酰氯、酸酐困难，需加热并用酸或碱催化方可水解。酯的水解是酯化反应的逆反应，在酸催化下的水解达到平衡混合物，水解不完全。在碱性溶液中水解，生成的羧酸可与碱作用成盐而从平衡体系中除去，因此，酯的碱性水解是不可逆的。酯在碱溶液中的水解又叫皂化反应。

$$R-\overset{O}{\underset{\|}{C}}-OR' + H_2O \underset{}{\overset{H^+}{\rightleftharpoons}} R-\overset{O}{\underset{\|}{C}}-OH + R'OH$$

$$R-\overset{O}{\underset{\|}{C}}-OR' + NaOH \longrightarrow R-\overset{O}{\underset{\|}{C}}-ONa + R'OH$$

酰胺的水解更难，需在酸或碱的催化下，经长时间回流才能完成。酰胺在酸性溶液中水解，得到羧酸和铵盐；在碱性溶液中水解，得到羧酸盐并放出氨。

$$R-\overset{O}{\underset{\|}{C}}-NH_2 + H_2O \overset{HCl}{\underset{NaOH}{\Big\langle}} \begin{array}{l} R-\overset{O}{\underset{\|}{C}}-OH + NH_4Cl \\ R-\overset{O}{\underset{\|}{C}}-ONa + NH_3\uparrow \end{array}$$

羧酸衍生物进行水解反应活性顺序是：酰卤 > 酸酐 > 酯 > 酰胺。

由于羧酸衍生物易水解，故在保存和使用含有这些结构的药物时应注意防止水解失效。如含有酰胺结构的氨苄西林钠等极易水解，都是在临用时才配成注射液。

2.醇解反应

酰卤、酸酐、酯、酰胺与醇反应，生成相应的酯的反应为醇解。酰氯和酸酐可直接与醇反应，此法广泛用于酯的合成，特别适用于制备利用酯化反应难以制备的酯。例如，酚酯不能用羧酸与酚来制取。

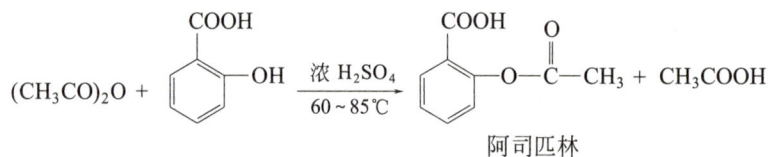

$$(CH_3CO)_2O + \text{（邻羟基苯甲酸）} \xrightarrow[60\sim85℃]{\text{浓 } H_2SO_4} \text{（阿司匹林）} + CH_3COOH$$

阿司匹林

酯的醇解反应也叫酯交换反应。反应结果是醇分子中的烷氧基—OR″ 取代了酯分子中的烷氧基—OR′，生成了新的酯和新的醇。例如：

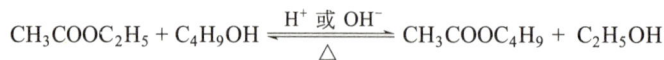

$$CH_3COOC_2H_5 + C_4H_9OH \underset{\triangle}{\overset{H^+ \text{ 或 } OH^-}{\rightleftharpoons}} CH_3COOC_4H_9 + C_2H_5OH$$

酯交换反应是可逆反应。通过酯交换反应，可以从简单酯制备结构复杂的酯。

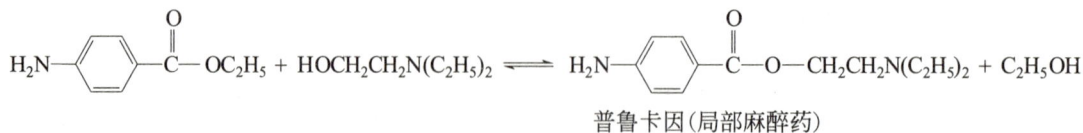

$$H_2N-\text{（苯环）}-\overset{O}{\underset{\|}{C}}-OC_2H_5 + HOCH_2CH_2N(C_2H_5)_2 \rightleftharpoons H_2N-\text{（苯环）}-\overset{O}{\underset{\|}{C}}-O-CH_2CH_2N(C_2H_5)_2 + C_2H_5OH$$

普鲁卡因（局部麻醉药）

羧酸衍生物醇解反应的活性顺序与水解反应相似。

3.氨解

酰卤、酸酐和酯与氨作用生成相应的酰胺。

$$
\left.\begin{array}{c}
\overset{O}{\underset{||}{R-C}}-X \\[4pt]
\overset{O}{\underset{||}{R-C}}-O-\overset{O}{\underset{||}{C}}-R'+H \\[4pt]
\overset{O}{\underset{||}{R-C}}-OR'
\end{array}\right\}-NH_2 \longrightarrow R-\overset{O}{\underset{||}{C}}-NH_2+
\begin{array}{c}
HX \\[4pt]
R'COOH \\[4pt]
R'OH
\end{array}
$$

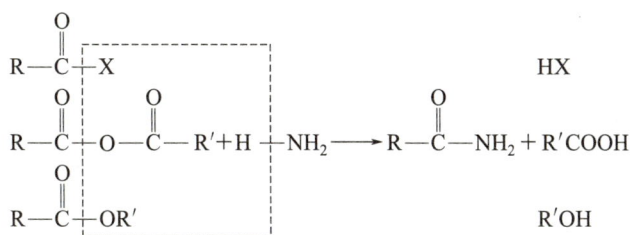

羧酸衍生物的氨解反应是制取酰胺的途径，常用于药物合成。例如制备解热镇痛药对乙酰氨基酚。

$$
(CH_3CO)_2O + H_2N-\!\!\!\bigcirc\!\!\!-OH \longrightarrow CH_3-\overset{O}{\underset{||}{C}}-NH-\!\!\!\bigcirc\!\!\!-OH + CH_3COOH
$$

对氨基苯酚　　　　　　　　　　　对乙酰氨基酚

4.酰胺的特殊反应

（1）弱酸性和弱碱性　酰胺一般是中性化合物。酰胺水溶液不能使石蕊试纸变色，但在一定条件下，酰胺也能表现出弱酸性和弱碱性。

酰胺分子中氮原子与酰基直接相连，氮原子上的未共用电子对与羰基的 π 键发生 p-π 共轭：

$$
R-\overset{O}{\underset{||}{C}}-NH
$$

氮原子的电子云向羰基方向转移，降低了氮原子上的电子云密度，因而使酰胺的碱性减弱。酰胺可与强酸生成不稳定的盐，但遇水立即分解。

随着氮原子电子云密度的降低，N—H 键的极性增强，氮原子上的氢具有质子化倾向，因而又表现出微弱的酸性。如果氨分子中两个氢原子被酰基取代，得到的酰亚胺将显示弱酸性，能与强碱作用生成盐。例如：

$$
\text{（邻苯二甲酰亚胺）}-NH + NaOH \longrightarrow \text{（邻苯二甲酰亚胺）}N^-Na^+ + H_2O
$$

（2）脱水反应　酰胺在强脱水剂如五氧化二磷、亚硫酰氯或乙酸酐存在下加热，分子内脱水生成腈。

$$
RCONH_2 \xrightarrow[\triangle]{P_2O_5} RC\equiv N + H_2O
$$

$$
CH_3CH_2-\overset{O}{\underset{||}{C}}-NH_2 \xrightarrow[\triangle]{P_2O_5} CH_3CH_2C\equiv N + H_2O
$$

（3）霍夫曼降解反应　一级酰胺（氮原子上未连接烃基的酰胺）与次卤酸钠溶液作用时，酰胺分子失去羰基，生成少一个碳原子的伯胺。此反应是霍夫曼（Hofmann）发现的，且制得的伯胺比原来的酰胺少一个碳原子，因此称为霍夫曼降解反应。

$$
RCONH_2 + Br_2 + 4NaOH \longrightarrow RNH_2 + 2NaBr + Na_2CO_3 + 2H_2O
$$

$$
CH_3CH_2\overset{O}{\underset{||}{C}}-NH_2 + Br_2 + 4NaOH \longrightarrow CH_3CH_2NH_2 + 2NaBr + Na_2CO_3 + 2H_2O
$$

四、重要的羧酸衍生物

1.乙酰氯

乙酰氯（CH_3COCl）是无色、有刺激性气味的液体，沸点 52℃，遇水剧烈水解并放出大量的热，空气中的水分就能使它水解产生氯化氢而冒白烟。

乙酰氯具有酰卤的通性，是常用的乙酰化试剂。

2.乙酐

乙酐 $[(CH_3CO)_2O]$ 又名醋酐，也是常用的乙酰化试剂。为无色、具有刺激性气味的液体，沸点 139.6℃，微溶于水，是良好的溶剂，也是重要的化工原料。用于制造醋酸纤维，合成染料、药物、香料等。

3.乙酸乙酯

乙酸乙酯（$CH_3COOC_2H_5$）是无色透明的液体，沸点 77℃，具有令人愉快的香味，用作溶剂。

乙酸乙酯分子中的 α-H 具有弱酸性，在醇钠等碱性试剂作用下，生成 α- 碳负离子，碳负离子与另一分子酯进行取代反应，碳负离子取代烷氧负离子，生成 β- 酮酸酯，该反应称为克莱森酯缩合反应（Claisen condensation）。例如乙酸乙酯在醇钠的作用下发生克莱森酯缩合反应，生成乙酰乙酸乙酯。

$$CH_3\overset{O}{\overset{\|}{C}}\text{—}[OC_2H_5+H]\text{—}CH_2\overset{O}{\overset{\|}{C}}\text{—}OC_2H_5 \xrightarrow[\text{② } H^+]{\text{① } C_2H_5ONa} CH_3\overset{O}{\overset{\|}{C}}\text{—}CH_2\overset{O}{\overset{\|}{C}}\text{—}OC_2H_5 + C_2H_5OH$$

4.乙酰乙酸乙酯

乙酰乙酸乙酯（$CH_3COCH_2COOC_2H_5$）又叫 β- 丁酮酸乙酯，是具有芳香气味的无色液体，沸点 181℃，微溶于水，易溶于有机溶剂。

乙酰乙酸乙酯具有一些特殊性质，它既能与 2,4- 二硝基苯肼生成橙色的苯腙沉淀，显示酮的性质；又能使溴的四氯化碳溶液褪色，使氯化铁显色，表现出烯醇的性质。实际上，乙酰乙酸乙酯是以酮式与烯醇式两种形式存在，它们之间存在下列动态平衡：

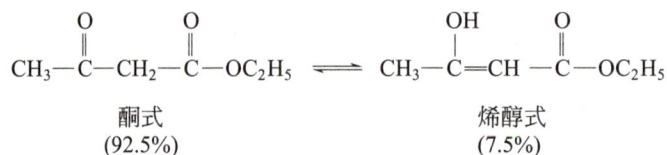

$$CH_3\text{—}\overset{O}{\overset{\|}{C}}\text{—}CH_2\text{—}\overset{O}{\overset{\|}{C}}\text{—}OC_2H_5 \rightleftharpoons CH_3\text{—}\overset{OH}{\overset{|}{C}}\text{=}CH\text{—}\overset{O}{\overset{\|}{C}}\text{—}OC_2H_5$$

酮式　　　　　　　　　　　　烯醇式
(92.5%)　　　　　　　　　　　(7.5%)

两种或两种以上的异构体相互转变，并以动态平衡而存在的现象称为互变异构现象，具有这种关系的异构体叫互变异构体。互变异构现象在有机化合物，特别是在复杂的大分子如糖、生物碱中是常见的。

第五节　碳酸衍生物

碳酸衍生物可视作碳酸分子中的一个或两个羟基被其他基团取代后的生成物。

一、碳酰氯

碳酰氯俗称光气。常温下为无色有甜味的气体，熔点 –118℃，沸点 8.2℃，有剧毒，对人和动物的呼吸道有强烈的刺激作用，能引起窒息。在第一次世界大战中曾用它做化学武器，造成极大伤亡。工业碳酰氯可用一氧化碳和氯气在活性炭催化下加热制得：

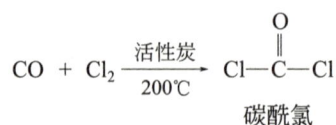

$$CO + Cl_2 \xrightarrow[200℃]{\text{活性炭}} Cl\text{—}\overset{O}{\overset{\|}{C}}\text{—}Cl$$

碳酰氯

碳酰氯具有酰氯的一般特性，可水解生成 CO_2+HCl，醇解生成氯代甲酸酯、碳酸酯，氨解生成尿素，也可以与芳烃发生傅 - 克酰基化反应。它是有机合成上的一种重要的原料，可用来生产染料、安眠药、泡沫塑料和聚碳酸酯塑料等。

$$\overset{O}{\underset{\|}{Cl-C-Cl}}\begin{cases}\xrightarrow[\text{水解}]{H_2O} CO_2 + HCl \\ \xrightarrow[\text{醇解}]{ROH} Cl-COOR \xrightarrow{ROH} RO-COOR \quad \text{碳酸酯} \\ \xrightarrow[\text{氨解}]{NH_3} \overset{O}{\underset{\|}{H_2N-C-NH_2}} \quad \text{脲(尿素)}\end{cases}$$

二、碳酰胺

碳酰胺俗称尿素，也称为脲，存在于人和哺乳动物的尿中。脲为白色晶体，熔点 132℃，易溶于水和乙醇，不溶于乙醚。尿素主要用作化肥，还是重要的化工原料，主要用于塑料和医药工业。

工业上利用二氧化碳和过量氨在高压下加热制取尿素。

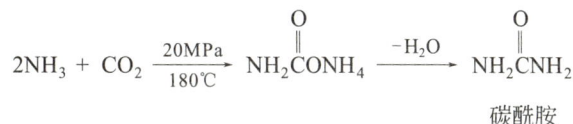

$$2NH_3 + CO_2 \xrightarrow[180℃]{20MPa} \overset{O}{\underset{\|}{NH_2CONH_4}} \xrightarrow{-H_2O} \overset{O}{\underset{\|}{NH_2CNH_2}}$$
$$\text{碳酰胺}$$

脲除具有酰胺的化学性质外，还具有一些特殊性质。

1.成盐

脲的碱性比酰胺强，能与强酸成盐，但仍是个弱碱，其水溶液不能使石蕊变蓝。脲与硝酸反应生成硝酸脲，它不溶于水和浓硝酸，利用这一性质可从尿中提取脲。

$$CO(NH_2)_2 + HNO_3 \longrightarrow CO(NH_2)_2 \cdot HNO_3 \downarrow$$
$$\text{硝酸脲}$$

2.水解

脲在酸、碱或尿素酶的存在下，可水解生成氨（或铵盐），故可用作氮肥。

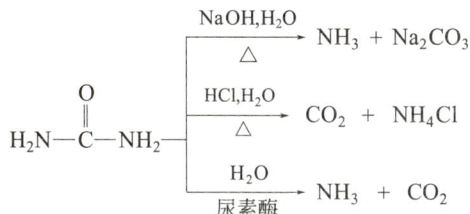

$$\overset{O}{\underset{\|}{H_2N-C-NH_2}}\begin{cases}\xrightarrow[\triangle]{NaOH,H_2O} NH_3 + Na_2CO_3 \\ \xrightarrow[\triangle]{HCl,H_2O} CO_2 + NH_4Cl \\ \xrightarrow[\text{尿素酶}]{H_2O} NH_3 + CO_2\end{cases}$$

3.与亚硝酸作用

脲与亚硝酸反应立即放出氮气和二氧化碳，反应可定量进行，利用此反应可以测定脲的含量或用来除去某些反应中残留的过量亚硝酸。

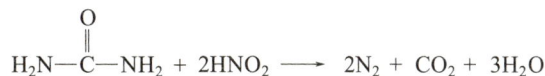

$$\overset{O}{\underset{\|}{H_2N-C-NH_2}} + 2HNO_2 \longrightarrow 2N_2 + CO_2 + 3H_2O$$

4.缩二脲反应

将固体脲慢慢加热到 150～160℃，两分子脲脱去一分子氨，生成缩二脲

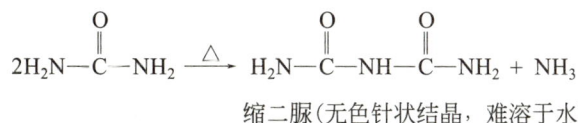

$$2\overset{O}{\underset{\|}{H_2N-C-NH_2}} \xrightarrow{\triangle} \overset{O}{\underset{\|}{H_2N-C}}-\overset{O}{\underset{\|}{NH-C}}-NH_2 + NH_3$$
$$\text{缩二脲(无色针状结晶，难溶于水)}$$

缩二脲为无色针状结晶，熔点 160℃，难溶于水。在碱性溶液中能与稀的硫酸铜溶液产生紫红色或紫色配合物，叫作缩二脲反应。凡分子中含有两个或两个以上酰胺键（—CONH—）的化合物，如多肽、蛋白质等，都能发生缩二脲反应，所以缩二脲反应常用于有机分析鉴定。

三、胍

胍可看作是脲分子中的氧原子被亚氨基（$=NH$）取代生成的化合物。它可由氨基腈与氨加成而得。

$$H_2N-C\equiv N + HNH_2 \xrightarrow{\triangle} H_2N-\underset{\underset{NH}{\|}}{C}-NH_2$$

氨基腈　　　　　　　　　　　胍

胍为无色结晶，熔点 50℃，吸湿性很强，易溶于水。它是一种有机强碱，能吸收空气中的二氧化碳生成碳酸盐。

$$H_2N-\underset{\underset{NH}{\|}}{C}-NH_2 + H_2O + CO_2 \longrightarrow \left[H_2N-\underset{\underset{NH}{\|}}{C}-NH_2\right]_2 \cdot H_2CO_3$$

胍的许多衍生物都是重要的药物。

习　题

一、单项选择题

1. 可以说明乙酸是弱酸的事实是（　　　）。

A. CH_3COOH 能与 Na_2CO_3 溶液反应，产生 CO_2 气体

B. CH_3COOH 能与水任意比例混溶

C. CH_3COOH 的水溶液能使紫色石蕊试液变红

D. $0.1mol/L$ 的 CH_3COOH 溶液的 pH 约为 3

2. 下列酸性最大的是（　　　）。

A.$ClCH_2COOH$　　　　B.Cl_3CCOOH　　　　　　C.CH_3COOH　　　　　　D.$Cl_2CHCOOH$

3. 脂肪酸的 α- 卤代反应中的催化剂是（　　　）。

A.$FeCl_3$　　　　　　B.P　　　　　　　　C.$AlCl_3$　　　　　　D.Ni

4. 下列不能与格氏试剂反应的是（　　　）。

A. 乙酸　　　　　　　B. 乙醛　　　　　　C. 环氧乙烷　　　　　D. 乙醚

5. 下列既能使高锰酸钾溶液褪色，又能使溴水褪色，还能与 NaOH 发生中和反应的化合物是（　　　）。

A.$CH_2=CH-COOH$　　　　　　　　B.CH_3-CH_3

C.$CH_2=CH_2$　　　　　　　　　　D.CH_3CH_2OH

6. $CH_3-\underset{\underset{O}{\|}}{C}-O-\underset{\underset{O}{\|}}{C}-CH_2CH_3$ 的化学名称是（　　　）。

A. 乙丙酸酯　　　　B. 乙丙酸酐　　　　C. 乙酰丙酸酯　　　　D. 乙酸丙酯

7. 下列既能与托伦试剂发生银镜反应，又能与碳酸钠反应的是（　　　）。

A. 乙醇　　　　　B. 乙醛　　　　　　C. 甲酸　　　　　　D. 乙二酸

8. 鉴别甲酸和乙酸不能用的试剂是（　　　）。

A.$KMnO_4$　　　　B. 托伦试剂　　　　C.$Br_2 \cdot H_2O$　　　　D. 斐林试剂

9. 下列化合物进行水解反应的活性顺序是（　　　）。

① CH_3COOCH_3　　　② CH_3COCl　　　③ CH_3CONH_2　　　④（CH_3CO）$_2O$

A.①>②>③>④　　B.④>③>②>①　　　　C.②>④>①>③　　　　D.②>④>③>①

10. 按酸性强弱顺序排列，正确的是（　　　）。

①苯酚　　　②乙酸　　　③三氯乙酸　　　④碳酸　　　⑤乙醇

A.③>②>④>①>⑤　　　　　　　B.③>④>①>②>⑤

C.③>④>②>①>⑤　　　　　　　D.②>④>①>③>⑤

11. 下列化合物加热后放出 CO_2 的是（　　　）。

A. β-羟基丁酸　　　B. 乙二酸　　　　　C. δ-羟基戊酸　　　　D. α-羟基丙酸

12. 下列酸性最强的是（　　　）。

A. 丙二酸　　　　B. 醋酸　　　　　C. 草酸　　　　　D. 苯酚

13. 合成乙酸乙酯时，为了提高收率，采取的方法为（　　　）。

A. 在反应过程中不断蒸出水　　　　B. 增加催化剂用量

C. 使乙醇过量　　　　D. A 和 C 并用

14. 能与三氯化铁起颜色反应，也能与 2,4-二硝酸苯肼生成腙的是（　　　）。

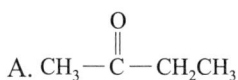

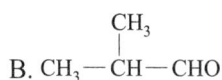

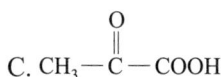

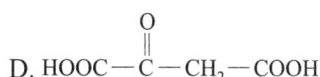

A. $CH_3-\overset{\overset{O}{\|}}{C}-CH_2CH_3$

B. $CH_3-\overset{\overset{CH_3}{|}}{CH}-CHO$

C. $CH_3-\overset{\overset{O}{\|}}{C}-COOH$

D. $HOOC-\overset{\overset{O}{\|}}{C}-CH_2-COOH$

15. 下列化合物中与丁酸互为同分异构体是（　　　）。

A. 2-丁酮　　　B. 乙酸乙酯　　　C. 丁醇　　　D. 丁醛

二、用系统命名法命名下列化合物。

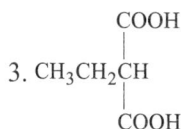

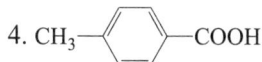

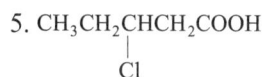

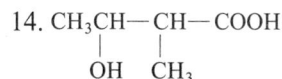

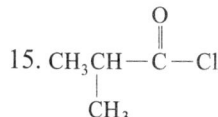

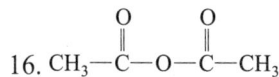

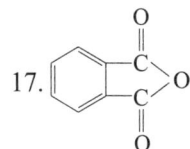

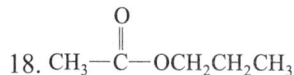

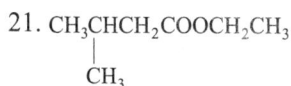

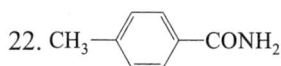

1. $(CH_3)_2CHCH_2COOH$

2. $CH_3CH_2\overset{\overset{}{C}}{\underset{\underset{CH_3}{|}}{=}}CHCOOH$

3. $CH_3CH_2\overset{\overset{COOH}{|}}{CH}\underset{\underset{COOH}{|}}{}$

4. $CH_3-\!\!\bigcirc\!\!-COOH$

5. $CH_3CH_2\overset{}{CH}\underset{\underset{Cl}{|}}{}CH_2COOH$

6. 萘$-CH_2COOH$

7. $CH_3-\overset{\overset{OH}{|}}{CH}-COOH$

8. $CH_3-\overset{\overset{O}{\|}}{C}-CH_2-\overset{\overset{O}{\|}}{C}-O-C_2H_5$

9. $HOOC-\overset{\overset{OH}{|}}{CH}-CH_2COOH$

10. $HOOC-\overset{\overset{O}{\|}}{C}-CH_2CH_2COOH$

11. $CH_3-\overset{\overset{O}{\|}}{C}-CH_2COOH$

12. 苯环$\overset{COOH}{\underset{OH}{}}$

13. $\overset{COOH}{\underset{HO\,\,\,OH}{\underset{OH}{苯环}}}$

14. $CH_3\overset{}{CH}\underset{\underset{OH}{|}}{-}\overset{}{CH}\underset{\underset{CH_3}{|}}{-}COOH$

15. $CH_3\overset{}{CH}\underset{\underset{CH_3}{|}}{-}\overset{\overset{O}{\|}}{C}-Cl$

16. $CH_3-\overset{\overset{O}{\|}}{C}-O-\overset{\overset{O}{\|}}{C}-CH_3$

17. 苯酐$\overset{\overset{O}{\|}}{}\underset{\underset{O}{\|}}{O}$

18. $CH_3-\overset{\overset{O}{\|}}{C}-OCH_2CH_2CH_3$

19. 苯$-CONHCH_3$

20. 苯$\overset{COOCH_3}{\underset{OH}{}}$

21. $CH_3\overset{}{CH}\underset{\underset{CH_3}{|}}{}CH_2COOCH_2CH_3$

22. $CH_3-\!\!\bigcirc\!\!-CONH_2$

三、写出下列化合物的结构式。

1. 草酸
2. 乙酰水杨酸
3. β- 苯基丙烯酸
4. 2,3- 二甲基 -3- 乙基己酸

5. 乳酸
6. 酒石酸
7. 草酰乙酸
8. β- 羟基丁酸

9. 乙丙酐
10. 乙酸苄酯
11. 3- 硝基苯甲酰氯
12. N- 甲基 -N- 乙基乙酰胺

13. 乙酰乙酸乙酯
14. 乙酰苯胺
15. 邻苯二甲酰亚胺
16. 丙二酸二乙酯

四、将下列化合物的沸点由低到高排列成序。

1. 乙酸、乙醛、乙醇、乙烷
2. 乙酸、丙酸、丙醇

五、试将下列化合物按酸性强弱次序排列。

1. 苯甲酸、乙酸、丙酸、甲酸
2. 氯乙酸、乙酸、乙醇、苯酚

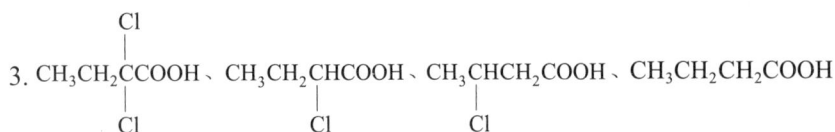

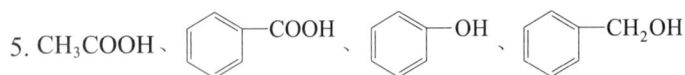

3.
$$
\underset{\underset{Cl}{|}}{\overset{\overset{Cl}{|}}{CH_3CH_2CCOOH}} \quad \underset{\underset{Cl}{|}}{CH_3CH_2CHCOOH} \quad \underset{\underset{Cl}{|}}{CH_3CHCH_2COOH} \quad CH_3CH_2CH_2COOH
$$

4. CH_3CH_2OH、 $\underset{\underset{COOH}{|}}{\overset{\overset{COOH}{|}}{CH_2}}$ 、$HOOCCOOH$、CH_3COOH

5. CH_3COOH、—COOH 、 —OH 、 —CH$_2$OH

6.

六、完成下列反应方程式。

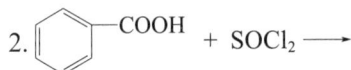

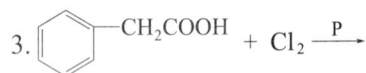

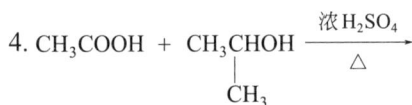

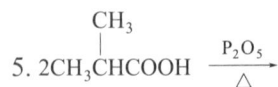

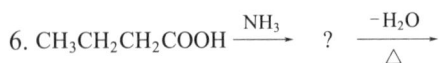

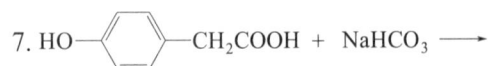

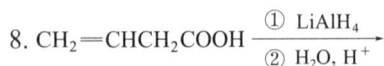

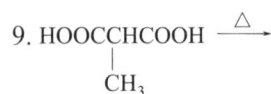

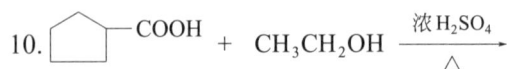

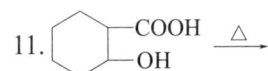

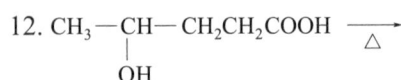

1. $\underset{\underset{CHCOOH}{\|}}{CHCOOH} \xrightarrow{\triangle}$

2. —COOH + $SOCl_2 \longrightarrow$

3. —CH_2COOH + $Cl_2 \xrightarrow{P}$

4. CH_3COOH + $\underset{\underset{CH_3}{|}}{CH_3CHOH} \xrightarrow[\triangle]{浓 H_2SO_4}$

5. $2\underset{\underset{CH_3}{|}}{CH_3CHCOOH} \xrightarrow[\triangle]{P_2O_5}$

6. $CH_3CH_2CH_2COOH \xrightarrow{NH_3} ? \xrightarrow[\triangle]{-H_2O}$

7. HO——CH_2COOH + $NaHCO_3 \longrightarrow$

8. $CH_2=CHCH_2COOH \xrightarrow[②\ H_2O,\ H^+]{①\ LiAlH_4}$

9. $\underset{\underset{CH_3}{|}}{HOOCCHCOOH} \xrightarrow{\triangle}$

10. —$COOH$ + $CH_3CH_2OH \xrightarrow[\triangle]{浓 H_2SO_4}$

11. $\xrightarrow{\triangle}$

12. $CH_3-\underset{\underset{OH}{|}}{CH}-CH_2CH_2COOH \xrightarrow{\triangle}$

13. $CH_3 - \underset{\underset{OH}{|}}{CH} - COOH \xrightarrow{\text{托伦试剂}}$

14. 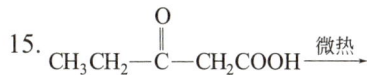 $\xrightarrow{200℃}$

15. $CH_3CH_2 - \underset{\underset{}{\overset{O}{\|}}}{C} - CH_2COOH \xrightarrow{\text{微热}}$

16. 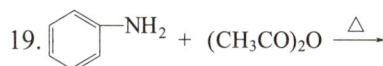 + $NaHCO_3 \longrightarrow$

17. $CH_3CH_2 - \underset{\underset{OH}{|}}{CH} - COOH \xrightarrow[\triangle]{\text{托伦试剂}}$

18. $(CH_3)_2CHCOCl + C_2H_5OH \xrightarrow{H^+}$

19. 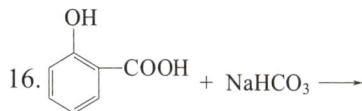 + $(CH_3CO)_2O \xrightarrow{\triangle}$

20. 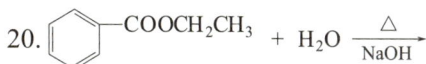 + $H_2O \xrightarrow[NaOH]{\triangle}$

七、用化学方法区别下列各组化合物。

1. 甲酸、乙酸、乙醛

2. 苯甲酸、苯酚、苯甲醇

3. 甲酸、乙酸、草酸、丙烯酸

4. 苯甲醇、苯甲醛、苯甲酸、对甲苯酚

八、推测结构题。

1. 化合物分子式为 $C_4H_8O_3$（A），A 经氧化后得 $C_4H_6O_3$（B），B 能在不同反应条件下发生酮式分解和酸式分解，也能与碘的碱溶液作用，生成黄色的碘仿。A 加热可得 $C_4H_6O_2$（C），C 在常温下能使溴水褪色。写出 A、B、C 的结构简式以及各步反应式。

2. 化合物 A、B、C 和 D 的分子式均为 $C_4H_8O_2$。A 和 B 能与 $NaHCO_3$ 作用放出 CO_2，C 和 D 在 NaOH 水溶液中加热水解后，C 的水解产物之一能发生碘仿反应，D 的水解液经酸中和至中性，能与托伦试剂反应产生银镜，试推测 A、B、C、D 的结构式。

3. 化合物 A、B、C 分子式均为 $C_4H_6O_4$。A、B 可溶于 $NaHCO_3$ 溶液，A 加热生成 $C_4H_4O_3$，B 加热生成 $C_3H_6O_2$；化合物 C 用稀酸处理得 D 和 E。D 和 E 均能被 $KMnO_4$ 氧化生成二氧化碳。试写出 A、B、C 结构式。

（陈钧）

习题答案

第十一章
立体化学

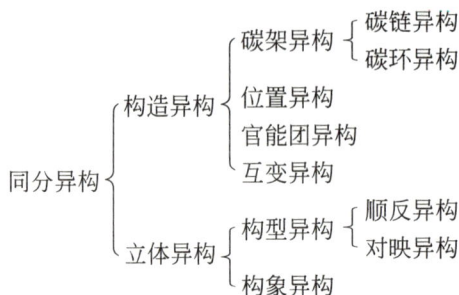
电子教案　　思政案例

学习目标

1. 熟悉顺反异构、对映异构和构象异构等基本概念。
2. 掌握顺式和反式、*Z* 构型和 *E* 构型及手性分子的 *R*、*S* 标记方法。
3. 了解费歇尔投影式的书写方法。
4. 了解偏振光的产生、乙烷和丁烷构象的能量变化。

有机化合物中普遍存在着同分异构现象，根据其产生的原因不同可分为构造异构（结构异构）和立体异构两大类。

构造异构是指分子式相同而分子中原子或原子团的连接方式和次序不同所引起的异构现象。它又可分为碳架异构（如：戊烷、2- 甲基丁烷和 2,2- 二甲基丙烷）、位置异构（如：邻甲苯酚、间甲苯酚和对甲苯酚）、官能团异构（如：乙醇和甲醚、丙酸和甲酸乙酯等）和互变异构（如 α- 葡萄糖和 β- 葡萄糖）。

立体异构是指构造相同的分子，由于分子中原子或原子团在空间排列方式不同而引起的异构现象。它又可分为构型异构和构象异构。构型异构包括顺反异构和对映异构（旋光异构）。构象异构是指构型相同的分子由于单键的旋转，可以产生多种不同的构象的异构。

同分异构的分类可归纳如下：

$$
\text{同分异构}
\begin{cases}
\text{构造异构}
\begin{cases}
\text{碳架异构}
\begin{cases}
\text{碳链异构} \\
\text{碳环异构}
\end{cases} \\
\text{位置异构} \\
\text{官能团异构} \\
\text{互变异构}
\end{cases} \\
\text{立体异构}
\begin{cases}
\text{构型异构}
\begin{cases}
\text{顺反异构} \\
\text{对映异构}
\end{cases} \\
\text{构象异构}
\end{cases}
\end{cases}
$$

物质的性质与其分子的立体结构有密切的关系，研究分子的立体结构与性质之间的关系的化学称为立体化学。许多有机分子存在着立体异构现象，烯烃及脂环烃等分子中存在着顺反异构；氨基酸、糖类化合物、生物碱及药物分子等存在对映异构。不同的立体异构体，结构上的微小差异，会使其生理活性和药理作用显著不同。

第一节　顺反异构

烯烃类化合物中普遍存在同分异构现象，而且数目比含相同碳原子数的烷烃及炔烃要多，这是由于烯烃类分子中不但存在碳架异构和位置异构，而且还有顺反异构。

在烯烃分子中由于碳碳双键不能自由旋转，致使与双键碳原子直接相连的原子或原子团在空间的相对位置被固定下来。当双键两端的原子两侧有两个不同的原子或原子团时，则双键碳上的 4 个原子或原子团在空间就有两种不同的排列方式，产生两种异构体。这种具有相同构造化合物的不同空间排列方式被称为构型。

例如，2-丁烯的两种构型为：

顺-2-丁烯 　　　　　　　　　　反-2-丁烯

这种分子构造相同，只是由于双键旋转受阻而产生的原子或原子团的空间排列方式不同，所引起的异构叫顺反异构（cis-trans isomerism），又称几何异构。它属于立体异构的一种。

一、顺反异构产生的条件

存在顺反异构现象的物质应同时具备下列条件。

① 分子中存在着限制旋转的因素，如双键或脂环等结构。

② 每个不能自由旋转的碳原子必须连有两个不同的原子或原子团。

例如：

即 a≠d，b≠e 时有顺反异构；但如果 a=d 或 b=e 时就不会产生顺反异构。

二、顺反异构体的命名

1.顺/反命名法

（1）含双键化合物的命名　简单的顺反异构体，当两个相同原子可原子团处于双键平面同侧时，称为顺式（cis-）；处于双键平面异侧时，称为反式（trans-）。例如：

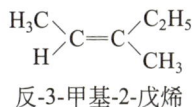

顺-3-甲基-2-戊烯　　　　　　　　反-3-甲基-2-戊烯

（2）脂环化合物的顺反异构　在脂环化合物中，由于环的存在使环的碳碳 σ 键自由旋转受阻。当环上两个或两个以上碳原子，各自连有两个不同的原子或原子团时，就有顺反异构现象。例如，1,4-环己烷二羧酸有顺反异构体，分子中的两个羧基在六元环的同侧和异侧，前者为顺式异构体，后者为反式异构体。其构型如下：

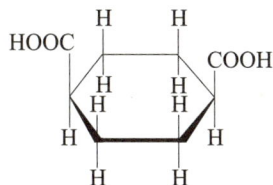

顺-1,4-环己烷二羧酸　　　　　　反-1,4-环己烷二羧酸

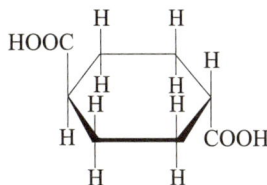

2. Z/E构型和次序规则

顺、反命名法主要用于命名双键或脂环上两个碳原子上有相同原子或原子团的异构体，该方法简单、明确，但对于双键碳原子上连有 4 个不同原子或原子团时，就很难用顺、反命名法来命名其构型。例如：

为解决此问题，提出了以"次序规则"为基础的 Z/E 构型的命名法。

（1）Z/E 构型的命名法　利用 Z/E 命名顺反异构体时，首先应确定双键上每一个碳原子上所连接的两个原子或原子团的优先次序。当两个"优先"基团位于双键同侧时，用 Z（德文 Zusammen 的缩写，意为"共同"，指同侧）标记其构型；位于双键异侧时，用 E（德文 Entgefen 的缩写，意为"相反"，指不同侧）标记其构型。书写时，将 Z 或 E 写在化合物名称前面，并用短线相隔。例如：当 a 优先于 b，当 d 优先于 e 时，有：

Z-构型　　　　　　　　E-构型

（2）次序规则　确定原子或原子团的优先顺序的"次序规则"的主要内容如下。

① 将与双键碳直接相连的两个原子按原子序数由大到小排出次序，原子序数较大者为优先基团。则一些常见的原子或原子团的优先次序为：

$$—I>—Br>—Cl>—SH>—OH>—NH_2>—CH_3>—H$$

② 若原子团中与双键原子直接相连的原子相同而无法确定次序时，则比较与该原子相连的其他原子的原子序数，直到比出大小为止。例如 $—CH_3$ 和 $—CH_2CH_3$，第一个原子都是碳，比较碳原子上所连的原子，在 $—CH_3$ 中，与碳原子相连的是 3 个 H；而 $—CH_2CH_3$ 中，与碳原子相连的是 1 个 C，2 个 H，C 的原子序数大于 H，所以 $—CH_2CH_3>—CH_3$。

同理推得：

$$—C(CH_3)_3>—CH(CH_3)_2>—CH_2CH_2CH_3>—CH_2CH_3>—CH_3$$

③ 若原子团中含有不饱和键时，将双键或三键原子看作是以单键和 2 个或 3 个相同原子相连接。如：

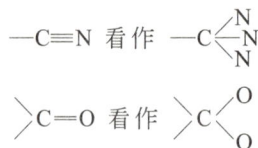

根据 Z/E 构型命名原则可命名所有的顺反异构体。例如：

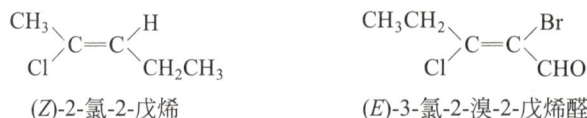

(Z)-2-氯-2-戊烯　　　　　　　(E)-3-氯-2-溴-2-戊烯醛

但必须注意的是 Z/E 命名法与顺/反命名法是两个不同的命名方法，两者之间没有必然的联系。顺式和 Z 式及反式和 E 式不一定都是对等的。例如：

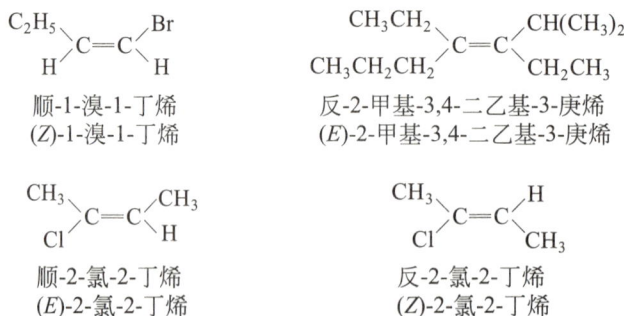

顺-1-溴-1-丁烯　　　　　　　反-2-甲基-3,4-二乙基-3-庚烯
(Z)-1-溴-1-丁烯　　　　　　　(E)-2-甲基-3,4-二乙基-3-庚烯

顺-2-氯-2-丁烯　　　　　　　反-2-氯-2-丁烯
(E)-2-氯-2-丁烯　　　　　　　(Z)-2-氯-2-丁烯

另顺/反命名法仅适用于双键的两碳原子上含有相同原子或原子团的结构，而 Z/E 命名法适用于所有顺反异构体的命名。

三、顺反异构体在性质上的差异

顺反异构体的构型不同，分子中原子或原子团之间空间位置不同，因而导致它们的物理性质如熔点、溶解度等都有较大的差异；它们的化学性质如反应速率、产物构型等方面都不相同；它们的生理活性也不相同。例如表 11-1 列出了丁烯二酸顺反异构体的性质比较。

表11-1 丁烯二酸顺反异构体的性质比较

丁烯二酸	熔点/℃	溶解度/g·(100g H₂O)⁻¹	脱水反应温度/℃	p$K_{a1}^{\ominus}$	p$K_{a2}^{\ominus}$	体内代谢情况
顺式	130.5	78.8	200	1.83	6.07	不能代谢
反式	286.5	0.63	275	3.03	4.44	能代谢

造成顺反异构体性质差异的原因，是由于两者相应的基团在空间的距离不同，这种不同使顺反异构体分子中原子或原子团之间的相互作用力不一样。就化学稳定性而言，通常是反式异构体较顺式异构体稳定，但这也不是绝对的。顺反异构体由于相应基团间的距离不同，也造成药物与受体表面作用的强弱不同，即药理作用不同。因此，大多数具有顺反异构体的药物，对生物体的作用强度常常是有差别的。如合成的代用品己烯雌酚，反式异构体生理活性较大，顺式则很低；维生素 A 的结构中具有 4 个双键，全部是反式构型，如果出现顺式构型则生理活性大大降低；具有降血脂作用的亚油酸和花生四烯酸则全部为顺式构型。

第二节 对映异构

对映异构又称旋光异构，是另一类型的立体异构，它与化合物的一种特殊物理性质——旋光性有关。具有相同构造（指原子或原子团的相互连接的次序和方式相同）的两个化合物，互为实物和镜像关系，对映而不能重叠，它们对平面偏振光的作用不同，生理活性也不同，这就是对映异构。因两者表现出的旋光性不同，故又称旋光异构或光学异构。

为了解释这种异构现象产生的原因，首先从偏振光开始讨论。

一、偏振光和旋光性

光是一种电磁波，光波的振动方向垂直于光波前进的方向［见图 11-1（a）］。普通光是由各种波长，在垂直于其前进方向的各个平面内振动的光波所组成。如图 11-1（b），圆圈表示一束朝着我们直射过来的光的横截面，↕ 表示光波振动的平面。当普通光通过具有特殊光学性质的尼科尔（Nicol）棱镜，一部分光线将被阻挡不能通过，只有与尼科尔棱镜的晶轴平行振动的光才能通过。通过尼科尔棱镜的光中只在一个平面上振动。这种只在一个平面上振动的光称为平面偏振光，简称偏振光。偏振光振动的平面称为偏振面（图 11-2）。此时，若使所得偏振光射在偏振光的传播方向上的第二个尼科尔棱镜上，只有第二个棱镜与第一个棱镜的晶轴平行，偏振光才能通过第二个棱镜；若互相垂直，则不能通过（图 11-3）。

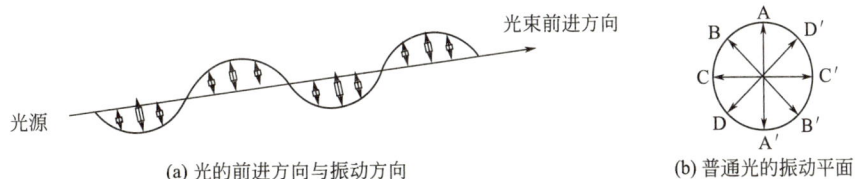

(a) 光的前进方向与振动方向　　(b) 普通光的振动平面

图11-1 光波振动示意图

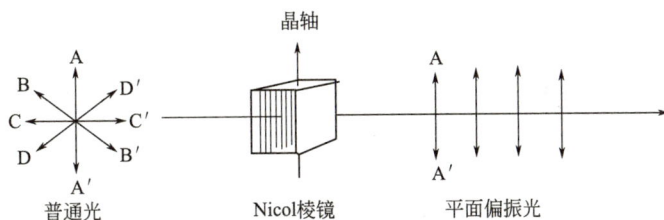

图11-2 偏振光示意图

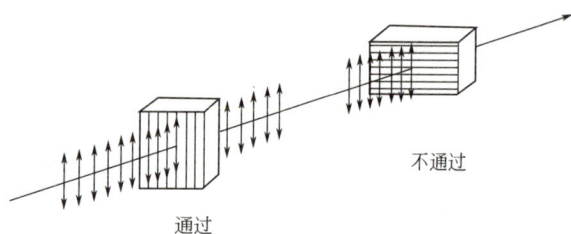

图11-3　偏振光与不同轴向的尼科尔棱镜

如果在两个晶轴平行的棱镜之间放置一个盛满乙醇的测定管，则偏振光能通过第二个棱镜，见到最大强度的光；若将乙醇换成乳酸或葡萄糖溶液，所见到的光，其亮度减弱；如将第二个棱镜向左或向右旋转一定角度，又能见到最大强度的光亮，这个现象说明乳酸或葡萄糖能使偏振光的振动方向发生了偏转。

这样，根据是否具有旋光性，物质可分为两类：一类是像乳酸、葡萄糖等具有旋光性，能使偏振光的振动方向发生偏转的物质，称为旋光性物质或光学活性物质；另一类是像乙醇、丙酮等不具有旋光性，不能使偏振光的振动方向发生偏转的物质，称为非旋光性物质。旋光性物质使偏振光的振动方向旋转的角度称为旋光度，能使偏振光的振动平面按顺时针方向旋转的旋光性物质称为右旋体；相反则称为左旋体。用来测定物质旋光性及旋光度大小的仪器则称为旋光仪。

旋光仪主要是由一定波长的光源、起偏镜、测定管、检偏镜组成（图11-4）。

由光源发出来的光通过起偏镜后变成偏振光，然后通过盛有旋光性物质溶液的测定管，偏振光的方向发生偏转，再由连有刻度盘的检偏镜检测偏振光旋转的角度和方向。旋光方向有向左旋和向右旋的区别，通常右旋用"+"表示，左旋用"−"表示。

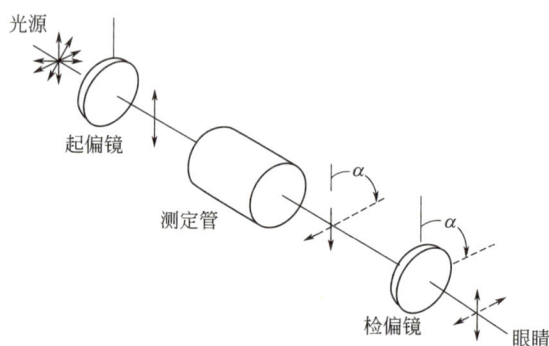

实线—旋转前；虚线—旋转后；α—旋转角

图11-4　旋光仪的结构示意图

二、旋光度与比旋光度

旋光度的大小、旋光方向不仅与旋光性物质的分子结构有关，还与测定时溶液的浓度、测定管长度、溶液的性质、温度、光的波长等有关。在一定条件下，旋光性物质不同，旋光度也不一样。当其他条件不变时，物质的旋光度与溶液的浓度、测定管长度成正比，其比值称为比旋光度，常用$[\alpha]_\lambda^t$表示。比旋光度与旋光度的关系如下：

$$[\alpha]_\lambda^t = \frac{\alpha}{cl}$$

式中，α 为测定的旋光度；λ 为波长，nm；t 为测定时的温度，K；c 为溶液的浓度，$g \cdot mL^{-1}$；l 为测定管的长度，dm。

一般测定旋光度时，多用钠光灯作光源，波长是588nm，通常用 D 表示。例如，由肌肉中取得的葡萄糖的比旋光度$[\alpha]_D^{20} = +52.5°$，表示 20℃时，以钠光灯做光源，波长在588nm 处，葡萄糖的比旋光度是右旋52.5°。

在一定条件下，旋光性物质的比旋光度是一个物理常数，同物质的熔点、沸点、密度等一样，可在手册或文献中查到。

如果待测的旋光性物质是液体而非溶液，则计算时将公式的 c 换成该液体的密度 ρ 即可。

三、分子的手性、对称性和旋光性

1.手性分子和旋光性

物体与其在镜子中的镜像之间的关系就好像人左、右手之间的关系一样，相似而又不重叠。我们将实物与其镜像不能重叠的特性叫作手性；如果能够重合，则称作对称性。

一些有机化合物分子如左、右手一样也存在着它们与镜像不能重合的特性，这些分子称作手性分子。它是物质具有旋光性和存在对映异构体的原因。判断一个化合物是否有旋光性，一般以该化合物分子是否有手性为依据。如果是手性分子，则该化合物有旋光性。故化合物的手性是产生旋光性的充分必要条件。

例如，如图 11-5 所示乳酸分子是手性分子，它与镜像不能重合。而乙醇分子两个构型之间是能相互重合的，故乙醇分子是非手性分子。

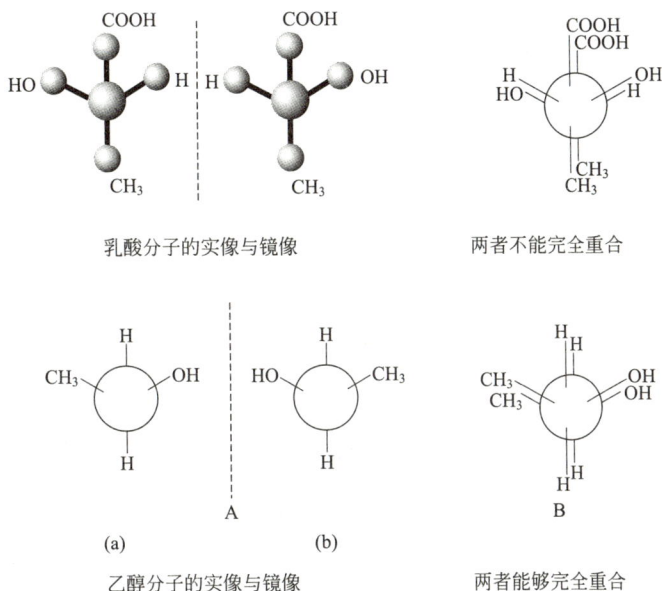

乳酸分子的实像与镜像　　　　　两者不能完全重合

乙醇分子的实像与镜像　　　　　两者能够完全重合

图11-5　乳酸分子和乙醇分子的镜像关系

2.分子的手性和对称因素

一个分子有无手性，主要看该分子有无对称性。即对该分子进行某一项操作，看它是否与它原来的立体形象完全一致。如果经过操作后分子不能完全重合，则该分子没有对称性，表明该分子具有手性；如完全重合，则该分子具有对称性，表明该分子没有手性。分子的对称性与分子结构中有无对称因素有关，常见的对称因素有：对称面和对称中心。

对称面是指可以将分子分割为物体和镜像的平面（如图 11-6）；对称中心是指从结构上任意一点通过它延伸同样的距离可以得到与它对称的结构的点（如图 11-7）。

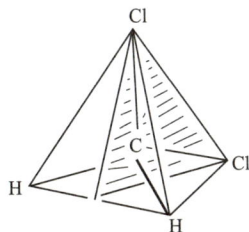

图11-6　对称面　　　　　　　　图11-7　对称中心

能引起分子具有手性的一个特定原子或分子骨架的中心称为手性中心，最常见的手性中心为手性碳原子。所谓手性碳原子是指同时连有 4 个不同原子或原子团的碳原子。在手性分子中至少含有 1 个手性碳原子，常用（*）号标记。例如：

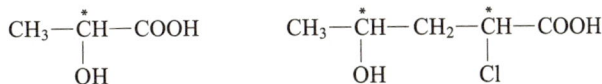

$$CH_3-\overset{*}{C}H-COOH \qquad CH_3-\overset{*}{C}H-CH_2-\overset{*}{C}H-COOH$$
$$\qquad\quad\; | \qquad\qquad\qquad\qquad\; | \qquad\qquad\; |$$
$$\qquad\quad OH \qquad\qquad\qquad\qquad OH \qquad\qquad Cl$$

四、含有一个手性碳原子的化合物

1.对映异构

乳酸分子是只含有一个手性碳原子的有机化合物，有两种不同的空间构型，这两种构型有不同的旋光性。如从肌肉中得到的是右旋（＋）-乳酸，而由葡萄糖经左旋乳酸菌发酵产生的是左旋（－）-乳酸。这两种乳酸分子的 α-C 都分别连接—H、—OH、—COOH、—CH$_3$ 等 4 个不同的原子或原子团，这些基团在空间的两种不同的排列方式可用模型或透视式表示如图 11-8 所示。

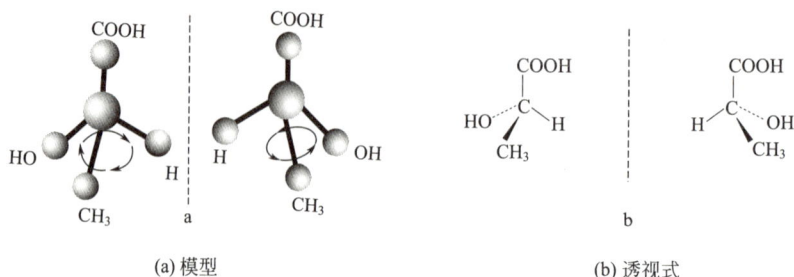

(a) 模型　　　　　　　　　　　(b) 透视式

图11-8　乳酸的模型与透视式

图中两个乳酸分子的羧基都置于上方，其他三个原子或原子团，若按 $H \rightarrow CH_3 \rightarrow OH$ 的顺序排列，则一种为顺时针方向，而另一种为逆时针方向，它们所代表的两个乳酸分子，构造相同，但构型不同，彼此互为实物和镜像的关系，相互对映而又不能完全重合，这种现象称为对映异构现象。（＋）-乳酸和（－）-乳酸是互为镜像关系的异构体，称为对映异构体，简称对映体。它们的物理性质和化学性质一般都相同。但旋光方向相反。

对映体除了对偏振光表现出旋转角度相等、方向相反外，在手性环境的条件下（如手性试剂、手性溶液、手性催化剂）也会表现出某些不同的性质。

若将等量的一对左旋体和右旋体混合后，得到的是没有旋光性的混合体系，称为外消旋体。外消旋体一般用（±）表示。这是因为当一对对映体等量混合后，由于旋光度相等，方向相反，互相抵消，使旋光性消失，所以成为无旋光性的外消旋体。

外消旋体和相应的左旋或右旋体除旋光性能不同外，其他物理性质也有差异。

如：（＋）乳酸 m.p.53℃，（±）乳酸 m.p.18℃。

2.费歇尔投影式

用 "Fischer 投影式" 表示，就是把四面体构型按规定的投影方向投影在纸面上。

（1）投影的原则　把与手性碳原子结合的横向的两个键摆向自己，把竖立的两个键摆向纸后，一般将含碳原子的原子团放在竖立键方向，把命名时编号最小的碳原子放在上端，然后把这样固定下来的分子模型中各个原子或原子团投影到纸面上，这样，在投影式中，两条直线的垂直交点相当于手性碳原子，它位于纸面上。以横键相连的两个原子或原子团相当于原来面对自己的基团，与横键垂直的两个键所连的原子团相当于伸向纸后的基团（见图 11-9）。

（＋）-乳酸　　　（－）-乳酸

图11-9　乳酸分子的Fischer投影式

（2）使用投影式时的注意事项

① 投影式不能离开纸面翻转，因这会改变手性碳原子周围各原子或原子团的前后关系。

② 投影式不能在纸面上转动90°，因（Ⅰ）和（Ⅱ）构型不同。

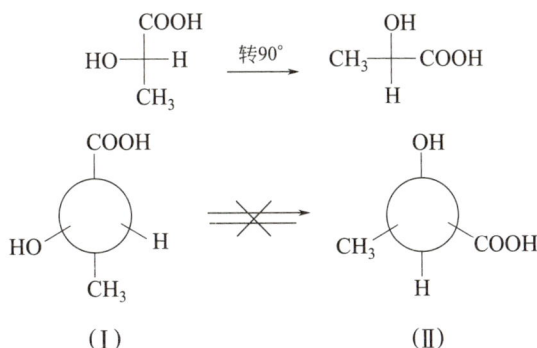

③ 可以在纸面上转动 180°，因这不会改变原子团前后关系。

3.构型的标示方法

（1）D/L 标示法　1950 年以前，人们只知道旋光性不同的一对对映体，分别属于两种不同的构型，但无法确定这两种构型中哪个是左旋体，哪个是右旋体，于是人为规定：在 Fischer 投影式中，以甘油醛为标准，右旋甘油醛的手性碳原子上的羟基写在右侧，为 D 型；左旋甘油醛的手性碳原子上的羟基写在左侧，为 L 型。

D-(+)-甘油醛　　　L-(−)-甘油醛

D/L 构型因为是人为规定的，其他分子是根据甘油醛的构型而定，所以称为相对构型。1950 年测得了甘油醛的真实构型与人为规定的构型恰巧完全符合，因此原来的相对构型也是真实构型，这种真实构型又称绝对构型。D/L 构型与旋光方向无关，D/L 只表示构型，（+）、（−）表示旋光方向，两者之间没有必然的联系。

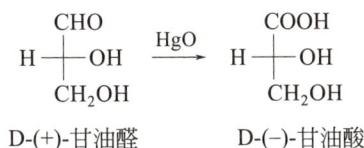

D-(+)-甘油醛　　　D-(−)-甘油酸

若有几个手性碳原子，在 Fischer 投影式中以位次高的手性碳确定 D/L 构型。例：

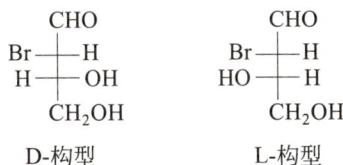

D-构型　　　　　L-构型

（2）R/S 标示法　1970 年国际上根据 IUPAC 的建议采用了 R/S 构型系统命名法，这种命名法根据化合物的实际构型或投影式就能命名。它是根据手性碳原子的实际构型来进行标示的，因此是绝对构型。

R/S 构型命名方法是：将手性碳原子所连的四个原子或原子团（a，b，c，d）根据次序规则先后排列，如 a>b>c>d，然后将上述排列次序最后的原子或原子团（d）放在观察者对面，离眼睛最远的地方。这时其他三个原子或原子团（a，b，c）就指向观察者，然后再观察这三个原子或原子团按次序规则递减排列的顺序（a→b→c），如果是顺时针方向排列的，这个手性碳原子就是 R 构型；若为逆时针方向排列的，这个手性碳原子就是 S 构型。如下所示：

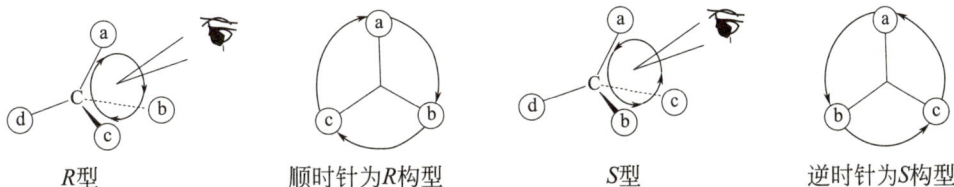

R型　　　　　顺时针为R构型　　　　　S型　　　　　逆时针为S构型

例如：甘油醛的 *R/S* 构型为

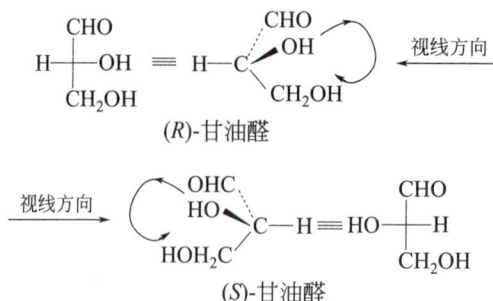

(*R*)-甘油醛

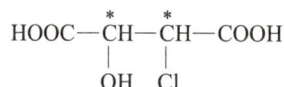

(*S*)-甘油醛

不同旋光性的对映异构体虽然有 D/L 或 *R/S* 来标示，但必须注意的是：① D/L 标示法和 *R/S* 标示法是两种不同的构型标示，它们之间没有必然的联系，即手性碳原子的 D/L 构型和 *R/S* 构型之间无对应关系，如 D-甘油醛为 *R* 型，而 D-2-溴甘油醛却为 *S* 型。②化合物的构型表示的是手性碳原子上基团的空间排列方式，而旋光方向则是旋光性物质的物理性质，它们之间无必然的联系。即一个 D 型或 *R* 型的化合物其旋光的方向既可是右旋，也可是左旋的，如 D-（+）葡萄糖和 D-（−）-果糖。

五、含两个手性碳原子化合物的对映异构

1.含两个不同手性碳原子的化合物

$$HOOC—\overset{*}{C}H—\overset{*}{C}H—COOH$$
$$\quad\quad\quad\; | \quad\quad |$$
$$\quad\quad\quad OH \quad Cl$$

在 2-羟基-3-氯丁二酸结构式中有两个不同的手性碳原子，每个手性碳原子有两种构型，因此，该化合物应有 4 种不同的构型，这 4 个旋光异构体的费歇尔投影式为：

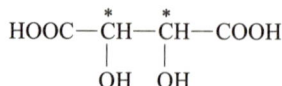

（Ⅰ）	（Ⅱ）	（Ⅲ）	（Ⅳ）
2*S*, 3*S*	2*R*, 3*R*	2*S*, 3*R*	2*R*, 3*S*
赤型	赤型	苏型	苏型

其中（Ⅰ）与（Ⅱ）、（Ⅲ）与（Ⅳ）互为实物和镜像的关系，分别组成一对对映异构体。等量混合构成外消旋体。

（Ⅰ）与（Ⅲ）、（Ⅰ）与（Ⅳ）、（Ⅱ）与（Ⅲ）、（Ⅱ）与（Ⅳ）虽然是不同的构型，也属于旋光异构体，但却不是实物和镜像的关系，该种类型被称为非对映异构体。

分子中含有两个不同手性碳原子的化合物，有 4 个旋光异构体，含 n 个不同手性碳原子的化合物，可能有的旋光异构体的数目为 2^n 个，可组成 2^{n-1} 对对映体。

含两个手性碳原子的化合物的构型，除了可用 D/L 构型、*R/S* 构型标示以外，还可以用赤型和苏型来标示。如上图的 4 个构型中其中有 2 个是赤型，2 个是苏型。赤型和苏型的区别在于：赤型的分子内相邻两个手性碳原子的相同原子或基团在同侧，而相同原子或基团在不同侧的则为苏型。

2.含有两个相同手性碳原子的化合物

$$HOOC—\overset{*}{C}H—\overset{*}{C}H—COOH$$
$$\quad\quad\quad\; | \quad\quad |$$
$$\quad\quad\quad OH \quad OH$$

在酒石酸分子中含有两个相同的手性碳原子，即都连有 4 个不相同的原子或基团，均为—OH、—COOH、—CH（OH）COOH 和—H。若按含两个手性碳原子化合物的构型表示方法，则可能有 4 种构型。即：

$$
\begin{array}{cccc}
\text{COOH} & \text{COOH} & \text{COOH} & \text{COOH} \\
\text{H}\!-\!\text{OH} & \text{HO}\!-\!\text{H} & \text{H}\!-\!\text{OH} & \text{HO}\!-\!\text{H} \\
\text{HO}\!-\!\text{H} & \text{H}\!-\!\text{OH} & \text{H}\!-\!\text{OH} & \text{HO}\!-\!\text{H} \\
\text{COOH} & \text{COOH} & \text{COOH} & \text{COOH} \\
(\text{I}) & (\text{II}) & (\text{III}) & (\text{IV}) \\
(2R,3R)\text{-酒石酸} & (2S,3S)\text{-酒石酸} & (2R,3S)\text{-酒石酸} & (2S,3R)\text{-酒石酸}
\end{array}
$$

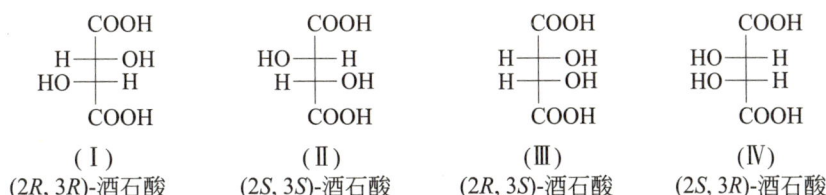

其中（Ⅰ）与（Ⅱ）为一对对映异构体，而（Ⅲ）与（Ⅳ）看起来似乎是对映体，但若将（Ⅲ）在纸面上旋转 180°，即可与（Ⅳ）重叠，即（Ⅲ）与（Ⅳ）实际上属于同一构型，从结构上分析可知在（Ⅲ）和（Ⅳ）中均存在着对称面。两个手性碳上连有相同的基团，但构型恰好相反。由两个手性碳原子引起的偏振光的振动面的偏转，旋光度相等，方向相反，在分子内相互抵消，所以不能显示出旋光性。因此，含有两个相同手性碳原子化合物的构型只有三种。

像（Ⅲ）和（Ⅳ）中虽有手性碳原子，但因为对称因素而使旋光性在分子内部抵消的构型，称为内消旋体、常用 "meso" 表示。

3.含有两个手性碳原子的脂环化合物

脂环化合物可能产生顺反异构，当顺反异构中不具有任何对称因素时它还可产生旋光异构。例如：

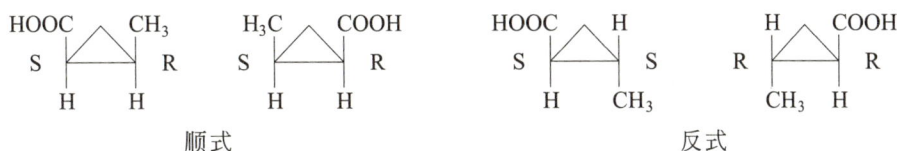

$$
\begin{array}{cc}
\underset{\text{顺式}}{\begin{array}{cc}\text{HOOC}\quad\text{CH}_3 & \text{H}_3\text{C}\quad\text{COOH} \\ S\quad\quad R & S\quad\quad R \\ \text{H}\quad\quad\text{H} & \text{H}\quad\quad\text{H}\end{array}} &
\underset{\text{反式}}{\begin{array}{cc}\text{HOOC}\quad\text{H} & \text{H}\quad\text{COOH} \\ S\quad\quad S & R\quad\quad R \\ \text{H}\quad\text{CH}_3 & \text{CH}_3\quad\text{H}\end{array}}
\end{array}
$$

六、旋光异构体的性质

对映异构体之间，除了旋光方向相反外，其他物理性质如熔点、沸点、溶解度及旋光度等都相同；而非对映异构体之间，不仅旋光性不同，而且其他物理性质也不相同。如表 11-2 酒石酸的物理性质的比较。

对映异构体之间更为重要的区别在于它们对生物体的作用不同，不同构型的一对对映异构体对人体的生理和药理作用的差异往往是很大的。例如左旋麻黄碱在升高血压方面的作用比右旋麻黄碱大 20 倍，左旋肾上腺素的生理活性比右旋肾上腺素强 14 倍，左旋氯霉素可以用于治疗伤寒等疾病，而右旋氯霉素几乎无效，左旋抗坏血酸有抗坏血病的作用，而右旋的则没有，L- 型氨基酸、D- 型糖是人体所需要的，但它们的对映体对人体却没有营养价值。

表11-2　酒石酸的物理性质的比较

物质	熔点/℃	比旋光度	溶解度 g•(100mL)$^{-1}$	pK_a
(+)-酒石酸	170	+12.0°	139	2.98
(-)-酒石酸	170	-12.0°	139	2.98
(±)-酒石酸(dl)	206	0	20.6	2.96
meso-酒石酸	140	0	125	3.11

七、外消旋体的拆分

通过一般化学合成得到的具有旋光性的化合物往往是多种旋光异构体的混合物。而具有光学活性的药物，常常只有一种旋光异构体有显著疗效，如氯霉素有 4 个旋光异构体，而具有抗菌作用的只是其中的 1 个左旋氯霉素（1R、2R 型），其他对映体则无此疗效，因此在制药工业中常需要对外消旋体进行拆分。外消旋体的拆分方法有多种，如化学拆分法、诱导拆分法、生化拆分法等，在此仅介绍两种方法。

1.结晶拆分法

结晶拆分法的原理是先将需要拆分的外消旋体溶液制成过饱和溶液，再加入一定量的同样左旋体或右旋体的晶种，与晶种相同构型的异构体立即析出结晶而拆分。其拆分过程如下：

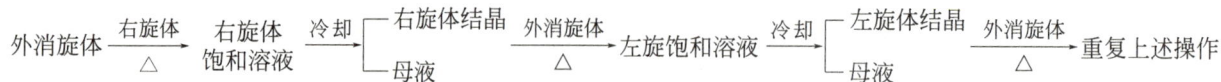

外消旋体 $\xrightarrow[\triangle]{\text{右旋体}}$ 右旋体饱和溶液 $\xrightarrow{\text{冷却}}$ ┌ 右旋体结晶 $\xrightarrow[\triangle]{\text{外消旋体}}$ 左旋饱和溶液 $\xrightarrow{\text{冷却}}$ ┌ 左旋体结晶 $\xrightarrow[\triangle]{\text{外消旋体}}$ 重复上述操作
└ 母液　　　　　　　　　　　　　　　　　　　└ 母液

此法成本低，效果好。但要求外消旋体的溶解度大于纯对映体，因而应用受到一定限制。

2.化学拆分法

化学拆分法的原理是将对映体转化为非对映体，利用非对映体之间物理性质的差异，采用重结晶、蒸馏等一般方法达到分离的目的。

例如，要拆分酸性外消旋体的混合物，可以选用一种具有旋光性的碱性物质与它们作用，生成非对映体盐，然后利用它们的溶解度不同，用重结晶方法将它们分离、提纯。

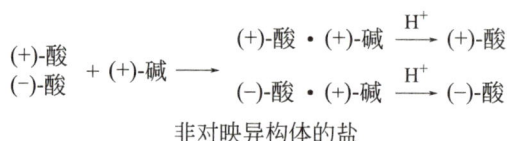

$$
\begin{array}{l}
(+)\text{-酸} \\
(-)\text{-酸}
\end{array}
+ (+)\text{-碱} \longrightarrow
\begin{array}{l}
(+)\text{-酸}\cdot(+)\text{-碱} \xrightarrow{H^+} (+)\text{-酸} \\
(-)\text{-酸}\cdot(+)\text{-碱} \xrightarrow{H^+} (-)\text{-酸}
\end{array}
$$

非对映异构体的盐

将对映体转化成非对映体时所加的试剂称为拆分剂。拆分外消旋的酸性物质，要用碱性拆分剂；拆分外消旋的碱性物质，则要用酸性拆分剂。

第三节　构象异构

烷烃分子中 C—C 单键均为 σ 键，σ 键的特点之一就是电子云以键轴为轴呈圆柱对称分布，成键的碳原子之间可以沿键轴任意旋转。如果固定乙烷分子中的一个碳原子，使另一个碳原子绕 C—C 键旋转，每旋转任何一个角度，两个碳原子上的氢原子的相对位置将发生改变，产生不同的空间排列方式。这种由 C—C σ 键沿键轴旋转而引起分子中原子或原子团在空间的不同排列形式称构象。由单键的旋转而产生的异构体叫构象异构。在构象异构体之间，结构式相同，只是原子或原子团在空间的相对位置或排列方式不同，故属于立体异构。

一、乙烷的构象

乙烷分子中没有碳链异构，但当乙烷分子中的两个碳原子围绕 C—C σ 键旋转时，两个碳原子上的氢原子可以相互处于不同的位置，产生无数个构象异构体，其中有代表性的是能量最高的重叠式和能量最低的交叉式。

构象通常用透视式或纽曼（Newman）投影式表示（如图 11-10 所示）。

图11-10　乙烷的构象

在重叠式构象中，由于两个碳原子上的氢原子两两相对，距离最近，相互排斥力最大，因此内能较高，最不稳定；而交叉式构象中，两个碳原子上的氢原子两两交错，距离最远，相互排斥力较小，因此内能最低，最稳定，故称之为优势构象。在乙烷分子各种构象的动态平衡混合体系中，稳定的交叉式构象所占比例较大，即优势构象为主。

二、正丁烷的构象

正丁烷分子中有 3 个 C—C σ 键，每一个 C—C 键的旋转，都将产生无数个构象。围绕 C2 与 C3 之间的 σ 键旋转时，主要形成 4 种典型构象，即对位交叉式、邻位交叉式、部分重叠式和完全重叠式，如图 11-11 所示。

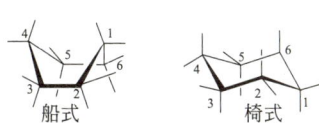

对位交叉式　　　邻位交叉式　　　部分重叠式　　　完全重叠式

图11-11 正丁烷构象

在这 4 种典型构象中，对位交叉式因两个较大体积的甲基相距最远，排斥力最小，能量最低，最稳定；其次是邻位交叉式，能量较低，较稳定。而全重叠式因两个体积较大的甲基相距最近，排斥力最大，能量最高，最不稳定。因此，室温下在正丁烷的构象的动态平衡体系中，以对位交叉式构象为主，它是丁烷的优势构象。

三、环己烷的构象

环己烷及其取代环己烷是自然界存在最广泛的脂环烃。它们性质稳定，结构不易被破坏，其结构单元广泛存在于天然化合物中。

1.环己烷的构象

在环己烷分子中，每个碳原子都是以 sp^3 杂化的，C—C 键之间的夹角基本保持 109°28′，6 个碳原子不在同一平面上，因此在空间能产生各种构象。其中有两种构象最为典型：船式构象和椅式构象，如图 11-12 所示。

常温下两者可以相互转变而无法分离出来，但主要以椅式构象存在。

在椅式构象中，C—H 键可分为两类：第一类 6 个 C—H 键与分子的对称轴平行叫作直立键，用 a 键表示，其中三个方向朝下，三个方向朝上，相邻两侧一上一下；另一类 6 个 C—H 键与直立键形成 109°28′ 的夹角，叫作平伏键，用 e 键表示，如图 11-13 所示。

由于 C—C 键的转动，不但船式与椅式构象可相互转变，而且椅式构象也可转变为另一种椅式构象（常温下每秒钟可转换 $10^4 \sim 10^5$ 次）。在相互转变中，原来的 a 键变为 e 键，而原来的 e 键变为 a 键，如图 11-14 所示。

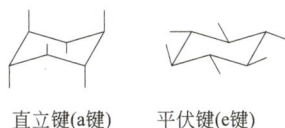

船式　　　椅式

图11-12 环己烷构象

直立键(a键)　　平伏键(e键)

图11-13 直立键和平伏键

图11-14 e键与a键的相互转变

2.取代环己烷的构象

环己烷上的氢原子，被其他原子或原子团取代后，取代基可处于直立键或平伏键。如甲基环己烷可以有两种不同的典型的椅式构象：一种是甲基处于平伏键；另一种是甲基处于直立键。

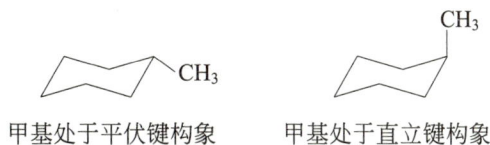

甲基处于平伏键构象　　　甲基处于直立键构象

当甲基处于直立键的构象时，甲基上的氢原子与 C3、C5 上的氢原子距离较近，能量较高，不稳定。而当甲基处于平伏键时，它与 C3、C5 上的氢原子距离较远，斥力较小，较稳定。在室温下，甲基在平伏键上的构象占平衡混合物的 95%。

当取代基体积增大时，两种椅式构象的能量差也增大，平伏键上取代的构象所占的比例就更高。如室温下，异丙基环己烷平衡混合物中异丙基处于平伏键的构象约占 97%，叔丁基取代环己烷几乎完全以一种构象存在。可见，取代环己烷中大基团处于平伏键的构象较稳定，称为优势构象。

当环己烷环上有不止一个取代基时，其优势构象遵从如下规律：取代基相同，e 键最多的构象最稳定；取代基不同，大基团在 e 键的构象最稳定。

习　题

一、单项选择题

1. 下列化合物中含有两对对映异构体的是（　　　）。

A. 2- 甲基 -3- 氯丁酸　　B. 2,3- 二甲基丁二酸　　　C. 2,3- 二甲基丁烷　　　D. 2，3 二甲基 -2- 丁烯

2. 下列化合物中是手性分子的是（　　　）。

A. 丙三醇　　　　　　　B. 乙二醇　　　　　　　　C. 2- 氯丁酸　　　　　　D. 甘氨酸

3. 下列化合物中含有内消旋体的是（　　　）。

A. 2,3- 二羟基丙酸　　　B. 2,3- 二羟基丁二酸　　　　C. 2,3- 二羟基丁酸　　D. 1,4- 丁二酸

4. 2,3- 丁二醇中含有（　　　）对非对映异构体。

A. 1　　　　　　　　　　B. 2　　　　　　　　　　C. 3　　　　　　　　　　D. 4

5. 在某旋光物质的左旋体的溶液中加入过量的对映异构体，溶液的旋光方向将（　　　）。

A. 右旋　　　　　　　　B. 左旋　　　　　　　　　C. 消失　　　　　　　　D. 不定

6. 某旋光物质的比旋光度为 +25°，它的对映异构体的比旋光度为（　　　）。

A. +65°　　　　　　　　B. −65°　　　　　　　　　C. −25°　　　　　　　　D. +25°

7. 丁烷的全重叠式能量为 a，邻位交叉式能量为 b，部分重叠式的能量为 E，则 E（　　　）。

A. $E>a$　　　　　　　　B. $E<b$　　　　　　　　　C. $b<E<a$　　　　　　　D. $b>E>a$

8. 环己烷分子在热运动中，由一种椅式转变为另一种椅式时，直立键和平复键将（　　　）。

A. 相互转变　　　　　　B. 保持不变　　　　　C. 都变为直立键　　　　D. 都变为平复键

9. 下列化合物中不是手性分子的是（　　　）。

A. 3- 溴己烷　　　　　　B. 3- 甲基 -3- 氯戊烷　　C. 3- 甲基 -2- 丁醇　　　D. 2,3- 二溴丁酸

10. 下列化合物中为 R- 构型的是（　　　）。

A. H—|—Br，上 CH₂CH₃，下 CH₃　　B. H—|—Cl，上 CH₂CH₃，下 CH＝CH₂　　C. HO—|—H，上 COOH，下 CH₃　　D. HOOC—|—Br，上 CH₃，下 OH

11. 下列化合物中无旋光性的是（　　　）。

A. 环己烷 H、C₂H₅　　B. 环己烷 H、OH、Cl　　C. H—|—OH、H—|—Br，上 CH₃，下 CH₃　　D. H—|—Br、HO—|—H，上 CH₃，下 CH₃

12. 3- 氯 -2,5- 二溴己烷可能有的对映体的对数是（　　　）。

A. 1 对　　　　　　　　B. 2 对　　　　　　　　　C. 3 对　　　　　　　　D. 4 对

13. 具有 n 个手性碳原子的化合物，能产生的对映体数（　　　）。

A. 至少有 2^n 个　　　B. 一定有 2^n 个　　　C. 最多有 2^n 个　　D. 必少于 2^n

14. 具有手性碳原子但无旋光性的化合物是（　　　）。

A. E-1,2- 二甲基环丁烷　　　　　　　　B. Z-1,2- 二甲基环丁烷

C. 1,2- 二氯丁烷　　　　　　　　　　　　D. 1,3- 二氯丁烷

15. 在 20℃时用钠光灯为光源，测得葡萄糖水溶液的比旋光度是 52.5°，则应表示为（　　　）。

A. $[a]_\lambda^t = +52.5°$　　B. $[a]_D^{20} = 52.5°（水）$　　C. $a_D^t = +52.5°（水）$　　D. $[a]_D^{20} = +52.5°（水）$

二、名词解释

1. 顺反异构　　2. 构象异构　　3. 偏振光　　4. R/S 构型
5. 手性碳原子　　6. 内消旋体　　7. 外消旋体　　8. 手性分子和分子的手性

三、判断题

1. 判断下列化合物中是否存在顺反异构，如果存在顺反异构，请写出其构型并进行命名。

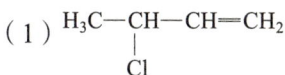

（1）H₃C—CH—CH=CH₂ （下方 Cl）　　　　　（2）H₃C—CH—CH=CHCl （下方 Cl）

（3）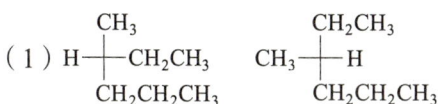 环己烯—COOH

（4）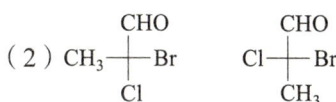 苯基—CH=CH—CH—CH₃ （下方 NH₂）

2. 判断下列各组物质是否是同一构型。

（1）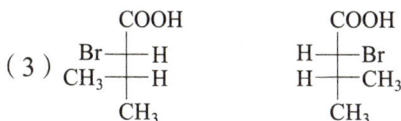

（2）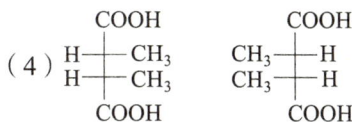

（3）

（4）

3. 判断下列化合物是否有旋光性。若有旋光性，则标出手性碳原子，且写出可能有的旋光异构体的投影式，注明外消旋体和内消旋体。并用 R/S 构型标示手性碳原子的构型。

（1）3-氯-1-丁醇　　　　　　　　　　　　（2）2,3-二氯丁二酸

（3）2-氯-3-溴丁烷　　　　　　　　　　　（4）3-甲基-3-乙基戊烷

四、画出1,2-二溴乙烷的4种典型的构象，并指出其优势构象。

五、计算题

20℃时用 0.2m 长的测定管测得每升含 100g 蔗糖水溶液的旋光度为 +13.2°。在相同条件下测得样品溶液的旋光度为 +12.6°，试求蔗糖的比旋光度和样品溶液的浓度？

六、推测结构题

1. 丙烯无旋光活性，它与氯气加成时生成一对对映异构体，写出它们的费歇尔投影式，并用 R/S 标记。

2. 乙醛与 HCN 加成时，生成 α-羟基腈，该产物有无手性，若有，写出其费歇尔投影式。

（刘德秀）

习题答案

第十二章

含氮有机化合物

电子教案　思政案例

学习目标

1. 熟悉伯、仲、叔胺定义。
2. 掌握胺、酰胺、硝基化合物、重氮盐和偶氮化合物的命名。
3. 熟悉氨、脂肪胺及芳香胺的结构。
4. 熟练掌握胺、酰胺、硝基化合物和重氮盐的化学性质。
5. 掌握氨基的保护及在合成中的应用。

含氮有机化合物主要是指分子结构中含有碳氮键的一类有机化合物。例如硝基化合物、胺、酰胺、腈、重氮化合物、偶氮化合物等。

含氮化合物在自然界中分布很广，它与日常生活及生命过程密切相关，在生命科学中占有重要地位。如在蛋白质中的含氮量达到 16% 左右；在生物体中携带遗传信息并指导蛋白质合成的重要物质核酸中的碱基就是一种含有氮元素的特殊基团；临床上含氮的药物有许多，在各类药物中几乎都有含氮的药物，在不同的药物中氮原子可以是胺、酰胺、含氮的杂环、硝基化合物等形式存在。如巴比妥类、磺胺类药物等。

第一节　硝基化合物

一、硝基化合物的定义和命名

1.硝基化合物的定义

（1）定义　烃分子中的氢原子被硝基（—NO_2）取代后所形成的化合物称为硝基化合物。

（2）分类　根据分子中烃基的种类不同，硝基化合物可分为脂肪族硝基化合物和芳香族硝基化合物。

① 脂肪族硝基化合物（R—NO_2）。例如：

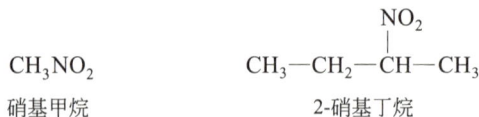

CH_3NO_2
硝基甲烷

2-硝基丁烷

② 芳香族硝基化合物（Ar—NO_2）。例如：

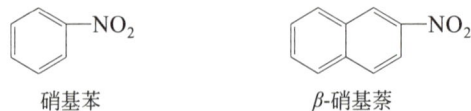

硝基苯　　　　　　　　β-硝基萘

③ 按分子中硝基的数目可分为一元、二元和三元硝基化合物。例如：

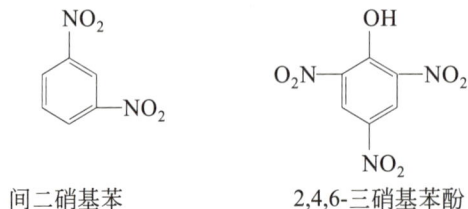

间二硝基苯　　　　　2,4,6-三硝基苯酚

178

二元及二元以上硝基化合物称为多硝基化合物。

2.硝基化合物的命名

硝基化合物的命名与卤代烃相似，即以烃为母体，硝基为取代基。例如：

$$CH_3-\underset{\underset{CH_3}{|}}{CH}-CH_2-\underset{\underset{NO_2}{|}}{CH}-CH_3$$

2-甲基-4-硝基戊烷

邻硝基甲苯

邻二硝基苯

硝基化合物的分类、命名

二、硝基化合物的性质

1.硝基化合物的结构

硝基化合物的官能团是硝基，常用$N \overset{O}{\underset{O}{\diagdown}}$表示。但该结构并没有真实地反映硝基的成键方式。现代物理方法测定的结果表明，硝基中两个氮氧键是等同的，而不是所表示的那样1个单键和1个双键。杂化理论认为，硝基中的氮原子为sp^2杂化，3个sp^2杂化轨道分别与2个氧原子和1个碳原子形成3个σ键。氮原子上没有参与杂化的p轨道上的一对电子，与2个氧原子的另一轨道形成具有4个离域电子的共轭体系。由于形成了p-π共轭体系，N—O键的键长出现了平均化，2个N—O键是等同的。其结构为：

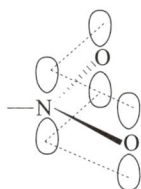

简单表示为：$-N\overset{O}{\underset{O}{\diagup}}$，通常仍用$-N\overset{O}{\underset{O}{\diagdown}}$来表示

2.物理性质

硝基是具有强极性的基团，故硝基化合物是极性分子，有较高的沸点和密度。

脂肪族硝基化合物多数是难溶于水，密度大于水的油状液体；芳香族硝基化合物除了硝基苯是高沸点液体外，其余都是淡黄色固体，有苦杏仁味，味苦，不溶于水，溶于有机溶剂和浓硫酸。

一硝基化合物可以直接蒸馏而不分解，随分子中硝基数目的增加，其熔点、沸点和密度增大，颜色加深，苦味增强，对热稳定性减小，受热易分解爆炸（多硝基化合物如 TNT 是强烈的炸药）；硝基化合物有毒，在储存和使用硝基化合物时应注意安全。

3.化学性质

（1）还原反应 硝基化合物易被还原，芳香族硝基化合物在不同的还原条件下可得到不同的产物。如硝基苯在酸性介质中以铁粉还原，生成芳香族伯胺——苯胺；而在碱性条件下以锌粉还原，得到氢化偶氮苯，氢化偶氮苯再进行酸性还原也生成苯胺。

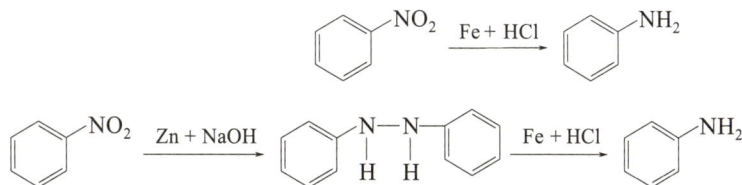

（2）硝基化合物的酸性 当硝基连在伯、仲碳原子上时，由于共轭效应，使α-H 活性增强，产生类似于酮-烯醇式互变异构现象。

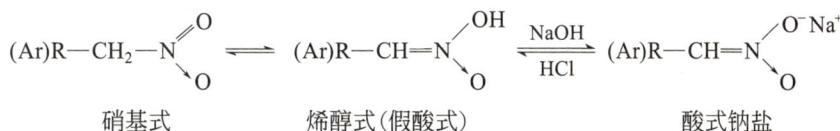

$$(Ar)R-CH_2-N\overset{O}{\underset{O}{\diagdown}} \rightleftharpoons (Ar)R-CH=N\overset{OH}{\underset{O}{\diagdown}} \underset{HCl}{\overset{NaOH}{\rightleftharpoons}} (Ar)R-CH=N\overset{O^-Na^+}{\underset{O}{\diagdown}}$$

硝基式 　　　　　　烯醇式(假酸式) 　　　　　　　酸式钠盐

179

烯醇式中氧原子上的氢较活泼，有质子化倾向，能与强碱反应，称假酸式，所以含有 α-H 的硝基化合物可溶于氢氧化钠溶液中，无 α-H 的硝基化合物则不溶于氢氧化钠溶液。这个性质可用于两种结构硝基化合物的分离。

与羰基化合物类似，含有 α-H 的硝基化合物，在强碱性条件下，可与醛或酮发生缩合反应。例如：

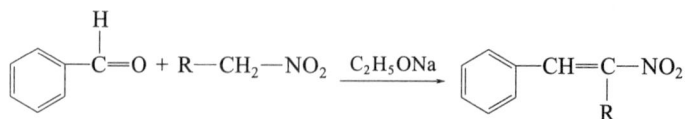

（3）硝基对苯环的影响　硝基是吸电子基团，它使苯环电子云密度降低，因而使苯环的亲电取代反应活性降低，而亲核取代活性增强。另外，硝基对苯环上的其他基团也有影响，如硝基可使邻、对位氯原子的亲核取代反应的活性增大；酚羟基和羧基的酸性增强。

① 苯环上的亲电取代反应。当苯环上引入硝基后，发生亲电取代反应比苯要难，表现为不仅反应速率慢，而且反应要求的条件高。由于硝基主要使其邻、对位电子云密度降低更多，而间位由于降低较少其电子云密度相对较高。因此苯环上的亲电取代反应主要发生在间位上。例如：

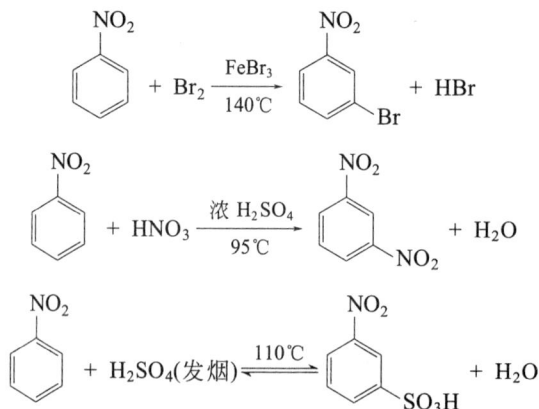

由于硝基对苯环的钝化作用，硝基苯不能发生傅 - 克烷基化反应和傅 - 克酰基化反应。

② 苯环上的亲核取代反应。由于吸电子硝基的引入，使苯环亲核取代反应活性增强。例如，氯苯在碱性条件下的水解就是亲核取代反应，在一般条件下很难进行，但邻、对位硝基氯苯却容易水解，并且硝基越多，取代反应越容易，反应条件越温和。例如：

③ 苯环上酚羟基、羧基的酸性。苯环上酚羟基和羧基受硝基强吸电子效应的影响酸性增强，以邻、对位上的硝基对酚羟基和羧基的影响较大。

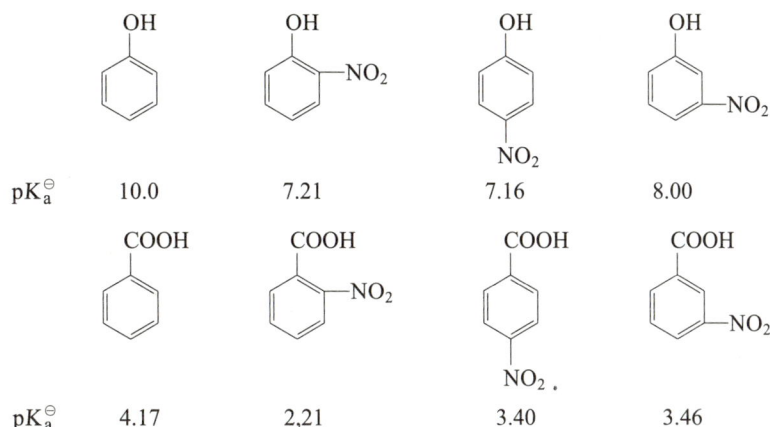

$pK_a^{\ominus}$ 10.0   7.21   7.16   8.00

$pK_a^{\ominus}$ 4.17   2,21   3.40   3.46

苯环上的硝基数目越多，则对苯环上羟基或羧基的酸性影响越大。如 2,4,6- 三硝基苯酚（苦味酸）的酸性已接近无机强酸。

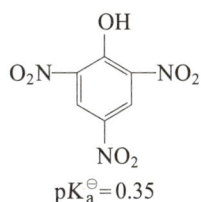

$pK_a^{\ominus}=0.35$

第二节　胺

胺是氨的烃基衍生物，可以看作是氨（NH_3）分子中的氢原子被一个或几个烃基取代而生成的化合物。

一、胺的结构和分类

1.胺的结构

实验证明，胺分子中的氮原子在成键时和氨分子中的氮原子相同，均为 sp^3 杂化，其中三个 sp^3 杂化轨道（各有一个电子）分别与氢原子或碳原子结合形成 3 个 σ 键，剩余一对未共用电子占据另一个 sp^3 杂化轨道，形成三角锥形结构。各 σ 键之间的夹角接近于 109°，见图 12-1。

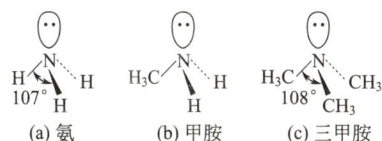

(a) 氨　(b) 甲胺　(c) 三甲胺

图12-1 氨、甲胺、三甲胺结构

2.胺的分类

（1）根据胺分子中氮原子所连烃基种类的不同　分为脂肪胺和芳香胺。

脂肪胺（R-NH₂）　CH_3NH_2　$(CH_3)_3N$　$CH_3NHCH_2CH_3$

芳香胺（Ar-NH₂）　—NH₂　—NHCH₃　—N—CH₃ / CH₃

（2）根据分子中所含氨基的数目不同　分为一元胺、二元胺和三元胺，二元及二元以上胺称为多元胺。

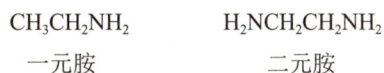

$CH_3CH_2NH_2$　　$H_2NCH_2CH_2NH_2$

一元胺　　　　二元胺

（3）根据胺分子中与氮原子相连的烃基数目不同　分为伯胺、仲胺、叔胺。

伯胺：氮原子与一个烃基相连，官能团为氨基（—NH₂）。

仲胺：氮原子与两个烃基相连，官能团为亚氨基（ ╲NH ）。

叔胺：氮原子与三个烃基相连，官能团为次氨基或叔氮原子（—N╱ ）。

值得注意的是，胺的伯、仲、叔之分与醇的伯、仲、叔之分的含义是不同的。伯、仲、叔醇是指它们的羟基分别与伯、仲、叔碳原子相连接；而伯、仲、叔胺是根据氮原子所连接的烃基数目确定的。例如叔丁醇和叔丁胺，两者均具有叔丁基，但前者是叔醇，后者是伯胺。

$$CH_3-\underset{\underset{CH_3}{|}}{\overset{\overset{CH_3}{|}}{C}}-OH \qquad\qquad CH_3-\underset{\underset{CH_3}{|}}{\overset{\overset{CH_3}{|}}{C}}-NH_2$$

叔丁醇(叔醇)　　　　　　　　　　叔丁胺(伯胺)

还有相当于氢氧化铵和铵盐的化合物，分别称为季铵盐和季铵碱。例如：

季铵碱　$(CH_3)_4N^+OH^-$，季铵盐　$(CH_3)_4N^+X^-$

二、胺的命名

简单胺的命名，以胺作母体，烃基作取代基称某胺。例如：

$CH_3CH_2NH_2$　　　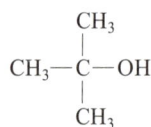　　　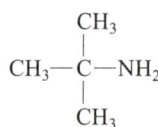

乙胺　　　　　　　苯胺　　　　　　　对甲基苯胺

若有几个相同的烃基，可以合并起来写，用二、三等数字表示。若烃基不相同，简单烃基名称放在前面，复杂烃基放在后面。例如：

CH_3NHCH_3　　　$(CH_3)_3N$　　　二苯胺NH　　　$CH_3NHCH_2CH_2CH_3$　　　$CH_3-\underset{\underset{CH_2CH_3}{|}}{\overset{\overset{CH_2CH_2CH_3}{|}}{N}}$

二甲胺　　　　三甲胺　　　　二苯胺　　　　甲丙胺　　　　甲乙丙胺

芳香胺的氮原子上连有脂肪烃基时，以芳香胺为母体命名，在脂肪烃基名称前面加字母"N"，表示脂肪烃基连在氮原子上。例如：

N-甲基苯胺　　　　　　　　　N-甲基-N-乙基苯胺

比较复杂的胺的命名，是以烃为母体，氨基作为取代基。例如：

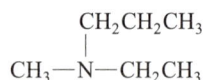　　　　　　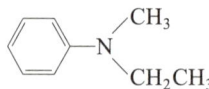

2-甲基-5-氨基庚烷　　　　　　　2-乙氨基己烷

多元胺的命名与多元醇的命名相似。例如：

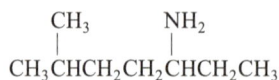　　　　　　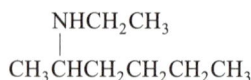

1,2,3-丙三胺　　　　　　　　　邻苯二胺

季铵碱、季铵盐的命名举例如下：

$(CH_3)_4N^+OH^-$　　　　　　　　$[CH_3(CH_2)_{11}N(CH_3)_3]^+Br^-$

氢氧化四甲基铵　　　　　　　　溴化三甲基十二烷基铵

三、胺的性质

1.胺的物理性质

在常温下，低级脂肪胺中甲胺、二甲胺、三甲胺和乙胺是气体，其余低级脂肪胺为液体。低级脂肪胺的气味类似于氨，二甲胺、三甲胺有鱼腥味。鱼、肉腐烂时可产生极臭而有毒的1,4-丁二胺（腐胺）和1,5-戊二胺（尸胺）。高级胺的气味会逐渐减弱。芳香胺有特殊气味，毒性很大，与皮肤接触或吸入其蒸气，都会引起中毒。

伯胺、仲胺因氮原子上连有氢原子可形成分子间氢键，它们的沸点比相对分子质量相近的烷烃高；但其形成的氢键较弱，沸点比相应的醇和羧酸要低。而叔胺之间不能形成分子间氢键，其沸点与相应的烷烃相似。

低级胺可溶于水，这是因为氨基与水可以形成氢键。但随着胺中烃基碳原子数的增多，水溶性逐渐减小，直至不溶。

2.胺的化学性质

胺的化学性质主要取决于氨基氮原子上的未共用电子对，它可以接受质子显碱性，能与酰基化试剂、亚硝酸、氧化剂等反应。

（1）胺的碱性

① 碱性。与氨相似，胺的水溶液呈碱性。

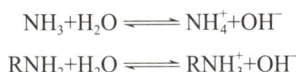

$$NH_3+H_2O \rightleftharpoons NH_4^+ + OH^-$$

$$RNH_2 + H_2O \rightleftharpoons RNH_3^+ + OH^-$$

这是由于胺分子中氮原子上也有孤对电子，易与水电离出来的 H^+ 结合形成配位键，从而使溶液中 OH^- 浓度增加的结果。

胺的碱性大小主要受两种因素的影响，即电子效应和空间效应。氮原子上的电子云密度越大，接受质子的能力越强，胺的碱性就越强；氮原子周围空间位阻越大，氮原子结合质子的能力越困难，胺的碱性越小。

综上所述，连接不同种类的烃基时，碱性强弱顺序为：脂肪胺 > 氨 > 芳香胺。

这是因为脂肪胺相对氨而言引入了给电子基，由于诱导效应的结果使氮原子上的电子云密度升高，接受质子的能力增强，碱性增大。而苯胺中的苯环本身就是吸电子基，加之苯胺中氮原子上的未共用电子对可与苯环产生共轭使氮原子上的电子云密度有所下降，接受质子的能力减弱，碱性降低。

脂肪胺的碱性强弱顺序为：仲胺 > 伯胺 > 叔胺 > 氨。

例如：

碱性　　　$(CH_3)_2NH > CH_3NH_2 > (CH_3)_3N$

$pK_b^\ominus$　　3.27　　　3.34　　　　4.22

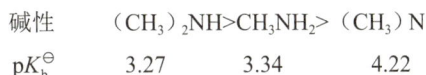

若从诱导效应考虑，甲基是供电子基，二甲胺的碱性应比甲胺强，三甲胺的碱性应是最强的，实际上三甲胺的碱性最弱。这是因为胺的碱性不仅与氮原子上的电子云密度有关，还与空间位阻、溶剂化效应有关。随着氮原子上的烃基数目的增多，其空间位阻越大，接受质子的能力越弱，碱性则越小；另一方面，一般情况下，溶剂化程度越大，铵离子越稳定，胺的碱性越强，仲胺盐的溶剂化效应比叔胺盐大，且氮原子周围电子云密度较高，故碱性最强。

芳香胺的碱性强弱顺序则与氮原子上及芳环上连接基团的数目及种类有关。若氮原子上或芳环上连有给电子基，其碱性比苯胺强，反之碱性比苯胺弱。

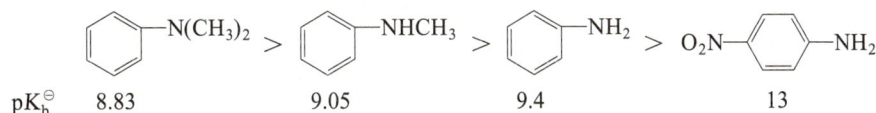

$pK_b^\ominus$　8.83　　　　　　9.05　　　　　　9.4　　　　　　13

② 成盐。胺属于弱碱，只能和强酸作用生成稳定的盐。

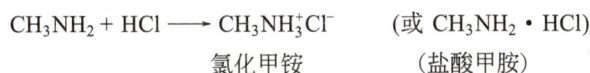

$$CH_3NH_2 + HCl \longrightarrow CH_3NH_3^+Cl^- \quad (或\ CH_3NH_2 \cdot HCl)$$

　　　　　　　　　　　氯化甲铵　　　　　　　（盐酸甲胺）

$$\text{C}_6\text{H}_5\text{—NH}_2 + \text{HCl} \longrightarrow \text{C}_6\text{H}_5\text{—NH}_3^+\text{Cl}^- \quad (\text{或写作} \quad \text{C}_6\text{H}_5\text{—NH}_2 \cdot \text{HCl})$$

氯化苯胺　　　　　　　　（盐酸苯胺）

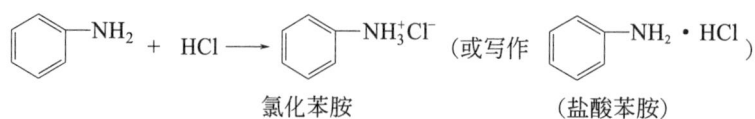

　　胺与酸生成铵盐之后，水溶性增大。因此常将含有胺结构的药物制成盐，改善药物的水溶性。例如普鲁卡因是优良的局部麻醉药，制成盐酸普鲁卡因后，不仅改善了水溶性，还增强了麻醉作用。

　　这些盐遇强碱胺可被游离出来，利用这些性质可分离胺。

$$\text{C}_6\text{H}_5\text{—NH}_3^+\text{Cl}^- + \text{NaOH} \longrightarrow \text{C}_6\text{H}_5\text{—NH}_2 + \text{NaCl}$$

　　（2）酰化、磺化反应　伯胺和仲胺都能与酰卤、酸酐等酰化剂发生反应。反应时胺分子中的氮原子上的氢原子被酰基取代而生成酰胺。例如：

　　此反应向胺分子中引入了一个酰基，像这种使化合物分子中引入酰基的反应叫作酰化反应，反应中提供酰基的试剂叫酰化剂。常用的酰化剂是酰卤和酸酐。

　　叔胺分子中氮原子上因无氢原子，所以不能发生酰化反应。

　　胺的酰化反应在医药学上有重要意义。在药物合成中，常利用酰化反应来保护芳环上活泼的氨基。如解热镇痛药物对乙酰氨基酚和非那西丁的制备即利用了胺的这一性质。用酰化反应也可增加药物的脂溶性并降低药物的毒性。在人体中，肝脏也通过乙酰化反应对某些胺类残留药物解毒。

　　苯磺酰氯可使伯胺、仲胺发生磺酰化反应，即苯磺酰基取代氮原子上的氢原子，叔胺因氮原子上无氢原子而不反应。

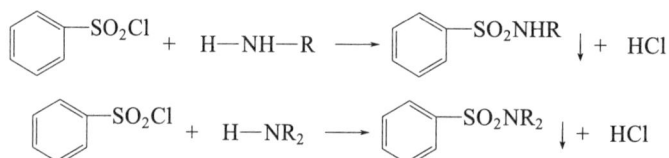

　　该反应在碱性介质中进行，伯胺发生磺酰化反应生成产物的氮原子上还有一个氢原子，受磺酰基吸电子诱导效应的影响呈酸性，可溶于氢氧化钠溶液中。

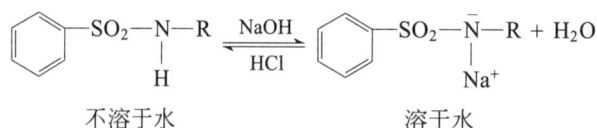

不溶于水　　　　　　　　　　　溶于水

　　所以利用以上反应可以分离、提纯或鉴别伯、仲、叔胺。

　　（3）与亚硝酸的反应　胺可以与亚硝酸反应，不同类型的胺与亚硝酸反应，反应的产物和现象不同。亚硝酸不稳定，在反应中实际使用的是亚硝酸盐与盐酸的混合物来代替亚硝酸。

　　① 伯胺与亚硝酸的反应。脂肪族伯胺与亚硝酸反应，定量放出氮气，生成醇、烃、卤代烃等混合产物。该反应用于脂肪族伯胺和其他有机物中氨基的含量测定。

$$\text{RNH}_2 + \text{HNO}_2 \longrightarrow \text{ROH} + \text{N}_2\uparrow + \text{H}_2\text{O}$$

　　芳香族伯胺与亚硝酸在低温下反应生成芳香重氮盐，此反应称重氮化反应。

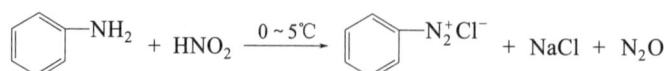

$$\text{C}_6\text{H}_5\text{—NH}_2 + \text{HNO}_2 \xrightarrow{0\sim5\,℃} \text{C}_6\text{H}_5\text{—N}_2^+\text{Cl}^- + \text{NaCl} + \text{N}_2\text{O}$$

　　芳香重氮盐不稳定，加热易分解成酚和氮气，干燥的易爆炸。重氮盐可以发生许多取代反应和偶合反应，在合成和分析鉴定上有广泛应用。

$$\underset{}{\text{C}_6\text{H}_5\text{N}_2^+\text{Cl}^-} + \text{H}_2\text{O} \xrightarrow[\triangle]{\text{H}^+} \underset{}{\text{C}_6\text{H}_5\text{OH}} + \text{N}_2\uparrow + \text{HCl}$$

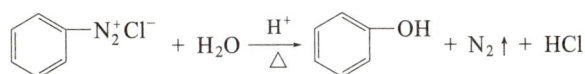

② 仲胺与亚硝酸的反应。脂肪仲胺或芳香仲胺与亚硝酸反应，都生成 N- 亚硝基胺。

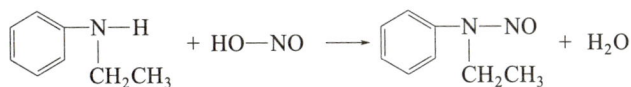

$$\text{R}_2\text{NH} + \text{HNO}_2 \longrightarrow \text{R}_2\text{N}\!-\!\text{NO} + \text{H}_2\text{O}$$

$$\underset{}{\overset{}{\text{C}_6\text{H}_5\text{N}(\text{H})\text{CH}_2\text{CH}_3}} + \text{HO}\!-\!\text{NO} \longrightarrow \underset{}{\overset{}{\text{C}_6\text{H}_5\text{N}(\text{NO})\text{CH}_2\text{CH}_3}} + \text{H}_2\text{O}$$

N-亚硝基-N-乙基苯胺

N- 亚硝基胺为不溶于水的黄色油状液体或黄色固体，产物比较稳定，有明显的致癌作用。经加工的肉制品多含亚硝酸钠（着色剂、防腐剂），进入胃中与胃酸反应形成亚硝酸，再与体内存在的仲胺反应，生成致癌的亚硝胺。维生素 C 因有还原性，食用它能阻断亚硝基胺在体内的合成，因此，食用加工的肉制品后应多吃一些含有维生素 C 的新鲜水果或蔬菜。

③ 叔胺与亚硝酸的反应。脂肪族叔胺的氮原子上没有氢原子而不能亚硝基化，只能与亚硝酸生成不稳定的盐。此盐用碱处理后，又重新生成游离的脂肪族叔胺。

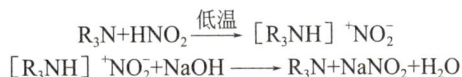

$$\text{R}_3\text{N}+\text{HNO}_2 \xrightarrow{\text{低温}} [\text{R}_3\text{NH}]^+\text{NO}_2^-$$
$$[\text{R}_3\text{NH}]^+\text{NO}_2^-+\text{NaOH} \longrightarrow \text{R}_3\text{N}+\text{NaNO}_2+\text{H}_2\text{O}$$

芳香族叔胺与亚硝酸反应，不生成盐，而是在芳环上引入亚硝基，生成对亚硝基芳叔胺。如对位被其他基团占据，则生成邻位亚硝基芳叔胺。

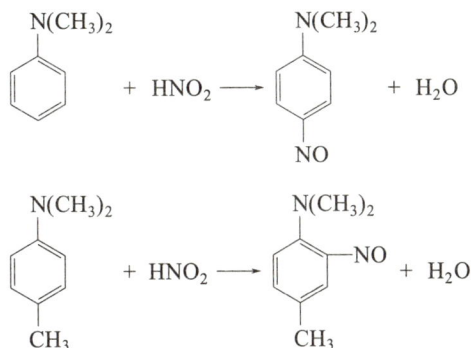

$$\underset{}{\text{C}_6\text{H}_5\text{N}(\text{CH}_3)_2} + \text{HNO}_2 \longrightarrow \underset{}{\text{ON}\text{-C}_6\text{H}_4\text{-N}(\text{CH}_3)_2} + \text{H}_2\text{O}$$

$$\underset{}{\text{CH}_3\text{-C}_6\text{H}_4\text{-N}(\text{CH}_3)_2} + \text{HNO}_2 \longrightarrow \underset{}{\text{产物}} + \text{H}_2\text{O}$$

亚硝基芳叔胺在碱性溶液中呈翠绿色，在酸性溶液中由于互变成醌式盐而呈橘黄色。

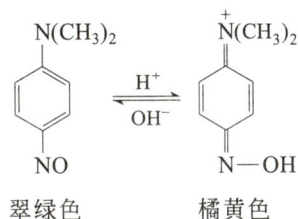

翠绿色　　橘黄色

综上所述，不同胺类与亚硝酸反应，产生不同产物和不同的现象，因此可用此来鉴别脂肪族或芳香族伯、仲、叔胺。

（4）氧化反应　胺易被氧化，芳香族胺更易被氧化。在空气中长期存放芳胺时，芳胺则被空气氧化，生成黄、红、棕色的复杂氧化物。其中含有醌类、偶氮类化合物等。因此在有机合成中，如果要氧化芳胺环上其他基团时，必须首先要保护氨基，否则氨基更易被氧化。如：

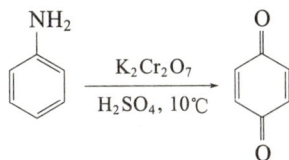

$$\underset{}{\text{C}_6\text{H}_5\text{NH}_2} \xrightarrow[\text{H}_2\text{SO}_4,\ 10\,^\circ\!\text{C}]{\text{K}_2\text{Cr}_2\text{O}_7} \underset{}{\text{对苯醌}}$$

（5）芳环上的亲电取代反应　由于芳香胺氮原子上的未共用电子对与苯环发生供电子的共轭效应，使苯环上的电子云密度增加，尤其是氨基的邻对位电子云密度增加更明显，因此芳香胺易发生亲电取代反应。

① 卤代反应。苯胺与卤素（Cl_2、Br_2）的反应迅速。例如苯胺与溴水作用，在室温下立即生成2,4,6-三溴苯胺的白色沉淀。

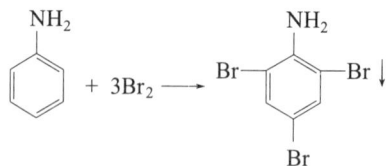

此反应可用于苯胺的定性和定量分析。

由于氨基对苯环的强活化作用，使苯环上的卤代反应极易进行，且直接生成三元取代产物。若要得到一元取代产物，可将氨基进行酰化或与酸反应形成相应的产物，再进行卤代反应，可得到对位或间位的取代产物，再进行水解或碱化恢复氨基。

② 硝化反应。苯胺的硝化反应很容易进行，但由于苯胺易被氧化，因此苯胺一般不直接硝化，需保护氨基，完成硝化后再恢复。

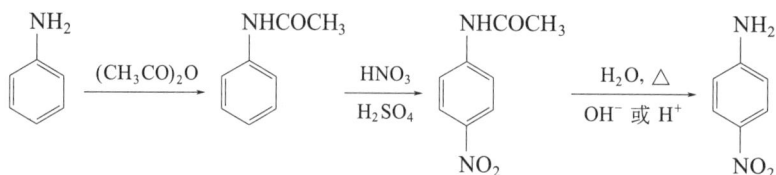

若要得到间位取代产物可采取以下反应。

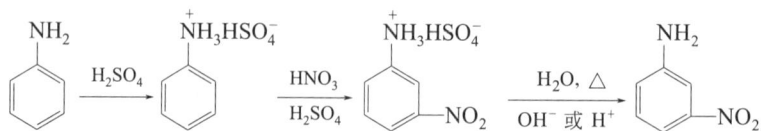

③ 磺化反应。若将苯胺溶于浓硫酸中，则首先生成苯胺硫酸盐，该盐在高温（200℃）下加热脱水发生分子内重排，即生成对氨基苯磺酸。

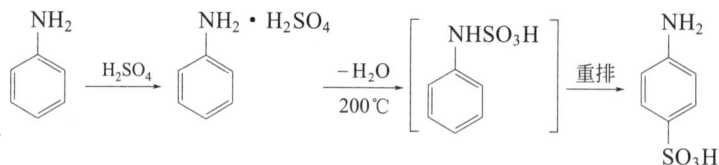

对氨基苯磺酸是白色固体，分子内同时存在的酸性基团磺酸基和碱性基团氨基，可发生质子的转移而形成分子内盐。

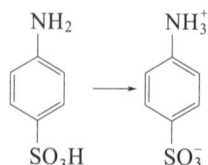

对氨基苯磺酸的酰胺，是重要的化学合成抗菌药——磺胺类药物的母体，也是最简单的磺胺药物。磺胺类药物是一系列对氨基苯磺酰胺的衍生物，对氨基苯磺酰胺是抑菌的必需结构，其合成如下：

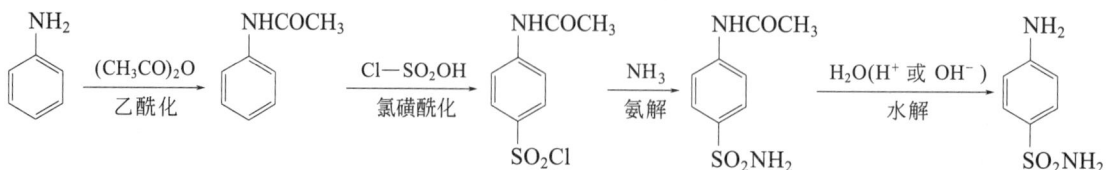

四、季铵盐和季铵碱

1.季铵盐

叔胺与卤代烃作用，生成季铵盐：

$$R_3N+R-X \longrightarrow R_4N^+X^-$$

季铵盐是白色晶体，有盐的性质，能溶于水，不溶于有机溶剂。它与无机盐氯化铵相似，对热不稳定，加热后分解成叔胺和卤代烃。

$$R_4N^+X^- \xrightarrow{\triangle} R_3N+R-X$$

季铵盐是一类重要有机化合物，天然存在的季铵化合物在动植物体内起着各种生理作用。如溴化乙酰胆碱，在神经传递系统中担当重要角色。

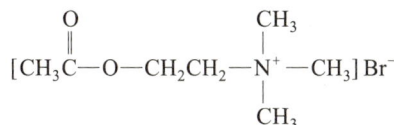

$$[CH_3C(=O)-O-CH_2CH_2-N^+(CH_3)_2-CH_3]Br^-$$

具有长链烃基的季铵盐，由于它像肥皂一样有亲水基和亲油基，故可作为洗涤剂和乳化剂，如磷脂则是天然乳化剂。

季铵盐与铵盐相似，是离子型化合物。一般为白色结晶，易溶于水，不溶于乙醚等非极性有机溶剂，熔点较高，在受强热时会分解为叔胺和卤代烷。

2.季铵碱

季铵盐与氢氧化钠作用生成稳定的季铵碱，因反应是可逆的而无法获得纯季铵碱。

$$R_4N^+X^-+NaOH \rightleftharpoons R_4N^+OH^-+NaX$$

一般情况下可利用湿氧化银或氢氧化银和季铵盐的醇溶液作用，可得季铵碱。

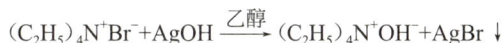

$$(C_2H_5)_4N^+Br^-+AgOH \xrightarrow{乙醇} (C_2H_5)_4N^+OH^-+AgBr\downarrow$$

季铵碱在水溶液中可完全电离，这表明季铵碱的碱性与氢氧化钠相当。季铵碱对热不稳定，当加热到100℃时，发生分解，生成叔胺。

$$R_4N^+OH^- \xrightarrow{\triangle} R_3N+ROH$$

季铵碱是强的有机碱（碱性相当于氢氧化钠），常作为碱性催化剂。

五、重要的胺

1.苯胺

苯胺（$C_6H_5NH_2$）是最简单的芳胺，纯净的苯胺为无色油状液体，长时间放置于空气中会逐渐氧化而颜色变深。苯胺微溶于水，易溶于乙醇和醚等有机溶剂。苯胺有毒，能透过皮肤或吸入蒸汽而使人中毒。苯胺最初是从煤焦油中分离得到，现在用硝基苯还原制得。苯胺是制备药物、染料和炸药的工业原料。

2.胆碱

胆碱是广泛分布于生物体内的一种季铵碱。因最初是在胆汁中发现而得名。胆碱是白色晶体，溶于水和醇。胆碱是卵磷脂的组成部分，能调节脂肪代谢，临床上用来治疗肝炎、肝中毒等疾病。胆碱常以结合状态存在于各种细胞中，胆碱的羟基经乙酰化成为乙酰胆碱，是一种具有显著生理作用的神经传导的重要物质。

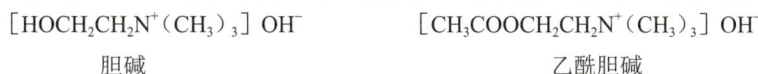

$$[HOCH_2CH_2N^+(CH_3)_3]\,OH^- \qquad [CH_3COOCH_2CH_2N^+(CH_3)_3]\,OH^-$$
　　　　胆碱　　　　　　　　　　　　　　　乙酰胆碱

3.苯扎溴铵（新洁尔灭）

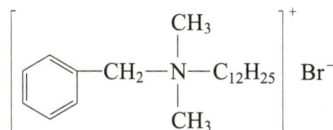

$$[C_6H_5-CH_2-N^+(CH_3)_2-C_{12}H_{25}]Br^-$$

化学名称为溴化二甲基十二烷基苄铵，属于季铵盐类化合物。常温下，苯扎溴铵为微黄色黏稠液体，吸湿性强，易溶于水，芳香而味苦。其水溶液呈碱性。苯扎溴铵是一种重要的阳离子表面活性剂，穿透细胞能力较强，而且毒性小，临床上常用于皮肤、黏膜、创面、手术器械和术前的消毒。

第三节　重氮和偶氮化合物

重氮化合物是指重氮基（—N≡N—）一端与烃基相连，另一端与其他非碳原子或原子团相连的化合物。例如：

N≡N=CH—CH₃

重氮乙烷

N=N—OH

氢氧化重氮苯

$\overset{+}{N_2}Cl^-$

氯化重氮苯(重氮苯盐酸盐)

$\overset{+}{N}=NHSO_4^-$

硫酸重氮苯(重氮苯硫酸盐)

偶氮化合物是指—N≡N—的两端直接与两个烃基相连的化合物。例如：

CH₃CH₂—N=N—CH₂CH₃

偶氮乙烷

N=N

偶氮苯

N=N—NH₂

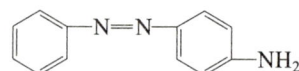

对氨基偶氮苯

一、重氮盐的生成

重氮化合物中最重要的是芳香重氮盐类。它们是通过重氮化反应而得到的具有很高反应活性的化合物。低温下芳香伯胺在强酸性溶液中与亚硝酸作用，生成重氮盐的反应称为重氮化反应。例如：

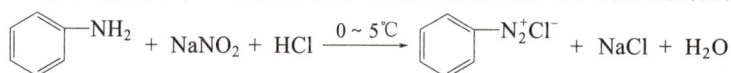

$$\text{—NH}_2 + NaNO_2 + HCl \xrightarrow{0 \sim 5℃} \text{—}\overset{+}{N_2}Cl^- + NaCl + H_2O$$

二、重氮盐的性质

重氮盐的结构与铵盐相似，都有一个带正电荷的氮原子，所以重氮盐有些性质像铵盐。纯净的重氮盐是白色固体，易溶于水，不溶于有机溶剂。其在水溶液中能解离出重氮盐正离子和负离子，因此水溶液能导电。干燥的重氮盐受热易发生爆炸。重氮盐的水溶液则较稳定，所以制成重氮盐应在溶液中尽快用掉。重氮盐化学性质很活泼，可发生许多反应，在有机合成上应用广泛。

1.取代反应（放氮反应）

重氮分子中的重氮基可被—H、—OH、—X、—CN 等取代，同时放出氮气，所以又叫放氮反应。例如重氮盐与次磷酸或乙醇等还原剂反应时，重氮基为氢原子取代。

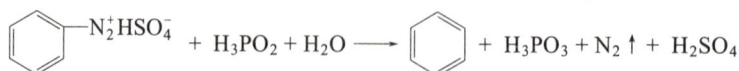

$$\text{—}\overset{+}{N_2}HSO_4^- + H_3PO_2 + H_2O \longrightarrow \text{—} + H_3PO_3 + N_2\uparrow + H_2SO_4$$

因此，通过重氮化反应，可以制备一些不能用直接方法制备的化合物。例如：

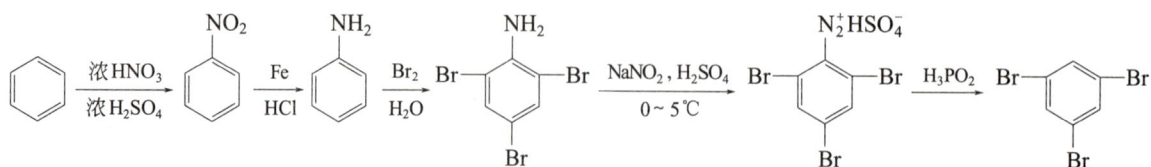

$$\xrightarrow[\text{浓 H}_2SO_4]{\text{浓 HNO}_3} \text{NO}_2 \xrightarrow[\text{HCl}]{\text{Fe}} \text{NH}_2 \xrightarrow[\text{H}_2O]{\text{Br}_2} \text{Br} \cdots \text{Br} \xrightarrow[0 \sim 5℃]{\text{NaNO}_2, \text{H}_2SO_4} \text{Br} \cdots \text{Br} \xrightarrow{\text{H}_3PO_2} \text{Br} \cdots \text{Br}$$

通过取代反应，可以将一些本来难以引入的原子或基团，方便地连接到芳环上，可以合成许多有用的化合物。其中，重氮盐在亚铜盐的催化下，重氮基被氯、溴、氰基取代，分别生成氯苯、溴苯和苯腈，同时放出氮气的反应叫桑德迈尔反应。

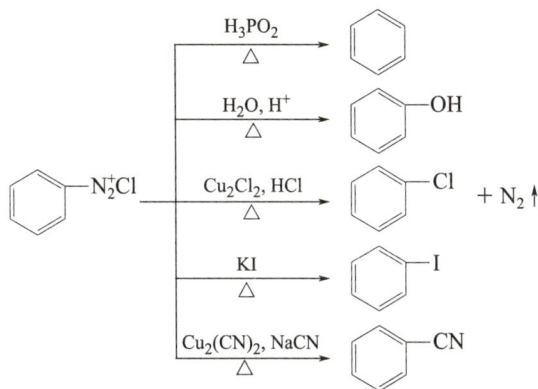

2.还原反应

用氯化亚锡和盐酸或亚硫酸钠还原重氮盐，可得芳香肼。例如：

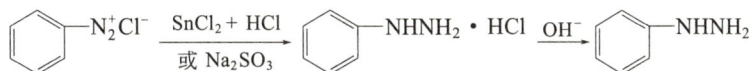

3.偶联反应

在低温的条件下，重氮盐与酚或芳胺作用，生成有色的偶氮化合物，这种反应称为偶联反应。

（1）偶联的位置 重氮盐是亲电试剂，所以与苯酚或苯胺的反应是亲电取代反应，由于对位电子云密度较高而空间位阻小，因此偶联反应一般发生在羟基和氨基的对位上。

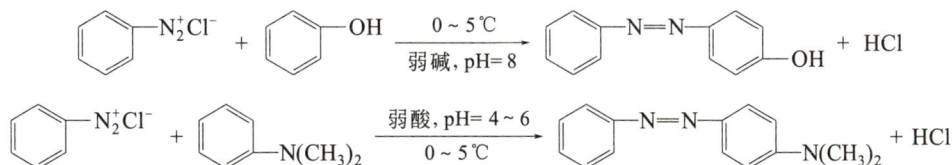

若对位已有取代基，则偶联反应发生在邻位，若邻、对位均被其他基团占据，则不发生偶联反应。例如：

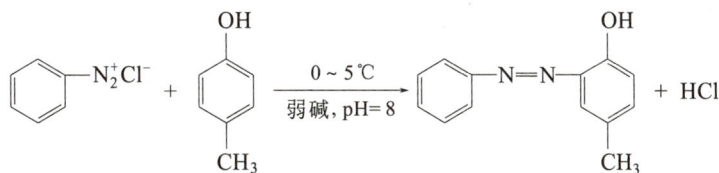

（2）偶联的条件 重氮盐的偶联反应是亲电取代反应。因此苯环的电子云密度的高低与取代反应的难易密切相关。反应时的酸碱环境直接影响反应的进行。

当重氮盐与酚类偶联时，在弱碱性介质中进行较适宜。因为在此条件下酚形成苯氧负离子，使苯环上电子云密度增加，有利于偶联反应的进行。

当重氮盐与芳胺偶联时，在中性或弱酸性介质中较适宜。因为在此条件下，芳胺以游离胺形式存在，使芳环电子云密度增加，有利于偶联反应。若酸性过强，胺变成铵盐反而会使芳环电子云密度降低，不利于偶联反应的进行；若碱性过强，又会使重氮盐转变为其他化合物，使偶联反应不能进行。

三、偶氮化合物

1.偶氮化合物的性质

偶氮化合物是有色的固体物质，虽然分子中有氨基等亲水基团，但相对分子质量较大，一般不溶或难溶于水，而易溶于有机溶剂。

偶氮化合物的颜色与物质的分子结构有关。分子内共轭体系越大，吸收光的波长越长。有机化合物吸收的光若在可见光区，它可显各种不同的颜色。苯是无色的，而偶氮苯为橙红色，原因是偶氮苯中的偶氮基将两个苯分子连接成一个很大的共轭体系，使 π 电子更"自由"，低能量的光就能使它激发，使偶氮苯吸收光的波长增长到可见光区。

一般情况下，随着分子中共轭体系的扩大，物质从无色到有色，从浅色到深色。

2.发色团、助色团

一些不饱和基团可使有机化合物分子的共轭体系增大而显色，这种基团称为发色团（或生色团）。含有发色团的有机物称为色原体。常见的发色团如下：

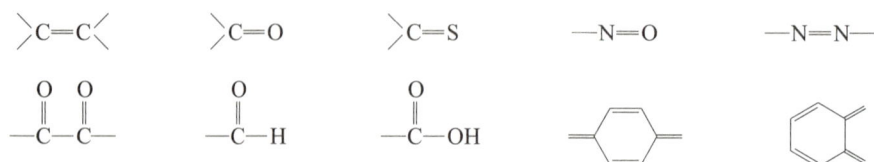

如果分子中只含一个发色团，它仍然无色。若多个发色团互相共轭时，因为增长了共轭体系，使吸收光的波段移到了可见光区域，化合物就可显色。如在偶氮化合物中，偶氮基将两个无色的苯环联成一个大的共轭体系，所以偶氮化合物都是有颜色的。

另有一些酸性或碱性基团，连接在色原体分子的共轭链或发色团上，使共轭体系进一步增长，颜色变深，这样的基团叫助色团（或深色团）。它们包括：酚羟基、磺酸基、氨基、烃代氨基等。

3.偶氮化合物的用途

芳香族偶氮化合物性质稳定，都有鲜明的颜色，有些能牢固地附着在纤维织品上，耐洗耐晒，经久而不褪色，所以这些偶氮化合物又称为偶氮染料。

有些偶氮化合物能随着溶液的 pH 改变而灵敏地变色，可作为酸碱指示剂。例如甲基橙（对二甲氨基偶氮苯磺酸钠）就是常用的酸碱指示剂。其变色原因是在酸性（pH<3.0）条件下，偶氮结构变成醌式结构而呈红色。

有的可凝固蛋白质，能杀菌消毒而用于医药，有的能使细菌着色，用作染料切片的染色剂，还有的可作为食用色素。

习　题

一、单项选择题

1. 用 Zn +HCl 还原硝基苯可以得到（　　）。

A. 苯胺　　　　　　B. 氧化偶氮苯　　　　　C.*N*- 羟基苯胺　　　　D. 偶氮苯

2. 由 ⬡ 转变为 （图示化合物）的最好路线为（　　）。

A. 先硝化，再磺化，最后卤代　　　　　　B. 先磺化，再硝化，最后卤代
C. 先卤代，再磺化，最后硝化　　　　　　D. 先卤代，再硝化，最后磺化

3. 下列属于伯胺的是（　　）。

A. 乙胺　　　　　　B. 二乙胺　　　　　　　C. 三乙胺　　　　　　D. *N*- 乙基苯胺

4. 氨、甲胺、苯胺三者碱性相比较，由强到弱排列正确的是（　　）。

A. 甲胺 > 氨 > 苯胺　　B. 甲胺 > 苯胺 > 氨　　C. 苯胺 > 氨 > 甲胺　　D. 氨 > 苯胺 > 甲胺

5. 下列化合物在低温下和亚硝酸反应得到重氮盐的是（　　）。

A. 脂肪族伯胺　　　　B.脂肪族仲胺　　　　　C.脂肪族叔胺　　　　D. 芳香族伯胺

6.重氮盐与芳胺发生偶联反应，需要的介质是（　　　）。

A. 强酸性　　　　　B. 弱酸性　　　　　C. 强碱性　　　　　D. 弱碱性

7.下列属于季铵类的是（　　　）。

A. 碘化四甲铵　　　B. 硝基苯　　　　　C. 氢氧化甲胺　　　D. 二乙胺

8.能与亚硝酸反应放出氮气的是（　　　）。

A. 伯胺　　　　　　B. 仲胺　　　　　　C. 叔胺　　　　　　D. 苯酚

9.下列化合物中碱性最强的是（　　　）。

A. 苯胺　　　　　　B. 间 - 硝基苯胺　　C. 对 - 甲苯胺　　　D. 对 - 硝基苯胺

10.将苯胺、N - 甲基苯胺和 N, N - 二甲基苯胺分别在碱存在下与苯磺酰氯反应，析出固体的是（　　　）。

A. 苯胺　　　　　　B. N - 甲基苯胺　　C. N, N - 二甲基苯胺　　D. 均不是

11.下列化合物能与 HNO_2 反应生成 N - 亚硝基化合物的是（　　　）。

A. 伯胺　　　　　　B. 仲胺　　　　　　C. 叔胺　　　　　　D. 都可以

12.下列化合物碱性最强的是（　　　）。

A. 二乙胺　　　　　B. 苯胺　　　　　　C. 三甲胺　　　　　D. 季胺碱

13.氯化重氮苯在酸性水溶液中反应生成（　　　）。

A. 苯　　　　　　　B. 苯酚　　　　　　C. 苯胺　　　　　　D. 氯苯

14.氯化重氮苯与 KI 在加热条件下反应生成（　　　）。

A. 碘苯　　　　　　B. 苯酚　　　　　　C. 苯胺　　　　　　D. 氯苯

15.下列化合物为偶氮化合物的是（　　　）。

A. 甲基橙　　　　　B. 酚酞　　　　　　C. 胆碱　　　　　　D. 新洁尔灭

二、命名下列化合物。

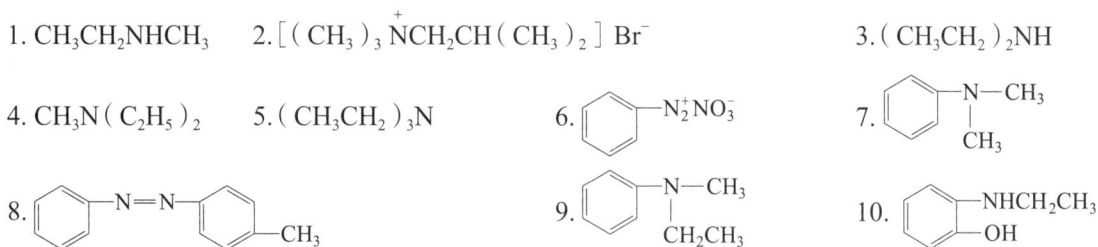

1. $CH_3CH_2NHCH_3$　　2. $[(CH_3)_3\overset{+}{N}CH_2CH(CH_3)_2]Br^-$　　3. $(CH_3CH_2)_2NH$

4. $CH_3N(C_2H_5)_2$　　5. $(CH_3CH_2)_3N$　　6. [苯环]$-\overset{+}{N_2}NO_3^-$　　7. [苯环]$-N\overset{CH_3}{\underset{CH_3}{}}$

8. [苯环]$-N=N-$[苯环]$-CH_3$　　9. [苯环]$-N\overset{CH_3}{\underset{CH_2CH_3}{}}$　　10. [苯环]$\overset{NHCH_2CH_3}{\underset{OH}{}}$

三、由名称写出下列结构式。

1. 对甲基苯胺　　　　2. N - 甲基 - N - 乙基对硝基苯胺　　3. N - 环己基乙酰胺

4. 对甲苯胺盐酸盐　　5. N - 甲基对亚硝基苯胺　　　　　　6. N, N - 二甲基环己甲酰胺

四、写出下列反应的主要产物。

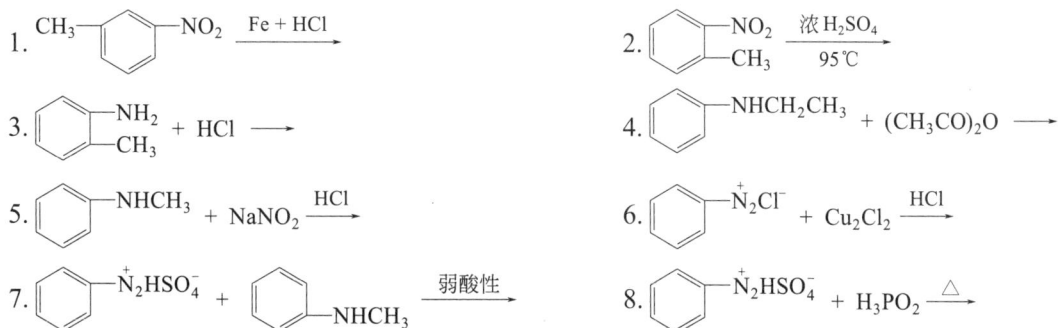

1. CH_3-[苯环]$-NO_2 \xrightarrow{Fe + HCl}$

2. [苯环]$\overset{NO_2}{\underset{CH_3}{}} \xrightarrow[95℃]{浓 H_2SO_4}$

3. [苯环]$\overset{NH_2}{\underset{CH_3}{}} + HCl \longrightarrow$

4. [苯环]$-NHCH_2CH_3 + (CH_3CO)_2O \longrightarrow$

5. [苯环]$-NHCH_3 + NaNO_2 \xrightarrow{HCl}$

6. [苯环]$-\overset{+}{N_2}Cl^- + Cu_2Cl_2 \xrightarrow{HCl}$

7. [苯环]$-\overset{+}{N_2}HSO_4^- + $[苯环]$-NHCH_3 \xrightarrow{弱酸性}$

8. [苯环]$-\overset{+}{N_2}HSO_4^- + H_3PO_2 \xrightarrow{\triangle}$

五、用化学方法区别下列各组化合物。

1. 苯胺、苯酚、苯甲醇、苯甲酸　　　　　　2. 甲胺、甲乙胺、甲乙丙胺

3. N - 甲基苯胺、尿素、氯化重氮苯　　　　4. 硝基苯、苯乙酰胺、N - 乙基苯胺

六、将下列化合物按碱性由大到小的顺序排列。

　　1. 氨、甲胺、二甲胺、三甲胺、氢氧化四甲铵　　2. 氨、乙胺、苯胺、三苯胺

　　3. 苯胺、对硝基苯胺、对甲氧基苯胺、对甲基苯胺　　4. 苯胺、乙酰苯胺、氢氧化四乙铵、N- 甲基苯胺

七、推测结构题

　　1. 某化合物 A 通过定性分析，已知含有 C、H、O、N、Cl 等元素。A 与酸的热水溶液反应可得到化合物 B 和醋酸，B 与亚硝酸钠盐酸溶液在 0℃时反应生成重氮盐 C，C 与 Cu_2Br_2 反应得 3- 氯 -4- 溴硝基苯。试推出 A、B、C 的构造式。

　　2. 化合物 A（$C_4H_9O_2N$），A 与亚硝酸反应生成 B（$C_4H_8O_3$），B 与乙醇和乙酸都生成酯，B 受热脱水生成 C（$C_4H_6O_2$），A、B 都有旋光性。试推出 A、B、C 的构造式。

　　3. 有一化合物 A 分子式为 $C_7H_7NO_2$，无碱性，还原后得到 B 分子式为 C_7H_9N，具有碱性。在低温及硫酸作用下，B 和亚硝酸作用生成 C 分子式为 $C_7H_7N_2^+HSO_4^-$，加热放出氮气，并生成对甲苯酚。在碱性溶液中，化合物 C 与苯酚作用生成具有颜色的化合物 $C_{13}H_{12}N_2O$ 推测 A、B、C 的结构式，并写出各步反应式。

（刘德秀）

习题答案

第十三章

杂环化合物和生物碱

电子教案　思政案例

学习目标

1. 掌握杂环化合物的分类和命名。
2. 掌握五元杂环、六元杂环和稠杂环的结构和性质。
3. 掌握生物碱的基本概念及分类。
4. 了解生物碱的一般性质及提取方法。

　　杂环化合物和生物碱广泛存在于自然界中，数量大，种类多，大多具有生理活性。在动植物体内起着重要的生理作用。如动物体中的血红素、植物体中的叶绿素、组成核苷酸的碱基以及临床应用的一些有显著疗效的天然药物和合成药物等，都含有杂环化合物的结构。生物碱通常都具有显著的生理活性，多是中草药的有效成分，绝大多数是含氮的杂环化合物。

第一节　杂环化合物分类和命名

　　环状有机化合物中，构成环的原子除碳原子外还含有其他原子，若环状化合物具有芳香性，则这类环状化合物叫作杂环化合物。组成杂环的原子，除碳以外的都叫作杂原子。常见的杂原子有氧、硫、氮等。前面学习过的环醚、内酯、内酐和内酰胺等都含有杂原子，但它们容易开环，性质上又与开链化合物相似，所以不把它们放在杂环化合物中讨论。

　　杂环化合物种类繁多，在自然界中分布很广。具有生物活性的天然杂环化合物对生物体的生长、发育、遗传和衰亡过程都起着关键性的作用。

　　杂环化合物的应用范围极其广泛，涉及医药、农药、染料、生物膜材料、超导材料、分子器件、储能材料等，尤其在生物界，杂环化合物几乎随处可见。

一、杂环化合物的分类

　　根据杂环母体中所含环的数目，将杂环化合物分为单杂环和稠杂环两大类。最常见的单杂环按环的大小分五元环和六元环。稠杂环按稠合环的形式分苯稠杂环化合物和杂环稠杂环化合物。另外，可根据单杂环中杂原子的数目不同分为含一个杂原子的单杂环、含两个杂原子的单杂环等。常见杂环化合物的结构和名称见表 13-1。

表13-1　常见杂环化合物的结构和名称

单杂环	五元杂环	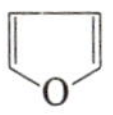 呋喃 (furan)	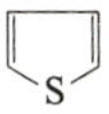 噻吩 (thiophene)	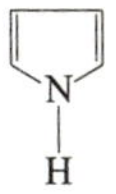 吡咯 (pyrrole)	六元杂环	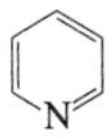 吡啶 (pyridine)	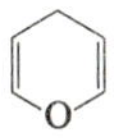 吡喃 (pyrane)
		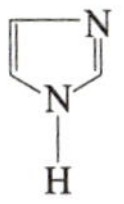 咪唑 (imidazole)	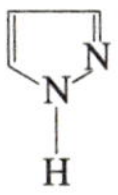 吡唑 (pyrazole)	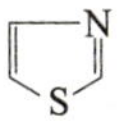 噻唑 (thiazole)	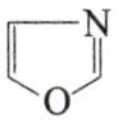 噁唑 (oxazole)	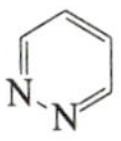 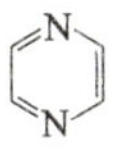 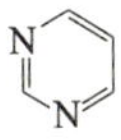 哒嗪 (pyridazine)　嘧啶 (pyrimidine)　吡嗪 (pyrazine)	

193

| 稠杂环 | 吲哚
(indole) | 嘌呤
(purine) | 喹啉
(quinoline) | 异喹啉
(iso-quinoline) | 吖啶
(acridine) | 吩噻嗪
(phenothiazine) |

二、杂环化合物的命名

杂环化合物的名称包括杂环母环和环上取代基两方面。取代基的命名原则与前述基本一致，杂环母环的命名采用译音命名法。

译音法是根据 IUPAC 推荐的通用名，按外文名称的译音来命名，并用带"口"旁的同音汉字来表示环状化合物。例如：

呋喃
(furan)　　咪唑
(imidazole)　　吡啶
(pyridine)　　嘌呤
(purine)

杂环上有取代基时，以杂环为母体，将环编号以注明取代基的位次。编号一般从杂原子开始。含有两个或两个以上相同杂原子的单杂环编号时，把连有氢原子的杂原子编为 1，并使其余杂原子的位次尽可能小；如果环上有多个不同杂原子时，按氧、硫、氮的顺序编号。例如：

2,5-二甲基呋喃　　4,5-二甲基噻唑

当只有 1 个杂原子时，也可用希腊字母编号，靠近杂原子的第一个位置是 α- 位，其次为 β- 位、γ-位等。例如：

α-呋喃甲醛　　γ-甲基吡啶

当环上连有不同取代基时，编号根据顺序规则及最低系列原则。例如：

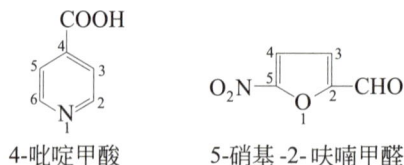

4-吡啶甲酸　　5-硝基 -2-呋喃甲醛

稠杂环化合物的编号规则与上一样。例如：

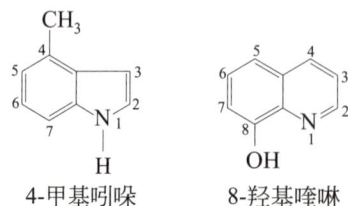

4-甲基吲哚　　8-羟基喹啉

但有少数稠杂环有特殊的编号顺序。例如：

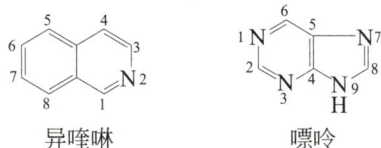

异喹啉　　　　　　嘌呤

第二节　杂环化合物的结构和性质

一、五元杂环化合物的结构与芳香性

五元杂环化合物中最重要的是呋喃、噻吩、吡咯及它们的衍生物。

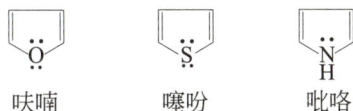

呋喃　　噻吩　　吡咯

从这三种杂环化合物的结构式上看，它们似乎应具有共轭二烯烃的性质，但实验表明，它们的许多化学性质类似于苯，不具有典型二烯烃的加成反应，而是易发生取代反应。

近代物理方法证明：组成呋喃、噻吩、吡咯环的 5 个原子共处在一个平面上，成环的 4 个碳原子和 1 个杂原子都是 sp^2 杂化。环上每个碳原子的 p 轨道中有 1 个电子，杂原子的 p 轨道中有 2 个 p 电子。5 个原子彼此间以 sp^2 杂化轨道"头碰头"重叠形成 σ 键。4 个碳原子和 1 个杂原子未杂化的 p 轨道都垂直于环的平面，p 轨道彼此平行，"肩并肩"重叠形成 1 个由 5 个原子所属的 6 个 π 电子组成的闭合共轭体系。如图 13-1 所示。

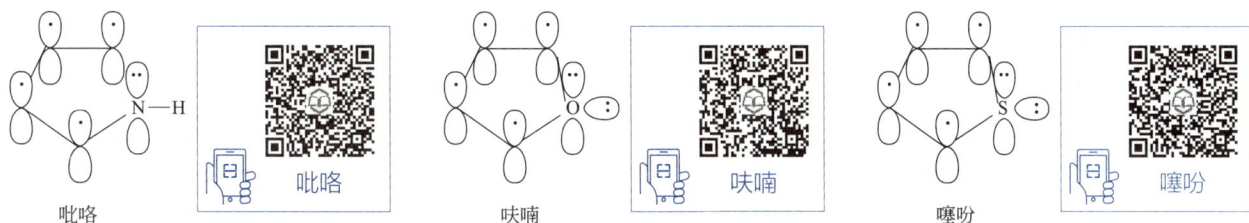

吡咯　　　　　　呋喃　　　　　　噻吩

图13-1　吡咯、呋喃、噻吩的闭合共轭体系

在呋喃、噻吩、吡咯分子中，由于杂原子的未共用电子对参与了共轭体系（6 个 π 电子分布在由 5 个原子组成的分子轨道中），使环上碳原子的电子云密度增加，因此环中碳原子的电子云密度相对地大于苯中碳原子的电子云密度，所以此类杂环称为富电子共轭体系或多 π 电子共轭体。

杂原子氧、硫、氮的电负性比碳原子大，使环上电子云密度分布不像苯环那样均匀，所以呋喃、噻吩、吡咯分子中各原子间的键长并不完全相等，因此芳香性比苯差。由于杂原子的电负性强弱顺序是：氧＞氮＞硫，所以芳香性强弱顺序如下：苯＞噻吩＞吡咯＞呋喃。

二、六元杂环化合物的结构与芳香性

六元杂环化合物中最重要的是吡啶，构造式为 N: 。吡啶的分子结构从形式上看与苯十分相似，可以看作是苯分子中的一个 CH 基团被 N 原子取代后的产物。根据杂化轨道理论，吡啶分子中 5 个碳原子和 1 个氮原子都是经过 sp^2 杂化而成键的，像苯分子一样，分子中所有原子都处在同一平面上。与吡咯不同的是，氮原子的三个未成对电子，两个处于 sp^2 轨道中，与相邻碳原子形成 σ 键，另一个处在 p 轨道

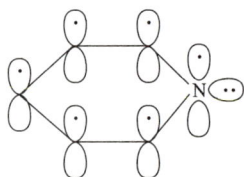

图13-2 吡啶分子的闭合共轭体系

中，与5个碳原子的p轨道平行，侧面重叠形成一个闭合的共轭体系。氮原子尚有一对未共用电子对，处在 sp^2 杂化轨道中与环共平面。其结构如图13-2所示。

在吡啶分子中，由于氮原子的电负性比碳大，表现出吸电子诱导效应，使吡啶环上碳原子的电子云密度相对降低，因此环中碳原子的电子云密度相对地小于苯中碳原子的电子云密度，所以此类杂环称为缺电子共轭体系。

多电子共轭体系与缺电子共轭体系在化学性质上有较明显的差异。

杂环化合物的性质与它们的分子结构密切相关。因杂原子参与形成共轭体系，无论是多电子共轭体系还是缺电子共轭体系，均对其性质有着决定性的影响。

三、五元杂环化合物的性质

1.溶解性

有机化合物的水溶性与其分子的极性和与水形成氢键的能力有关。分子的极性越大，在水中的溶解度越大。在五元杂环中由于共轭效应的存在，杂原子上的电子云密度降低，较难与水形成氢键。所以，吡咯、呋喃和噻吩在水中溶解度都不大，而易溶于有机溶剂。溶解1份吡咯、呋喃及噻吩，分别需要17、35、700份的水。吡咯之所以比呋喃易溶于水，是由于吡咯氮原子上连接的氢原子，可与水形成氢键；呋喃环上的氧也能与水形成氢键，但相对较弱；而噻吩环上的硫不能与水形成氢键，所以水溶性最差。

2.酸碱性

含氮化合物的碱性强弱主要取决于氮原子上未共用电子对与 H^+ 的结合能力。在吡咯分子中，由于氮原子上的未共用电子对参与环的共轭体系，使氮原子上电子云密度降低，吸引 H^+ 的能力减弱。另一方面，由于这种 $p-\pi$ 共轭效应使与氮原子相连的氢原子有离解成 H^+ 的可能，所以吡咯不但不显碱性，反而呈弱酸性，可与碱金属、氢氧化钾或氢氧化钠作用生成盐。

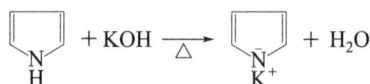

呋喃分子中的氧原子也因其未共用的电子对参与了大 π 键的形成，而失去了醚的弱碱性，不易与无机强酸反应。噻吩中的硫原子不能与质子结合，所以也无碱性。

3.取代反应

多电子共轭体系能发生取代反应。其亲电取代反应主要发生在电子云密度更为集中的 α- 位上，而且比苯容易。

（1）卤代反应　呋喃、噻吩、吡咯比苯活泼，一般不需催化剂就可直接卤代。

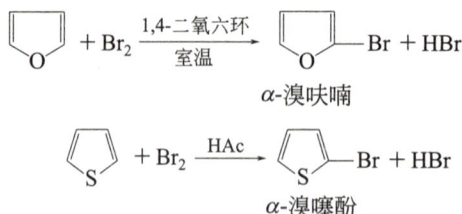

α-溴呋喃

α-溴噻酚

吡咯极易卤代，例如与碘-碘化钾溶液作用，生成的不是一元取代产物，而是四碘吡咯。

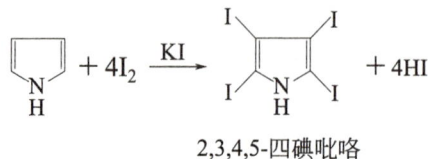

2,3,4,5-四碘吡咯

（2）硝化反应　在强酸作用下，呋喃与吡咯很容易开环形成聚合物，因此不能像苯那样用一般的方法进行硝化。五元杂环的硝化，一般用比较温和的非质子硝化剂——乙酰基硝酸酯（CH_3COONO_2）和在低温度下进行，硝基主要进入 α- 位。

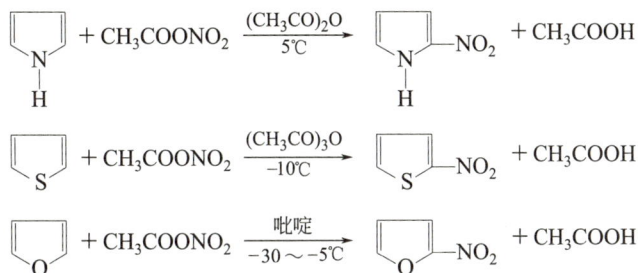

$$\boxed{}_{N-H} + CH_3COONO_2 \xrightarrow[5℃]{(CH_3CO)_2O} \boxed{}_{N-H}-NO_2 + CH_3COOH$$

$$\boxed{}_{S} + CH_3COONO_2 \xrightarrow[-10℃]{(CH_3CO)_3O} \boxed{}_{S}-NO_2 + CH_3COOH$$

$$\boxed{}_{O} + CH_3COONO_2 \xrightarrow[-30\sim-5℃]{吡啶} \boxed{}_{O}-NO_2 + CH_3COOH$$

（3）磺化反应　呋喃、吡咯对酸很敏感，强酸能使它们开环聚合，因此常用温和的非质子磺化试剂，如用吡啶与三氧化硫的加合物作为磺化剂进行反应。

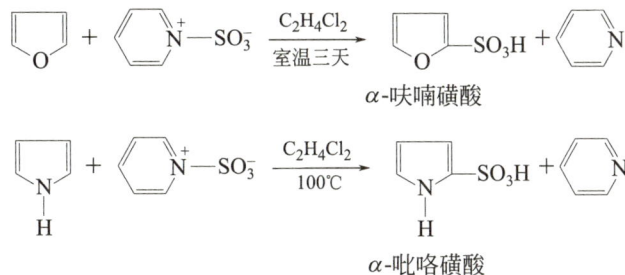

$$\boxed{}_{O} + \boxed{}\!N^+\!-SO_3^- \xrightarrow[室温三天]{C_2H_4Cl_2} \boxed{}_{O}-SO_3H + \boxed{}N$$
$$\alpha\text{-呋喃磺酸}$$

$$\boxed{}_{N-H} + \boxed{}\!N^+\!-SO_3^- \xrightarrow[100℃]{C_2H_4Cl_2} \boxed{}_{N-H}-SO_3H + \boxed{}N$$
$$\alpha\text{-吡咯磺酸}$$

噻吩对酸比较稳定，室温下可与浓硫酸发生磺化反应。

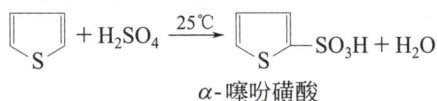

$$\boxed{}_{S} + H_2SO_4 \xrightarrow{25℃} \boxed{}_{S}-SO_3H + H_2O$$
$$\alpha\text{-噻吩磺酸}$$

从煤焦油所得的粗苯中常含有少量的噻吩，由于苯和噻吩的沸点相近，用分馏法很难除去噻吩，因此可利用苯在同样条件下不发生反应，可将噻吩从粗苯中除去。

（4）傅-克反应　傅-克酰基化反应常采用较温和的催化剂如 $SnCl_4$、BF_3 等，对活性较大的吡咯可不用催化剂，直接用酸酐酰化。

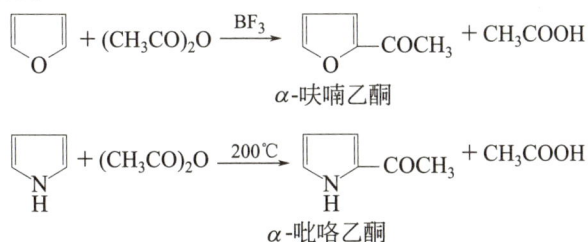

$$\boxed{}_{O} + (CH_3CO)_2O \xrightarrow{BF_3} \boxed{}_{O}-COCH_3 + CH_3COOH$$
$$\alpha\text{-呋喃乙酮}$$

$$\boxed{}_{N-H} + (CH_3CO)_2O \xrightarrow{200℃} \boxed{}_{N-H}-COCH_3 + CH_3COOH$$
$$\alpha\text{-吡咯乙酮}$$

4.氢化反应

呋喃、噻吩、吡咯均可进行催化加氢反应，产物是失去芳香性的饱和杂环化合物。呋喃、吡咯可用一般催化剂还原。噻吩中的硫能使催化剂中毒，不能用催化氢化的方法还原，需使用特殊催化剂。

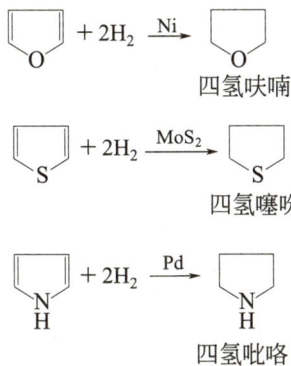

$$\boxed{}_{O} + 2H_2 \xrightarrow{Ni} \boxed{}_{O}$$
$$四氢呋喃$$

$$\boxed{}_{S} + 2H_2 \xrightarrow{MoS_2} \boxed{}_{S}$$
$$四氢噻吩$$

$$\boxed{}_{N-H} + 2H_2 \xrightarrow{Pd} \boxed{}_{N-H}$$
$$四氢吡咯$$

杂环化合物的氢化产物，因为破坏了杂环上的共轭体系而失去了芳香性，成为脂杂环化合物，因此四氢吡咯相当于脂肪族仲胺，四氢呋喃和四氢噻吩相当于脂肪族醚和脂肪族硫醚，从而表现出它们相应的化学性质。如四氢吡咯的碱性比吡咯强 10^{11}，其碱性也和脂肪族仲胺相当。

四、六元杂环化合物的性质

1.溶解性

吡啶分子中氮原子上的未共用电子对不参与形成闭合的共轭体系，氮原子可与水分子形成分子间氢键，加之吡啶是极性分子，所以吡啶在水中的溶解度比吡咯和苯大得多，吡啶能与水混溶。

2.酸碱性

吡啶氮原子上的未共用电子对不参与环的共轭体系，它能与 H^+ 结合成盐，所以吡啶显弱碱性，比苯胺碱性强，但比脂肪胺及氨的碱性弱得多。

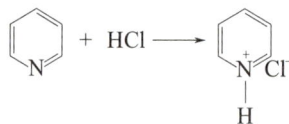

3.氧化反应

吡啶对氧化剂相当稳定，比苯还难氧化。当吡啶环带有侧链时，侧链被氧化，生成吡啶甲酸。

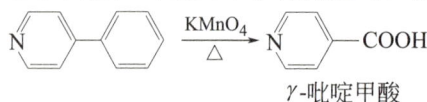

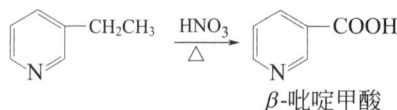

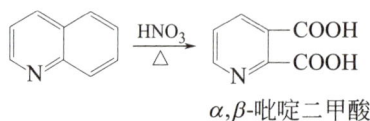

γ-吡啶甲酸

β-吡啶甲酸

α,β-吡啶二甲酸

4.取代反应

由于吡啶环上 N 原子的存在，使环上 C 原子的电子云密度降低。因此，要在比较强烈的条件下才能发生亲电取代反应，且一般发生在 β- 位上。

（1）卤代反应　吡啶的卤代反应比苯难，不但需要催化剂，而且要在较高温度下进行。

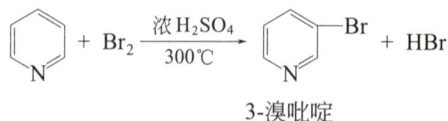

3-溴吡啶

（2）硝化反应　吡啶的硝化反应需在浓酸和高温下才能进行，硝基主要进 β- 位。

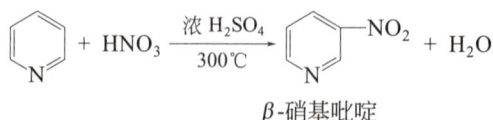

β-硝基吡啶

（3）磺化反应　吡啶在硫酸汞催化和加热的条件下才能发生磺化反应。

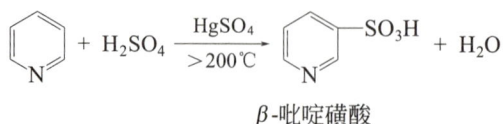

β-吡啶磺酸

5.氢化反应

吡啶的还原反应比苯易，如金属钠和乙醇就可使其氢化。

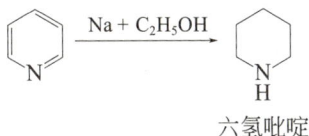

$$\text{吡啶} \xrightarrow{\text{Na} + \text{C}_2\text{H}_5\text{OH}} \text{六氢吡啶}$$

六氢吡啶

喹啉催化加氢，氢加在杂环上，说明杂环比苯环易被还原。

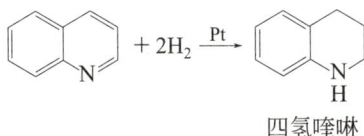

$$\text{喹啉} + 2\text{H}_2 \xrightarrow{\text{Pt}} \text{四氢喹啉}$$

四氢喹啉

五、重要的杂环化合物

1.呋喃及其衍生物

呋喃是无色易挥发的液体，具有与氯仿相似的气味，不溶于水，易溶于乙醇、乙醚等有机溶剂。它与盐酸浸湿的松木片作用呈绿色，称松木片反应，可用于定性检验呋喃。

呋喃的衍生物中较常见的是呋喃甲醛，呋喃甲醛又称糠醛，这是因为呋喃甲醛可从稻糠、玉米芯等农副产品中所含的多糖而制得。纯净的糠醛为无色的液体，能溶于水、乙醇及乙醚中。糠醛是不含 α-H 的醛，其化学性质与苯甲醛相似，能发生一些芳香醛的缩合反应，生成许多有用的化合物。因此，糠醛是有机合成的重要原料，它可以代替甲醛与苯酚缩合成酚醛树脂，也可用来合成药物、农药等。

糠醛脱去醛基可得呋喃：

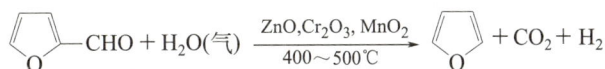

$$\text{（呋喃）}-\text{CHO} + \text{H}_2\text{O（气）} \xrightarrow[400 \sim 500℃]{\text{ZnO,Cr}_2\text{O}_3, \text{MnO}_2} \text{（呋喃）} + \text{CO}_2 + \text{H}_2$$

呋喃的一些衍生物有抑菌作用，特别是 5- 硝基呋喃具有较强的抗菌作用，且性质稳定，服用方便，但有一定毒性。呋喃丙胺有抗日本血吸虫病的作用，对急性日本血吸虫病的退热作用明显。

2.吡咯及其衍生物

吡咯存在于煤焦油和骨焦油中，为无色液体，不溶于水而易溶于有机溶剂。吡咯的衍生物广泛存在于自然界中，如血红素、叶绿素、维生素 B_{12} 等都是吡咯的衍生物。吡咯的蒸气能使盐酸浸湿过的松木片变红，以此来鉴别吡咯。

血红素是重要的吡咯衍生物。其分子结构中有一个基本骨架卟吩。卟吩环是由四个吡咯环的 α 碳原子通过四个—CH ═相连而成的共轭体系。二价铁离子在卟吩环的中间空穴处通过共价键及配位键与卟吩环形成配合物，同时四个吡咯环的 β- 位还各有不同的取代基。

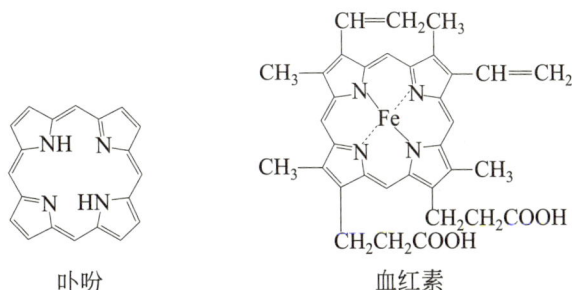

卟吩　　　　　　　　血红素

血红素与蛋白质结合成为血红蛋白，存在于红细胞中，是运输氧气、二氧化碳的物质。

在卟吩环的中间空穴处，可以配合不同的金属离子则成为不同的物质。例如，配合镁离子的是叶绿素，配合钴离子的是维生素 B_{12}。

3.吡啶及其衍生物

六元杂环化合物中重要的化合物为吡啶。吡啶是具有特殊气味的无色液体，能与水、乙醇、乙醚等混溶，也能溶解多种有机物和无机物。吡啶的衍生物在医学上用作药物的较多。

（1）烟酸和烟酰胺　β-吡啶甲酸俗称烟酸，β-吡啶甲酰胺俗称烟酰胺，它们合称为维生素 PP，存在于肉类、肝、肾、花生、酵母、米糠之中。烟酸能促进细胞的新陈代谢，并有扩张血管的作用，临床上主要用于防治癞皮病及类似的维生素缺乏症。烟酰胺是辅酶的组成成分，作用与烟酸相似。

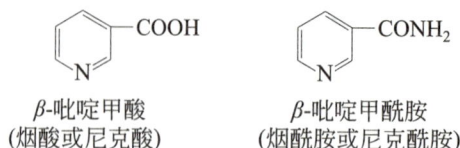

β-吡啶甲酸　　　　　　β-吡啶甲酰胺
(烟酸或尼克酸)　　　　(烟酰胺或尼克酰胺)

（2）维生素 B_6　维生素 B_6 包括吡哆醇、吡哆醛和吡哆胺三种化合物。由于最初分离出来的是吡哆醇，因此一般以它作为维生素 B_6 的代表。

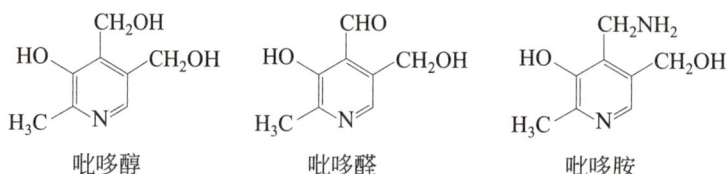

吡哆醇　　　　　　吡哆醛　　　　　　吡哆胺

维生素 B_6 是具有辅酶作用的维生素，可用于治疗妊娠呕吐、放射性呕吐等。

4.嘧啶及其衍生物

嘧啶是含两个氮原子的六元杂环。它是无色晶体，熔点 20～22℃，沸点 123～124℃，易溶于水，具有弱碱性，可与强酸成盐，其碱性比吡啶弱。这是由于嘧啶分子中氮原子相当于一个硝基的吸电子效应，能使另一个氮原子上的电子云密度降低，结合质子的能力减弱，所以碱性降低。

嘧啶很少存在于自然界中，其衍生物在自然界中普遍存在。例如核酸和维生素 B_1 中都含有嘧啶环。组成核酸的重要碱基：胞嘧啶（Cytsine，简写 C）、尿嘧啶（Uracil，简写 U）、胸腺嘧啶（Thymine，简写 T）都是嘧啶的衍生物，它们都存在烯醇式和酮式的互变异构体。

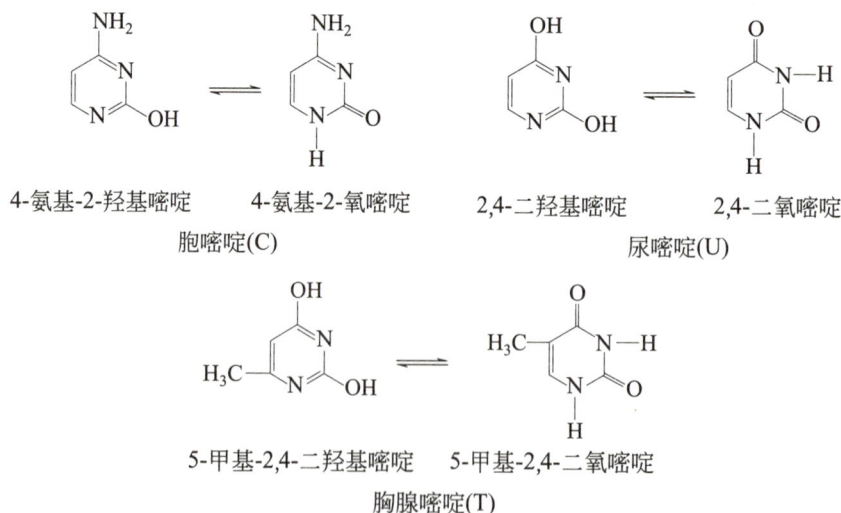

4-氨基-2-羟基嘧啶　　4-氨基-2-氧嘧啶　　　2,4-二羟基嘧啶　　2,4-二氧嘧啶
　　　　胞嘧啶(C)　　　　　　　　　　　　　尿嘧啶(U)

5-甲基-2,4-二羟基嘧啶　　5-甲基-2,4-二氧嘧啶
　　　　　　胸腺嘧啶(T)

在生物体中哪一种异构体占优势，取决于体系的 pH。一般情况下，嘧啶碱主要以酮式异构体存在。

5.吲哚及其衍生物

吲哚存在于煤焦油中，是无色片状结晶，不溶于冷水，可溶于热水、乙醇及乙醚中，具有粪臭味。但吲哚溶液在浓度极稀时，有花的香味，可做香料。

吲哚具有芳香性，性质与吡咯相似。如有弱酸性，遇强碱发生聚合，能发生亲电取代反应，取代基主要进入 β-位，遇浸过盐酸的松木片显红色。

常见的吲哚衍生物有 β- 吲哚乙酸。该物质是一种植物生长激素，能促进植物生长发育。吲哚乙酸的衍生物具有镇痛作用。

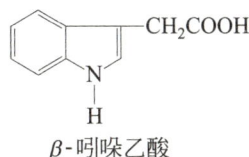

β-吲哚乙酸

6.嘌呤及其衍生物

嘌呤可以看作是一个嘧啶环和一个咪唑环稠合而成的稠杂环化合物。嘌呤也有互变异构体，但在生物体内多以（b）式存在。

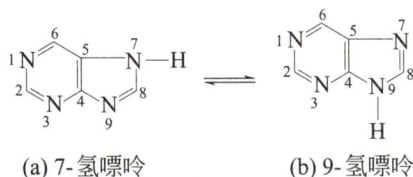

(a) 7- 氢嘌呤　　　　(b) 9- 氢嘌呤

嘌呤为无色晶体，熔点 216℃，易溶于水，能与酸或碱生成盐，但其水溶液呈中性。

嘌呤本身在自然界中尚未发现，但它的氨基及羟基衍生物广泛存在于动、植物体中。存在于生物体内组成核酸的嘌呤碱基有：腺嘌呤（Adenine，简写 A）和鸟嘌呤（Guanine，简写 G），是嘌呤的重要衍生物。它们都存在互变异构体，在生物体内，主要以右边异构体的形式存在。

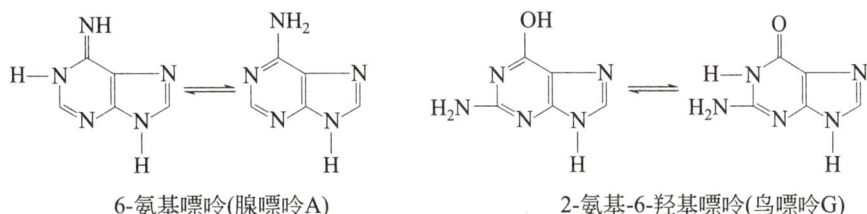

6-氨基嘌呤(腺嘌呤A)　　　　　2-氨基-6-羟基嘌呤(鸟嘌呤G)

细胞分裂素是分子内含有嘌呤环的一类植物激素。细胞分裂素能促进植物细胞分裂，能扩大和诱导细胞分化，以及促进种子发芽。它们常分布于植物的幼嫩组织中，例如，玉米素最早是从未成熟的玉米中得到的。人们常用细胞分裂素来促进植物发芽、生长和防衰保绿，以及延长蔬菜的储藏时间和防止果树生理性落果等。

第三节　生物碱

一、生物碱概述

生物碱是一类存在于生物体内具有明显生理活性的含氮碱性有机物。由于生物碱主要是从植物中得到的，所以又称植物碱。生物碱分子中通常有含氮的杂环结构，是中草药的重要的有效成分。它们多数以与有机酸结合成盐的形式存在，少数以游离碱、酯或苷的形式存在。

多数生物碱具有一定的生理作用和药用价值。例如黄连中的小檗碱（黄连素）具有抗菌、止痢的作用；麻黄中的麻黄碱能发汗解热，平喘止咳；吗啡有镇痛作用；长春花中的长春新碱和长春碱具有抗癌的作用；喜树碱有显著的抗癌活性。我国在生物碱方面进行了大量的研究工作，并取得了可喜的成果。

对生物碱结构和性质的研究，是寻找新药的捷径。例如，从金鸡纳树皮中提取奎宁，到抗疟疾药物的合成，从研究鸦片中的吗啡到人工合成镇痛药等，都与生物碱的研究息息相关。生物碱的毒性很大，量小可以治疗疾病，量大会引起中毒。因此，使用时必须注意剂量。

到目前为止，已知结构的生物碱就已达两千多种，其分类方法有很多，常根据化学结构进行分类，可分为：有机胺类、吡咯衍生物类、喹啉类衍生物类等十几类。也可根据来源进行分类，如石蒜生物碱、长春花生物碱等。

生物碱多根据其来源命名，如麻黄碱来源于麻黄，烟碱来源于烟草等。此外也可采用国际通用名称的译音，如烟碱又名尼古丁等。

二、生物碱的一般性质

1.生物碱一般性状

生物碱大多数是由 C、H、O、N 元素组成，极少数分子中含有 Cl、S 等元素。多数生物碱为无色或白色的结晶性固体，只有少数在常温下为液体（如烟碱、毒芹碱）或有颜色。多数生物碱味苦。生物碱一般难溶于水，易溶于乙醇、乙醚、丙酮等有机溶剂。其盐类多数溶于水，不溶于有机溶剂。

2.旋光性

大多数生物碱分子中因含有手性碳原子而具有旋光性，生物碱的旋光性易受 pH、溶剂等因素的影响。如中性条件下，烟碱、北美黄连碱呈左旋光性，但在酸性条件下，则变为右旋光性，但其盐酸盐则呈右旋光性。生物碱的左旋体常有很强的生物活性，自然界存在的生物碱一般是左旋体。

3.生物碱的碱性

生物碱分子中因氮原子上有未共用的电子对，有一定接受质子的能力而具有碱性，大多数生物碱能与酸反应生成易溶于水的生物碱盐。生物碱盐在遇强碱时又游离出生物碱，利用这一性质可以提取和精制生物碱。临床上用的生物碱药物均制成其盐类（如硫酸阿托品、盐酸黄连素等）。

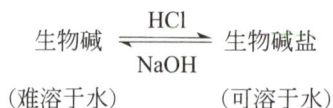

$$生物碱 \underset{NaOH}{\overset{HCl}{\rightleftharpoons}} 生物碱盐$$

（难溶于水）　　　　（可溶于水）

4.生物碱的沉淀反应

许多生物碱或其盐的水溶液能与某些试剂生成难溶性的盐或配合物而沉淀。能与生物碱生成沉淀的试剂称为生物碱沉淀剂。生物碱沉淀剂主要有：碘化铋钾（$KBiI_4$）试剂，遇生物碱生成红棕色沉淀；苦味酸（三硝基苯酚）试剂，遇生物碱生成黄色沉淀；鞣酸试剂，遇生物碱生成棕黄色沉淀；磷钨酸（$H_3PO_4 \cdot 12WO_3$）试剂，遇生物碱生成黄色沉淀。

根据生成沉淀的颜色可初步判断某些生物碱的存在，也可用于生物碱的分离和精制。

5.生物碱的显色反应

生物碱能与一些试剂反应呈现不同的颜色，并且因其结构不同而显示不同的颜色。这些能使生物碱发生颜色反应的试剂被称为生物碱显色剂。常用的生物碱显色剂有钒酸铵的浓硫酸溶液、钼酸钠和甲醛的浓硫酸溶液等。例如吗啡遇甲醛 - 浓硫酸溶液显现紫色，可待因遇甲醛 - 浓硫酸溶液显现蓝色，莨菪碱遇钒酸铵 - 浓硫酸溶液呈现红色。生物碱的显色反应可用于鉴别生物碱。

习　题

一、单项选择题

1. 下列化合物中碱性最强的是（　　　）。

A.3- 羟基吡啶　　　B.3- 硝基吡啶　　　　　C. 吡啶　　　　　　　　D. 六氢吡啶

2. 下列化合物中水溶性最大的是（　　　）。

A.2- 羟基吡咯　　　B.2- 硝基吡咯　　　　　C.2- 甲基吡咯　　　　　D. 吡咯

3. 除去苯中混有的少量噻吩，可选用的试剂是（　　　　）。

A. 浓盐酸　　　　　B. 浓硫酸　　　　　　C. 浓硝酸　　　　　D. 冰醋酸

4. 下列物质中，能使高锰酸钾溶液褪色的是（　　　　）。

A. 苯　　　　　　　B. 2- 硝基吡啶　　　　C. 3- 甲基吡啶　　　D. 吡啶

5. 下列化合物属于六元杂环化合物的是（　　　）。

A. 呋喃　　　　　　B. 吡啶　　　　　　　C. 噻吩　　　　　　D. 吡咯

6. 下列属于稠杂环化合物的是（　　　　）。

A. 呋喃　　　　　　B. 吡啶　　　　　　　C. 噻吩　　　　　　D. 吲哚

7. 下列化合物的碱性比较，正确的是（　　　　）。

A. 苄胺 > 苯胺 > 吡啶 > 吡咯　　　　　　B. 苄胺 > 苯胺 > 吡咯 > 吡啶

C. 苯胺 > 苄胺 > 吡咯 > 吡啶　　　　　　D. 苄胺 > 吡啶 > 苯胺 > 吡咯

8. 下列化合物不具有芳香性的是（　　　　）。

A. 苯　　　　　　　B. 呋喃　　　　　　　C. 嘧啶　　　　　　D. 十氢萘

9. 下列化合物中，进行亲电取代反应活性最大的是（　　　　）。

A. 吡啶　　　　　　B. 吡咯　　　　　　　C. 苯　　　　　　　D. 呋喃

10. 下列化合物中，芳香性最小的是（　　　　）。

A. 苯　　　　　　　B. 呋喃　　　　　　　C. 吡咯　　　　　　D. 噻吩

11. 吡啶发生亲电取代反应的主要位置是（　　　　）。

A α 位　　　　　B. γ 位　　　　　　C. β 位　　　　　D. α 和 β 位

12. 下列碱性最大的是（　　　　）。

A. 吡啶　　　　　　B. 氨　　　　　　　　C. 苯胺　　　　　　D. N- 甲基苯胺

13. 鉴别呋喃常用的反应为（　　　　）。

A. 亲电取代反应　　B. 硝化反应　　　　　C. 磺化反应　　　　D. 松木片反应

14. 吡啶、吡咯和苯胺的碱性大小顺序正确的是（　　　　）。

A. 苯胺 > 吡咯 > 吡啶　　　　　　　　　　B. 吡啶 > 苯胺 > 吡咯

C. 吡啶 > 吡咯 > 苯胺　　　　　　　　　　D. 吡咯 > 苯胺 > 吡啶

15. 吡咯的酸碱性是（　　　　）。

A. 中性　　　　　　B. 两性　　　　　　　C. 酸性　　　　　　D. 碱性

二、命名下列化合物或根据名称写出结构式。

1.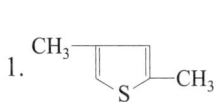

2.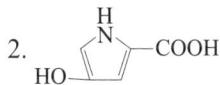

3.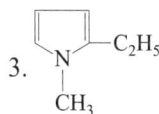

4.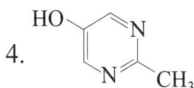

5. 8- 羟基喹啉

6. 5- 氟 -4- 羟基嘧啶

7. 噻唑 -5- 磺酸

8. β- 吡啶甲酰胺

9. 3- 吲哚甲酸乙酯

三、完成下列反应方程式。

1.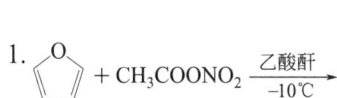

2.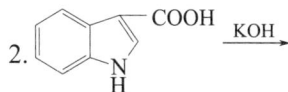

3.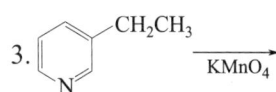

4.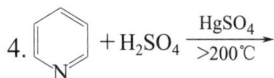

5.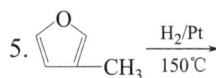

6.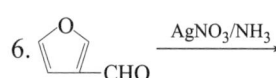

四、用化学方法区别下列各组化合物。

　　1. 吡啶和 β- 乙基吡啶　　　　2. 呋喃与吲哚　　　3. 苯与噻吩　　　4. 糠醛与呋喃

五、简答题

　　1. 如何用化学方法除去苯中所含少量的噻吩？如何除去混在甲苯中的少量吡啶？

　　2. 在临床上使用生物碱盐类药物时，为什么不能与碱性药物并用？

　　3. 试解释为何五元杂环化合物的亲电取代反应容易而六元杂环化合物的亲电取代反应较难？

（刘德秀）

习题答案

第十四章

糖类化合物

电子教案　思政案例

> 学习目标
>
> 1. 熟悉糖类的概念。
> 2. 掌握单糖的结构和性质。
> 3. 会比较蔗糖、麦芽糖、乳糖的结构和性质。

　　糖类化合物以前曾称碳水化合物，是非常重要的一类天然有机化合物，在自然界分布广泛。植物中最常见的糖是纤维素、淀粉、蔗糖，对一切生物而言，最重要的是葡萄糖。植物利用二氧化碳和水经光合作用合成葡萄糖，在动物体及人体中，葡萄糖以糖原的形式储存于肝脏和肌肉中，它给动物体及人体以能量，并可通过体内酶的作用转化为脂肪、甾体、蛋白质等。

　　从结构上看，糖类化合物是多羟基醛或多羟基酮以及它们失水结合而成的缩聚物。因这类化合物都是由 C、H、O 三种元素组成，且都符合 $C_n(H_2O)_m$ 的通式，所以又被称为碳水化合物。例如：

　　葡萄糖的分子式为 $C_6H_{12}O_6$，可表示为 $C_6(H_2O)_6$。

　　蔗糖的分子式为 $C_{12}H_{22}O_{11}$，可表示为 $C_{12}(H_2O)_{11}$。

　　但有的糖不符合碳水化合物的比例。例如，鼠李糖 $C_5H_{12}O_5$（甲基糖）、脱氧核糖 $C_5H_{10}O_4$。因此，把糖类化合物称作碳水化合物并不科学，但由于沿用已久，所以至今仍在使用。另外，有些化合物的组成虽然符合碳水化合物的比例，但并不是糖。例如甲醛（CH_2O）、乙酸（$C_2H_4O_2$）、乳酸（$C_3H_6O_3$）等。

　　通常根据糖类化合物的结构及性质将其分成三大类：单糖、低聚糖、多糖。

　　单糖——不能水解的多羟基醛或多羟基酮，如葡萄糖、果糖。

　　低聚糖——水解后产生两个或几个单糖分子的糖类。低聚糖通常由 2 ～ 10 个单糖分子缩合而成，常见的是二糖，如麦芽糖、蔗糖等。低聚糖也叫寡糖。

　　多糖——水解后生成数十个、数百个乃至成千上万个单糖分子的糖类，如淀粉、纤维素等。

第一节　单糖

　　单糖一般是含有 3 ～ 6 个碳原子的多羟基醛或多羟基酮。含有醛基的糖称为醛糖，含有酮基的糖称为酮糖。根据分子中含碳原子数目，单糖又分为丙糖、丁糖、戊糖和己糖。自然界存在最广泛的单糖是葡萄糖和果糖，下面就以它们为代表讨论单糖的结构和性质。

一、单糖的结构

1.葡萄糖分子的结构

　　（1）开链式　葡萄糖的分子式为 $C_6H_{12}O_6$，属于己醛糖，分子中含有 1 个醛基和 5 个羟基，4 个手性碳原子。葡萄糖的开链式结构可表示如下：

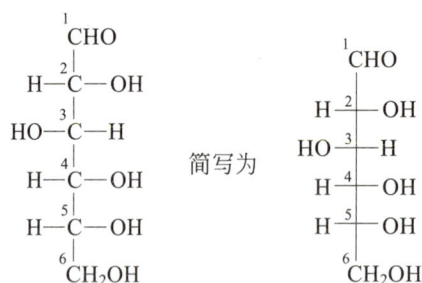

葡萄糖分子中有 4 个手性碳原子（C2、C3、C4、C5），应有 16 种光学异构体，其中有 8 种为 D 型，8 种为 L 型，组成 8 对对映体。自然界只存在有 D-（+）-葡萄糖、D-（+）-甘露糖和 D-（+）-半乳糖，其余的 13 种都是人工合成的。图 14-1 列出了 8 种 D-己醛糖的开链式结构。自然界存在的单糖绝大部分为 D 型糖，单糖的旋光方向与 D 和 L 构型没有必然的联系，只能通过实验确定。

图14-1　8种D-己醛糖

（2）环状结构　人们发现 D-葡萄糖在不同条件下结晶，可以得到两种晶体。一种从乙醇溶液中结晶，可以得到熔点为 146℃，比旋光度为 +112° 的晶体；另一种从吡啶溶液中结晶，可以得到熔点为 150℃，比旋光度为 +18.7° 的晶体。若将这两种 D-葡萄糖结晶分别溶于水，两种溶液的比旋光度分别从 +112° 逐渐降至 +52.7° 和从 +18.7° 逐渐升至 +52.7°。然后维持恒定。像这种比旋光度发生自行改变的现象称为变旋现象。

葡萄糖为什么会产生变旋现象？用它的链状结构是无法解释的。现代物理和化学方法已证明：葡萄糖分子内的醛基与 C5 上的羟基，可以发生类似于醛和醇的加成反应，形成了稳定的六元环状的半缩醛结构。

由于形成了环状的半缩醛结构，原来没有手性的羰基碳原子变成了手性碳原子，从而产生了两种异构体，新形成的半缩醛羟基（也称为苷羟基）与决定糖构型的 C5 上的羟基处于同侧的称为 α-D-（+）-葡萄糖，其比旋光度为 +112°；反之，称为 β-D-（+）-葡萄糖，其比旋光度为 +18.7°。这两种异构体分别溶于水后，通过开链结构互相转变，并组成一个稳定的动态平衡体系，此时 α-D-（+）-葡萄糖约占 36%，β-D-（+）-葡萄糖约占 64%，链状结构的葡萄糖仅占 0.005%，比旋光度是一个恒定值 +52.7°。这就是葡萄糖溶液产生变旋现象的原因。

α-D-(+)-葡萄糖(36%)　　　　链状结构(微量)　　　　β-D-(+)-葡萄糖(64%)

α- 型和 β- 型两种异构体仅仅端基碳原子构型不同，为非对映异构体。像这种有多个手性碳原子的非对映异构体，相互间仅有一个手性碳原子的构型不同，而其余的都相同者，称为差向异构体。葡萄糖的两种环状结构称 C1 差向异构体或端基异构体。

用上式表示葡萄糖的环状结构时，碳原子排列成直线，氧桥键也太长，不能真实地反映出单糖分子中原子和基团在空间的相互关系。所以，常采用哈沃斯透视式来表示。

将链式结构书写成哈沃斯式结构的步骤如下：

首先将碳链向右放成水平，基团上下排布（左上右下）位置。

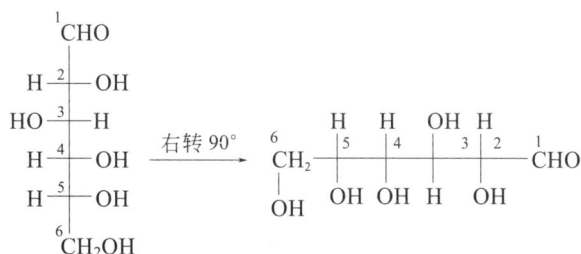

其次从左端开始顺时针弯成六边形。

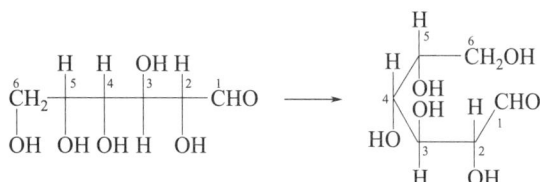

然后转动 5 号碳的角度让羟基接近醛基成环。

α-型葡萄糖

β-型葡萄糖

哈沃斯式中，葡萄糖分子中成环的碳原子和氧原子构成一个六边形平面，称吡喃环，习惯上将 C1 写在右边，C4 写在左边，C2 和 C3 在前面，C5 和氧原子在后面；环加粗的键线表示在纸平面之前，细的键线表示在纸平面之后；D 型糖 C5 上的 CH_2OH 写在环平面上方，L 型糖 C5 上的 CH_2OH 写在环平面下方；将葡萄糖费歇尔投影式中右边的氢和羟基写在环平面下方，左边的氢和羟基写在环平面上方；C5 上的 CH_2OH 与苷羟基在同侧为 β- 型，在异侧为 α- 型。在某些环中无参照的 CH_2OH 时，则以决定构型 D/L 羟基为参照，苷羟基与它在同侧的为 α- 型，异侧为 β- 型。

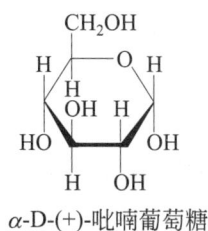

α-D-(+)-吡喃葡萄糖　　　β-D-(+)-吡喃葡萄糖

哈沃斯式虽然比费歇尔式较为合理地表示了葡萄糖的结构，但六元环呈平面型仍然是不合实际的，X射线分析证明葡萄糖的六元环主要呈稳定的椅型构象。

α-D-(+)-吡喃葡萄糖　　　　　β-D-(+)-吡喃葡萄糖

从构象可以看出，在 β-D- 葡萄糖中所有大基团都处于平伏键上，在 α-D- 葡萄糖的构象中，则 1 位苷羟基处在直立键上，因此 β-D- 葡萄糖要比 α-D- 葡萄糖稳定。这就是为什么在葡萄糖水溶液的动态平衡体系中，β-D- 葡萄糖的比例大于 α-D- 葡萄糖的原因。

2.果糖分子的结构

（1）链状结构　果糖的分子式为 $C_6H_{12}O_6$，与葡萄糖互为同分异构体，属己酮糖。D- 果糖为 2- 己酮糖，其链状结构式为：

（2）环状结构　D- 果糖的水溶液也有变旋现象。分子中 C_5 羟基或 C_6 羟基可以与 C_2 酮基作用，形成五元或六元环状结构。

通常游离的果糖主要以六元环（又称吡喃环）形式存在，而在结合状态时，主要以五元环（又称呋喃环）形式存在。由于形成环状结构时，糖苷羟基在空间的位置不同，所以也有 α- 和 β- 构型。果糖的环状结构，在溶液中也是通过链状结构相互转变，达成平衡体系，此时比旋光度为 −92°。

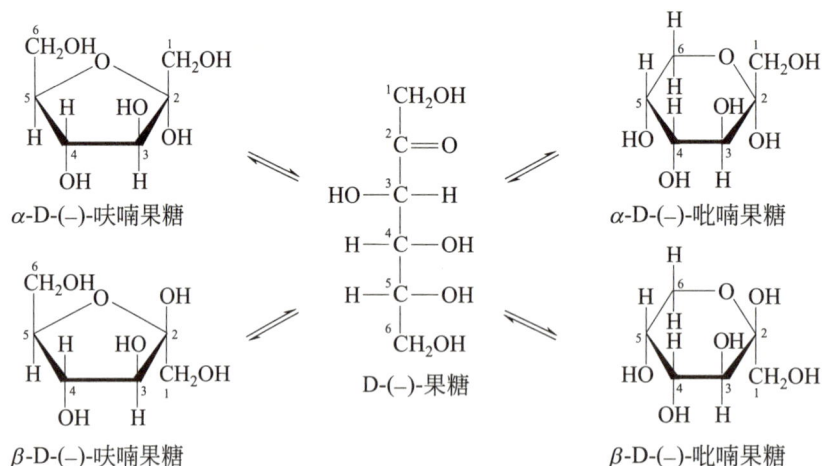

α-D-(−)-呋喃果糖　　　　　　　D-(−)-果糖　　　　　　　α-D-(−)-吡喃果糖

β-D-(−)-呋喃果糖　　　　　　　　　　　　　　　　　　　β-D-(−)-吡喃果糖

二、单糖的性质

1.差向异构化

用稀碱溶液处理 D- 葡萄糖，可通过烯二醇中间体得到 D- 葡萄糖、D- 甘露糖和 D- 果糖的三种物质的平衡混合物。

$$
\begin{array}{ccccc}
\text{CHO} & & \text{HO—C—H} & & \text{CHO}\\
\text{H—C—OH} & & \text{C} & & \text{HO—C—H}\\
\text{HO—C—H} & \rightleftharpoons & \text{H—C—OH} & \rightleftharpoons & \text{HO—C—H}\\
\text{H—C—OH} & & \text{HO—C—H} & & \text{H—C—OH}\\
\text{H—C—OH} & & \text{H—C—OH} & & \text{H—C—OH}\\
\text{CH}_2\text{OH} & & \text{H—C—OH} & & \text{CH}_2\text{OH}\\
 & & \text{CH}_2\text{OH} & & \\
\text{D-葡萄糖} & & \text{烯二醇中间体} & & \text{D-甘露糖}
\end{array}
$$

$$
\begin{array}{c}
\text{CH}_2\text{OH}\\
\text{C}=\text{O}\\
\text{HO—C—H}\\
\text{H—C—OH}\\
\text{H—C—OH}\\
\text{CH}_2\text{OH}\\
\text{D-果糖}
\end{array}
$$

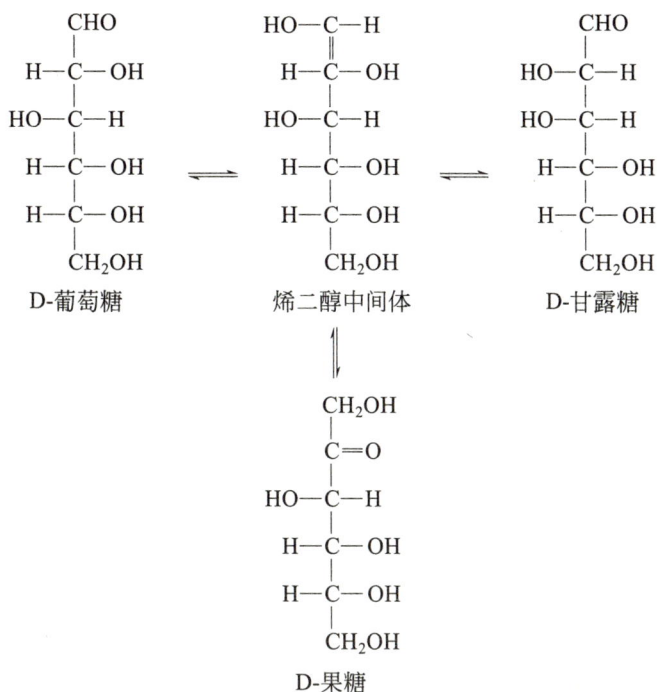

同样，用稀碱溶液处理 D- 甘露糖或 D- 果糖，也可以得到三种糖的平衡混合物。生物体代谢过程中，在异构酶的作用下，常会发生葡萄糖与果糖的相互转化。

2.氧化反应

单糖具有还原性，易被氧化，可被不同的氧化剂氧化生成不同的产物。

（1）弱氧化剂氧化　托伦试剂、班氏试剂（由硫酸铜、柠檬酸和碳酸钠配制）和斐林试剂为碱性弱氧化剂，能把糖中的醛基氧化成羧基。果糖虽是酮糖，但在碱性条件下，能发生异构化反应转化为醛糖，所以也能被碱性弱氧化剂氧化。

$$\text{单糖} \xrightarrow{\text{托伦试剂}} \text{银镜+复杂氧化物}$$

$$\text{单糖} \xrightarrow{\text{班氏试剂或斐林试剂}} \text{氧化亚铜+复杂氧化物}$$

凡是能被托伦试剂、班氏试剂和斐林试剂等碱性弱氧化剂氧化的糖称还原糖；反之，则称非还原糖。临床上常用班氏试剂检测糖尿病患者尿中的葡萄糖。

（2）溴水氧化　溴水能将糖中的醛基氧化成羧基，生成相应的糖酸，但不能氧化糖中的酮基。因为溴水呈酸性，不能使酮糖异构化。

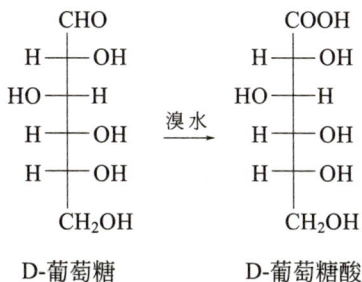

$$
\begin{array}{ccc}
\text{CHO} & & \text{COOH}\\
\text{H—OH} & & \text{H—OH}\\
\text{HO—H} & \xrightarrow{\text{溴水}} & \text{HO—H}\\
\text{H—OH} & & \text{H—OH}\\
\text{H—OH} & & \text{H—OH}\\
\text{CH}_2\text{OH} & & \text{CH}_2\text{OH}\\
\text{D-葡萄糖} & & \text{D-葡萄糖酸}
\end{array}
$$

（3）硝酸氧化　硝酸是强氧化剂，它可以将糖分子中的醛基以及端基的羟甲基氧化为羧基，生成糖二酸，例如，D- 葡萄糖经硝酸氧化，生成 D- 葡萄糖二酸。

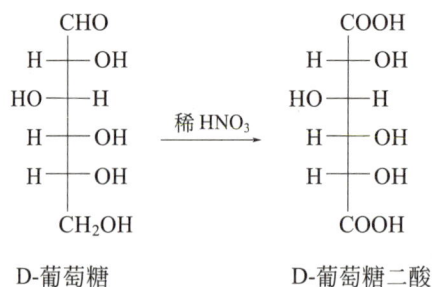

D-葡萄糖   D-葡萄糖二酸

酮糖被稀硝酸氧化，发生碳链断裂，生成小分子羧酸。在强氧化剂作用下，醛糖和酮糖都可以被氧化分解，产物比较复杂。

3.成脎反应

单糖分子中的羰基与苯肼作用生成苯腙。在过量的苯肼试剂中，醛糖和酮糖都能与 3 分子苯肼作用生成糖脎。

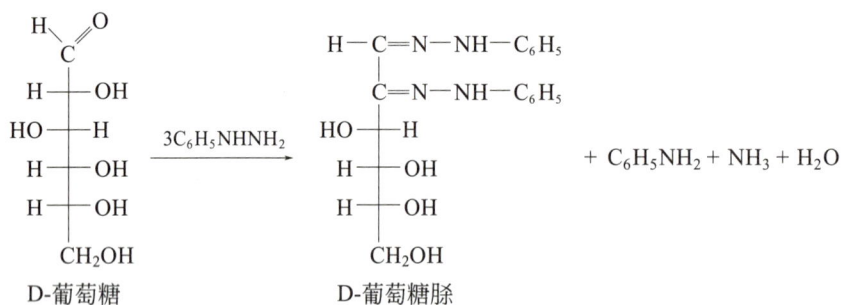

D-葡萄糖   D-葡萄糖脎

成脎反应仅发生在糖分子的 C1 和 C2 上，不涉及其他碳原子。如果除 C1 和 C2 外其他碳原子构型都相同的糖，则可以生成相同的糖脎。例如，D- 葡萄糖、D- 甘露糖和 D- 果糖均可与苯肼作用生成相同的糖脎。

糖脎都是难溶于水的黄色晶体。不同的糖脎，其晶形不同，熔点不同，成脎所需的时间也不同。因此，可根据糖脎的晶形、熔点及生成所需的时间来鉴定糖。

4.成苷反应

在单糖的环状结构中含有糖苷羟基，这个羟基比醇羟基活泼，容易和醇或酚中的羟基脱水，生成具有缩醛结构的糖苷，此反应称成苷反应，糖苷分子结构分为糖和非糖两部分。糖的部分称为糖苷基，非糖部分称配糖基或苷元。两者之间连接的键称氧苷键，简称为苷键。例如：

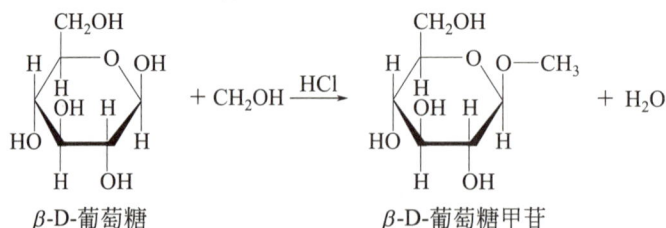

β-D-葡萄糖   β-D-葡萄糖甲苷

糖苷中无半缩醛（酮）羟基。环状结构不能再互变成开链式结构，故无变旋现象，也无还原性。糖苷在碱溶液中较稳定，但在酸性条件下或酶的作用下，很容易水解生成原来的糖和非糖成分。

糖苷在自然界中分布很广，很多具有生物活性。如毛地黄毒苷有强心作用，苦杏仁苷有止咳作用等。

5.成酯反应

单糖环状结构中的羟基都可以与无机酸或有机酸发生酯化反应，具有重要生理意义的是与磷酸反应生成磷酸酯。

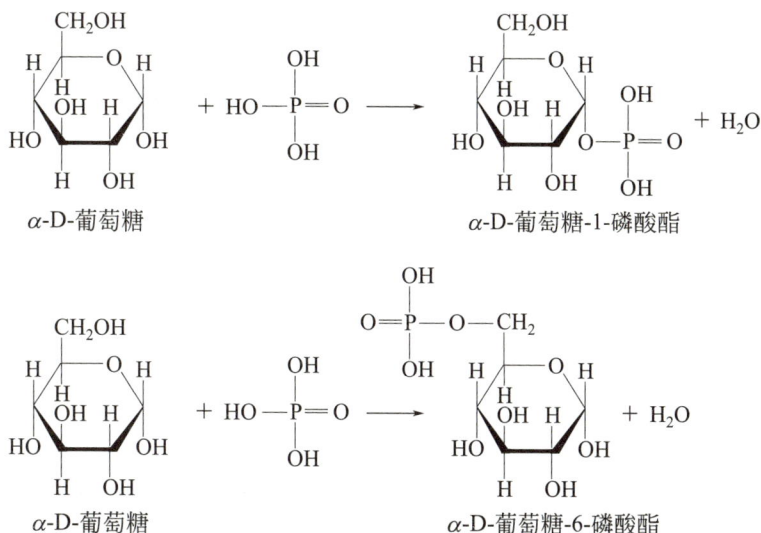

α-D-葡萄糖 + HO—P—O ⟶ α-D-葡萄糖-1-磷酸酯 + H₂O

α-D-葡萄糖 + HO—P—O ⟶ α-D-葡萄糖-6-磷酸酯 + H₂O

在人体内，糖的代谢首先要经过磷酸化，但磷酸化试剂并不是磷酸，而是三磷酸腺苷（ATP），并在酶的催化下完成，然后才能进行一系列其他的化学反应。因此，糖的成酯反应是糖代谢的重要步骤。

6.颜色反应

（1）莫立许反应　又称 α-萘酚反应，是指所有的糖在浓硫酸的存在下，与 α-萘酚反应，生成紫色物质的反应，是定性鉴定糖类化合物常用的方法之一。

（2）塞利凡诺夫反应　又称间苯二酚反应，是指酮糖在浓盐酸存在下，与间苯二酚加热，很快出现鲜红色的反应。在同样条件下，醛糖缓慢出现淡红色，由此可以区别醛糖和酮糖。

三、重要的单糖

1.葡萄糖

葡萄糖是自然界分布最广的己醛糖，因最初从葡萄中获得而得名。葡萄糖为白色晶体，熔点 146℃，易溶于水，难溶于乙醇等有机溶剂。甜度约为蔗糖的 74%。葡萄糖有右旋性，所以又称右旋糖。

葡萄糖是一种重要的营养物质，是人体所需能量的重要来源。人体血液中的葡萄糖称血糖。正常人血糖浓度为 $4.4 \sim 6.1 mmol \cdot L^{-1}$。长期低血糖会导致头昏、恶心及营养不良等症状，而高血糖及糖代谢障碍，可导致糖尿病的发生。

2.果糖

果糖存在于水果和蜂蜜中，白色晶体，熔点 104℃，易溶于水，可溶于乙醇或乙醚中。果糖是最甜的糖，是蔗糖的组成部分。果糖具有左旋性，所以又称左旋糖。

3.核糖和2-脱氧核糖

核糖和 2-脱氧核糖是重要的戊醛糖，是核酸的重要组成部分。两者结构上的差异可看作 2-脱氧核糖是核糖的 C_2 羟基脱去氧原子而成。他们是 D-型醛糖，具有左旋性。D-核糖是核糖核酸（RNA）的组成部分，D-2-脱氧核糖是脱氧核糖核酸（DNA）的组成部分。其环状和开链结构如下：

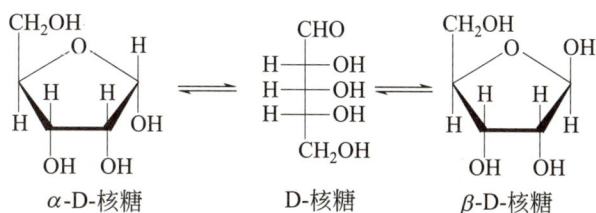

α-D-核糖　　D-核糖　　β-D-核糖

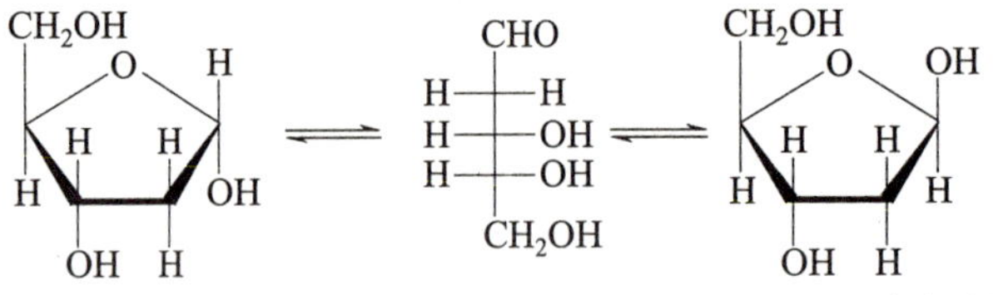

α-D-2-脱氧核糖　　　D-2-脱氧核糖　　　β-D-2-脱氧核糖

第二节　双糖

双糖水解能生成两个分子单糖。根据分子中是否含有苷羟基，双糖分为还原性双糖和非还原性双糖两类。常见的双糖有麦芽糖、乳糖和蔗糖。它们的分子式都是 $C_{12}H_{22}O_{11}$，互为同分异构体。

一、蔗糖

蔗糖是自然界分布最广的双糖，尤其在甘蔗和甜菜中含量最多，故有蔗糖或甜菜糖之称。蔗糖为无色晶体，熔点 186℃，易溶于水，较难溶于乙醇，甜度仅次于果糖，是重要的甜味食物。

蔗糖是由一分子 α-D- 葡萄糖 C1 上的苷羟基和另一分子 β-D- 呋喃果糖 C2 上的苷羟基缩水形成的。在蔗糖分子中不再有苷羟基，因此无还原性，属非还原糖。蔗糖不能被托伦试剂、斐林试剂、班氏试剂氧化，也不能生成糖脎，无变旋现象。

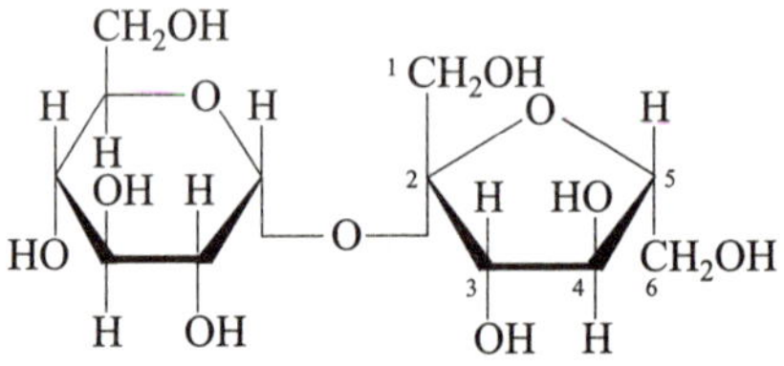

α-D-葡萄糖部分　　　β-D-呋喃果糖部分

蔗糖是右旋糖，比旋光度为 +66.7°，水解后生成等量的 D- 葡萄糖和 D- 果糖的混合物，则是左旋的，比旋光度为 –19.7°，与水解前的旋光方向相反。因此蔗糖的水解又称作蔗糖的转化，水解后的混合物称为转化糖。蜂蜜的主要成分就是转化糖。

$$C_{12}H_{22}O_{11} + H_2O \xrightarrow{\text{水解}} C_6H_{12}O_6 + C_6H_{12}O_6$$

蔗糖　　　　　　　　　　D-葡萄糖　　D-果糖

在医药上，蔗糖常用作矫味剂配制糖浆。

二、麦芽糖

麦芽糖存在于麦芽中。麦芽中的淀粉在 α- 淀粉酶作用下，水解生成麦芽糖。人体在消化食物时，淀粉在口腔中的淀粉酶作用下，水解生成麦芽糖，再经麦芽糖酶催化，水解生成 D- 葡萄糖，所以麦芽糖是淀粉水解过程中的中间产物。麦芽糖结晶含一分子结晶水，熔点 103℃，易溶于水，有甜味，但不如蔗糖甜。

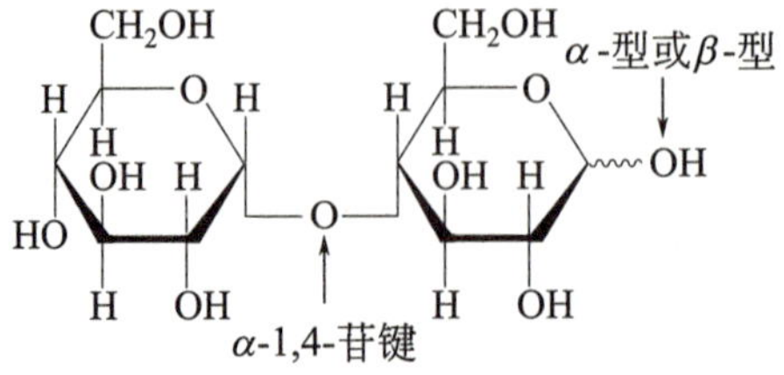

α-1,4-苷键

麦芽糖是由两分子 D- 葡萄糖分子之间脱去 1 分子水的缩合产物，即一分子 α-D- 葡萄糖 C1 上的苷羟基和另一分子 D- 葡萄糖 C4 上的醇羟基缩水而成。

由于麦芽糖分子中还保留着一个苷羟基，所以具有还原性，属还原糖。因此麦芽糖能被托伦试剂、斐林试剂、班氏试剂等弱氧化剂氧化，能形成糖脲、糖苷；并且有 α-、β- 两种异构体，也有变旋现象；在水溶液中达平衡时，比旋光度为 +136°。

麦芽糖在酸或酶的作用下，水解生成两分子葡萄糖。

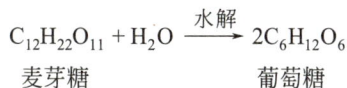

$$\underset{\text{麦芽糖}}{C_{12}H_{22}O_{11}} + H_2O \xrightarrow{\text{水解}} \underset{\text{葡萄糖}}{2C_6H_{12}O_6}$$

三、乳糖

乳糖存在于哺乳动物的乳汁中，牛乳中含量为 40 ～ 50g·L^{-1}，人乳中含量为 70 ～ 80g·L^{-1}。乳糖结晶含一分子结晶水，熔点 202℃，甜度不大，水溶性较小，医药上常利用其吸湿性小作为药物内稀释剂以配制散剂和片剂。

乳糖是由一分子 β-D- 半乳糖的苷羟基与另一分子 D- 葡萄糖 C4 上的醇羟基脱水，以 β-1,4- 苷键连接而成。

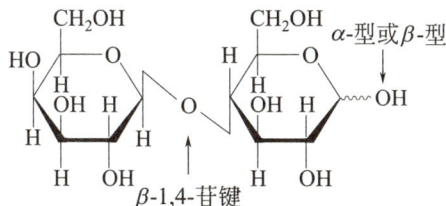

在乳糖的分子中，仍保留着一个苷羟基，所以有还原性，属还原糖，也有变旋现象，在水溶液中达平衡时，比旋光度为 +53.5°。

乳糖在酸或酶的作用下，水解生成半乳糖和葡萄糖。

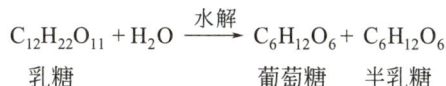

$$\underset{\text{乳糖}}{C_{12}H_{22}O_{11}} + H_2O \xrightarrow{\text{水解}} \underset{\text{葡萄糖}}{C_6H_{12}O_6} + \underset{\text{半乳糖}}{C_6H_{12}O_6}$$

第三节 多糖

多糖是由几百个单糖甚至高达几千个单糖分子之间以糖苷键连接而成的天然高分子化合物，相对分子质量在几万以上，其最终水解产物是单糖。

多糖的性质与单糖完全不同，虽然有少量的苷羟基，但由于相对分子质量很大，且分子卷曲，苷羟基被隐藏在内部，所以多糖一般是非还原性糖，没有变旋光现象，亦无成脲反应，也没有甜味，大多数不溶于水，少数能与水形成胶体溶液。

一、淀粉

淀粉大量存在于植物的种子、茎和块根中，是白色、无臭、无味的无定形粉末。天然淀粉可分为直链淀粉和支链淀粉两类。两部分在淀粉中的比例随植物的品种而异，一般直链淀粉约占 10% ～ 30%，支链淀粉约占 70% ～ 90%，直链淀粉溶于热水而成溶胶，支链淀粉在热水中不溶，但可吸水膨胀成糊状。

直链淀粉一般是由 250 ～ 300 个 D- 葡萄糖以 α-1,4- 苷键连接而成的线形高聚物。结构如下：

直链淀粉并不是一条展开的直链，而是在分子内氢键的作用下，盘旋成螺旋状的，每一圈约含 6 个葡萄糖单位（图 14-2）。由于直链淀粉的螺旋状结构的空隙恰好适合碘分子的进入，并依靠分子间作用力使碘与淀粉形成深蓝色的包合物。所以，直链淀粉遇碘呈深蓝色，见图 14-3。当加热时，氢键断裂，包合物解散，蓝色消失，冷却后又形成包合物，蓝色又重新出现。

支链淀粉一般含 600 ~ 6000 个 D- 葡萄糖单位，主链是 D- 葡萄糖之间以 α-1,4- 苷键相连，每隔 20 ~ 25 个 D- 葡萄糖单位便有一个以 α-1,6- 苷键相连的分支，因此结构比直链淀粉复杂，见图 14-4。支链淀粉遇碘呈紫红色。

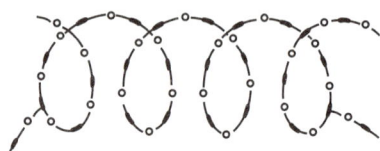

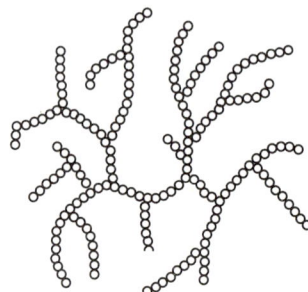

图14-2 直链淀粉结构示意图　　　　图14-3 淀粉与碘形成的包合物　　　　图14-4 支链淀粉结构示意图

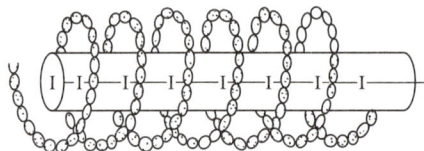

由于天然淀粉都是直链淀粉和支链淀粉的混合物，所以淀粉遇碘呈蓝紫色。这是检验淀粉或碘的特性反应。

淀粉在酸或酶的催化下，逐步由大分子水解成小分子，整个过程生成一系列的糊精，最终经过麦芽糖水解生成葡萄糖。糊精能溶于水，其水溶液具有黏性，可作为黏合剂。

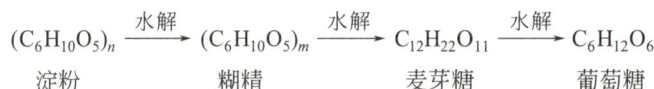

$$(C_6H_{10}O_5)_n \xrightarrow{\text{水解}} (C_6H_{10}O_5)_m \xrightarrow{\text{水解}} C_{12}H_{22}O_{11} \xrightarrow{\text{水解}} C_6H_{12}O_6$$

淀粉　　　　　　糊精　　　　　麦芽糖　　　　葡萄糖

药用淀粉多以玉米淀粉为主。淀粉目前仍然是主要的药物辅料，它具有无毒无味，价格低廉，来源广泛，供应十分稳定等优点。

淀粉具有不溶于水、水中分散、60 ~ 70℃溶胀的特点。常被用作稀释剂、黏合剂、崩解剂，并可用来制备糊精和淀粉浆。

二、糖原

糖原是动物体内储存葡萄糖的一种形式，又称动物淀粉。主要存在于肝脏和肌肉中，所以可分称为肝糖原和肌糖原。

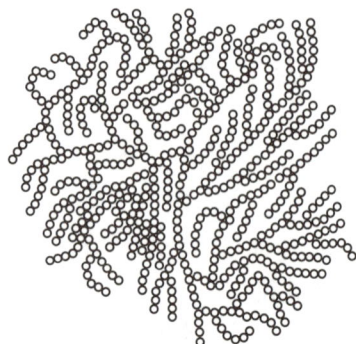

糖原的结构与支链淀粉相似，也是由 D- 葡萄糖通过 α-1,4- 苷键缩合失水而成，另有一部分支链通过 α-1,6- 苷键连接而成，但分支更密、更短，平均每隔 3 ~ 4 个葡萄糖单位即可有一个分支，每一条支链中也只有 12 ~ 18 个葡萄糖单位，其含有的葡萄糖单位高达几千甚至几万个（图 14-5）。

糖原在人体代谢中对维持血糖浓度起着重要的作用，当血糖浓度较高时，葡萄糖会在激素的作用下，结合成糖原储存于肝脏中；当血糖浓度降低时，糖原又会在激素的作用下，分解为葡萄糖而进入血液，以保持血糖浓度正常。

图14-5 糖原结构示意图

糖原是白色粉末，能溶于水成为胶体溶液。糖原遇碘呈红色。

三、纤维素

纤维素是自然界分布最广的天然高分子化合物。木材中纤维素含量约占50%，亚麻中为80%，棉花中含量高达97%。

纤维素是由D-葡萄糖以β-1,4-苷键连接而成的线形高聚物，X射线分析证明，分子中不存在支链，纤维链之间通过氢键的作用而扭在一起，大约60个纤维素可形成一个纤维素胶束，几个胶束再定向排列而形成绳索状纤维结构。这使纤维素具有良好的机械强度和化学稳定性。如图14-6所示。

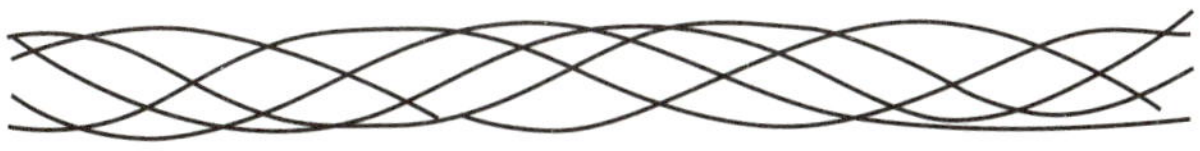

图14-6 纤维素的麻绳状结构示意图

纤维素是白色、无臭、无味的纤维状晶体，不溶于水和一般有机溶剂，但吸水膨胀。

由于淀粉酶只能水解α-1,4-苷键，而不能水解β-1,4-苷键，所以人体不能消化纤维素。但纤维素可增强肠的蠕动，因此食入富含纤维素的食品，对健康有益。食草动物的胃肠中存在一些微生物，这些微生物能分泌出可水解β-1,4-苷键的酶，所以纤维素是食草动物的饲料。

习　题

一、单项选择题

1. 血糖通常是指血液中的（　　　）。

A. 葡萄糖　　　　　　B. 蔗糖　　　　　　　C. 麦芽糖　　　　　　D. 半乳糖

2. 下列属于酮糖的是（　　　）。

A. 葡萄糖　　　　　　B. 果糖　　　　　　　C. D-半乳糖　　　　　D. 核糖

3. 葡萄糖与班氏试剂反应，生成的沉淀是（　　　）。

A. CuO　　　　　　　B. Cu_2O　　　　　　C. $Cu(OH)_2$　　　　　D. Cu

4. 下列为非还原糖的是（　　　）。

A. 葡萄糖　　　　　　B. 果糖　　　　　　　C. 蔗糖　　　　　　　D. 麦芽糖

5. 麦芽糖水解的产物是（　　　）。

A. 葡萄糖　　　　　　B. 果糖和葡萄糖　　　C. 半乳糖和葡萄糖　　D. 半乳糖和果糖

6. 下列化合物中存在苷羟基的是（　　　）。

A. 蔗糖　　　B. α-葡萄糖-1-磷酸　　C. β-葡萄糖甲苷　　D. α-葡萄糖-6-磷酸

7. 既能发生水解反应，又能发生银镜反应的物质是（　　　）。

A. 葡萄糖甲苷　　　　B. 丙酸丙酯　　　　　C. 蔗糖　　　　　　　D. 麦芽糖

8. 下列试剂中，可用于检查糖尿病患者尿中葡萄糖的是（　　　）。

A. 品红亚硫酸试剂　B. 茚三酮溶液　　　　C. 班氏试剂　　　　　D. 溴水

9. 淀粉经淀粉酶作用水解，溶液中不可能含有（　　　）。

A. 葡萄糖　　　　　　B. 甘露糖　　　　　　C. 麦芽糖　　　　　　D. 糊精

10. 对果糖的叙述正确的是（　　　）。

A. 无变旋光现象　　B. 可被溴水氧化　　　C. 可与托伦试剂反应　D. 溶液中只有链状结构

11. 下列有关糖原结构的叙述中，错误的是（　　　）。

A. 含有α-1,4-糖苷键　　　　　　　　B. 含有α-1,6-糖苷键

C. 组成糖原的结构单位是D-葡萄糖　　　D. 糖原是无分支的分子

12. 既可鉴别葡萄糖和果糖，又可鉴别苯酚和环己醇的试剂是（　　　）。

A. 溴水　　　　　　　B. 苯肼　　　　　　　C. 三氯化铁　　　　　D. 高锰酸钾

13. 淀粉中连接葡萄糖的化学键是（　　　）。

A. 肽键　　　　　　　B. 氢键　　　　　　　C. 苷键　　　　　　　D. 配位键

14. 糖在人体内的储存形式是（　　　）。

A. 葡萄糖　　　　　　　B. 蔗糖　　　　　　　　C. 纤维素　　　　　　　D. 糖原

15. 下列物质遇碘会变蓝的是（　　　）。

A. 果糖　　　　　　　　B. 纤维素　　　　　　　C. 淀粉　　　　　　　　D. 酒精

二、填空题

1. 糖类根据是否水解及水解产物分为三类：_____、_____和_____。

2. 葡萄糖、果糖、麦芽糖、蔗糖中属于非还原性糖有_____，属于单糖的有_____和_____。

3. 直链淀粉是由_____通过_____键结合而成的链状分子，直链淀粉遇碘显_____色。

4. 正常人血糖浓度为_____。当血液中葡萄糖含量增高时，多余的葡萄糖就聚合成_____储存于_____。

5. 乳糖分子是由_____糖和_____糖通过_____苷键结合而成，它属于二糖。

6. 组成糖原的基本单位为_____，它们之间通过_____键和_____键相连接。

7. α-D- 葡萄糖与乙醇反应（干燥 HCl 存在下）生成_____。

8. 人体不能利用纤维素作为食物，因人体缺乏水解_____的酶。

9. 半乳糖有旋光性，半乳糖二酸_____旋光性。

10. 单糖产生变旋光现象的原因是_____。

11. 糖尿病患者的尿中含有_____糖，用_____试剂检查，现象是_____。

12. α-D- 吡喃葡萄糖的结构式为_____。

13. D- 葡萄糖和 D- 半乳糖属于_____差向异构体，D- 葡萄糖和 D- 甘露糖属于_____差向异构体。

14. 糖苷分子中的糖部分称为_____，非糖的部分称为_____。

15. 葡萄糖分子中有_____个手性碳原子，理论上应有_____个旋光异构体。

16. D- 甘露糖和_____糖及_____糖三者与苯肼作用可以生成相同的糖脎。

17. 鉴别葡萄糖和蔗糖可加入_____，葡萄糖出现_____现象，而蔗糖_____反应。

18. 所有的糖类化合物都与_____试剂反应，生成_____物质。

19. 淀粉遇碘呈_____色，糖原遇碘呈_____色。

三、举例解释下列名词。

1. 变旋光现象　　　　　　2. 端基异构体（异头物）　　　　　3. 差向异构体

4. 还原性糖和非还原性糖　　5. 转化糖

四、用化学方法区别下列各组化合物。

1. 葡萄糖与果糖　　　　　2. 葡萄糖与淀粉　　　　　　3. 蔗糖与淀粉

4. 麦芽糖与淀粉　　　　　5. 葡萄糖与己醛

五、推测结构题

1. 有两个 D- 型的 4 碳醛糖（A）和（B），当用 HNO₃ 氧化时，（A）生成没有旋光性的二元羧酸，（B）生成有旋光性的二元羧酸，写出单糖（A）和（B）的费歇尔投影式。

2. 某二糖属于非还原糖，已知它是由 β- 吡喃半乳糖和 α-D- 吡喃葡萄糖结合而成，试写出它的结构式。

（王记莲）

习题答案

第十五章

脂 类

电子教案　思政案例

> 学习目标
> 1. 熟悉油脂的组成和结构。
> 2. 掌握油脂的化学性质。
> 3. 了解类脂的性质。
> 4. 掌握甾体化合物的基本结构。

脂类化合物广泛存在于生物体内，它们是维护生命活动不可缺少的物质，包括油脂和类脂。油脂是指植物油和动物脂肪。类脂化合物通常是指磷脂、糖脂、蜡、萜类和甾族化合物等。它们在化学组成和结构上虽有较大的差异，但有某些共同的物理性质，如不溶于水而易溶于乙醚、丙酮及氯仿等有机溶剂，而且常与油脂一起共同存在于生物体内，因此将它们称为类脂化合物。

第一节　油脂

一、油脂的组成和结构

1.油脂的分类

油脂来源于动植物，按在常温下状态把油脂分为油和脂肪。在常温下为液态的油脂称为油，如豆油、花生油、菜籽油、棉籽油等；在常温下为固态和半固态的油脂称为脂肪，如猪油、牛油、羊油等。

2.油脂的组成

从化学结构看，都是三分子高级脂肪酸与一分子甘油所形成的酯，结构通式为：

$$
\begin{array}{l}
CH_2O-\overset{\displaystyle O}{\overset{\|}{C}}-R \\
CH-O-\overset{\displaystyle O}{\overset{\|}{C}}-R' \\
CH_2O-\overset{\displaystyle O}{\overset{\|}{C}}-R''
\end{array}
$$

其中 R、R′、R″ 相同，为简单甘油酯；不相同，为混合甘油酯。天然油脂大多数是多种混合甘油酯的混合物。

组成油脂的脂肪酸种类很多，但绝大多数是偶数碳原子的直链羧酸，一般含16和18碳原子的脂肪酸最多，只有极少数含有支链、脂环、羟基的脂肪酸。含不饱和脂肪酸较多的油脂在室温下为液体，含饱和脂肪酸较多的油脂在室温下为半固体和固体。不饱和脂肪酸以油酸、亚油酸、亚麻酸等十六和十八碳烯酸最常见。人体自身也能合成多种脂肪酸，但不能合成亚油酸、亚麻酸和花生四烯酸等，这些脂肪酸必须从食物中摄取，又称为必需脂肪酸。

3.油脂的用途

天然油脂主要存在于植物和动物体内，油脂是人类生存不可缺少的食物和营养品，特别是植物油脂是人类生活必需获取的营养品。油脂也是重要的化工原料，也是食品、医药工业的生产原料，加工天然油脂的工业称为油脂工业。同时油脂作为化工原料，是一种可再生的原料。

二、油脂的物理性质

纯净的油脂是无色、无味的中性化合物。但天然油脂，有的带有香味，有的带有特殊气味，而且有颜色，这是因为其中溶有维生素和色素。油脂的密度都小于 $1g \cdot mL^{-1}$，不溶于水，易溶于乙醚、氯仿、丙酮、苯和热乙醇等有机溶剂。天然油脂是混合甘油酯的混合物，所以没有固定的熔点和沸点。油中不饱和脂肪酸的含量较高，不饱和脂肪酸中 C=C 双键具有顺式结构，分子呈弯曲形，互相之间不能靠近，结构比较松散，因此熔点较低。脂肪中饱和脂肪酸的含量较高，饱和脂肪酸具有锯齿形的长链结构，分子间能够互相靠近，吸引力较强，因此熔点较高。

三、油脂的化学性质

1.皂化反应

油脂在酸、碱或酶的作用下发生水解反应，生成一分子甘油和三分子高级脂肪酸。如果在氢氧化钠或氢氧化钾碱性条件下水解，得到的产物是甘油和高级脂肪酸的钠盐或钾盐，即肥皂，因此油脂在碱性条件下的水解称为皂化。工业上制造肥皂就是利用这个反应，工业上测定油脂的皂化值也是依据这个反应。皂化反应是逐步进行的，三个脂肪酸逐步水解下来，反应速率与碱的浓度、温度、油脂的结构有关。

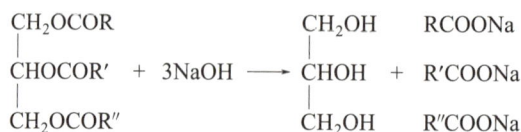

肥皂的制作

$$\begin{array}{l} CH_2OCOR \\ | \\ CHOCOR' \\ | \\ CH_2OCOR'' \end{array} + 3NaOH \longrightarrow \begin{array}{l} CH_2OH \\ | \\ CHOH \\ | \\ CH_2OH \end{array} + \begin{array}{l} RCOONa \\ R'COONa \\ R''COONa \end{array}$$

通常把皂化 1g 油脂所需氢氧化钾的毫克数称为该油脂的皂化值。根据皂化值的大小，可以判断油脂的平均相对分子质量。皂化值大，表示油脂的平均相对分子质量小，反之，则表示油脂的平均相对分子质量大。从皂化值还可以计算出油脂的平均相对分子质量。

$$平均相对分子质量 = \frac{56 \times 3 \times 1000}{皂化值}$$

常见油脂的皂化值见表 15-1。

表15-1　常见油脂的皂化值、碘值、酸值

油脂名称	皂化值	碘值	酸值	油脂名称	皂化值	碘值	酸值
猪油	193~200	46~66	1.56	棉籽油	191~196	103~115	0.6~0.9
蓖麻油	176~187	81~90	0.12~0.8	豆油	189~194	124~136	
花生油	185~195	83~93		亚麻油	189~196	170~204	1~3.5
茶籽油	170~180	92~109	2.4	桐油	190~197	160~180	

2.酯交换反应

工业上用油脂的酯交换反应制备高纯度的高碳脂肪酸的甲酯或乙酯，还可以进一步还原得到高碳脂肪醇：

$$\begin{array}{l} CH_2OCOR_1 \\ | \\ CHOCOR_2 \\ | \\ CH_2OCOR_3 \end{array} + 3CH_3OH \longrightarrow \begin{array}{l} CH_2OH \\ | \\ CHOH \\ | \\ CH_2OH \end{array} + \begin{array}{l} R_1COOCH_3 \\ R_2COOCH_3 \\ R_3COOCH_3 \end{array}$$

$$RCOOCH_3 + H_2 \xrightarrow{Ni} RCH_2OH + CH_3OH$$

3.加成反应

油脂中不饱和脂肪酸的 C=C 双键，可以和氢、卤素等发生加成反应。

（1）氢化　油脂中的 C=C 在金属催化下，可与氢元素发生加成反应，使不饱和脂肪酸变为饱和脂肪酸，这样得到的油脂称为氢化油，并且由液态变为半固态或固态，所以油脂的氢化又称为油脂的硬化，氢化油又称硬化油。硬化油熔点高，性质稳定不易变质，而且也便于储藏和运输。

（2）加碘　油脂中的 C=C 可与碘发生加成反应，100g 油脂所能吸收碘的最大克数称为碘值。碘值用来判断油脂的不饱和程度，碘值越大，油脂的不饱和程度也越大。由于碘与 C=C 加成反应的速率很慢，实际测定时常用氯化碘或溴化碘的冰醋酸溶液作试剂。常见油脂的碘值见表 15-1。

4.氧化反应

（1）油脂的酸败　油脂在空气中放置过久，常会变质，产生难闻的气味，这种变化称为酸败。酸败的主要原因是油脂中不饱的脂肪酸的双键在空气中的氧、水分和微生物的作用下，发生氧化，生成过氧化物，这些过氧化物继续分解或氧化生成有臭味的低级醛和酸等。光或潮湿可加速油脂的酸败。

油脂的酸败程度可用酸值来表示。中和 1g 油脂中的游离脂肪酸所需氢氧化钾的毫克数称为油脂的酸值。酸值越高，油脂酸败的程度越大。用氢氧化钾测定油脂的皂化值中，其实还包括了它的酸值，而测定油脂的酸值时不包括其皂化值。常见油脂的酸值见表 15-1。

皂化值、碘值和酸值是油脂重要的理化指标，药典对药用油脂的皂化值、碘值和酸值均有严格的要求。

（2）环氧化反应　不饱和油脂的碳碳双键可以氧化成环氧化物，如环氧豆油、环氧棉籽油等。油脂环氧化物可以用作塑料的稳定剂。

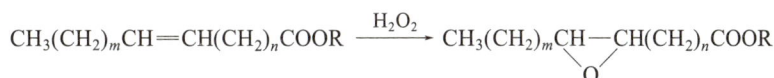

$$CH_3(CH_2)_mCH{=}CH(CH_2)_nCOOR \xrightarrow{H_2O_2} CH_3(CH_2)_mCH\underset{\displaystyle O}{\underbrace{\quad}}CH(CH_2)_nCOOR$$

第二节　磷脂

磷脂是分子中含有磷酸基团的高级脂肪酸酯。广泛存在于动、植物体内，具有重要的生理作用，根据磷脂的组成和结构可分为甘油磷脂和神经鞘磷脂。

一、甘油磷脂

磷脂酸

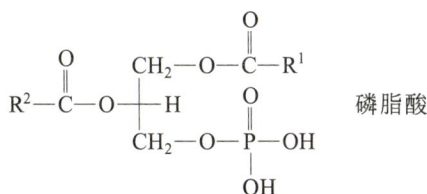

甘油磷脂又称为磷酸甘油酯，是一分子甘油与二分子脂肪酸和一分子磷酸通过酯键结合而成的化合物。

通常，R^1 为饱和脂肪酰基，R^2 为不饱和脂肪酰基，所以 C2 是手性碳原子。磷脂酸有一对对映体，天然磷脂酸为 R 构型。

磷脂酸中的磷酸与其他物质结合，可得到各种不同的甘油磷脂，最常见的是卵磷脂和脑磷脂。

1.卵磷脂

α- 卵磷脂又称为磷脂酰胆碱，是由磷脂酸分子中的磷酸与胆碱中的羟基酯化而成的化合物。结构式如下：

$$
\begin{array}{c}
\overset{\displaystyle O}{\overset{\displaystyle \|}{}} \\
\text{CH}_2\text{—O—C—R}^1 \\
R^2\text{—C—O}\overset{\displaystyle |}{\underset{\displaystyle |}{\text{—H}}} \\
\text{CH}_2\text{—O—P—O—CH}_2\text{CH}_2\text{N}^+(\text{CH}_3)_3 \\
\text{O}^-
\end{array}
$$

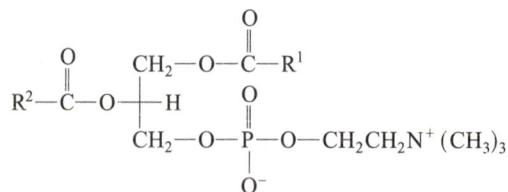

胆碱磷酸酰基可连在甘油基的 α 或 β 位上，故有 α 和 β 两种异构体，天然卵磷脂为 α 型。卵磷脂完全水解可得到甘油、脂肪酸、磷酸和胆碱。其中的饱和脂肪酸通常是软脂酸和硬脂酸，连在 C1 上，C2 上通常是油酸、亚油酸、亚麻酸和花生四烯酸等不饱和脂肪酸。

卵磷脂存在脑和神经组织及植物的种子中，在卵黄中含量丰富。

2.脑磷脂

脑磷脂又称为磷脂酰胆胺，是由磷脂酸分子中的磷酸与胆胺（乙醇胺）中的羟基酯化而成的化合物。结构式如下：

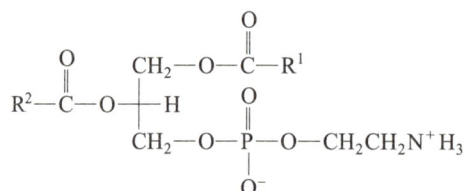

$$
\begin{array}{c}
\text{CH}_2\text{—O—C—R}^1 \\
R^2\text{—C—O—H} \\
\text{CH}_2\text{—O—P—O—CH}_2\text{CH}_2\text{N}^+\text{H}_3 \\
\text{O}^-
\end{array}
$$

脑磷脂完全水解时，可得到甘油、脂肪酸、磷酸和胆胺。

脑磷脂通常与卵磷脂共存于脑、神经组织和许多组织器官中，在蛋黄和大豆中含量也较丰富。

二、鞘磷脂

鞘磷脂又称为神经磷脂，其组成和结构与卵磷脂、脑磷脂不同，鞘磷脂的主链是鞘氨醇（神经氨基醇）而不是甘油，鞘氨醇的结构式如下：

$$
\begin{array}{c}
\text{HO—CH—CH}=\text{CH(CH}_2)_{12}\text{CH}_3 \\
\text{H}_2\text{N}\text{—H} \\
\text{CH}_2\text{—OH}
\end{array}
$$

鞘氨醇的氨基与脂肪酸以酰胺键相连，形成 N- 脂酰鞘氨醇即神经酰胺：

$$
\begin{array}{c}
\text{HO—CH—CH}=\text{CH—(CH}_2)_{12}\text{—CH}_3 \\
R\text{—C—NH—H} \\
\text{CH}_2\text{—OH}
\end{array}
$$

神经酰胺的羟基与磷酸胆碱结合而形成鞘磷脂：

$$
\begin{array}{c}
\text{HO—CH—CH}=\text{CH(CH}_2)_2\text{CH}_3 \\
R\text{—C—NH—H} \\
\text{CH}_2\text{—O—P—O—CH}_2\text{CH}_2\text{N}^+(\text{CH}_3)_3 \\
\text{O}^-
\end{array}
$$

鞘磷脂大量存在于脑和神经组织，是围绕着神经纤维鞘样结构的一种成分，也是细胞膜的重要成分之一。

三、表面活性剂

表面活性剂一般具有两类性质相反的两亲性基团：一类为疏水性或亲脂性基团，为非极性基团，它们是一些直链的或带有侧链的有机烃基；另一类是亲水性基团，为极性基团。例如，—OH、—COOH、—NH$_2$、—SH 及—SO$_2$OH 等。

1.肥皂及其乳化作用

肥皂是高级脂肪酸盐，肥皂的去污功能与高级脂肪酸盐的结构有关，长链脂肪酸钠的分子结构可以分成两个部分：一部分是羧基负离子（COO^-），他是亲水基；另一部分是烃基（—R），他是疏水基

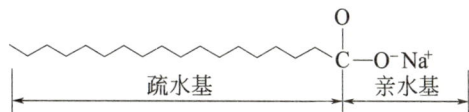

如果将高级脂肪酸钠的分子放在水中，他的烃基受到水分子的排斥、而彼此间依靠范德华力聚集在一起，形成球状物，而将亲水基（COO^-）露在球状物的外面，这种带负电荷的球状物称为胶束。

如果遇到沾有油污衣物，疏水基团部分就伸进油污内，而亲水基团（COO^-）部分则留在油污的表面，经过揉搓使油污从附着物上逐渐松开，脱离附着物，形成细小的乳滴，这种过程称为乳化，凡具有乳化作用的物质叫作乳化剂。

脂肪酸钠是固体，质较硬，所以称为硬肥皂。脂肪酸钾，因质软，所以称为软肥皂。肥皂能与酸生成难溶于水的脂肪酸；肥皂也能与钙离子、镁离子反应生成沉淀，因此，肥皂不宜在酸性水或硬水中使用。人们根据肥皂的结构特点和去污原理，生产的合成洗涤剂，基本克服了上述缺点。

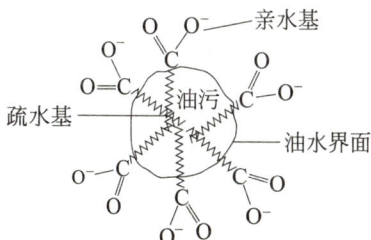

2.合成表面活性剂

能够降低表面张力的物质称为表面活性剂。从结构上讲，他必须含有亲水基和疏水基，亲水基包括羟基、氨基、磺酸基和羧基等；疏水基是烃基等。

表面活性剂按用途可分为乳化剂、润湿剂、起泡剂、洗涤剂、分散剂等；按离子类型可分为：阴离子型表面活性剂、阳离子型表面活性剂和非离子型表面活性剂三类。

（1）阴离子型表面活性剂 在水中生成阴离子疏水基，是目前使用得最多的一类合成洗涤剂。主要有烷基硫酸钠和烷基苯磺酸钠。

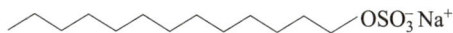

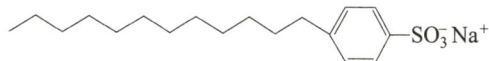

十二烷基硫酸钠 十二烷基苯磺酸钠

（2）阳离子型表面活性剂 在水中生成带有疏水基的阳离子，属于这类表面活性剂的主要是季铵盐，新洁尔灭是这类洗涤剂的典型代表，其结构如下：

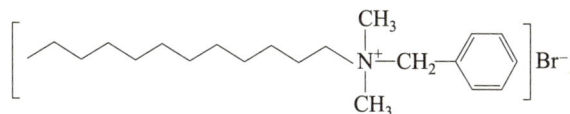

溴化-*N*,*N*-二甲基-*N*-十二烷基苄铵(新洁尔灭)

阳离子型表面活性剂有良好的水溶性，耐酸又耐碱，除了有表面活性作用外，还有较强的杀菌能力，用作消毒杀菌剂。

（3）非离子型表面活性剂 是中性化合物，在水溶液中不电离，起表面活性作用的是整个分子，羟基和聚醚部分是亲水基团。例如，聚氧乙烯烷基酚醚。

$$R\!-\!\!\!\!\raisebox{0pt}{\fbox{}}\!\!\!\!-(OCH_2CH_2)_{\overline{n}}OH$$

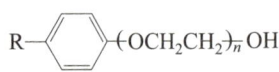

聚氧乙烯烷基酚醚

分子中带有多个醚键易与水混溶，常用作洗涤剂和乳化剂。

第三节　甾体化合物

甾体化合物是一类广泛存在于动植物体内，并在动植物的生命活动中起着重要作用的化合物，例如，肾上腺皮质激素对人体的盐代谢和糖代谢有很大的作用；中药毛地黄所含强心苷具有很强生理作用；有的可作为甾体药物的合成原料。

一、甾体化合物的基本结构

甾体药物的基本结构为环戊烷并多氢菲和三个侧链。分子中含有四个环，其中 A、B 和 C 环为六元环，D 环为五元环。其基本骨架如下：

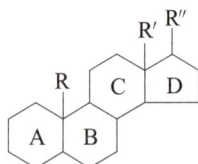

一般说来其中两个侧链（R，R′）是甲基（专称角甲基），另一个（R″）为含不同碳原子数的碳链或含氧基团如羟基等。环上所有的碳原子的编号顺序也是固定的。见下式：

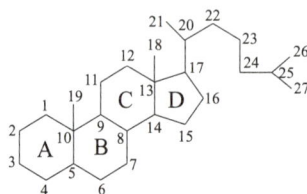

甾体化合物碳架的构型，取决于分子中碳环的稠合方式。自然界中的甾体化合物，B 环与 C 环是反式稠合，C 环与 D 环大多数也是反式稠合，而 A 环与 B 环有两种稠合方式：顺式稠合和反式稠合。所以，甾体母核虽然有 6 个（C5、C8、C9、C10、C13 及 C14）手性碳原子，理论上应该有 64 个异构体，但天然甾体化合物现知的只有两种构型。

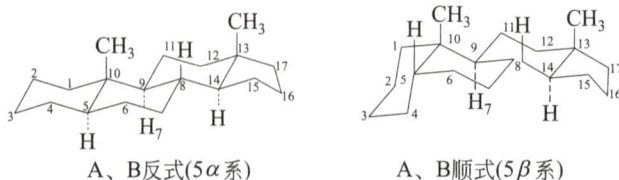

A、B反式(5α系)　　　　　A、B顺式(5β系)

为了能在平面结构中方便地表示出甾体化合物的空间结构，通常将环平面上方的原子或基团用实线相连，称为 β- 构型；位于环平面下方的则用虚线相连，称为 α- 构型；上下方不确定，用波纹线相连，称为 ε。所以在甾体化合物中，两种构型的区别就在 5 位碳原子上所连有基团的构型，A、B 环顺式稠合为正系，其 5 位上的氢原子在环上方，属于 β- 构型，用 5β 表示；A、B 环反式稠合为别系，其 5 位上的氢原子在环下方，属于 α- 构型，用 5α 表示。

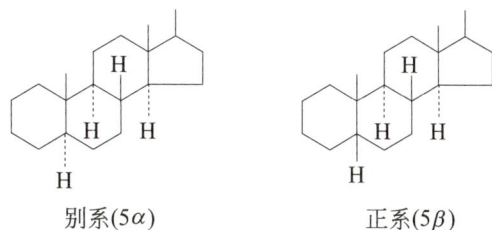

别系(5α) 正系(5β)

如果 C4 与 C5、C5 与 C6、C5 与 C10 间有双键，则 A/B 环稠合的构型无正系和别系之分。

二、甾体化合物的命名

很多存在于自然界的甾体化合物都有其各自的习惯称呼。若按系统命名法定名，则需先确定所选用的甾体母核，然后在其前后表明各取代基或功能基的名称、数量、位置与构型（α- 型或 β- 型）。

根据 C10、C13 与 C17 处所连的侧链不同，甾体母核的名称如下：

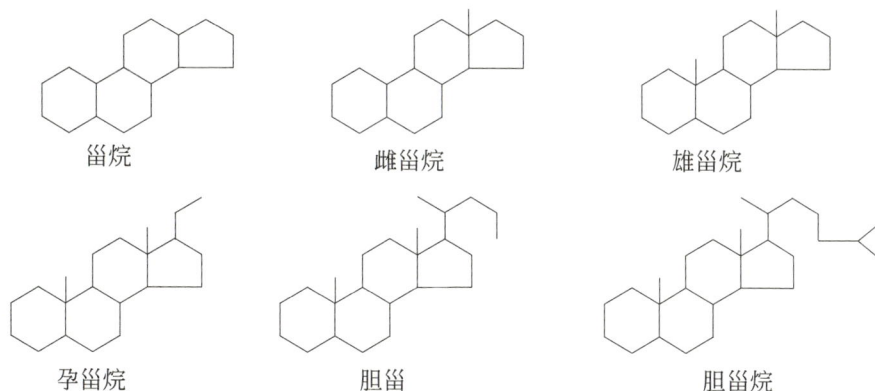

甾烷 雌甾烷 雄甾烷

孕甾烷 胆甾 胆甾烷

当母核中含有碳碳双键时，将"烷"改成相应的"烯""二烯""三烯"等并表示出其位置。双键的位次除用阿拉伯数字表示外，亦可用"Δ"来表示，如 $\Delta^{1,4}$ 表明 1 位和 2 位、4 位和 5 位之间各有一个双键；$\Delta^{5(10)}$ 则表示 5 位和 10 位之间含有一个双键。例如：

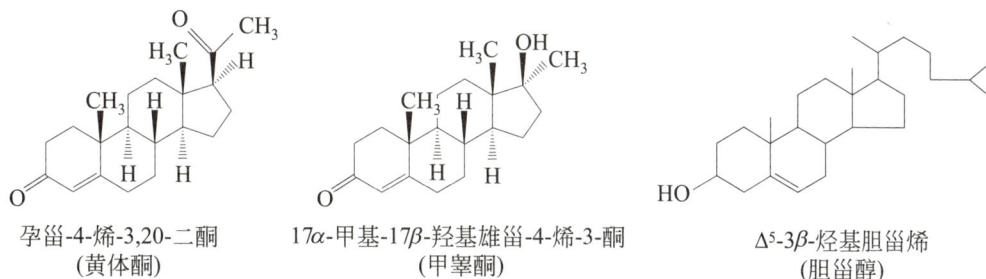

孕甾-4-烯-3,20-二酮（黄体酮） 17α-甲基-17β-羟基雄甾-4-烯-3-酮（甲睾酮） Δ^5-3β-烃基胆甾烯（胆甾醇）

用"去甲基"或"降"表示比原母核失去一个甲基或环缩小一个碳原子；用"高"表示环扩大一个碳原子。例如：

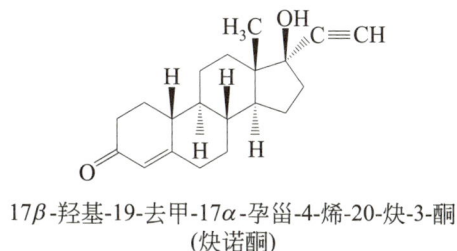

17β-羟基-19-去甲-17α-孕甾-4-烯-20-炔-3-酮（炔诺酮）

三、重要的甾体化合物

1.甾醇类

（1）胆甾醇（胆固醇） 胆甾醇是最早发现的一个甾体化合物，以游离和成酯形式存在于人和动物的血液、脂肪中，血液中胆甾醇含量过高可引起胆结石和动脉粥样硬化。

胆甾醇是无色或略带黄色的结晶，熔点148.5℃，在高真空度下可升华，微溶于水，溶于乙醇、乙醚、氯仿等有机溶剂。在制药上，胆甾醇是合成维生素D_2的原料。

（2）7-脱氢胆甾醇　胆甾醇在酶催化下氧化成7-脱氢胆甾醇。7-脱氢胆甾醇存在于皮肤组织中，在日光照射下发生化学反应，转化为维生素D_3：

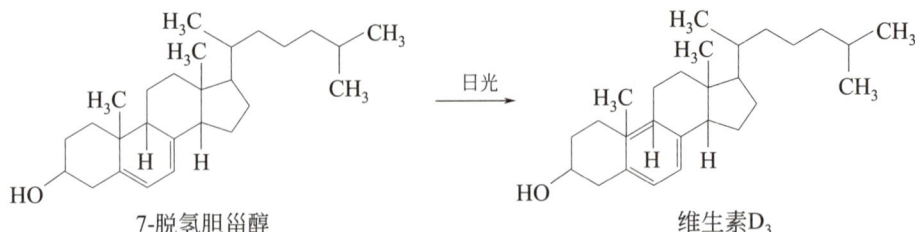

7-脱氢胆甾醇　　　　　　　　　　维生素D_3

维生素D_3是从小肠中吸收Ca^{2+}过程中的关键化合物。体内维生素D_3的浓度太低，会引起Ca^{2+}缺乏，不足以维持骨骼的正常生成而产生软骨病。

（3）麦角甾醇　麦角甾醇是常见的植物甾醇，最初是从麦角中得到的，但在酵母中更易得到。麦角甾醇经日光照射后，B环开环而前钙化醇，前钙化醇加热后形成维生素D_2（即钙化醇）。

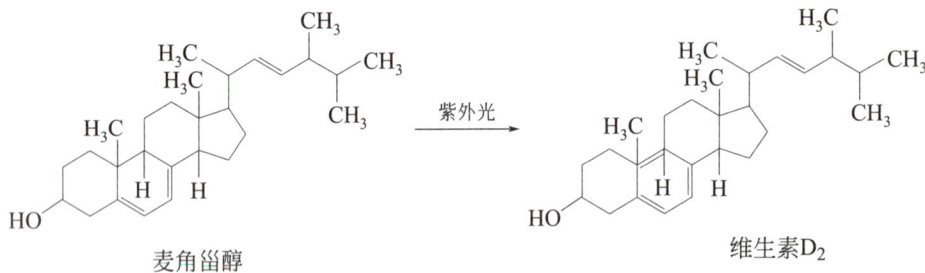

麦角甾醇　　　　　　　　　　　维生素D_2

维生素D_2同维生素D_3一样，也能抗软骨病，因此，可以将麦角甾醇用紫外光照射后加入牛奶和其他食品中，以保证儿童能得到足够的维生素D。

2.胆酸类

胆汁酸存在于动物的胆汁中，从人和牛的胆汁中所分离出来的胆汁酸主要为胆酸。

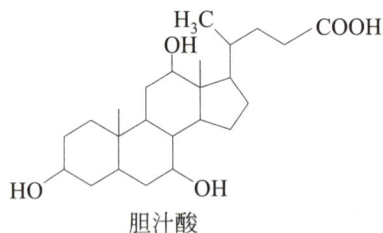

胆汁酸

3.甾体激素类

（1）性激素　性激素是高等动物性腺的分泌物，能控制性生理、促进动物发育、维持第二性征（如声音、体形等）的作用。它们的生理作用很强，很少量就能产生极大的影响。

性激素可分为雄性激素和雌性激素两大类，两类性激素都有很多种，在生理上各有特定的生理功能。雄性激素有睾丸酮素、甲睾酮等；雌性激素有雌二醇、黄体酮等。例如：

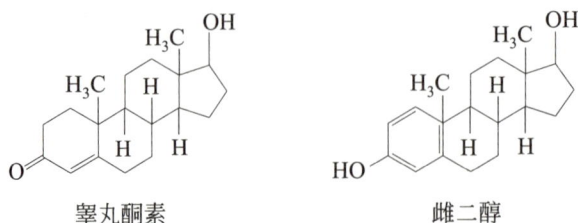

睾丸酮素　　　　　　　　　　　雌二醇

（2）肾上腺皮质激素 肾上腺皮质激素是哺乳动物的肾上腺皮质所分泌的甾体激素的总称，对维持生命活动有重要作用。从结构上看，肾上腺皮质激素具有孕甾烷的基本结构，按生理作用分为盐皮质激素和糖皮质激素两大类。在医药上肾上腺皮质激素主要用作甾体抗炎药物。例如：可的松、氢化可的松等。

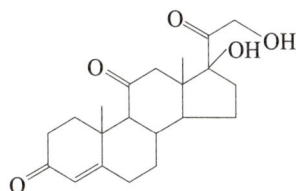 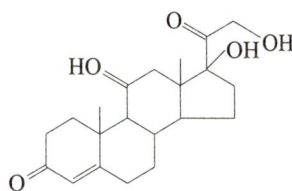

可的松　　　　　　　　　　　　氢化可的松

通过改变可的松和氢化可的松的结构，可以得到高效低毒的甾体抗炎药物，这种改变分子结构以取得较理想药物的方法，是开发新药的一条途径。

习　题

一、解释下列名词

　　1. 皂化值　　　　　2. 碘值　　　　　　3. 干性油

二、列出下列化合物完全水解时所得到的产物。

　　1. 卵磷脂　　　　　2. 脑磷脂

三、用化学方法区别下列化合物。

　　1. 硬脂酸和蜡　　　2. 甘油三油酸酯和甘油三硬脂酸酯

四、简答题

　　1. 猪油的皂化值 193～200，花生油的皂化值 185～195，哪种油脂的平均相对分子质量大？

　　2. 牛油的碘值为 30～48，大豆油为 127～138，这说明什么？

　　3. 油脂的皂化值和酸值有什么不同？

　　4. 写出甘油和软脂酸、油酸以及亚麻酸形成的混合甘油酯的（1）结构式；（2）皂化反应式；（3）在体内消化反应式并计算混合甘油酯的碘值及在室温下它可能的状态（液体或固体）。

　　5. 虽然甘油无光学活性，但是当 C1 和 C3 连有不同的酯取代基时，则 C2 成为手性的。天然的磷酸甘油酯或磷脂酸是以对映体形式存在的。下面这个天然的对映体磷脂是 R 构型还是 S 构型？

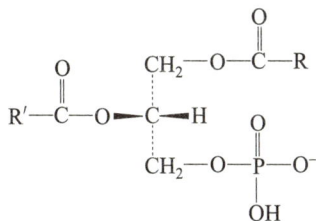

　　6. 指出卵磷脂、脑磷脂、硬脂酸钠和对十二烷基苯磺酸钠共同具有什么样的一般结构特征和一般的物理性质。

（裘兰兰）

第十六章

蛋白质

电子教案　思政案例

学习目标

1. 熟悉氨基酸、蛋白质的结构和命名。
2. 掌握氨基酸、蛋白质的性质。

第一节　蛋白质的化学组成

一、蛋白质的元素组成

根据对蛋白质的元素分析表明：碳 50% ~ 55%、氢 6% ~ 8%、氧 19% ~ 24%、氮 13% ~ 19%。除此四种元素外，大多数蛋白质还含有硫，有的还含有磷、碘等。一切蛋白质均含有氮，并且大多数蛋白质含氮量比较接近，平均 16%，这是蛋白质元素组成的一个重要特点。

二、蛋白质结构的基本单位

蛋白质是高分子有机化合物，结构复杂，种类繁多，但其水解的最终产物都是氨基酸，因此，把氨基酸称为蛋白质的基本组成单位。

1.氨基酸的结构通式

氨基酸是一类分子中既含有氨基（—NH$_2$）又含有羧基（—COOH）的化合物。氨基酸在自然界中主要以多肽或蛋白质的形式存在于动植物体内，蛋白质在酸、碱或酶的作用下水解，得到的最终产物就是 α- 氨基酸，其通式一般表示为：

$$\underset{\underset{\text{NH}_2}{|}}{\text{R—CH—COOH}}$$

除甘氨酸外，组成蛋白质的 α- 氨基酸都有旋光性，而且其构型都是 L 型。L-α- 氨基酸的通式为：

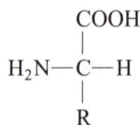

$$\underset{\underset{\text{R}}{|}}{\overset{\overset{\text{COOH}}{|}}{\text{H}_2\text{N—C—H}}}$$

2.氨基酸的分类

按分子中氨基和羧基的相对位置分为 α- 氨基酸、β- 氨基酸、γ- 氨基酸。其中 α- 氨基酸最为重要。自然界中存在的氨基酸有 200 余种，但由生物体内蛋白质水解而得到的氨基酸只有 20 余种。表 16-1 中列出常见的 α- 氨基酸。其中标有 * 号的 8 种氨基酸在人体内不能合成，必须通过食物供给，这些氨基酸称为必需氨基酸。

根据分子中烃基的结构不同，氨基酸可分为脂肪族氨基酸、芳香族氨基酸和杂环氨基酸。

表16-1 常见的 α-氨基酸

名称		缩写符号	结构式	等电点 pI
中性氨基酸	甘氨酸(氨基乙酸)	甘 Gly	$CH_2(NH_2)COOH$	5.97
	丙氨酸(α-氨基丙酸)	丙 Ala	$CH_3CH(NH_2)COOH$	6.00
	丝氨酸(α-氨基β-羟基丙酸)	丝 Ser	$CH_2(OH)CH(NH_2)COOH$	5.68
	半胱氨酸(α-氨基β-巯基丙酸)	半胱 Cys	$CH_2(SH)CH(NH_2)COOH$	5.05
	胱氨酸(双-β-硫代-α-氨基丙酸)	胱 Cys-Cys	$\begin{array}{l}S-CH_2CH(NH_2)COOH\\ \vert \\ S-CH_2CH(NH_2)COOH\end{array}$	4.80
	*苏氨酸(α-氨基-β-羟基丁酸)	苏 Thr	$CH_3CH(OH)CH(NH_2)COOH$	6.53
	*蛋氨酸(α-氨基-γ-甲硫基丁酸)	蛋 Met	$CH_3SCH_2CH_2CH(NH_2)COOH$	5.74
	*缬氨酸(α-氨基-β-甲基丁酸)	缬 Val	$(CH_3)_2CHCH(NH_2)COOH$	5.96
	*亮氨酸(α-氨基-γ-甲基戊酸)	亮 Leu	$(CH_3)_2CHCH_2CH(NH_2)COOH$	6.02
	*异亮氨酸(α-氨基-β-甲基戊酸)	异亮 Ile	$\begin{array}{l}CH_3CH_2CHCH(NH_2)COOH\\ \qquad\qquad\vert\\ \qquad\qquad CH_3\end{array}$	5.98
	*苯丙氨酸(α-氨基-β-苯基丙酸)	苯丙 Phe	$C_6H_5CH_2CH(NH_2)COOH$	5.48
	酪氨酸(α-氨基-β-对羟苯基丙酸)	酪 Tyr	$p\text{-}HOC_6H_4CH_2CH(NH_2)COOH$	5.66
	脯氨酸(α-吡咯啶甲酸)	脯 Pro	(环状结构)—COOH	6.30
	*色氨酸[α-氨基-β-(3-吲哚)丙酸]	色 Try	(吲哚环)$CH_2CH(NH_2)COOH$	5.89
酸性氨基酸	天冬氨酸(α-氨基丁二酸)	天 Asp	$\begin{array}{l}HOOCCH_2CHCOOH\\ \qquad\qquad\vert\\ \qquad\qquad NH_2\end{array}$	2.77
	谷氨酸(α-氨基戊二酸)	谷 Glu	$\begin{array}{l}HOOCCH_2CH_2CHCOOH\\ \qquad\qquad\qquad\vert\\ \qquad\qquad\qquad NH_2\end{array}$	3.22
碱性氨基酸	精氨酸(α-氨基-δ-胍基戊酸)	精 Arg	$\begin{array}{l}H_2NCNH(CH_2)_3CH(NH_2)COOH\\ \quad\vert\vert\\ \quad NH\end{array}$	10.76
	*赖氨酸(α,ω-二氨基己酸)	赖 Lys	$H_2N(CH_2)_4CH(NH_2)COOH$	9.74
	组氨酸[α-氨基-β-(5-咪唑)丙酸]	组 His	(咪唑环)$CH_2CH(NH_2)COOH$	7.59

根据分子中所含氨基和羧基的数目不同，氨基酸又分为：中性氨基酸（氨基和羧基的数目相等）；酸性氨基酸（羧基的数目多于氨基的数目）；碱性氨基酸（氨基的数目多于羧基的数目）。

3.氨基酸的命名

可采用系统命名法，以羧酸为母体，氨基作为取代基，称为氨基某酸。氨基的位置可用阿拉伯数字表示，也可用希腊字母 α、β、γ 等表示，并写在氨基酸名称前面。一些常见的氨基酸还根据其来源或某些特性采用俗名，如天冬氨酸源于天冬植物，甘氨酸因具甜味而得名。例如：

$$\begin{array}{l}CH_2-COOH\\ \vert\\ NH_2\end{array}$$
氨基乙酸
（甘氨酸）

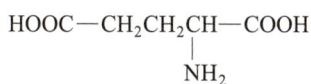

$$HOOC-CH_2CH_2CH-COOH$$
$$\qquad\qquad\qquad\qquad\vert$$
$$\qquad\qquad\qquad\qquad NH_2$$
α-氨基戊二酸
（谷氨酸）

$$\begin{array}{l}(苯环)CH_2CH-COOH\\ \qquad\qquad\vert\\ \qquad\qquad NH_2\end{array}$$
α-氨基-β-苯基丙酸
（苯丙氨酸）

4. α-氨基酸的理化性质

α-氨基酸都是无色晶体，熔点较高，一般在 $200 \sim 300℃$，加热至熔点分解放出 CO_2。除胱氨酸和酪氨酸外，大多 α-氨基酸能溶于水而不溶于乙醚、苯、石油醚等有机溶剂，但均可溶于强酸、强碱溶液中。α-氨基酸的高熔点和溶解性都显示了盐类化合物的特性。

氨基酸既含有羧基又含有氨基，因此它具有羧基和氨基的典型反应。同时，由于羧基和氨基的相互影响，使氨基酸还表现出一些特殊的性质。

（1）两性电离和等电点　氨基酸分子中含有酸性的羧基和碱性的氨基，既可以与碱反应，又可以与酸反应，属两性化合物。氨基酸分子中的氨基可以接受羧基上电离出的 H^+，成为既带正电荷又带负电荷的两性离子（又称偶极离子）。固体氨基酸就是以偶极离子的形式存在，偶极离子间的引力较大，所以氨基酸具有熔点较高，难溶于有机溶剂的特点。这种两性离子相当于氨基酸分子内部酸性基团和碱性基团相互作用所形成的盐，称为内盐。

氨基酸具有两性，在酸性溶液中，能与氢离子反应形成带正电荷的阳离子，即发生碱式电离：

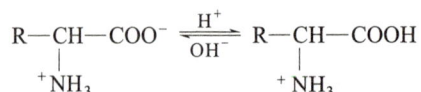

在碱性溶液中，又能与氢氧根离子反应形成带负电荷的阴离子，即发生酸式电离。

氨基酸解离的方向和程度决定于溶液的 pH。向氨基酸水溶液中加酸，可以抑制酸式电离，增大碱式电离，氨基酸主要以正离子的形式存在，在电场中向负极移动。反之，向氨基酸水溶液中加碱，可以抑制碱式电离，增大酸式电离，氨基酸主要以负离子的形式存在，在电场中向正极移动。如将氨基酸水溶液的 pH 调到某一特定数值，使其酸式电离程度和碱式电离程度相等，则氨基酸几乎全部以两性离子的形式存在，整个氨基酸分子是电中性的，在电场中不向任何一极移动。此时溶液的 pH 称为氨基酸的等电点，常用 pI 表示。氨基酸在溶液中的存在形式随溶液酸碱性的变化可表示如下：

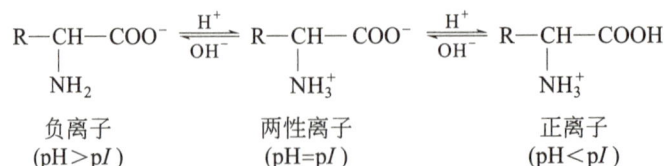

等电点是氨基酸的一个重要物理常数。

不同的氨基酸，由于组成和化学结构不同，其等电点也各不相同（见表 16-1）。一般来说，酸性氨基酸的等电点 pI 在 $2.7 \sim 3.2$ 之间；碱性氨基酸的等电点 pI 在 $9.5 \sim 10.7$ 之间；中性氨基酸的等电点 pI 在 $5.0 \sim 6.5$ 之间。中性氨基酸等电点偏酸是由于羧基的酸解离略大于氨基的碱解离，因此溶液必须偏酸才能使两种解离的趋向相当。

在等电点时，以内盐形式存在的氨基酸溶解度最小，最容易从溶液中析出。因此，可以用调节等电点的方法鉴别氨基酸或分离氨基酸的混合物。

（2）成肽反应　α- 氨基酸分子间氨基与羧基脱水，生成以酰胺键相连的化合物肽。例如：

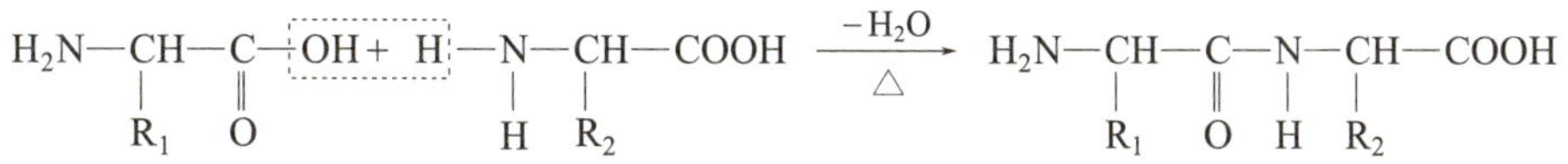

$$\text{H}_2\text{N}-\underset{\underset{R_1}{|}}{\text{CH}}-\underset{\underset{O}{||}}{\text{C}}\boxed{-\text{OH} + \text{H}}-\underset{\underset{H}{|}}{\text{N}}-\underset{\underset{R_2}{|}}{\text{CH}}-\text{COOH} \xrightarrow[\triangle]{-\text{H}_2\text{O}} \text{H}_2\text{N}-\underset{\underset{R_1}{|}}{\text{CH}}-\underset{\underset{O}{||}}{\text{C}}-\underset{\underset{H}{|}}{\text{N}}-\underset{\underset{R_2}{|}}{\text{CH}}-\text{COOH}$$

肽分子中的酰胺键（—C—N—）又称肽键。由两个氨基酸分子缩合而成的肽为二肽。

二肽分子中仍含有游离的氨基和羧基，因此可以继续与另外的氨基酸脱水，缩合成三肽、四肽⋯⋯以至多肽。其通式为：$\text{H}_2\text{N}-\underset{\underset{R}{|}}{\text{CH}}\text{(CO}-\text{NH}-\underset{\underset{R}{|}}{\text{CH})}_{\overline{n}}\text{COOH}$

在多肽中，通常将有游离氨基—NH_2 的一端写在左边称为 N- 端；将羧基—COOH 的末端写在右边称为 C- 端。多肽中的每个氨基酸单位称为氨基酸残基，氨基酸残基的数目等于成肽的氨基酸数目。多肽的命名是以 C- 端氨基酸为母体，从 N- 端开始命名，依次称为"某氨酰某氨酸"。例如广泛存在于动、植物细胞中的一种三肽，称为 γ- 谷氨酰半胱氨酰甘氨酸，简称谷胱甘肽，其结构式为：

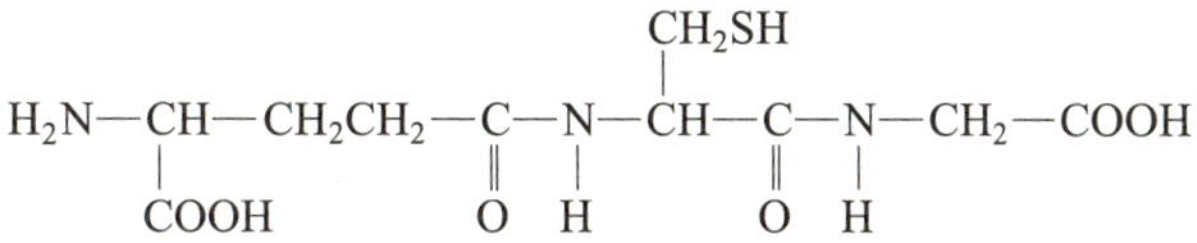

$$\text{H}_2\text{N}-\underset{\underset{\text{COOH}}{|}}{\text{CH}}-\text{CH}_2\text{CH}_2-\underset{\underset{O}{||}}{\text{C}}-\underset{\underset{H}{|}}{\text{N}}-\underset{\underset{\text{CH}_2\text{SH}}{|}}{\text{CH}}-\underset{\underset{O}{||}}{\text{C}}-\underset{\underset{H}{|}}{\text{N}}-\text{CH}_2-\text{COOH}$$

自然界还有一些分子大小不同的多肽，它们都具有一定的生物活性，有的是抗生素，有的是激素。

（3）显色反应　α- 氨基酸与茚三酮的水合物在溶液中共热，发生一系列的化学反应，最终生成蓝紫色的化合物，这是检验氨基酸的灵敏方法。反应过程如下：

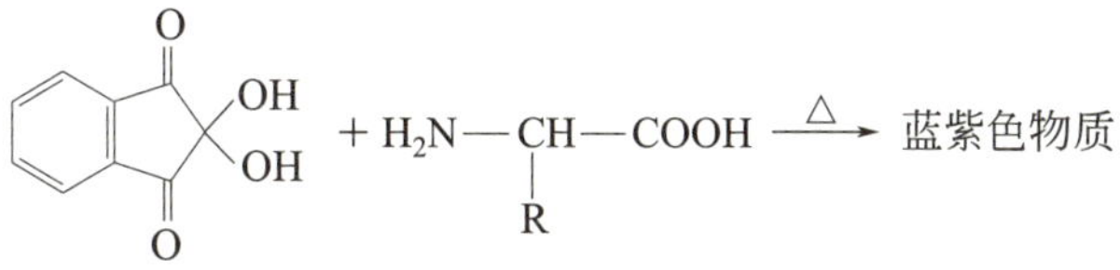

水合茚三酮　+ $\text{H}_2\text{N}-\underset{\underset{R}{|}}{\text{CH}}-\text{COOH} \xrightarrow{\triangle}$ 蓝紫色物质

第二节　蛋白质及其衍生物

一、蛋白质的结构和性质

蛋白质是生物体尤其是动物体的基本组成物质，动物的肌肉、上皮组织、毛发、角蹄、爪、蚕丝等都是由不同的蛋白质所构成的，酶、某些激素和细菌等也都是蛋白质。蛋白质在生命活动中起决定性的作用。在生物体内，蛋白质的功能是极其复杂的。例如血红蛋白把氧气送到各部分组织中，激素在新陈代谢中起调节作用，酶（酵素）是生物体内的催化剂，病毒能引起疾病的发生，而抗体则能抵抗疾病。蛋白质不但能供给机体营养，行使保护功能，进行机械运动，控制代谢过程，输送氧气，防止病菌侵袭，表达遗传信息，而且对细胞膜的通透性以及高等动物的记忆活动等方面都起着重要的作用。

蛋白质是由很多个 α- 氨基酸分子间失水以肽键—CONH—形成的高分子化合物，相对分子质量很大，约一万至数千万。

1.蛋白质的分子结构

多肽链是蛋白质的基本结构。多肽链中 α- 氨基酸排列的顺序和连接方式叫作一级结构。在一级结构中肽键是其主要的连接方式（主键）。蛋白质分子的空间结构分为蛋白质的二级结构、三级结构和四级结构。

由于肽键不是直线形的，价键之间有一定的角度，而且分子中又含有许多肽键。因此一条肽链可以通过一个肽键中的羰基的氧与另一个肽键中的氨基的氢形成氢键而绕成螺旋形，叫作 α- 螺旋，这是蛋白质的一种二级结构，见图 16-1（a）。

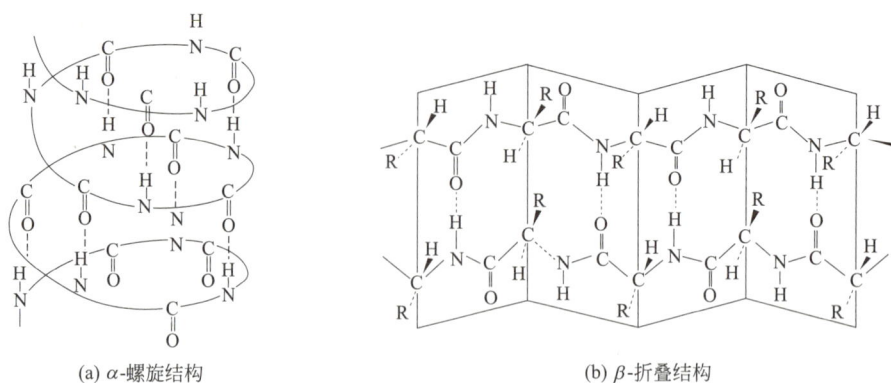

(a) α-螺旋结构　　　　　　　　　　　　　　(b) β-折叠结构

图16-1　蛋白质的二级结构

蛋白质的另一种二级结构是由链间的氢键将肽链拉在一起形成"片"状，叫作 β- 折叠，见图 16-1（b）。在二级结构中氢键起了维系和固定的作用。

在二级结构的基础上多肽链（α- 螺旋）还可以按照一定的方式卷曲折叠，形成复杂的空间结构，这就是蛋白质的三级结构。三级结构是由静电引力、氢键、二硫键、疏水键和酯键等副键来维系的，见图 16-2。

有些具有三级结构的多肽链并不单独显示生物活性，几条具有三级结构的肽链（此时叫作亚基），通过氢键、疏水键、静电引力等副键缔合成蛋白质的四级结构，见图 16-3。

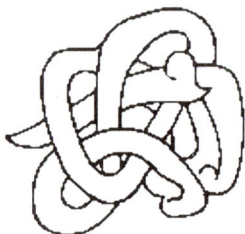

　　

图16-2　蛋白质的三级结构　　　　　图16-3　蛋白质的四级结构

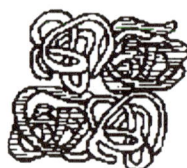

每种蛋白质各有其特定的空间结构，通常正是这种特定的空间结构赋予蛋白质以某种特殊的理化性质和生物活性。

2.蛋白质的性质

蛋白质是由氨基酸组成的高分子化合物，其理化性质一部分与氨基酸相似，如两性电离及等电点和呈色反应等。但也有一部分理化性质与氨基酸不同，如胶体性、沉淀和变性等。现择其主要理化性质分述如下。

（1）两性电离和等电点　蛋白质虽是氨基酸通过肽键连接而成的大分子，但分子中仍含有一定数量游离的羧基和氨基。羧基显酸性，氨基显碱性，所以蛋白质与氨基酸一样具有两性电离的性质，可以与酸或碱作用生成盐。

负离子　　　　　两性离子　　　　　正离子
pH＞pI　　　　　pH=pI　　　　　　pH＜pI

若以蛋白质的等电点为标准，pH 小于等电点的溶液为酸性溶液，pH 大于等电点的溶液为碱性溶液，那么，在酸性溶液中，蛋白质主要成为正离子，在电场中向负极移动，在碱性溶液中，蛋白质主要是负离子，在电场中向正极移动。对某种蛋白质来说，当溶液处于某一 pH 时，蛋白质呈（电）中性的偶极离子，在电场中既不向正极移动，也不向负极移动。这时溶液的 pH 叫该蛋白质的等电点。

由于各种蛋白质分子中所含氨基酸的种类、数目及空间结构不同，而且所含的游离氨基、游离羧基的数目及其电离度也不同，因此不同的蛋白质就有不同的等电点。酸性蛋白质的等电点小于7，碱性蛋白质的等电点大于7。但多数蛋白质的等电点接近于5，因此在人和动物的组织和体液中（pH近于7.4），蛋白质大多数为负离子，并与Na^+、K^+、Ca^{2+}和Mg^{2+}等结合成盐而存在。

在酸性或碱性条件下，蛋白质颗粒分别带正电荷或负电荷，互相排斥，不易凝聚。在等电点时，蛋白质以（电）中性的偶极离子存在，其总电荷为零，溶解度最小，黏度、渗透压和导电能力等也在等电点时为最小。

在同一pH的溶液中，由于各种蛋白质所带电荷的性质和数量不同，分子大小也不同，因此它们在电场中移动的速度就有差别，利用这种性质来分离和分析蛋白质，称为蛋白质的电泳分析法。例如临床上常应用蛋清蛋白电泳分析来帮助诊断疾病和观察预后。

（2）变性　蛋白质在某些理化因素作用下其空间结构发生改变，使蛋白质的理化性质和生物活性发生变化，这种现象称为蛋白质的变性。变性后的蛋白质称为变性蛋白质。能使蛋白质变性的因素有强酸、强碱、重金属盐、尿素、丙酮和乙醇等化学因素，以及加热、干燥、高压、震荡、紫外线、超声波和X射线等物理因素。蛋白质变性后，理化性质最明显的改变是溶解度降低，本来在等电点附近能溶于水的蛋白质，变性后不再溶解而产生沉淀。因为原来隐藏于蛋白质分子内部的疏水基团，变性后转向分子表面，使得原来分布在分子表面的亲水基团反被掩盖，所以蛋白质分子的水化作用减小，溶解度降低。变性蛋白质在等电点时煮沸，变为比较坚固的凝块，称为蛋白质的凝固作用。很多天然蛋白质直接加热也可以凝固。凝固后的蛋白质因肽链伸展，肽键充分暴露，易被蛋白酶水解，所以凝固的蛋白质容易消化。此外变性蛋白质还表现为黏度增大，渗透压降低。具有生物活性的蛋白质如酶和蛋白质激素等，变性后失去生物活性。蛋白质变性后，如其分子结构改变不大，可以恢复原有性质，称为可逆变性；相反，叫不可逆变性。蛋白质变性的原理有重要的实用价值。用酒精、加热、紫外线消毒灭菌和热凝法检查尿蛋白，都是基于蛋白质变性的原理。制备或保存酶、疫苗、免疫血清等蛋白制剂时，应选择适当的条件，以防止其失去活性。在配制胃蛋白酶水溶液时，不能加热，也不宜多加搅拌振摇，因为剧烈振荡也可以使蛋白质变性，使药效下降。

（3）蛋白质的沉淀　蛋白质自溶液中成固体析出，称为蛋白质的沉淀作用。如果在蛋白质溶液中加入适当的电解质，或调整溶液的pH到等电点，蛋白质的胶粒就失去电荷，但并不能沉淀，因为蛋白质胶粒表面还有一层水化膜，具有保护作用。再加入脱水剂，除去水化膜，蛋白质胶粒才能相互凝聚而从溶液中析出。若蛋白质胶粒先脱水后失去电荷，也同样能发生沉淀作用。

沉淀蛋白质的方法有以下几种。

① 盐析。往蛋白质溶液中加入电解质（氯化钠、硫酸铵、硫酸钠等中性盐）到一定浓度时，由于电解质离子的水化作用，夺去了蛋白质的水化膜，同时带相反电荷的电解质离子，中和了蛋白质的电荷，使蛋白质沉淀析出。这种应用电解质盐类使蛋白质析出沉淀的过程称盐析。盐析时所需盐的最小量，称为盐析浓度。盐析时电解质中的阴离子往往起主要作用，阴离子的价数愈高，盐析能力愈强。由于不同蛋白质盐析时所需的盐析浓度不同，因此可用不同浓度的盐溶液，使蛋白质分段析出而加以分离，这种方法称为分段盐析。盐析所得的蛋白质并不变性，失盐后又能溶于水，因此可用于提纯蛋白质。

② 加入脱水剂。乙醇（低温）和丙酮等脱水剂对水的亲和能力较大，能破坏蛋白质胶粒的水化膜，使蛋白质沉淀析出。沉淀后如迅速将蛋白质与脱水剂分离，仍可保持蛋白质原来的性质。95%的乙醇吸水较强，与细菌接触，细菌表面的蛋白质立即凝固，使乙醇不能扩散到细胞内部，细菌只暂时丧失活力而并不死亡；低于70%的稀乙醇，沉淀蛋白的能力不足，所以70%的乙醇消毒效力最好。在制备中草药注射剂的过程中，常需加入浓乙醇使含醇量达70%以上，以沉淀（除去）蛋白质。

利用有机溶剂沉淀蛋白质后有机溶剂很容易蒸发除去。而盐析沉淀的蛋白质中存在大量盐类，必须经过透析才能除去电解质。

③ 加入重金属盐。蛋白质在pH高于其等电点的溶液中带负电荷，因此可与Hg^{2+}、Cu^{2+}、Pb^{2+}、Ag^+等重金属离子结合成不溶性的沉淀物质。例如：

$$P\overset{COO^-}{\underset{NH_3^+}{\diagup}} \xrightarrow{OH^-} P\overset{COO^-}{\underset{NH_2}{\diagup}} \xrightarrow{Ag^+} P\overset{COOAg}{\underset{NH_2}{\diagup}} \downarrow$$

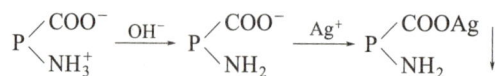

重金属的杀菌作用是由于它能沉淀蛋白质。急救铅、汞等重金属盐中毒时，服用生蛋清或牛乳以解毒，也是根据这一原理，使蛋白质与铅汞盐结合成为不溶性物质，而阻止毒物进入组织。

④ 加入生物碱沉淀试剂。沉淀生物碱的试剂例如：磷钨酸、苦味酸、鞣酸等，一般都是有机酸或无机酸，而蛋白质在 pH 低于其等电点的溶液中带正电荷。可与生物碱沉淀试剂的酸根结合，生成不溶性的沉淀物质。例如：

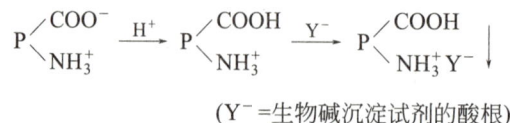

$$P\overset{COO^-}{\underset{NH_3^+}{\diagup}} \xrightarrow{H^+} P\overset{COOH}{\underset{NH_3^+}{\diagup}} \xrightarrow{Y^-} P\overset{COOH}{\underset{NH_3^+Y^-}{\diagup}} \downarrow$$

(Y⁻=生物碱沉淀试剂的酸根)

（4）蛋白质的颜色反应　由于蛋白质分子中含有氨基酸，因此也有与氨基酸相同的颜色反应。蛋白质分子中具有很多肽键，在碱性溶液中可与硫酸铜发生缩二脲反应而呈紫红色。

① 黄蛋白反应。分子组成中含有酪氨酸、苯丙氨酸、色氨酸的蛋白质，与浓硝酸作用，生成白色沉淀，加热颜色变黄，加碱碱化后，转变为橙黄色，称为黄蛋白反应。这是因为上述氨基酸结构中的苯环上发生硝化反应，产生硝基衍生物的缘故。皮肤接触硝酸而变黄色，说明皮肤的蛋白质分子组成中也含有这类氨基酸，所以也有黄蛋白反应。苯丙氨酸、酪氨酸或色氨酸单独与浓硝酸反应，均有同样的结果。

② 米伦反应。米伦试剂是硝酸汞和硝酸亚汞的硝酸溶液。分子组成中含有酪氨酸的蛋白质，遇米伦试剂即产生白色沉淀，加热变暗红色，该反应叫作米伦反应。这是由于酪氨酸中羟苯基与汞盐形成了有色物质。酪氨酸以及其他含有羟苯基结构的化合物，均有此反应。

③ 与亚硝酰铁氰化钠反应。含有游离巯基（—SH）的蛋白质和亚硝酰铁氰化钠的氨溶液反应，即显淡红色。

二、酶

酶是具有生物活性的蛋白质，是生物化学反应的催化剂。酶的催化能力远远超过化学催化剂，有些是在体外难以进行的反应，而在体内（体温和体液 pH 条件下）可以顺利地进行。

酶的催化作用有两个特点：其一是强大的催化作用；其二是作用的专一性。某一种酶只能催化某一物质的反应，如脂酶只能水解脂肪，乙酰胆碱酶只能水解乙酰胆碱。酶对空间结构也有选择性，如乳酸去氢酶只能催化 L- 乳酸的氧化，不能催化 D- 乳酸的氧化。酶的催化速度是惊人的，体内的过氧化氢酶，每个分子每一分钟可以分解五千万个过氧化氢分子。

也有一些专一性稍差的酶，例如胃蛋白酶，可以水解多数的肽键。

医药上常用的酶有胃蛋白酶、胰酶、α- 糜蛋白酶等。

习　题

一、单项选择题

1. 下列关于酶的叙述中，不正确的是（　　　）。

A. 酶的催化效率很高　　　　　　　　　　B. 酶的催化效率不受外界条件的影响

C. 酶在反应过程中本身不发生变化　　　　D. 一种酶只催化一种或一类物质的化学反应

2. 蛋白酶使蛋白质水解为多肽，但不能使多肽水解为氨基酸，这一事实说明了酶的（　　　）。

A. 专一性　　　　　　B. 高效性　　　　　　C. 多样性　　　　　　D. 特异性

3. 人在发热时食欲较差，其直接的病理可能是（　　　）。

A. 胃不能及时排空　　　　　　　　　　　　B. 摄入的食物未能被消化

C. 消化酶活性受影响　　　　　　　　　　　D. 完全抑制了消化酶的分泌

4. 在唾液淀粉酶催化淀粉水解的实验中，将唾液稀释十倍与用未稀释的唾液实验效果基本相同，这说明酶具有（ ）。

A. 专一性　　　　　　B. 高效性　　　　　　C. 多样性　　　　　　D. 特异性

5. 在下列检测蛋白质的方法中，取决于完整的肽链的是（ ）。

A. 凯氏定氮法　　　　B. 双缩脲反应　　　　C. 紫外吸收法　　　　D. 茚三酮法

6. 下列性质是氨基酸和蛋白质所共有的为（ ）。

A. 胶体性质　　　　　B. 两性性质　　　　　C. 沉淀反应　　　　　D. 变性性质

7. 氨基酸在等电点时具有的特点是（ ）。

A. 不带正电荷　　　　B. 不带负电荷　　　　C. A 和 B　　　　　　D. 溶解度最小

8. 蛋白质的一级结构是指（ ）。

A. 蛋白质氨基酸的种类和数目　　　　　　B. 蛋白质中氨基酸的排列顺序

C. 蛋白质分子中多肽链的折叠和盘绕　　　D. 包括 A，B 和 C

9. 组成蛋白质的氨基酸，除甘氨酸外，都是（ ）。

A. D- 构型　　　　　B. S- 构型　　　　　C. L- 构型　　　　　D. R- 构型

10. 在等电点时蛋白质（ ）。

A. 带负电　　　　　　B. 带等量正负电荷　　C. 带正电　　　　　　D. 不带电

11. 蛋白质甲与乙的相对分子量相近，pI 分别为 2.6 和 6.6，在 pH 为 7.6 的缓冲液中电泳时（ ）。

A. 甲乙都泳向正极，移动速率相同　　　　B. 甲乙都泳向正极，甲速率较快

C. 甲乙都泳向正极，乙速率较快　　　　　D. 甲乙都泳向负极，甲速率较快

12. 欲使蛋白质沉淀且不变性宜选用（ ）。

A. 有机溶剂　　　　　B. 重金属盐　　　　　C. 某些酸类　　　　　D. 盐析

13. 常用于鉴别蛋白质的试剂是（ ）。

A. 尿素　　　　　　　B. 茚三酮　　　　　　C. 氯仿　　　　　　　D. 溴水

14. 下列物质中不能产生缩二脲反应的是（ ）。

A. 尿素　　　　　　　B. 三肽　　　　　　　C. 多肽　　　　　　　D. 蛋白质

15. 测得某一蛋白质样品的氮含量为 0.40g，此样品约含蛋白质（ ）。

A. 2.00g　　　　　　B. 2.50g　　　　　　C. 6.40g　　　　　　D. 6.25g

二、填空题

1. 组成蛋白质的化学元素主要有_____。

2. 蛋白质的一级结构是指_____，主键是_____。

3. 采用高压加热、紫外线照射进行灭菌消毒是基于_____。

4. 盐析浓度是指_____。

5. 当氨基酸溶液的 pH=pI 时，氨基酸以_____离子形式存在，当 pH>pI 时，氨基酸以_____离子形式存在。

6. 今有甲、乙、丙三种蛋白质，它们的等电点分别为 8.0、4.5 和 10.0，当在 pH8.0 缓冲液中，它们在电场中电泳的情况为：甲_____，乙_____，丙_____。

三、写出下列反应式的主要产物。

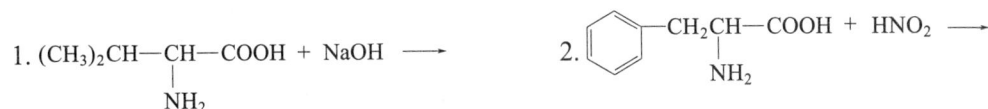

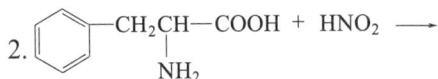

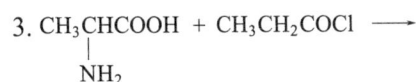

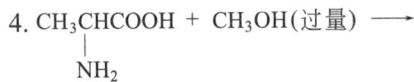

1. $(CH_3)_2CH-\underset{\underset{NH_2}{|}}{CH}-COOH + NaOH \longrightarrow$

2. $\underset{\underset{NH_2}{|}}{C_6H_5-CH_2-CH}-COOH + HNO_2 \longrightarrow$

3. $CH_3\underset{\underset{NH_2}{|}}{CH}COOH + CH_3CH_2COCl \longrightarrow$

4. $CH_3\underset{\underset{NH_2}{|}}{CH}COOH + CH_3OH(过量) \longrightarrow$

四、写出下列化合物在标明pH下的结构式，并说明它们在电场作用下向何极移动。

1. 赖氨酸在 pH=12.0 时
2. 谷氨酸在 pH=2.0 时
3. 缬氨酸在 pH=4.0 时
4. 色氨酸在 pH=8.0 时

五、推测结构题

某化合物 A 分子式为 $C_4H_9NO_2$，具有旋光性，既能与 NaOH 反应，也能与 HCl 反应。A 与 HNO_2 发生放氮反应，生成分子式为 $C_4H_8O_3$ 的物质 B；B 与酸性 $KMnO_4$ 反应生成 3- 丁酮酸。试推测 A、B 的结构式并写出各步反应式。

六、简答题

1. 什么叫蛋白质的变性？
2. 蛋白质胶粒稳定的因素是什么？使蛋白质沉淀的方法有哪些？

（李明梅）

习题答案

第十七章

滴定分析法概述

> 1. 掌握分析方法分类、测量值的准确度与精密度的含义、偏差与误差的计算、标准溶液的配制与标定、滴定分析的计算。
> 2. 熟悉有效数字的运算、分析数据的统计处理、基准物质的概念及应具备的条件。
> 3. 了解随机误差正态分布的特点、滴定分析法的特点。

第一节　分析方法的分类

分析化学是研究物质化学组成的分析方法及有关理论的一门科学，是化学的一个重要分支。它的任务主要有三方面：鉴定物质的化学组成（或成分）、测定物质组分的相对含量及确定物质的化学结构。

分析方法可按其分析任务、分析对象、方法原理、试样用量和待测组分含量的多少分为以下几类。

一、定性分析、定量分析和结构分析

按分析任务不同可分为定性分析、定量分析和结构分析。

（1）定性分析　定性分析的任务是鉴定物质由哪些元素、离子、原子团、官能团或化合物组成。

（2）定量分析　定量分析的任务是测定试样中有关组分的相对含量。

（3）结构分析　结构分析的任务是研究有关物质的化学结构。

分析工作的一般程序是首先确定物质的组成和结构，然后根据测定的要求，选择恰当的定量分析方法，确定物质中组分的相对含量。而在一般分析工作中，被分析物质的组分和结构都是已知的，因此不需要做定性分析和结构分析，就可直接进行定量分析。

二、无机分析和有机分析

按分析对象不同可分为无机分析和有机分析。

（1）无机分析　无机分析的对象是无机物，在无机分析中主要鉴定试样中组分的元素、离子、原子团或化合物的组成以及各组分的相对含量。

（2）有机分析　有机分析的对象是有机物，不仅需要鉴定组分的元素组成，还需要进行官能团分析及结构分析。

三、化学分析与仪器分析

按分析方法原理不同可分为化学分析与仪器分析。

（1）化学分析　化学分析是以物质的化学反应为基础的分析方法。它包括化学定性分析和化学定量分析两部分。根据测定方法不同，化学定量分析又分为重量分析与滴定分析。

化学分析是分析化学的基础方法，由于历史悠久，故又称为经典分析。它具有应用范围广，所用仪

器较简单，测定结果较准确等优点。但对于试样中极微量物质的定性或定量分析，往往不如仪器分析方法灵敏、快速。

（2）仪器分析　仪器分析法是以待测物质的物理或物理化学性质为基础的分析方法。如电化学分析、光学分析、色谱分析及质谱分析等。由于往往需要用到特定的仪器，故称为仪器分析，也称为现代分析。仪器分析法具有灵敏、快速、准确及操作自动化程度高的特点，其发展快，应用广泛，特别适合于微量组分或复杂体系的分析。

仪器分析常常是建立在化学分析基础上的。如样品的预处理、杂质的分离和方法准确度的验证等，还必须由化学分析方法完成。同时，仪器分析多数需要化学纯品作标准，而这些化学纯品的成分和含量，一般需要用化学分析方法来确定。所以化学分析法和仪器分析法是相辅相成，互相配合的。因此，实际工作中应根据具体情况选择相应的分析方法。

四、常量、半微量、微量与超微量分析

根据试样用量的多少，分析方法又可分为常量分析、半微量分析、微量分析和超微量分析。如表17-1所示。

表17-1　各种分析方法的试样用量

方法	试样的质量	试液的体积	方法	试样的质量	试液的体积
常量分析	＞0.1g	＞10mL	微量分析	10～0.1mg	1～0.01mL
半微量分析	0.1～0.01g	10～1mL	超微量分析	＜0.1mg	＜0.01mL

无机定性分析多采用半微量分析法；化学定量分析一般采用常量分析或半微量分析法；而微量和超微量分析常常需要选用仪器分析方法。

此外，分析方法还可根据待测组分的含量高低粗略地分为常量组分（＞1%）分析、微量组分（0.01%～1%）分析及痕量组分（＜0.01%）分析，这种分类法与按取样量分类法不同，两种概念不可混淆。

第二节　定量分析的一般步骤与误差

一、定量分析的一般过程

定量分析的任务是测定试样中有关组分的相对含量。定量分析的检测过程一般包括四个主要步骤：①试样的采取；②试样的制备；③试样的含量测定；④分析结果的数据处理和表示。

1. 试样的采取

为了得到有意义的化学信息，分析测定的实际试样必须具有一定的代表性。

合理的采样是分析结果准确可靠的基础。采取有代表性的试样必须采取特定的方法或程序。一般来说要多点取样（指不同部位、深度），然后将各点取得的样品粉碎之后混合均匀，再从混合均匀的样品中取少量物质作为试样进行分析。

2. 试样的制备

试样的制备目的是使试样适合于选定的分析方法，消除可能引起的干扰。试样的制备主要包括试样的分解和干扰物质的分离。

（1）试样的分解　在定量分析中一般要先将试样进行分解，然后再制成溶液（干法分析除外）进行

分析。分解的方法很多，主要有溶解法和熔融法。

① 溶解法。此法是采用适当的溶剂将试样溶解后制成溶液。由于试样的组成不同，溶解所用的溶剂也不同。常用的溶剂有：水、酸、碱、有机溶剂等四类。溶解时，一般先选用水为溶剂；不溶于水的试样根据其性质可用酸作溶剂，也可以用碱作溶剂。常用作溶剂的酸有：盐酸、硝酸、硫酸、磷酸、高氯酸、氢氟酸以及它们的混合酸；常用作溶剂的碱有：氢氧化钾、氢氧化钠、氨水等。对于有机试样，一般采用有机试剂作溶剂，常用的有机溶剂有：甲醇、乙醇、三氯甲烷、苯、甲苯等。

② 熔融法。有些试样难溶于溶剂中，可根据其性质，采用熔融法对试样进行预处理。熔融法是利用酸性或碱性熔剂与试样在高温条件下进行复分解反应，使试样中的待测成分转变为可溶于酸或溶于水的化合物。常用的酸性熔剂有 $K_2S_2O_7$；碱性熔剂有 Na_2CO_3、K_2CO_3、Na_2O_2、$NaOH$ 和 KOH 等。

（2）干扰物质的分离 对于组成比较复杂的试样，在进行分析时，被测组分的含量测定常受样品中其他组分干扰，需在分析前进行分离。常用的分离方法有：沉淀法、挥发法、萃取法、色谱法等。

3.试样的含量测定

试样的含量测定应根据试样的组成、被测组分的含量、测定目的要求和干扰物质的情况等，选择恰当的分析方法进行含量测定。一般来说，测定常量组分时，常选用重量分析法和滴定分析法；测定微量组分时，常选用仪器分析法。例如，自来水中钙、镁离子的含量测定常选用滴定分析法，而矿泉水中微量锌的测定常选用仪器分析法。

4.分析结果的数据处理和表示

根据分析实验测量数据和各种方法的计算公式可计算出试样中待测组分的含量，即称为定量分析结果。其一般用下面几种方法表示。

（1）待测组分的化学表示形式 分析结果通常以待测组分实际存在形式的含量表示。例如，测得试样中磷含量后，根据实际情况可以用 P、P_2O_5 或 $H_2PO_4^-$ 等形式的含量来表示分析结果。如果待测组分的实际存在形式不清楚，则最好是以其氧化物形式（如 CaO、MgO、Al_2O_3、Fe_2O_3 等）的含量来表示分析结果，而在金属材料和有机分析中常以元素形式（Ca、Mg、Al、Fe 等）的含量来表示分析结果。电解质溶液的分析结果常以所存在的离子的含量来表示。

（2）待测组分含量的表示方法 ①固体试样的含量通常以质量分数表示；②液体试样中待测组分的含量通常以物质的量浓度、质量浓度及体积分数等表示；③气体试样中待测组分的含量常用体积分数表示。

一个完整的定量分析结果的表示，不仅仅是简单的含量测定结果的计算数据，而应是包括测定结果的平均值、测量次数、测定结果的准确度、精密度以及置信度等，因此应按测量步骤记录原始测量数据，根据测定数据计算测定结果，最后应对测定结果作出科学合理的判断，写出书面报告。

二、误差类型及表示方法

准确测量组分在试样中的含量是定量分析的目的。但即使是很熟练的分析工作者，采用最完善的分析方法和最精密的仪器，对同一个样品在相同的条件下进行多次平行测量，其结果也不会完全一样。这充分说明所有测量结果都具有误差。为了保证分析工作的质量，必须掌握分析中各种误差的来源及其出现规律，在分析过程中采取相应措施尽量减小误差，并对实验数据进行正确的记录和处理。根据测量误差的性质，可将其分为系统误差和偶然误差两类。

1.系统误差

系统误差是指在同一测量条件下，多次重复测量同一量时，测量误差的绝对值和符号都保持不变；或在测量条件改变时，按一定规律变化的误差，称为系统误差，它具有单向性、重现性和可测性的特点。系统误差反映了多次测量值偏离真值的程度。

系统误差是由固定不变的或按确定规律变化的因素造成的，主要有以下因素。

（1）仪器误差　由测量仪器、装置不完善而产生的误差。例如，由于天平砝码质量、容量仪器体积或仪表刻度等不准确的因素引起。另外，长期使用后的仪器没有及时校正，或没有调整到理想状态也是引起仪器误差的原因。

（2）方法误差　由实验方法本身或理论不完善而导致的误差。例如，称量分析中由于沉淀的溶解损失或吸附某些杂质而产生的误差；滴定分析中由于指示剂的选择不够恰当，使指示剂的变色点与化学计量点不相符而造成的误差等。这些都系统地影响测量结果，使其偏高或偏低。

（3）试剂误差　是由于实验时所使用的试剂或蒸馏水不纯而造成的。例如，试剂或蒸馏水中含有被测组分或干扰物质等。

（4）操作误差　是由于操作人员主观原因造成的。例如，分析人员在辨别终点颜色时偏深或偏浅，读取刻度值时偏高或偏低等。

2. 偶然误差

偶然误差也叫随机误差，是指测量值受各种因素的随机变动而引起的误差。例如，测量时环境温度、湿度和气压的微小波动，仪器性能的微小变化等，都将使分析结果在一定范围内波动，从而造成误差。由于偶然误差的形成取决于测量过程中一系列偶然因素，其大小和方向都不固定，因此无法测量，也不可能校正。偶然误差难以察觉，也难以控制，是客观存在的，也是不可避免的。

偶然误差似乎很不规律，但消除系统误差后，在同样条件下进行多次测量，实验的偶然误差服从正态分布规律。实验表明，通过增加平行测量的次数，偶然误差可随着测量次数的增加而迅速减小。

三、准确度与精密度

1. 准确度与误差

准确度是指测量值（x）与真值（μ）之间一致的程度，用误差（E）表示。误差值越小，说明测量值与真值越接近，准确度就越高。

（1）绝对误差　表示测量值与真值的差，即：

$$E=x-\mu \tag{17-1}$$

式中，E 表示绝对误差；x 为测量值；μ 为真值。绝对误差可正可负。

（2）相对误差　表示误差在真值中所占的百分率，即：

$$RE=\frac{E}{\mu}\times100\% \tag{17-2}$$

式中，RE 表示相对误差；E 为绝对误差；μ 为真值。一般分析结果的准确度多用相对误差来表示。

【例 17-1】　分析天平称量两物体的质量分别为 1.6380g 和 0.1637g，假定两者的真实质量分别为 1.6381g 和 0.1638g，则两者称量的绝对误差和相对误差分别是多少？

解　两者称量的绝对误差分别为：

$$E=1.6380-1.6381=-0.0001\text{g}$$

$$E=0.1637-0.1638=-0.0001\text{g}$$

两者称量的相对误差分别为：

$$RE=\frac{-0.0001}{1.6381}\times100\%=-0.006\%$$

$$RE=\frac{-0.0001}{0.1638}\times100\%=-0.06\%$$

由上例可知，绝对误差相等，相对误差并不一定相同；相对误差比绝对误差能更好地体现称量结果的准确度。在绝对误差不变的情况下，增大称量试样量可有效提高称量结果的准确度。

2. 精密度与偏差

在实际工作中，真实值并不知道，人们总是在相同条件下对同一试样进行多次平行测定，取其算术平均值，以此作为最后的分析结果。精密度就是多次平行测定结果相互接近的程度，精密度的高低用偏差来衡量。

（1）绝对偏差 d_i　每个测量值（x_i）与平均值（$\bar{x}$）之间的差，即：

$$\bar{x} = \frac{x_1 + x_2 + \cdots + x_n}{n} = \frac{\Sigma x_i}{n} \tag{17-3}$$

$$d_i = x_i - \bar{x} \tag{17-4}$$

（2）平均偏差 $\bar{d}$　各个测量值的绝对偏差的绝对值的平均值，即：

$$\bar{d} = \frac{|d_1| + |d_2| + \cdots + |d_n|}{n} = \frac{\Sigma |d_i|}{n} \tag{17-5}$$

（3）相对平均偏差 $R\bar{d}$　指平均偏差与测量平均值之比，即：

$$R\bar{d} = \frac{\bar{d}}{\bar{x}} \times 100\% \tag{17-6}$$

（4）标准偏差 S　对有限次测量而言，标准偏差（S）定义为：

$$S = \sqrt{\frac{\sum_{i=1}^{n}(x_i - \bar{x})^2}{n-1}} = \sqrt{\frac{\Sigma d_i^2}{n-1}} \tag{17-7}$$

式中，x_i 为测量值；$\bar{x}$ 为测量平均值；n 为测量次数；d_i 为每次测量的偏差。

（5）相对标准偏差 RSD　是指标准偏差（S）与测量结果平均值（$\bar{x}$）的比值，即：

$$RSD = \frac{S}{\bar{x}} \times 100\% \tag{17-8}$$

【例 17-2】 对某药物含量（%）测量有两组测量值：

甲组　2.9　2.9　3.0　3.1　3.1
乙组　2.8　3.0　3.0　3.0　3.2

判断两组测量值的精密度差异。

解　根据题意，得：

$$\bar{x}_{甲} = \frac{2.9 + 2.9 + 3.0 + 3.1 + 3.1}{5} = 3.0$$

$$\bar{d}_{甲} = \frac{|2.9 - 3.0| + |2.9 - 3.0| + |3.0 - 3.0| + |3.1 - 3.0| + |3.1 - 3.0|}{5} = 0.08$$

$$S_{甲} = \sqrt{\frac{(2.9-3.0)^2 + (2.9-3.0)^2 + (3.0-3.0)^2 + (3.1-3.0)^2 + (3.1-3.0)^2}{5-1}} = 0.10$$

$$\bar{x}_{乙} = \frac{2.8 + 3.0 + 3.0 + 3.0 + 3.2}{5} = 3.0$$

$$\bar{d}_{乙} = \frac{|2.8 - 3.0| + |3.0 - 3.0| + |3.0 - 3.0| + |3.0 - 3.0| + |3.2 - 3.0|}{5} = 0.08$$

$$S_{乙} = \sqrt{\frac{(2.8-3.0)^2 + (3.0-3.0)^2 + (3.0-3.0)^2 + (3.0-3.0)^2 + (3.2-3.0)^2}{5-1}} = 0.14$$

虽然 $\bar{x}_甲 = \bar{x}_乙$，$\bar{d}_甲 = \bar{d}_乙$，但是 $S_甲 < S_乙$，所以甲组精密度要比乙组好。

由上例可知，两组数据的平均偏差一样，但标准偏差不一样，表明这两组数据的离散程度不同。由此可见，标准偏差（S）比平均偏差（$\bar{d}$）能更好地反映一组数据精密度的好坏。

准确度指的是测量值与真值符合的程度。测量值越接近真值，则准确度越好。精密度指的是多次用相同方法对同一物质测量时，其数值的重现性。重现性好，精密度高。值得注意的是：精密度高的，准确度不一定好；若准确度好，精密度一定高。

四、提高分析结果准确度的方法

为了提高分析结果的准确度，必须减小分析过程中的误差。减小误差并提高分析结果准确度的方法主要有如下几种。

1. 选择合适的分析方法

各种分析方法的准确度和灵敏度是不相同的，根据试样中待测组分的含量选择分析方法。一般来说，高含量组分用滴定分析或重量分析法，低含量用仪器分析法。重量分析和滴定分析，灵敏度虽不高，但对于高含量组分的测量，能获得比较准确的结果，相对误差一般是千分之几。例如，用 $K_2Cr_2O_7$ 滴定法测量铁的含量为 40.20%，若该方法的相对误差为 0.2%，则铁的含量范围是 40.12% ～ 40.28%，该试样如果用直接比色法进行测量，由于方法的相对误差约 2%，故测得铁的范围是在 39.4% ～ 41.0% 之间，误差显然大得多。相反，对于低含量的组分，重量法和滴定法的灵敏度一般达不到，而一般仪器分析法的灵敏度较高，但相对误差较大，不过对于低含量组分的测量，因允许有较大的相对误差，所以这时采用仪器分析方法比较合适。

2. 减小测量误差

任何分析方法都离不开测量，为了保证分析结果的准确度必须尽量减少测量误差。例如，在重量分析中，应设法减小称量误差。一般分析天平的称量误差为 ±0.0002g，为了使测量时的相对误差在 0.1% 以下，试样质量就不能太小，从相对误差的计算中可得到试样质量必须在 0.2g 以上；滴定管读数常有 ±0.01mL 的误差，在一次滴定中读数两次，可能造成 ±0.02mL 的误差。为使测量时的相对误差小于 0.1%，消耗滴定剂的体积必须在 20mL 以上，最好使体积在 25mL 左右，一般在 20 ～ 30mL 之间。

3. 减小偶然误差

在消除系统误差的前提下，平行测量次数愈多，平均值愈接近真值。因此，增加测量次数可以减少偶然误差。在一般化学分析中，对于同一试样，通常要求平行测量 3 ～ 5 次，以获得较准确的分析结果。虽然增加测量次数可获得更为准确的结果，但耗时太多，分析工作中也需要从实际情况出发，选择恰当的测量次数。

4. 消除系统误差

由于系统误差是由某种固定的原因造成的，因而找出这一原因，就可以消除系统误差。找出系统误差的来源有下列几种方法。

（1）对照试验　用一分析方法测量某标准试样或纯物质，并将结果与标准值或纯物质的理论值相对照；亦可用该方法与标准方法或公认的经典方法同时测量某一试样，并对结果进行显著性检验，如果经判断确定两种方法之间有系统误差存在，则需找出原因并予以校正。

（2）空白试验　在不加试样的情况下，按照与试样完全相同的条件和操作方法进行试验，所得的结果称为空白值，从试样结果中扣除空白值就起到了校正误差的作用。空白试验的作用是检验和消除由试剂、溶剂和分析仪器中某些杂质所引起的系统误差。空白值一般较小，经扣除后可以得到比较准确的测量结果。

（3）校准仪器　仪器不准确引起的系统误差，通过校准仪器来减小其影响。例如砝码、容量瓶、移液管和滴定管等，在精确的分析中，必须进行校准，并在计算结果时采用校正值。

（4）校正方法误差　某些分析方法的系统误差可用其他方法直接校正。例如，用重量法测量试样中高含量的 SiO_2，因硅酸盐沉淀不完全而使测量结果偏低，可用光度法测量滤液中少量的硅，而后将分析结果相加。

第三节　有效数字及分析数字的统计处理知识

一、有效数字的记录、修约及运算规则

有效数字是指在分析工作中实际能测量到且有实际意义的数字，它不但反映测量的"量"的多少，而且能反映出测量的准确程度。有效数字由准确数字加一位估计数字组成，通常最后一位是可疑数字，其余的均为可靠数字。例如，在滴定管中溶液的读数为 25.58mL，这里前面 3 位数字在滴定管上有刻度标出，是准确的，第 4 位数字因为没有刻度，是近似值，共有 4 位有效数字。如果记为 25mL，则这一数字没有反映出滴定管的准确程度。因此，有效数字的位数与测量的方法、所用仪器的准确度有关。

1. 有效数字的记录

有效数字的位数与仪器的精度有关，也是分析化学记录、处理数据所必须要求的。在记录有效数字时必须注意的是以下几点。

① "0" 在数据中具有双重含义。小数的数字之间与数字之后的 "0" 是有效数字，因为它们是由测量所得到的。而小数数字前面的 "0" 是起定位作用的，它的个数与所取的单位有关而与测量的准确度无关，因而不是有效数字。例如，分析天平称得的物体质量为 7.1560g，滴定时滴定管读数为 20.05mL，这两个数值中的 "0" 都是有效数字。在 0.006g 中的 "0" 只起到定位作用，不是有效数字。

② 有些数据中的有效数字的位数比较模糊。例如，2800 一般可视为四位。如果根据测量的实际情况，采用科学记数法将其表示成 2.8×10^3、2.80×10^3 或 2.800×10^3，则分别表示二、三或四位有效数字，其有效数字的位数就比较明确。

③ 对于 pH、pM、pK 等对数值，有效数字的位数取决于小数部分（尾数）的位数。因为整数部分代表该数的方次，只起定位作用。如 pH=11.20，有效数字的位数为两位。

④ 单位变换时有效数字的位数保持不变。例如，$2.05m^3 = 2.05 \times 10^3 dm^3$。

⑤ 对于非测量所得的数字，如倍数、分数关系，它们没有不确定性，其有效数字可视为无限多位，根据具体的情况来确定。还有 π、e 等常数也如此处理。

2. 有效数字的修约

在分析工作中，可能使用几种准确度不同的仪器或量器，所得数据的有效数字位数因此也不尽相同。在进行具体的数学计算时，必须按照统一的规则确定一致的位数，再进行某些数据多余的数字的取舍，这个过程称为"有效数字修约"。有效数字修约的原则如下。

① "四舍六入五留双" 规则。具体的做法是：当被修约数字 ≤ 4 时将其舍去；被修约数字 ≥ 6 时就进一位；如果被修约数字恰好为 5 时，前面数字为奇数就进位，前面数字为偶数则舍去。例如将下列数据全部修约为四位有效数字时：0.53664 → 0.5366，0.58346 → 0.5835，10.2750 → 10.28。

② 在取舍有效数字时还应注意，进行数字修约时只能一次修约到指定的位数，不能数次修约，否则会得出错误的结果。例如将 28.4565 修约成两位有效数字时，应一步到位：28.4565 → 28。如果按下述方式进行是错误的：28.4565 → 28.456 → 28.46 → 28.5 → 29。在一般商品交换中人们习惯采用"四舍五入"

的数字修约规则，逢五就进，这样必然会造成测量结果系统偏高。在分析工作中采用科学的修约规则，逢五有舍有入，则不会因此而引起系统误差。

3. 有效数字的运算规则

有效数字在运算过程中，一般先修约后计算，并注意在加减法和乘除法中运算规则的不同。

（1）加减法　当几个数据相加或相减时，它们的和或差保留几位有效数字，应以参加运算的数字中小数点后位数最少（即绝对误差最大）的数字为依据。

【例17-3】　求：0.0121+25.64+1.027= ?

解　0.0121+25.64+1.027=0.01+25.64+1.03=26.68

在此例中，由于25.64中的"4"已经是不确定数字，当三个数相加后，小数点后的第2位就已不确定。将三个数字相加得到26.68。显而易见，三个数据中以第二个数的绝对误差最大，它决定了总和的绝对误差为 ±0.01。

（2）乘除法　对几个数据进行乘除运算时，它们的积或商的有效数字位数，应以其中有效数字位数最少（即相对误差最大）的那个数为依据。

【例17-4】　求：0.0121×25.64×1.027= ?

解　0.0121×25.64×1.027=0.0121×25.6×1.03=0.319

在此例中，第一个数是三位有效数字，其相对误差最大，应以它为根据对结果进行修约。若使用计算器得到结果为0.318620588，修约后的结果为0.319。可见，按照运算规则进行关于有效数字的数学计算，也可以采用先修约后计算的方法。

二、分析数据的统计处理基本知识

在分析工作中，越来越广泛地采用统计学的方法处理分析数据。在统计学中，研究的对象的全体叫作总体，总体应该看成是无数次测量数据的集合；供分析用的试样从分析对象的无限总体中随机抽出一部分，将其得到的一组数据称为样本；样本中所含测量值的数目，称为样本的大小（或样本容量），用 n 表示。例如，所有宫颈癌患者都具有宫颈癌这个同质的特征，是一个总体；每个患者就叫个体。但研究宫颈癌的规律，事实上并不能将宫颈癌患者总体都观察到，而只能对一部分个体来进行观察。这种从总体中取出部分个体的过程叫"抽样"。所抽得的部分就称为样本，在每个样本中可以含有不同的个体数。研究的目的，不能满足于依据一个样本所得到的结果，如何正确地从样本来推测总体，这就是统计学所要解决的问题。

1. 偶然误差的规律性

实验证明，无限多次的测量值或其偶然误差出现的规律性服从正态分布，其数学表达式为：

$$y=f(x)=\frac{1}{\sigma\sqrt{2\pi}}e^{-\frac{(x-\mu)^2}{2\sigma^2}} \tag{17-9}$$

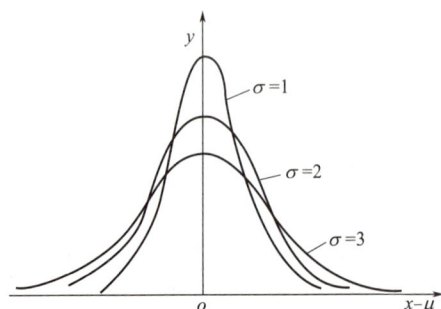

式（17-9）中 y 为概率密度，x 为测量值，μ 为总体平均值（即无限多次测量数值的平均值），在没有系统误差情况下，它就是真实值。σ 为总体标准偏差，是 μ 到曲线拐点间的水平距离。式（17-9）所对应的图形如图17-1所示。

正态分布曲线随 μ 和 σ 的不同而不同，x、μ 和 σ 都是变量，应用不方便，故通常作变量代换，将横坐标改以 u 来表示。令：

$$u=\frac{x-\mu}{\sigma} \tag{17-10}$$

图17-1　不同精密度的测量值的正态分布曲线

或者 $\qquad u\sigma=x-\mu$ (17-11)

由式（17-11）可见，u 是以标准偏差 σ 为单位的（$x-\mu$）值。以 u 为横坐标、概率密度 y 为纵坐标表示的正态分布曲线，称为标准正态分布曲线，如图 17-2 所示。经过用 u 作变量代换后，式（17-9）变为：

$$y=f(u)=\frac{1}{\sqrt{2\pi}}e^{-\frac{u^2}{2}}$$ (17-12)

标准正态曲线下横轴上一定区间的面积反映偶然误差落在该区间的概率。不同 u 值所占面积可用积分方法求得，并制成概率积分表以供查用（表 17-1）。例如，若 $u=\pm1$，$x=\mu\pm\sigma$，查表 17-2 求得概率为 68.3%，表示测量值落在 $\mu\pm\sigma$ 范围内的概率为 68.3%。同样可以求得测量值落在其他范围的概率。

表17-2　偶然误差在不同区间上的概率

偶然误差出现的区间（以 σ 为单位）	测量值出现的区间	概率	偶然误差出现的区间（以 σ 为单位）	测量值出现的区间	概率
$u=\pm1$	$x=\mu\pm1\sigma$	68.3%	$u=\pm2.58$	$x=\mu\pm2.58\sigma$	99.0%
$u=\pm1.96$	$x=\mu\pm1.96\sigma$	95.0%	$u=\pm3$	$x=\mu\pm3\sigma$	99.7%
$u=\pm2$	$x=\mu\pm2\sigma$	95.5%			

偶然误差落在不同区间的概率，也可用图直观表示，如图 17-2。

从图 17-1 和图 17-2 中观察偶然误差的规律性，不难得出如下结论。

① 绝对值相等的正误差和负误差出现的概率大体相同，因而大量等精度测量后各个误差的代数和有趋于零的趋势。

② 绝对值小的误差出现的概率大，绝对值大的误差出现的概率小，绝对值很大的误差出现的概率非常小。

③ σ 的大小反映了测量值的分散程度，即精密度。如 σ 小，精密度好，正态分布曲线图形瘦高；如 σ 大，精密度差，则正态分布曲线是矮胖的。

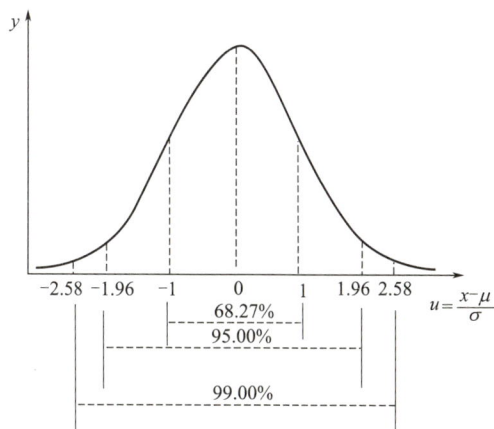

图17-2　偶然误差的标准正态分布图

④ 在区间（$\mu-\sigma$，$\mu+\sigma$）、（$\mu-1.96\sigma$，$\mu+1.96\sigma$）、（$\mu-2.58\sigma$，$\mu+2.58\sigma$）内取值的概率分别为 68.3%、95.0%、99.0%。根据统计学结论，在区间（$\mu-3\sigma$，$\mu+3\sigma$）内取值的概率能够达到 99.7%，因此在误差处理中，将 3σ 称为极限误差。

2. 置信度与平均值的置信区间

分析实验报告是实验研究成果的总结，准确度较高的分析实验报告，应同时指出分析结果真值所在的范围，以及真值在此范围内的概率（置信度或置信水平），以此说明分析结果的可靠程度。在实际工作中，分析测量工作通常都是从总体中抽取样品进行有限次测量，然后由样品的测量结果求得有限次测量的平均值 $\bar{x}$，标准偏差 S，再用统计学方法推导出有限次测量的平均值与真值的关系，即：

$$\mu=\bar{x}\pm t_{P,f}\frac{S}{\sqrt{n}}$$ (17-13)

式中，$t_{P,f}$ 是置信度为 $P=1-\alpha$ 的置信系数（α 称为显著性水平；$f=n-1$，称为自由度），可由 t 值表（表 17-3）查得，式（17-13）表示平均值的置信区间。报告分析结果时，除了特殊说明外，应该给出置信度为 95% 的平均值的置信区间。

表17-3　t值表

f	P			f	P		
	0.90	0.95	0.99		0.90	0.95	0.99
3	2.35	3.18	5.84	12	1.78	2.18	3.06
4	2.13	2.78	4.60	13	1.77	2.16	3.01
5	2.02	2.57	4.03	14	1.76	2.15	2.98
6	1.94	2.45	3.71	15	1.75	2.13	2.95
7	1.90	2.37	3.50	16	1.75	2.12	2.92
8	1.86	2.31	3.36	17	1.74	2.11	2.90
9	1.83	2.26	3.25	18	1.73	2.10	2.88
10	1.81	2.23	3.17	19	1.73	2.09	2.86
11	1.80	2.20	3.11	20	1.73	2.09	2.85

【例17-5】 分析螺旋藻中多糖含量（质量分数），六次平行样测量的结果分别为0.715，0.711，0.704，0.709，0.708，0.712，求置信度分别为0.90和0.95时，测量结果的置信区间。

解 由题目可知：$\bar{x}=0.710$，$S=0.004$，查t值表17-3知$t_{0.90,\,5}=2.02$，$t_{0.95,\,5}=2.57$，所以置信度为0.90时，平均值的置信区间为：

$$\mu=\bar{x}\pm t_{P,\,f}\frac{S}{\sqrt{n}}=0.710\pm2.02\times\frac{0.004}{\sqrt{6}}=0.710\pm0.004$$

置信度为0.95时，平均值的置信区间为：

$$\mu=\bar{x}\pm t_{P,\,f}\frac{S}{\sqrt{n}}=0.710\pm2.57\times\frac{0.004}{\sqrt{6}}=0.710\pm0.005$$

3. 分析结果的显著性检验

分析工作中常需要通过对分析数据的比较来评价和判断分析结果。例如，对某种物质建立了一种新的分析方法，该方法是否可靠？或者，两个实验室或两个操作人员采用相同方法对同样的试样进行分析，谁的结果准确？要回答这样的问题都需对分析结果进行检验，通过统计学方法判定分析数据之间是否具有显著性。如果分析数据间的差值超过了偶然误差允许的范围，那么数据间差异有显著性；如果分析数据间差值落在统计学上所允许偶然误差范围内，那么数据间的差异没有显著性，可以认为两者测量结果是一致的。统计检验的方法有很多，在定量分析中最常用是F检验和t检验。

（1）F检验法 F检验法是通过比较两组数据的方差（标准偏差的平方S^2）来确定它们的精密度是否存在显著性差异。F检验法的步骤是：首先计算出两个样本的标准偏差S_1和S_2，然后计算方差比F，规定方差大者为分子，小者为分母。计算结果以$F_{计}$表示：

$$F_{计}=\frac{S_1^2}{S_2^2}\ (S_1>S_2) \tag{17-14}$$

接着再由两组数据的自由度f（$f_1=n_1-1$，$f_2=n_2-1$），查表17-4得置信度为95%的F值（$F_{表}$），若$F_{计}>F_{表}$，则表明两组数据之间有显著性差异；反之，则没有显著性差异。

表17-4　95%置信度时的F分布值表（f_1为S大的自由度）

f_2	f_1									
	2	3	4	5	6	7	8	9	10	∞
2	19.00	19.16	19.25	19.30	19.33	19.36	19.37	19.38	19.39	19.50
3	9.55	9.28	9.12	9.01	8.94	8.88	8.84	8.81	8.78	8.53
4	6.94	6.59	6.39	6.26	6.16	6.09	6.04	6.00	5.96	5.63

续表

f_2	f_1									
	2	3	4	5	6	7	8	9	10	∞
5	5.79	5.41	5.19	5.05	4.95	4.88	4.82	4.77	4.74	4.36
6	5.14	4.76	4.53	4.39	4.28	4.21	4.15	4.10	4.06	3.67
7	4.74	4.35	4.12	3.97	3.87	3.79	3.73	3.68	3.63	3.23
8	4.46	4.07	3.84	3.69	3.58	3.50	3.44	3.39	3.34	2.93
9	4.26	3.86	3.63	3.48	3.37	3.29	3.23	3.18	3.13	2.71
10	4.10	3.71	3.48	3.33	3.22	3.14	3.07	3.02	2.97	2.54
∞	3.00	2.60	2.37	2.21	2.10	2.01	1.94	1.88	1.83	1.00

【**例 17-6**】 用两种不同方法分析试样中硅含量的测量，方法 A 测量 6 次，S_1=0.013；方法 B 测量 9 次，S_2=0.011。两种方法有无显著性差异？

解　根据题意得：

$$F_{计} = \frac{S_1^2}{S_2^2} = \frac{0.013^2}{0.011^2} = 1.4$$

又：f_1=6−1=5，f_2=9−1=8，查表 17-4 得 $F_表$=3.69。因为 $F_{计} < F_表$，所以两种方法没有显著性差异，精密度相当。

（2）t 检验法　t 检验法用来比较一个平均值与标准值之间或两个平均值之间是否存在显著性差异。进行 t 检验的程序如下：

① 计算 t 值。

a. 当检验测量结果平均值 $\bar{x}$ 与标准试样的标准值 μ 之间是否有显著性差异时，按照下式计算 t 值：

$$t_{计} = |\bar{x} - \mu| \frac{\sqrt{n}}{S} \tag{17-15}$$

式中，S 为标准差。

b. 当检验两个均值之间是否有显著性差异时，按照下式计算 t 值：

$$t_{计} = \frac{|\overline{x_1} - \overline{x_2}|}{S_合} \times \sqrt{\frac{n_1 n_2}{n_1 + n_2}} \tag{17-16}$$

式中，$S_合$ 为合并标准差，按下式计算：

$$S_合 = \sqrt{\frac{(n_1 - 1) S_1^2 + (n_2 - 1) S_2^2}{n_1 + n_2 - 2}} \tag{17-17}$$

式中，$\overline{x_1}$、$\overline{x_2}$ 分别为两个样本测量值的平均值，S_1、S_2 分别为两个样本的标准偏差，n_1 为第一个样本的测量次数，n_2 为第二个样本的测量次数。

② 查表 17-3，得 $t_表$ 值。根据置信度 p（或显著性水平 α），自由度 $f=n_1+n_2-2$，查表 17-3，得 $t_表$ 值。

③ 比较 t 值。如果由式（17-15）［或式（17-16）］计算的 $t_{计}$ 值大于 t 分布表中相应置信度 p 和相应自由度（$f=n_1+n_2-2$）下的临界值 $t_{p,f}$ 值（$t_表$），则表明被检验的两组均值间有显著性差异；反之，没有显著性差异。

应用 t 检验时，要求被检验的两组数据具有相同或相近的方差（标准差）。因此在 t 检验之前必须进行 F 检验，只有在两方差一致性前提下才能进行 t 检验。

【**例 17-7**】 某药物研究所化验室测量阿莫西林药丸标准品（含阿莫西林 0.228g・粒$^{-1}$），得如下结果：测量 6 次，均值为 0.226g・粒$^{-1}$，S=0.5%，问此测量是否有系统误差？（置信度 P=95%）

解

$$t_{\text{计}} = |\bar{x} - \mu| \frac{\sqrt{n}}{S} = |0.228 - 0.226| \times \frac{\sqrt{6}}{0.5\%} = 0.98$$

查表 17-3，得 $t_{0.95,\ 5} = 2.57$，因此 $t_{\text{计}} < t_{\text{表}}$，说明此化验室的检测没有系统误差。

【例 17-8】 用硼砂及碳酸钠两种基准物质标定盐酸的浓度，所得结果分别为：

用硼砂标定	0.09896	0.09891	0.09901	0.09896	
用碳酸钠标定	0.09911	0.09896	0.09889	0.09901	0.09906

当置信度为 95%，用这两种基准物质标定盐酸是否存在显著性差异？

解 根据题意得：

$$\bar{x_1} = 0.09896, \quad \bar{x_2} = 0.09897, \quad S_1 = 0.005\%, \quad S_2 = 0.01\%$$

$$F_{\text{计}} = \frac{S_2^2}{S_1^2} = 4, \quad \text{又：} f_1 = 3,\ f_2 = 4,\ F_{\text{表}} = 9.12$$

所以 $F_{\text{计}} < F_{\text{表}}$，说明两种标定方法精密度没有显著性差异。

$$S_{\text{合}} = \sqrt{\frac{(n_1-1)S_1^2 + (n_2-1)S_2^2}{n_1 + n_2 - 2}} = \sqrt{\frac{(4-1)\times 0.005\%^2 + (5-1)\times 0.01\%^2}{4+5-2}} = 0.009\%$$

$$t_{\text{计}} = \frac{|\bar{x_1} - \bar{x_2}|}{S_{\text{合}}} \times \sqrt{\frac{n_1 n_2}{n_1 + n_2}} = \frac{|0.09896 - 0.09897|}{0.009\%} \times \sqrt{\frac{4\times 5}{4+5}} = 0.166$$

查表 17-3，得：$t_{0.95,7} = 2.37$

因为 $t_{\text{计}} < t_{\text{表}}$，所以两种标定方法的均值无显著性差异。

4. 可疑值的取舍

在一系列平行测量的数据中，常有个别数据与其他数据偏离较远，这些偏离的数值叫作可疑值或异常值。初学者为了获得精密度较好的分析结果，常常随意丢弃这一可疑值，但是这样做是不科学的。如果可疑值是由明显的过失引起的，则不论这个值与其他数据相差多少，都应该坚决舍弃；否则，就应该运用统计检验的方法决定其取舍。常用的统计检验方法有 Q 检验法和 G 检验法。

（1）Q 检验法 当测量次数在 10 次以内时，根据所要求的置信度 P（常取 0.90 或 0.95），按照下列步骤确定异常值的取舍：

① 首先将测量值由大小顺序排列后，算出最大值与最小值的差（极差）；

② 算出可疑值与邻近值之差的绝对值；

③ 用可疑值与邻近值差的绝对值除以极差，得舍弃商 $Q_{\text{计}}$；

④ 查表 17-5，得 $Q_{\text{表}}$。若 $Q_{\text{计}} < Q_{\text{表}}$，就将可疑值保留；否则应该舍弃。

$$Q_{\text{计}} = \frac{|x_{\text{疑}} - x_{\text{邻}}|}{x_{\text{最大}} - x_{\text{最小}}} \tag{17-18}$$

表 17-5 舍弃商 Q 值表

Q 值	测量次数 n							
	3	4	5	6	7	8	9	10
$Q_{0.90}$	0.94	0.76	0.64	0.56	0.51	0.47	0.44	0.41
$Q_{0.95}$	0.97	0.84	0.73	0.64	0.59	0.54	0.51	0.40

【例 17-9】 称量某固体试样，得数据：1.25，1.27，1.31，1.40g，用 Q 检验法判断 1.40 这个数值是否应保留（置信度 $P = 95\%$）？

解 根据题意，先计算舍弃商 Q 得：

$$Q_{\text{计}} = \frac{|x_{\text{疑}} - x_{\text{邻}}|}{x_{\text{最大}} - x_{\text{最小}}} = \frac{1.40 - 1.31}{1.40 - 1.25} = 0.6$$

据 $n=4$，查表 17-5 得 $Q_{\text{表}} = 0.84$，$Q_{\text{计}} < Q_{\text{表}}$，可疑值 1.40 应当保留。

（2）G 检验法　G 检验法是目前使用最多的检验方法，其具体步骤如下：

① 将数据按大小顺序排列：x_1，x_2，…，x_n，其中 x_1 或 x_n 为可疑值；

② 计算全部数据（包括可疑值在内）的平均值 $\bar{x}$ 和标准偏差 S；

③ 按下式计算 G 值；

$$G_{\text{计}} = \frac{|x_{\text{疑}} - \bar{x}|}{S} \tag{17-19}$$

④ 由测量次数 n 查表 17-6 的 G 值表得 $G_{\text{表}}$ 值；若 $G_{\text{计}} < G_{\text{表}}$，可疑值应该保留，否则应该舍弃。

表17-6　95% 置信度的 G 临界值

n	3	4	5	6	7	8	9	10
G	1.15	1.48	1.71	1.89	2.02	2.13	2.21	2.29

【例 17-10】 引用上例数据：1.25，1.27，1.31，1.40g，用 G 检验法判断 1.40 这个数值是否应保留（置信度 $P=95\%$）？

解　根据题意得：

$$\bar{x} = 1.31, \quad S = 0.006$$

$$G_{\text{计}} = \frac{|1.40 - 1.31|}{0.006} = 1.36$$

据 $n=4$，查表 17-6 得 $G_{\text{表}} = 1.48$，$G_{\text{计}} < G_{\text{表}}$，可疑值 1.40 应当保留。

第四节　滴定分析法的基础知识

滴定分析法是将一种已知准确浓度的标准溶液滴加到被测物质的溶液中，直至所加标准溶液的物质的量与被测物质的物质的量按化学计量关系恰好反应完全，然后根据所加标准溶液的浓度和所消耗的体积，计算出被测物质含量的分析方法。由于这种测定方法是以测量溶液体积为基础，故又称为容量分析。

滴定分析适用于常量组分的测定，测定准确度较高，一般情况下，测定相对误差不大于 ±0.1%，并具有操作简便、快速，所用仪器简单等优点。

一、滴定分析法的基本术语及条件

1. 基本术语

在滴定分析的过程中，我们将用基准物质标定的或直接配制的已知准确浓度的试剂溶液称为标准溶液。滴定时，将标准溶液装在滴定管中称为滴定剂（或滴定液）。

通过滴定管逐滴加入到盛有一定量被测物质溶液的锥形瓶中进行测定，这一操作过程称为滴定；当滴入的标准溶液的量与被测物质的量恰好符合化学反应式所表示的化学计量关系量时，称反应到达化学计量点（简称计量点，以 sp 表示），也就是理论终点。

在化学计量点时，反应往往没有易被人察觉的外部特征，一般用指示剂的变色来判断。指示剂发生颜色变化而停止滴定的那一点叫作滴定终点（简称终点，以 ep 表示）。滴定终点与化学计量点不一定完全吻合，由此而造成的很微小的分析误差叫作终点误差。

2. 滴定分析条件

滴定分析是以化学反应为基础的分析方法，适用于滴定分析的化学反应必须具备以下条件。

① 反应要定量地完成，不发生副反应，且反应完成程度应大于99.9%。

② 反应速率要快，滴定反应要求瞬时完成，对于速率较慢的反应，可通过加热、增加反应物浓度、加催化剂等措施提高反应速率。

③ 反应选择性要高，滴定液只能与被测物质反应，溶液中存在的其他物质不干扰主要的反应，或者这种干扰物质能够用恰当的方法除去。

④ 有适当的方法确定滴定的终点。如指示剂法或物理化学方法等。

二、滴定分析法的滴定方法与滴定方式

1. 滴定方法

根据滴定介质和滴定液与待测物质所发生的化学反应的类型不同，滴定分析法可分为以下几类。

（1）在水溶液中进行的滴定法

① 酸碱滴定法。是以 H^+ 和 OH^- 反应生成水分子的酸碱反应为基础，用酸或碱作滴定液的滴定分析方法。

② 配位滴定法。是以配位反应为基础，用配位剂作滴定液，通过与被测物质作用形成配合物而进行测定的滴定分析方法。目前广泛使用的配位剂为氨羧配位剂，可测定多种金属离子。

③ 氧化还原滴定法。是以氧化还原反应为基础，用氧化剂或还原剂作滴定液，滴定还原性或氧化性物质含量的方法。主要包括高锰酸钾法、碘量法、重铬酸钾法、溴酸钾法等。

④ 沉淀滴定法。是以沉淀反应为基础，用沉淀剂作滴定液，将待测物质变为沉淀析出而进行滴定的方法。例如银量法等。

（2）在非水溶液中进行的滴定法 多数滴定分析在水溶液中进行，若待测物质在水溶液中的溶解度小或其他原因不能以水为溶剂时，有时可采用水以外的溶剂作为滴定介质，称为非水滴定法。非水滴定法包括非水酸碱滴定、氧化还原滴定、配位滴定及沉淀滴定等。

2. 滴定方式

（1）直接滴定法 用标准溶液直接滴定被测物质的溶液，叫作直接滴定。凡能满足滴定分析要求的反应，都可用直接滴定法进行滴定。

直接滴定法是最常用和最基本的滴定方式，简便、快速，引入的误差较少。如果反应不能完全符合滴定分析要求时，则可选择采用下述方式进行滴定。

（2）返滴定法 反应速率较慢或反应物是固体，可以先准确地加入过量的标准溶液，待反应完全后，再用另一种标准溶液返滴剩余的前一种标准溶液，从而测定待测组分的含量，这种滴定方法称为返滴定法。例如，Al^{3+} 与 EDTA 溶液反应速率慢，不能直接滴定，可先加入定量、过量的 EDTA 滴定液，使其与 Al^{3+} 充分反应，再用标准锌溶液返滴定剩余的 EDTA。

（3）置换滴定法 置换滴定法是先加入适当的试剂与待测组分定量反应，生成另一种可滴定的物质，再利用标准溶液滴定反应产物，然后根据滴定剂的消耗量、反应生成的物质与待测组分物质的量的关系计算出待测组分的含量。

置换滴定主要用于因滴定反应无定量关系或伴有副反应而无法直接滴定的测定。例如，用 $K_2Cr_2O_7$ 标定 $Na_2S_2O_3$ 溶液的浓度时，采用置换滴定法。以一定量的 $K_2Cr_2O_7$ 在酸性溶液中与过量的 KI 作用，析出相当量的 I_2，以淀粉为指示剂，用 $Na_2S_2O_3$ 溶液滴定析出的 I_2，进而求得 $Na_2S_2O_3$ 溶液的浓度。

（4）间接滴定法 某些待测组分不能直接与滴定剂反应，但可通过其他化学反应，间接测定其含量。例如，Ca^{2+} 含量的测定可采用间接滴定法，利用 Ca^{2+} 与 $C_2O_4^{2-}$ 作用形成 CaC_2O_4 沉淀，过滤洗净后，加入

H_2SO_4 使其溶解，用 $KMnO_4$ 标准溶液滴定 $C_2O_4^{2-}$，就可以间接测定 Ca^{2+} 含量。

返滴定法、置换滴定法和间接滴定法的应用，拓宽了滴定分析的应用范围。

三、基准物质与标准溶液

1. 基准物质

在滴定分析中，需要已知准确浓度的标准溶液，否则无法计算分析结果。但不是什么试剂都能用来直接配制标准溶液的，能够用于直接配制或标定标准溶液的纯物质称为基准物质。基准物质必须具备以下条件：① 组成恒定并与化学式完全符合；②纯度应足够高（一般要求纯度在 99.9% 以上），杂质的含量应低于分析方法允许的误差限；③性质要稳定，不吸收空气中的水分和 CO_2，不分解，不易被空气所氧化；④最好具有较大的摩尔质量，以减少称量时的相对误差。

常用基准物质及标定对象见表 17-7。

表17-7　常用基准物质及标定对象

测定方法	基准物质	标定对象
酸碱滴定	碳酸钠(Na_2CO_3)	酸
	硼砂($Na_2B_4O_7 \cdot 10H_2O$)	酸
	邻苯二甲酸氢钾($KHC_8H_4O_4$)	碱
	二水合草酸($H_2C_2O_4 \cdot 2H_2O$)	碱、$KMnO_4$
氧化还原滴定	重铬酸钾($K_2Cr_2O_7$)	还原剂
	草酸钠($Na_2C_2O_4$)	氧化剂
	碘酸钾(KIO_3)	还原剂
	三氧化二砷(As_2O_3)	氧化剂
配位滴定	碳酸钙($CaCO_3$)	EDTA
	金属锌(Zn)	EDTA
	氧化锌(ZnO)	EDTA
沉淀滴定	氯化钠(NaCl)	$AgNO_3$

2. 标准溶液的配制与标定

（1）直接配制法　准确称取一定量的基准物质，溶解后移入容量瓶中，用 H_2O 稀释至刻度，然后根据称取的基准物质的质量和容量瓶的体积，就可以精确计算出标准溶液的准确浓度。

（2）间接配制法（也叫标定法）　用来配制标准溶液的大部分物质并不能满足基准物质的条件，如 HCl、NaOH、$KMnO_4$、I_2、$Na_2S_2O_3$ 等试剂。它们不适合用直接法配制成标准溶液，需要采用标定法——先配成近似浓度的溶液，然后用基准物质（或用已经用基准物质标定过的另一标准溶液）来标定它的准确浓度。

四、滴定分析计算

1. 直接法配制和间接法配制标准溶液有关计算及应用

无论标准溶液是采用基准物质直接配制，还是使用浓溶液稀释粗配后标定得到标准溶液，其计算基本原理是根据配制前后物质的量相等的原则。

如果使用基准物质直接配制，则：

$$\frac{m_T}{M_T} = c_T V_T \times 10^{-3} \tag{17-20}$$

如果使用浓溶液稀释粗配后标定得到标准溶液，则：

$$\frac{\rho V_1 \omega}{M_1} = C_2 V_2 \times 10^{-3} \qquad (17\text{-}21)$$

式（17-21）中，下标"1"表示稀释前，"2"表示稀释后。

【例17-11】　欲配制 $0.01667 mol \cdot L^{-1}$ 的重铬酸钾滴定剂 1L，应称取基准重铬酸钾的质量是多少克？（$M_{K_2Cr_2O_7} = 294.18 g \cdot mol^{-1}$）

解　根据式（17-20），可得：

$$m_{K_2Cr_2O_7} = c_{K_2Cr_2O_7} V_{K_2Cr_2O_7} M_{K_2Cr_2O_7} = 0.01667 \times 1.000 \times 294.18 = 4.9040 g$$

答：应称取基准重铬酸钾的质量为 4.9040g。

【例17-12】　欲配制 $0.1 mol \cdot L^{-1}$ 的盐酸溶液 250mL，应量取 36.5% 浓盐酸（密度 $1.18 g/cm^3$）多少毫升？（$M_{HCl} = 36.46 g \cdot mol^{-1}$）

解　根据式（17-21），可得：

$$V_1 = \frac{C_2 V_2 \times 10^{-3} \times M_1}{\rho \omega \%}$$

$$V_1 = (0.1 \times 0.25 \times 36.46)/1.18 \times 0.365 = 2.1 mL$$

答：应量取 36.5% 浓盐酸约 2.1mL。

2. 标准溶液浓度标定有关计算及应用

（1）滴定分析计算依据　前面提到，能用于滴定分析的化学反应基本条件之一便是反应必须按确定的化学计量关系定量完全地进行，这是滴定分析定量计算的依据。一般地，对于标准溶液 T 与被测物质 B 之间的化学反应

$$tT + bB = cC + dD$$

到达化学计量点时，参与反应的标准溶液 T 与被测物质 B 的物质的量之比符合其化学反应方程式所示的化学计量关系，即：

$$n_T : n_B = t : b \qquad (17\text{-}22)$$

式（17-22）是滴定分析中标准溶液 T 与被测物质 B 之间化学计量的基本关系式，根据实际情况，可衍生出不同的计算表达式。

（2）基准物质标定标准溶液　用基准物质 B 标定标准溶液 T，由式（17-22）可推导出：

$$c_T = \frac{t}{b} \times \frac{m_B}{M_B V_T} \qquad (17\text{-}23)$$

式中，c_T 为待标定的标准溶液 T 的物质的量浓度，$mol \cdot L^{-1}$；$\frac{t}{b}$ 为标准溶液中溶质 T 与基准物质 B 的化学反应方程式所示的化学计量数比；m_B 为称取的基准物质 B 的质量，g；M_B 为基准物质 B 的摩尔质量，$g \cdot mol^{-1}$；V_T 为消耗的待标定标准溶液 T 的体积，L。

【例17-13】　NaOH 标准溶液一般使用基准物质邻苯二甲酸氢钾（KHP）来进行标定。若精确称取基准 KHP 0.4867g，用 NaOH 溶液滴定至滴定终点时，消耗 NaOH 溶液 23.50mL，试计算该 NaOH 溶液的浓度。（$M_{KHP} = 204.2 g \cdot mol^{-1}$）

解　KHP 与 NaOH 的化学反应方程式为：

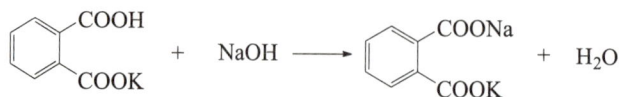

根据式（17-23）可得：

$$c_{NaOH} = \frac{m_{KHP}}{M_{KHP}V_{NaOH}\times10^{-3}} = \frac{0.4867g}{204.2g \cdot mol^{-1}\times23.50mL\times10^{-3}} = 0.1014mol \cdot L^{-1}$$

答：该 NaOH 溶液的浓度为 0.1014 mol·L⁻¹。

（3）比较法标定　用已知其准确浓度为 c_T 的标准溶液标定物质 B 的溶液，由式（17-23）可以推导出：

$$c_B = \frac{b}{t}\times\frac{c_TV_T}{V_B} \tag{17-24}$$

式中，$\dfrac{b}{t}$ 为物质 B 与标准溶液中溶质 T 的化学反应方程式所示的化学计量数比。

【例 17-14】　精密量取待标定的某盐酸溶液 20.00mL 于 250mL 锥形瓶中，用 0.101 6mol·L⁻¹ 的 NaOH 滴定剂滴定至终点，消耗 NaOH 滴定剂 20.85mL，试计算该盐酸溶液的物质的量浓度。

解　HCl 与 NaOH 的化学反应方程式为：

$$HCl+NaOH \longrightarrow NaCl+H_2O$$

根据式（17-24）可得：

$$c_{HCl} = \frac{c_{NaOH}V_{NaOH}}{V_{HCl}} = \frac{0.1016mol \cdot L^{-1}\times20.85mL}{20.00mL} = 0.1059mol \cdot L^{-1}$$

答：该盐酸溶液的物质的量浓度为 0.1059mol·L⁻¹。

（4）物质的量浓度与滴定度的相互转换

① 滴定度。在生产单位的例行分析中，由于测定对象较为固定，常使用同一标准溶液测定同种物质，为了简化计算，常用滴定度来表示标准溶液的浓度。滴定度是指每毫升标准溶液相当于被测物质的质量，用 $T_{B/T}$ 表示，其常用单位为 g·mL⁻¹、mg·mL⁻¹。以滴定度来计算被测物质的质量非常简单，即：

$$m_B = T_{B/T}V_T \tag{17-25}$$

式中，下标 T、B 分别表示标准溶液中的溶质、被测物质的化学式；V_T 表示滴定物质 B 所消耗的标准溶液的体积，mL；$T_{B/T}$ 表示标准溶液滴定物质 B 时的滴定度；m_B 为被测物质 B 的质量，g 或 mg。

② 物质的量浓度与滴定度的相互转换。根据物质的量浓度和滴定度的定义：

$$c_T = \frac{t}{b}\times\frac{m_B}{M_BV_T\times10^{-3}} = \frac{t}{b}\times\frac{T_{B/T}V_T}{M_BV_T\times10^{-3}} = \frac{t}{b}\times\frac{T_{B/T}}{M_B\times10^{-3}}$$

即：

$$c_T = \frac{t}{b}\times\frac{T_{B/T}}{M_B\times10^{-3}} \tag{17-26}$$

【例 17-15】　已知某 HCl 溶液对 CaO 的滴定度为 0.005608g·mL⁻¹，试计算该 HCl 溶液的物质的量浓度。（M_{CaO} =56.08g·mol⁻¹）

解　HCl 与 CaO 的化学反应方程式为：

$$2HCl+CaO \longrightarrow CaCl_2+H_2O$$

根据式（17-26）可得：

$$c_{HCl} = \frac{2}{1}\times\frac{0.005608g \cdot mL^{-1}}{56.08g \cdot mol^{-1}\times10^{-3}} = 0.2000mol \cdot L^{-1}$$

答：该 HCl 溶液的物质的量浓度为 0.2000mol·L⁻¹。

3. 被滴定物质质量有关计算及应用

（1）估算试样称量范围

【例 17-16】　用基准物质硼砂（$Na_2B_4O_7 \cdot 10H_2O$）标定浓度约为 0.1mol·L^{-1} 的 HCl 溶液，为将 HCl 溶液消耗体积控制在 20mL～25mL，应称取的基准物质硼砂的质量为多少较为适宜？（$M_{Na_2B_4O_7 \cdot 10H_2O}$ = 381.4g·mol^{-1}）

解　硼砂与 HCl 的化学反应方程式为：

$$Na_2B_4O_7 + 2HCl + 5H_2O \longrightarrow 2NaCl + 4H_3BO_3$$

$$m_{Na_2B_4O_7} = \frac{1}{2} \times c_{HCl}V_{HCl} \times 10^{-3}M_{Na_2B_4O_7}$$

当消耗 HCl 溶液在 20mL 时，$m_{Na_2B_4O_7} = \frac{1}{2} \times 0.1\text{mol} \cdot L^{-1} \times 20\text{mL} \times 10^{-3} \times 381.4\text{g} \cdot \text{mol}^{-1} \approx 0.38\text{g}$

当消耗 HCl 溶液在 25mL 时，$m_{Na_2B_4O_7} = \frac{1}{2} \times 0.1\text{mol} \cdot L^{-1} \times 25\text{mL} \times 10^{-3} \times 381.4\text{g} \cdot \text{mol}^{-1} \approx 0.48\text{g}$

答：要控制消耗的 HCl 体积在 20mL～25mL，应称取基准物质硼砂的质量为 0.38g～0.48g。

（2）计算被测组分含量

分析化学中，被测物质组分 B 含量一般使用质量分数（ω_B）表示，其计算表达式如下：

$$\omega_B = \frac{m_B}{m_S} \tag{17-27}$$

式中，m_B 为被测物质组分 B 的质量，m_S 为称取的试样的总质量，计算时，两者的单位要相同。若用百分数表示质量分数，则将质量分数乘以 100% 即可。若将式（17-23）代入上式，则可得：

$$\omega_B = \frac{b}{t} \times \frac{c_T V_T \times 10^{-3} M_B}{m_S} \tag{17-28}$$

式中各物理量的含义和单位与式（17-23）相同。

【例 17-17】　用 $AgNO_3$ 滴定剂测定 NaCl 样品的含量：精密称取供试样品 NaCl 0.1925g，加水溶解，加入适宜指示剂适量，用 0.1000mol·L^{-1} 的 $AgNO_3$ 标准溶液滴定至终点，消耗 $AgNO_3$ 滴定剂 24.00mL，请计算供试样品中 NaCl 的质量分数。（M_{NaCl} = 58.44g·mol^{-1}）

解　$AgNO_3$ 滴定剂测定 NaCl 溶液的化学反应方程式为：

$$AgNO_3 + NaCl \longrightarrow AgCl + NaNO_3$$

根据式（17-28）可得：

$$\omega_{NaCl} = \frac{c_{AgNO_3}V_{AgNO_3} \times 10^{-3}M_{NaCl}}{m_S} = \frac{0.1000 \times 24.00 \times 10^{-3} \times 58.44}{0.1925} = 0.7286$$

答：供试样品中 NaCl 的质量分数为 0.7286。

习　题

一、单项选择题

1. 按任务分类的分析方法是（　　　　）。

A. 无机分析与有机分析　　　　　　　　　　B. 定性分析、定量分析和结构分析

C. 常量分析与微量分析　　　　　　　　　　D. 化学分析与仪器分析

2. 在半微量分析中对固体物质称量范围的要求是（　　　　）。

A. 0.01～0.1g　　　　　　　B. 0.1～1g　　　　　　　C. 0.001～0.01g　　　　　　D. 0.00001

3. 滴定分析法属于（　　　）。

A. 重量分析　　　　　　B. 电化学分析　　　　　　C. 化学分析　　　　　　D. 光学分析

4. 鉴定物质的组成属于（　　　）。

A. 定性分析　　　　　　B. 定量分析　　　　　　C. 结构分析　　　　　　D. 化学分析

5. 测定 0.2mg 样品中被测组分的含量，按取样量的范围应为（　　　）。

A. 常量分析　　　　　　B. 半微量分析　　　　　　C. 超微量分析　　　　　　D. 微量分析

6. 常用来表示气体试样中待测组分的含量的是（　　　）。

A. 质量分数　　　　　　B. 质量浓度　　　　　　C. 物质的量浓度　　　　　　D. 体积分数

7. 如果待测组分的实际存在形式不清楚，则最好是以（　　　）形式的含量来表示分析结果。

A. 氧化物　　　　　　B. 元素　　　　　　C. 分子式　　　　　　D. 氧化物或元素

8. 试样的采取原则应具有（　　　）。

A. 典型性　　　　　　B. 代表性　　　　　　C. 统一性　　　　　　D. 不均匀性

9. 准确度、精密度、系统误差、偶然误差之间的关系正确的是（　　　）。

A. 精密度高，系统误差、偶然误差一定小　　　　　　B. 偶然误差小，准确度一定高

C. 准确度高，系统误差、偶然误差一定小　　　　　　D. 精密度高，准确度一定高

10. 下列有关随机误差的论述中，不正确的是（　　　）。

A. 随机误差在分析中是不可避免的　　　　　　B. 随机误差出现正误差和负误差的机会均等

C. 随机误差具有单向性　　　　　　D. 随机误差是由一些不正确的偶然因素造成的

11. 以重量法测量 $CuSO_4 \cdot 5H_2O$ 中结晶水的含量时，称取试样 0.2000g；已知天平称量误差为 $\pm 0.1mg$，分析结果的有效数字应取（　　　）。

A. 一位　　　　　　B. 四位　　　　　　C. 两位　　　　　　D. 三位

12. 测得某有机酸 $pK_a^\ominus$ 值为 11.35，其 $K_a^\ominus$ 值应表示为（　　　）。

A. 4.467×10^{-12}　　　　　　B. 4.47×10^{-12}　　　　　　C. 4.5×10^{-12}　　　　　　D. 4×10^{-12}

13. 下述情况中，使分析结果产生负误差的是（　　　）。

A. 以盐酸标准溶液测量某碱样，所用滴定管未洗净，滴定时内壁挂液珠

B. 测量 $H_2C_2O_4 \cdot H_2O$ 的摩尔质量时，草酸失去部分结晶水

C. 用于标定标准溶液的基准物质在称量时吸潮了

D. 滴定时速度过快，并在到达终点后立即读取滴定管读数

14. 如果要求分析结果达到 0.1% 的准确度，使用灵敏度为 0.1mg 的天平称取试样时，至少应称取（　　　）。

A. 0.1g　　　　　　B. 0.2g　　　　　　C. 0.05g　　　　　　D. 0.5g

15. 两位分析人员对同一试样用相同方法进行分析，得到两组分析数据，若欲判断两分析人员的分析结果之间是否存在显著性差异，应该用下列方法中哪一种（　　　）。

A. G 检验法　　　B. F 检验加 t 检验　　　C. F 检验法　　　D. Q 检验法

二、判断题

（　　　）1. 偶然误差可以通过增加平行测定次数予以减小。

（　　　）2. 滴定终点一定和化学计量点相吻合。

（　　　）3. 若测定值的标准偏差越小，其准确度越高。

（　　　）4. 可采用 NaOH 做基准物质来标定盐酸溶液。

（　　　）5. 不论采用何种滴定方法，都离不开标准溶液，标准溶液也叫滴定剂。

三、填空题

1. 用氧化还原测量法测得 $FeSO_4 \cdot 7H_2O$ 中铁的含量为 20.01%，20.02%，20.03%，20.04%，20.05%。则这组测量值的平均值为_____；单次测量结果的平均偏差为_____；相对平均偏差为_____；

极差为_____。

2. 按有效数字的运算规则，下列计算式的结果各应包括几位有效数字：

（1）213.64+4.402+0.3244_____位；

（2）$\dfrac{0.1000\times(25.00-1.52)\times246.47}{1.000\times1000}$_____位；

（3）pH=0.03，求 H^+ 浓度_____位。

3. 在分析过程中，下列情况各造成何种（系统、随机）误差：（1）称量过程中天平零点略有变动_____；（2）分析用试剂中含有微量待测组分_____；（3）重量分析中，沉淀溶解损失_____；（4）读取滴定管读数时，最后一位数值估测不准_____。

4. 标定 HCl 溶液的浓度时，可用 Na_2CO_3 或硼砂（$Na_2B_4O_7\cdot10H_2O$）为基准物质，若 Na_2CO_3 吸水，则标定结果_____；若硼砂结晶水部分失去，则标定结果_____；（以上两项填无影响，偏高或偏低。）若两者均保存妥当，不存在上述问题，则选_____作为基准物质更好，是因为：_____。

5. 当测量次数趋近无限多次时，偶然误差的分布趋向_____；其规律为正负误差出现的概率_____，小误差出现的_____；大误差出现的_____。

四、简答题

1. 分析过程中的系统误差可采用哪些措施来消除？

2. 用基准物 Na_2CO_3 标定 HCl 溶液时，下列情况会对 HCl 的浓度产生何种影响（偏高，偏低，无影响）？

（1）滴定速度太快，附在滴定管壁上的 HCl 来不及流下来就读取滴定体积。

（2）称取 Na_2CO_3 时，实际质量为 0.1238g，记录时误记为 0.1248g。

（3）使用的 Na_2CO_3 中含有少量的 $NaHCO_3$。

五、计算题

1. 准确称取基准物质重铬酸钾（$K_2Cr_2O_7$）2.942g，溶解后定量转移至1L容量瓶中。已知 $M(K_2Cr_2O_7)=294.2g\cdot mol^{-1}$，计算此 $K_2Cr_2O_7$ 溶液的浓度。

2. 称取氯化钠供试品 0.1466g，用硝酸银滴定液（$0.1020mol\cdot L^{-1}$）滴定至终点，消耗硝酸银滴定液 22.80mL，计算氯化钠的百分含量。1mL 的硝酸银滴定液（$0.1000mol\cdot L^{-1}$）相当于 0.005844g 氯化钠。

3. 称取基准物草酸（$H_2C_2O_4\cdot2H_2O$）0.1998g 溶于水中，用 NaOH 溶液滴定，消耗 NaOH 溶液 29.50mL，计算 NaOH 溶液的浓度。已知 $M(H_2C_2O_4.2H_2O)=126.1g\cdot mol^{-1}$。

（梅小亮）

习题答案

第十八章

酸碱滴定法

学习目标

1. 了解酸碱指示剂的变色原理、变色点、变色范围。
2. 熟悉强碱（酸）滴定一元酸（碱）的原理，滴定曲线的概念。
3. 了解多元酸（碱）分步滴定的判据及滴定终点的 pH 计算，指示剂的选择。
4. 熟悉影响滴定突跃的因素、化学计量点 pH 及突跃范围的计算。
5. 了解溶剂的离解性、溶剂的极性、滴定时溶剂的选择原则、非水溶液酸碱滴定法的应用。
6. 了解混合酸（碱）准确滴定的判据。

第一节　酸碱指示剂

用于酸碱滴定的指示剂，称为酸碱指示剂。常用的酸碱指示剂主要有以下四类。

硝基酚类：对硝基酚等，它们是一类酸性显著的指示剂。

酚酞类：酚酞、百里酚酞和 α- 萘酚酞等，它们都是有机弱酸。

磺代酚酞类：酚红、甲酚红、溴酚蓝、百里酚蓝等，它们都是有机弱酸。

偶氮化合物类：甲基橙、甲基红等，它们都是两性指示剂，既可作酸式离解，也可作碱式离解。

酸碱指示剂

一、指示剂的变色原理

酸碱指示剂是一类结构较复杂的有机弱酸或有机弱碱，它们在溶液中能部分电离成指示剂的阴离子（或阳离子）和氢离子（或氢氧根离子），并且由于结构上的变化，它们的分子和离子具有不同的颜色，因而在 pH 不同的溶液中呈现不同的颜色。下面以石蕊和酚酞为例来说明。

石蕊（主要成分用 HL 表示）在水溶液中能发生如下电离过程和颜色变化：

$$HL \longrightarrow H^+ + L^-$$

红色　　　蓝色

在酸性溶液里，红色的分子是存在的主要形式，溶液显红色；在碱性溶液里，上述电离平衡向右移动，蓝色的离子是存在的主要形式，溶液显蓝色；在中性溶液里，红色的分子和蓝色的酸根离子同时存在，所以溶液显紫色。石蕊能溶于水，不溶于乙醇，变色范围是 pH5.0 ～ 8.0。

又如酚酞是一种有机弱酸（$K_a^{\ominus} = 10^{-9}$），其电离过程如下所示：

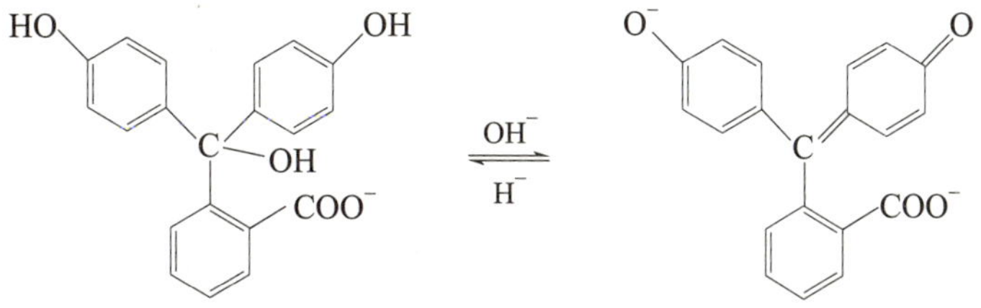

无色(羟式)　　　　　　　　红色(醌式)

在酸性溶液中，该电离平衡向左移动，酚酞主要以无色的羟式结构存在；在碱性溶液中，平衡向右移动，酚酞转变为醌式结构而显红色。

酚酞的醌式或醌式酸盐，在碱性介质中是很不稳定的，它会慢慢地转化成无色的羧酸盐式：

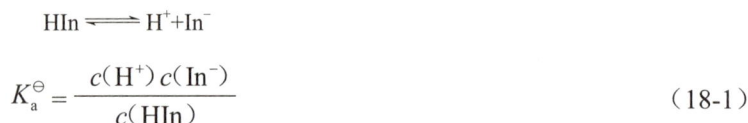

因此做氢氧化钠溶液使酚酞显色实验时，要用氢氧化钠稀溶液，而不能用浓溶液。

二、指示剂的变色范围

指示剂颜色的变化与氢离子浓度有密切关系，在一定的 pH 范围内，可以看到酸式或碱式颜色的改变，指示剂颜色改变的 pH 范围，叫作指示剂的变色范围。每种指示剂都有它的变色范围。例如酚酞的变色范围为：pH8.0 ～ 10.0（浅红色）。pH < 8.0 时溶液为无色，pH > 10.0 时溶液呈红色。

现以弱酸型指示剂（HIn 表示）为例来讨论指示剂的变色范围。根据指示剂的酸式 HIn 和碱式 In⁻ 在水溶液中达到平衡的关系式：

$$HIn \rightleftharpoons H^+ + In^-$$

$$K_a^\ominus = \frac{c(H^+)c(In^-)}{c(HIn)} \tag{18-1}$$

式中，$K_a^\ominus$ 为指示剂的离解平衡常数，$c(In^-)$ 和 $c(HIn)$ 分别为指示剂的碱式色和酸式色离子的浓度。溶液的颜色是由 $\frac{c(In^-)}{c(HIn)}$ 的比值来决定的。在一定温度下，对某一指示剂，$K_a^\ominus$ 为常数，由上述公式可知，$\frac{c(In^-)}{c(HIn)}$ 的比值仅与 $c(H^+)$ 有关，$c(H^+)$ 的改变，必将引起 $\frac{c(In^-)}{c(HIn)}$ 浓度比的改变，因而溶液的颜色也随之改变。但在实际工作中，受人眼对颜色分辨能力的限制，人们目测酸碱指示剂从一种颜色变为另一种颜色的过程，只能在一定的 pH 变化范围内才能发生，即只有当一种颜色相当于另一种颜色浓度的十倍时，人们才能观察到它"单独存在"的颜色，而在这范围以内，人们看到的只是它们的混合色。

也就是说，当 $\frac{c(In^-)}{c(HIn)} \geq 10$ 时，只能看到碱式 In⁻ 的颜色；当 $\frac{c(In^-)}{c(HIn)} \leq 0.1$ 时，只能看到酸式 HIn 的颜色；当 $10 > \frac{c(In^-)}{c(HIn)} > 0.1$ 时，指示剂呈混合色，人眼一般难以辨别；当 $\frac{c(In^-)}{c(HIn)} = 1$ 时，指示剂的酸式和碱式的浓度相等，此时 pH = $pK_a^\ominus$ 为指示剂变色的转折点，称为指示剂的理论变色点。当 $\frac{c(In^-)}{c(HIn)} \geq 10$ 时，$c(H^+) \leq \frac{K_a^\ominus}{10}$，所以 pH $\geq pK_a^\ominus + 1$；$\frac{c(In^-)}{c(HIn)} \leq 0.1$ 时，$c(H^+) \geq 10K_a^\ominus$，所以 pH $\leq pK_a^\ominus - 1$。即当溶液的 pH 由 $pK_{HIn}^\ominus - 1$ 变化到 $pK_{HIn}^\ominus + 1$，就能明显地看到指示剂由酸式色变为碱式色，所以指示剂的变色 pH 范围可表示为：pH = $pK_a^\ominus \pm 1$。

根据上述推算，指示剂的变色范围应有两个 pH 单位，这与实际测得的指示剂变色范围并不完全相同。这是因为人眼对各种颜色的敏感程度不同，以及指示剂的两种颜色之间互相掩盖所致。

例如甲基橙指示剂，其 $pK_a^\ominus = 3.4$，变色范围为 3.1 ～ 4.4。而当 pH = 3.1 时，甲基橙的酸式色占 66.7%，碱式色仅占 33.3%。说明酸式色浓度只要大于碱式色浓度的 2 倍，就能观察到红色（酸式色）。产生这种差异的原因，是由于人眼对红色更为敏感造成的。

虽然指示剂变色范围的理论值与实测结果存在差别，但理论推算对粗略估计指示剂的变色范围，仍具有一定的指导意义。现将常用的酸碱指示剂列于表 18-1 中。

表18-1 常用的酸碱指示剂的变色范围

酸碱指示剂	变色范围(pH)	p$K_a^{\ominus}$	颜色		浓度
			酸色	碱色	
百里酚蓝(麝香草酚蓝)	1.2~2.8	1.65	红色	黄色	0.1%的20%乙醇溶液
甲基黄	2.9~4.0	3.3	红色	黄色	0.1%的90%乙醇溶液
甲基橙	3.1~4.4	3.4	红色	黄色	0.05%的水溶液
溴酚蓝	3.0~4.6	3.85	黄色	蓝紫色	0.1%的20%乙醇溶液或其钠盐水溶液
甲基红	4.4~6.2	4.95	红色	黄色	0.1%的60%乙醇溶液或其钠盐水溶液
溴百里酚蓝(溴麝香草酚蓝)	6.2~7.6	7.1	黄色	蓝色	0.1%的20%乙醇溶液或其钠盐水溶液
中性红	6.8~8.0	7.4	红色	黄色	0.1%的60%乙醇溶液
酚红	6.7~8.4	7.9	黄色	红色	0.1%的60%乙醇溶液或其钠盐水溶液
酚酞	8.0~10.0	9.1	无色	红色	0.5%的90%乙醇溶液
百里酚酞(麝香草酚酞)	9.4~10.6	10	无色	蓝色	0.1%的90%乙醇溶液

三、影响指示剂变色范围的因素

许多指示剂的实际变色范围往往不符合 pK_a±1。理论与实际的偏差，是由于在进行理论计算时，没有考虑到其他各种因素对指示剂变色范围的影响，如指示剂的浓度、溶液的温度、溶剂的性质、人的眼睛对颜色敏感性的不同等。

1. 指示剂的用量

由于指示剂本身是弱酸或弱碱，在滴定过程中会消耗一定量的滴定剂，因而指示剂的用量一定要适量，对于双色指示剂，如甲基橙等，从平衡关系可以看出：

$$HIn \rightleftharpoons H^+ + In^-$$

如果溶液中指示剂浓度小，则滴入少量标准碱溶液，即可使之完全变成 In^-，颜色变化灵敏。反之，指示剂浓度大时，发生同样的颜色变化所需标准碱液的量较多，致使终点颜色变化不敏锐。

对于单色指示剂，以酚酞为例，设指示剂总浓度为 c，人眼观察到红色时，其碱式 In^- 的最低浓度为 a（固定值），则

$$\frac{K_a^{\ominus}}{c(H^+)} = \frac{c(In^-)}{c(HIn)} = \frac{a/c^{\ominus}}{(c-a)/c^{\ominus}} = \frac{a}{c-a} \tag{18-2}$$

c 上升，则必然导致 H^+ 浓度上升，例如在 50~100mL 的溶液中加 2~3 滴酚酞，pH≈9 出现微红，而在同样情况下加 10~15 滴酚酞，则在 pH≈8 时出现微红。

综上所述，在不影响变色灵敏度的条件下，指示剂的用量一般以少一点为佳。

2. 指示剂的选择

若指示剂使用不当也会影响其变色的敏锐性。例如，酚酞由无色变为红色，颜色变化明显，易于辨别；而由红色变为无色容易使滴定剂过量。因此用强碱滴定强酸，宜用酚酞作指示剂，反之则不宜；用强酸滴定强碱，则用甲基橙比较合适，因为甲基橙碱式为黄色，而黄底色看红色是比较容易的。溶液颜色的变化由浅变深容易观察，而由深变浅则不易观察。因此，应选择在滴定终点时使溶液颜色由浅变深的指示剂。

3. 温度对指示剂的影响

温度改变时，指示剂的离解常数和水的质子自递常数都有改变，因而指示剂的变色范围也随之发生

改变。例如，甲基橙在室温下的变色范围是 3.1～4.4，而在 100℃时则为 2.3～3.7，对 H⁺浓度的灵敏度降低，所以滴定都应在室温下进行，有必要加热煮沸时（如赶 CO_2）最好将溶液冷却后再滴定。

4. 盐类对指示剂的影响

溶液中盐类的变化会影响溶液的离子强度，使指示剂的离解常数发生变化，从而影响指示剂的变色范围，某些盐具有吸收不同波长的性质，也会因此改变指示剂的变色范围、指示剂的颜色的深度和色调，所以在滴定过程中，不宜有大量盐类存在，在制备对照参比溶液时，除需加入相同量的指示剂，还应该有相同浓度的电解质（包括反应生成的盐）在内。

5. 溶剂对指示剂的影响

指示剂在不同溶剂中的 $pK_a^{\ominus}$ 是不同的，指示剂 $pK_a^{\ominus}$ 的变化，也将影响它的变色范围。例如，甲基橙在水溶液中的 $pK_a^{\ominus}=3.4$，在甲醇中则为 $pK_a^{\ominus}=3.8$，所以在不同溶剂中的甲基橙变色范围也不同。

四、混合指示剂

由于指示剂具有一定的变色范围，有的甚至宽达 2 个 pH 单位。酸碱滴定达到化学计量点前后，溶液的 pH 必须有较大变化，指示剂才从一种颜色突然变为另一种颜色，达到指示终点的目的。但是，在某些弱酸弱碱滴定中达到化学计量点时，pH 突跃范围是比较小的。这就要求采用变色范围更窄、颜色变化明显的指示剂才能准确地确定终点。为此，在实际应用中常将两种指示剂混合起来使用，利用它们的颜色之间的互补作用，使变色范围更窄、更敏锐。

混合指示剂有两种：一种是由两种或两种以上的指示剂混合而成，利用颜色之间的互补作用，使变色更加敏锐。例如，甲基红和溴甲酚绿的 $pK_a^{\ominus}=5.0$，前者的酸式色为红色，碱式色为黄色，当它们混合后，由于共同作用的结果，使溶液在酸性条件下显红色（红色＋黄色），在碱性条件下显绿色（蓝色＋黄色），而在 pH=5.1 时，溴甲酚绿（4.0～5.6）的碱性成分多呈绿色，甲基红的酸性成分多（4.4～6.2）呈橙色，两种颜色互补，产生灰色，因而使颜色在这点时突变，变色非常敏锐。再比如，常见的 pH 试纸，用含有适量的甲基红（pH4.2～6.2）、溴甲酚绿（3.6～5.4）、溴百里香酚蓝（6.7～7.5）等混合的酸碱指示剂制成，可以反映 pH4.5～9.0 的变异范围，可以粗略地测定溶液的 pH。另一种混合指示剂是由用一种不随 H⁺浓度变化而改变颜色的惰性染料作底色，与一种指示剂混合而成，例如，靛蓝（染料）和甲基橙组成的混合指示剂。靛蓝中的蓝色在滴定过程中不变色，只作为甲基橙变色的背景。该混合指示剂随 pH 的改变而发生如下颜色变化：pH＜4 时为紫色，pH=4 时为灰色，pH＞4 时则为黄绿色；中性红和亚甲基蓝的混合指示剂在 pH=7.0 时为蓝紫色。表 18-2 中列出几种常用的混合酸碱指示剂。

表18-2　常用混合酸碱指示剂

指示剂溶液的组成	变色时pH	颜色		备注
		酸色	碱色	
一份0.1%甲基黄乙醇溶液 一份0.1%亚甲基蓝乙醇溶液	3.25	蓝紫色	绿色	pH=3.2蓝紫色 pH=3.4绿色
一份0.1%六甲氧基三苯甲醇乙醇溶液 一份0.1%甲基绿乙醇溶液	4	紫色	绿色	pH=4.0蓝紫色
一份0.1%甲基橙水溶液 一份0.25%靛蓝二磺酸水溶液	4.1	紫色	黄绿色	
一份0.1%甲基橙水溶液 一份0.1%苯胺蓝水溶液	4.3	紫色	绿色	
一份0.1%溴甲酚绿钠盐水溶液 一份0.2%甲基橙水溶液	4.3	橙色	蓝绿色	pH=3.5黄色 pH=4.05绿色 pH=4.3蓝绿色

续表

指示剂溶液的组成	变色时pH	颜色		备注
		酸色	碱色	
三份0.1%溴甲酚绿乙醇溶液 一份0.2%甲基红乙醇溶液	5.1	酒红色	绿色	
一份0.2%甲基红乙醇溶液 一份0.1%亚甲基蓝乙醇溶液	5.4	红紫色	绿色	pH=5.2红紫色 pH=5.4暗蓝色 pH=5.6暗绿色
一份0.1%氯酚红钠盐水溶液 一份0.1%苯胺蓝水溶液	5.8	绿色	紫色	pH=5.8淡紫色
一份0.1%溴甲酚绿钠盐水溶液 一份0.1%氯酚红钠盐水溶液	6.1	黄绿色	蓝绿色	pH=5.4蓝绿色 pH=5.8蓝色 pH=6.0蓝带紫色 pH=6.2蓝紫色
二份0.1%溴百里酚蓝钠盐水溶液 一份0.1%石蕊乙醇水溶液	6.9	紫色	蓝色	
一份0.1%中性红乙醇溶液 一份0.1%亚甲基蓝乙醇溶液	7	蓝紫色	绿色	pH=7.0紫蓝色
一份0.1%中性红乙醇溶液 一份0.1%溴百里酚蓝乙醇溶液	7.2	玫瑰色	绿色	pH=7.0玫瑰色 pH=7.2浅红色 pH=7.4暗绿色
二份0.1%氨萘蓝乙醇50%溶液 一份0.1%酚红乙醇50%溶液	7.3	黄色	紫色	pH=7.2橙色 pH=7.4紫色 放置后颜色逐渐褪去
一份0.1%溴百里酚蓝钠盐水溶液 一份0.1%酚红钠盐水溶液	7.5	黄色	紫色	pH=7.2暗绿色 pH=7.4淡紫色 pH=7.6深紫色
一份0.1%甲酚红钠盐水溶液 三份0.1%百里酚蓝钠盐水溶液	8.3	黄色	紫色	pH=8.2玫瑰红 pH=8.4清晰的紫色
二份0.1% 1-萘酚酞乙醇溶液 一份0.1%甲酚红乙醇溶液	8.3	浅红色	紫色	pH=8.2淡紫色 pH=8.4深紫色
一份0.1% 1-萘酚酞乙醇溶液 三份0.1%酚酞乙醇溶液	8.9	浅红色	紫色	pH=8.6浅绿色 pH=9.0紫色
一份0.1%酚酞乙醇溶液 二份0.1%甲基绿乙醇溶液	8.9	绿色	紫色	pH=8.8浅蓝色 pH=9.0紫色

第二节 酸碱滴定曲线及指示剂的选择

在酸碱滴定中，最重要的是待测物质能否被准确滴定，这就要求选择能使滴定终点与计量点尽可能吻合的指示剂，滴定终点误差才可能最小。不同指示剂的变色范围不同，而指示剂的变色与溶液的 pH 有关，只有在化学计量点附近 ±0.02mL 酸或碱标准溶液引起的溶液 pH 变化范围内变色的指示剂，才能用来指示终点。为了表示滴定过程中溶液 pH 随标准溶液体积而改变的变化规律，常以溶液的 pH 为纵坐标，所滴入滴定剂的物质的量或体积为横坐标作图，绘制滴定曲线。滴定曲线不仅在理论上解释滴定过程的 pH 变化规律，而且对指示剂的选择具有一定的指导意义。下面我们根据不同的酸碱滴定类型，分别讨论滴定过程中溶液 pH 的变化规律及指示剂的选择方法。

一、强酸强碱的滴定

例如 HCl，HNO_3 与 NaOH，KOH 之间的互相滴定，由于它们在溶液中全部离解，所以这一类型滴定的基本反应为：

$$H^+ + OH^- \longrightarrow H_2O$$

现以 $0.1000 \text{mol} \cdot \text{L}^{-1}$ NaOH 溶液滴定 20.00mL $0.1000 \text{mol} \cdot \text{L}^{-1}$ HCl 溶液为例，讨论强酸强碱相互滴定时的滴定曲线和指示剂的选择。设 HCl 溶液的浓度为 c_a，体积为 V_a；NaOH 溶液的浓度为 c_b，滴定时加入的体积为 V_b，整个滴定过程可分为以下四个阶段来考虑。

（1）滴定前 $V_b=0$，溶液的酸度等于 HCl 的原始浓度。

$$c(H^+) = c_a = 0.1000 \text{mol} \cdot \text{L}^{-1}, \quad pH=1.00$$

（2）滴定开始至化学计量点前　$V_a > V_b$，溶液的酸度取决于剩余 HCl 溶液的浓度。

$$c(H^+) = \frac{(V_a - V_b)}{(V_a + V_b)} c_a$$

当滴入 18.00mL NaOH 溶液时，溶液中

$$c(H^+) = \frac{0.1000 \times 20.00 - 0.1000 \times 18.00}{20.00 + 18.00} = 5.3 \times 10^{-3} (\text{mol} \cdot \text{L}^{-1})$$

$$pH=2.28$$

当滴入 NaOH 溶液 19.98mL 时，中和百分数为 99.9%（化学计量点前 0.1%）溶液中 $c(H^+) = 5.00 \times 10^{-5} \text{mol} \cdot \text{L}^{-1}$，pH=4.30

（3）化学计量点时　$V_a = V_b$，已滴加入 NaOH 溶液 20.00mL，中和百分数为 100% 溶液呈中性。

$$c(H^+) = 1.0 \times 10^{-7} \text{mol} \cdot \text{L}^{-1}, \quad pH=7.00$$

（4）化学计量点后　$V_b > V_a$，NaOH 溶液再继续滴入就过量，溶液的酸度决定于过量的 NaOH 的浓度。

$$c(OH^-) = \frac{(V_b - V_a)}{(V_a + V_b)} c_b$$

当滴入 NaOH 溶液 20.02mL 时，此时仅多滴入 0.02mL，相当于 0.1%（化学计量点后 0.1%）的过量：

$$c(OH^-) = \frac{0.1000 \times 20.02 - 0.1000 \times 20.00}{20.00 + 20.02} = 5.0 \times 10^{-3} \text{mol} \cdot \text{L}^{-1}$$

$$pH = -\lg \frac{K_w^{\ominus}}{c(OH^-)} = 9.70$$

当滴入 NaOH 溶液 22.00mL 时：

$$pOH = 2.32$$
$$pH = 14.00 - 2.32 = 11.68$$

如此再计算滴加入 NaOH 溶液 20.20mL，将计算结果列于表 18-3 中。以加入 NaOH 溶液的量（滴定体积百分数）为横坐标，对应溶液的 pH 为纵坐标，则可得到如图 18-1 所示的曲线即为 NaOH 滴定 HCl 的酸碱滴定曲线。

表18-3　$0.1000 \text{mol} \cdot \text{L}^{-1}$ NaOH 滴定 20mL $0.1000 \text{mol} \cdot \text{L}^{-1}$ HCl

加入 NaOH 溶液 /mL	中和百分数 /%	剩余 HCl/mL	过量 NaOH/mL	pH
0.00	0.00	20.00		1.00
18.00	90.0	2.00		2.28
19.80	99.0	0.20		3.30
19.98	99.9	0.02		4.31A
20.00	100.0	0.00		7.00
20.02	100.1		0.02	9.70B

加入 NaOH 溶液/mL	中和百分数/%	剩余 HCl/mL	过量 NaOH/mL	pH
20.20	101.0		0.20	10.70
22.00	110.0		2.00	11.70
40.00	200.0		20.00	12.50

从表 18-3 和图 18-1 中可以得出，从滴定开始到加入 19.80mL 的 NaOH，溶液的 pH 只改变了 2.3 个单位；再加入 0.18mL NaOH 溶液，pH 就有 1 个单位的改变，再加入 0.02mL NaOH 溶液，正好是化学计量点，pH 增至 7.0；再加入 0.02mL NaOH 溶液，pH 为 9.70。由滴定曲线可见，在计量点附近虽然只有 ±0.02mL NaOH 溶液体积的变化，但 pH 却改变了 5.39 个单位，H^+ 浓度降低到原来的 1/25 万，形成了滴定曲线中"突跃"部分。我们把这种突跃部分所在的 pH 范围，称为滴定的 pH 突跃范围，简称突跃范围。指示剂的选择以此突跃范围为依据。可想而知，最理想的指示剂应该恰好在化学计量点时变色，但实际上凡是变色范围部分或全部落在突跃范围内的指示剂，均可用于指示滴定终点。

因此，对于 $0.1000mol \cdot L^{-1}$ NaOH 溶液滴定 20.00mL $0.1000mol \cdot L^{-1}$ HCl 溶液来说，凡在突跃范围（pH=4.30 ~ 9.70）以内能引起变色的指示剂（即指示剂的变色范围全部或一部分落在滴定的突跃范围之内），都可作为该滴定的指示剂，如酚酞（pH=8.0 ~ 10.0）、甲基橙（pH=3.1 ~ 4.4）和甲基红（pH=4.4 ~ 6.2）等。在突跃范围内停止滴定，则测定结果具有足够的准确度。

反之，用 $0.1000mol \cdot L^{-1}$ HCl 滴定 20mL $0.1000mol \cdot L^{-1}$ 的 NaOH 溶液，滴定曲线的形状相同，但开头位置相反，见图 18-1 中虚线部分。此时甲基红、酚酞、甲基橙均可作为该滴定的指示剂，但以甲基红作指示剂为最佳。

滴定突跃这一事实还说明当滴定接近化学计量点时，必须减慢滴定速度控制滴定量，以免超过终点，使滴定失败。

滴定的突跃范围随滴定剂和被滴定物浓度的改变而改变，指示剂的选择也应视具体情况而定。如图 18-2 所示是三种不同浓度的 NaOH 溶液滴定不同浓度的 HCl 溶液的滴定曲线。由图可见，如果溶液的浓度改变，虽然化学计量点时溶液的 pH 仍为 7，但是它附近 pH 突跃的长短却不同，酸碱溶液的浓度越大，pH 突跃越长，指示剂选择越方便。当酸碱浓度增加 10 倍时，酸碱滴定突跃部分的 pH 变化范围增加大约 2 个单位。

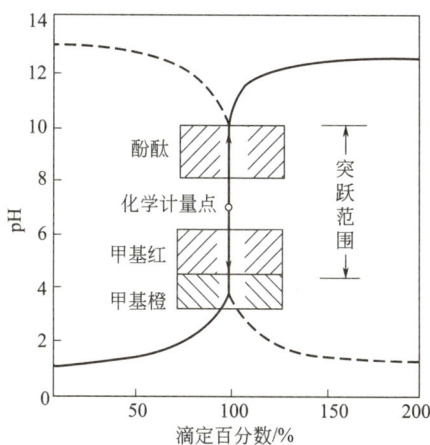

图18-1 $0.1000mol \cdot L^{-1}$NaOH滴定 $0.1000mol \cdot L^{-1}$HCl和$0.1000mol \cdot L^{-1}$HCl滴定$0.1000mol \cdot L^{-1}$NaOH的滴定曲线

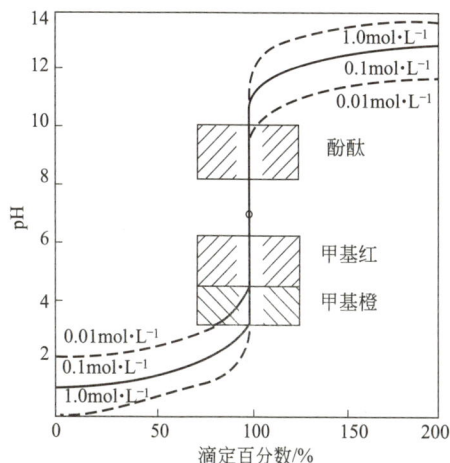

图18-2 不同浓度的强碱滴定强酸的滴定曲线

二、一元弱酸弱碱的滴定

我们先以强碱滴定一元弱酸为例，这一类型滴定的基本反应为：

$$HA + OH^- \longrightarrow H_2O + A^-$$

现以 NaOH 溶液滴定 HAc 溶液为例来讨论。

设：$c_a = c_b = 0.1000 \text{mol} \cdot \text{L}^{-1}$，$V_a = 20.00 \text{mL}$

同前分四个阶段进行讨论。

（1）滴定前　$V_b = 0$，这时溶液是 $0.1000 \text{mol} \cdot \text{L}^{-1}$ 的 HAc 溶液，按照一元弱酸溶液的 pH 计算公式，得：

$$cK_a^\ominus > 20K_w, \quad \frac{c}{K^\ominus} \geqslant 500, \quad \text{则}$$

$$c(H^+) = \sqrt{cK_a^\ominus} = \sqrt{1.8 \times 10^{-5} \times 0.1000} = 1.35 \times 10^{-3}$$

$$pH = 2.87$$

（2）滴定开始至计量点前　$V_a > V_b$，溶液中未被中和的 HAc 和反应产生的 Ac^- 组成缓冲溶液体系，其溶液的 pH 应从缓冲计算公式求出。

$$pH = pK_a + \lg \frac{c(Ac^-)}{c(HAc)} = pK_a + \lg \frac{c(NaOH)V(NaOH)}{c(HAc)V(HAc) - c(NaOH)V(NaOH)}$$

当滴入的 NaOH 为 18.00mL 时

$$pH = 4.75 + \lg \frac{18.00}{20.00 - 18.00} = 5.7$$

同理计算滴入 NaOH 溶液为 19.98mL 时，pH=7.74

（3）化学计量点时　NaOH 与 HAc 反应生成 NaAc，即一元弱碱的溶液。

此时，$c(NaAc) = 0.05000 \text{mol} \cdot \text{L}^{-1}$

由于

$$c_b K_b^\ominus > 20 K_w^\ominus, \quad \frac{c_b}{K_b^\ominus} \geqslant 500$$

所以

$$c(OH^-) = \sqrt{c_b K_b^\ominus} = 5.3 \times 10^{-6}$$

求得 pH=8.72

（4）计量点后　由于过量 NaOH 存在，抑制了 Ac^- 与 H_2O 的质子转移反应，此时溶液的 pH 取决于过量 NaOH 的浓度，计算方法和强碱滴定强酸相同。

$$c(OH^-) = \frac{n(NaOH) - n(HAc)}{V_{溶液}} = \frac{c(NaOH)V(NaOH) - c(HAc)V(HAc)}{V_{溶液}}$$

当滴入 NaOH 溶液 20.02mL 时，

$$c(OH^-) = \frac{0.1000 \times 20.02 - 0.1000 \times 20.00}{20.00 + 20.02} = 4.998 \times 10^{-5} \text{（mol} \cdot \text{L}^{-1}\text{）}$$

$$pH = -\lg \frac{K_w^\ominus}{c(OH^-)} = 9.70$$

如此逐一计算，将计算结果列于表 18-4，并制作强碱滴定一元弱酸的滴定曲线（图 18-3）。

表18-4　NaOH 滴定 HAc 的计算结果表

加入 NaOH/mL	HAc 被滴定百分数/%	计算式	pH
0.00	0.00	$c(H^+) = \sqrt{c(HAc) K_a, \text{HAc}}$	2.88
10.00	50.0		4.76
18.00	90.0	$c(H^+) = K_a \dfrac{c(HAc)}{c(Ac^-)}$	5.71
19.80	99.0		6.76
19.96	99.8		7.46
19.98	99.9		

续表

加入 NaOH/mL	HAc 被滴定百分数 /%	计算式	pH
20.00	100.0	$c(\text{OH}) = \sqrt{\dfrac{K_w}{K_a,\text{HAc}} c(\text{Ac}^-)}$	7.76 8.73 滴定突跃 9.70
20.02	100.1	$c(\text{OH}^-) = c(\text{NaOH})_{过量}$	10.00
20.04	100.2		10.70
20.20	101.0		10.70
22.00	110.0		11.70

由图 18-3 可得到 NaOH-HAc 滴定曲线具有以下几个特点：

① NaOH-HAc 滴定曲线起点的 pH 比 NaOH-HCl 滴定曲线高 2 个 pH 单位，这是因为 HAc 的强度较 HCl 弱的缘故。

② 滴定开始后至约 10%HAc 被滴定之前和 90% 被滴定以后，NaOH-HAc 滴定曲线的斜率比 NaOH-HCl 的大，而在上述范围之间滴定曲线上升缓慢，这是因为滴定开始后有 NaAc 的生成，抑制了 HAc 的电离。

③ 在计量点时，由于滴定产物的解离作用，溶液已呈碱性，pH=8.72。

④ NaOH-HAc 滴定曲线的突跃范围（pH=7.72 ～ 9.70）较 NaOH-HCl 的小得多，这与反应的完全程度较低是一致的，所以在碱性范围内，只有酚酞、百里酚酞等指示剂才可用于该滴定，而在酸性范围内变色的指示剂，如甲基橙和甲基红等已不能使用。

⑤ 计量点后为 NaAc 和 NaOH 的混合溶液，由于 Ac⁻ 的解离受到过量滴定剂 OH⁻ 的抑制，故滴定曲线的变化趋势与 NaOH 滴定 HCl 溶液时基本相同。

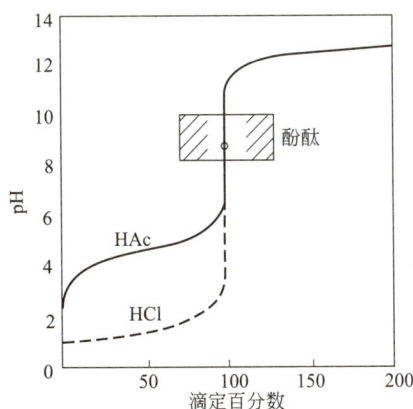

图18-3 0.1mol · L⁻¹NaOH滴定和0.1mol · L⁻¹HAc的滴定曲线

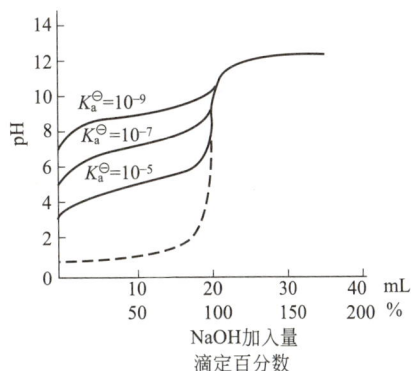

图18-4 强碱滴定不同强度和一元弱酸的滴定曲线

在弱酸的滴定中，突跃范围的大小除与溶液的浓度有关外，还与酸的强度有关。图 18-4 为 0.1000mol · L⁻¹NaOH 滴定 20.00mL0.1000mol · L⁻¹ 不同强度弱酸时的滴定曲线。从图 18-4 可以看出，当浓度一定，$K_a^{\ominus}$ 值愈大，突跃范围愈大；当浓度为 0.1mol · L⁻¹，$K_a^{\ominus} \leqslant 10^{-9}$ 时已无明显的突跃。实践证明，人眼借助指示剂准确判断终点，滴定的 pH 突跃必须在 0.2 单位以上。在这个条件下，分析结果的相对误差 < ±0.1%。只有弱酸的 $c_a K_a^{\ominus} \geqslant 10^{-7.7}$ 或 $c K_a^{\ominus} \geqslant 10^{-8}$ 才能满足这一要求。因此，通常视 $c_a K_a^{\ominus} \geqslant 10^{-7.7}$ 或 $c K_a^{\ominus} \geqslant 10^{-8}$ 作为判断弱酸能否滴定的依据。

强酸滴定弱碱与强碱滴定弱酸的情况相似，对于弱碱，只有当 $c_b K_b^{\ominus} > 10^{-8}$ 时才能被强酸滴定。而且必须指出，弱酸和弱碱之间不能滴定，因无明显的 pH 突跃，无法用一般的指示剂确定滴定终点，因此在酸碱滴定中，一般以强碱和强酸作为标准溶液。

第三节 酸碱标准溶液的配制和标定

一、标准碱溶液

1. $0.1mol \cdot L^{-1}$ NaOH标准溶液的配制

配制标准碱溶液最常用的是 NaOH，有时也用到 KOH 或 Ba（OH）$_2$。市售 NaOH 常含有少量 Na_2CO_3 和水分，纯度不高，而且容易吸收空气中的水分 CO_2，因此在配制前应设法除去 Na_2CO_3，且不能用直接法配制标准溶液，必须先配成大致浓度的溶液，然后进行标定。

除去 Na_2CO_3 最通常的方法是将 NaOH 先配成饱和溶液（约 52% 质量分数），由于 Na_2CO_3 在饱和 NaOH 溶液中几乎不溶解，会慢慢沉淀出来，因此，可用饱和氢氧化钠溶液，配制不含 Na_2CO_3 的 NaOH 溶液。待 Na_2CO_3 沉淀后，可吸取一定量的上清液，稀释至所需浓度即可。此外，用来配制 NaOH 溶液的蒸馏水，也应加热煮沸放冷，除去其中的 CO_2。具体操作如下。

① 用小烧杯在台秤上称取 120g 固体 NaOH，加 100mL 水，振摇使之溶解成饱和溶液，冷却后注入聚乙烯塑料瓶中，密闭，放置数日，澄清后备用。

② 准确吸取上述溶液的上层清液 5.6mL 到 1000mL 无二氧化碳的蒸馏水中，摇匀，贴上标签。

2. $0.1mol \cdot L^{-1}$ NaOH标准溶液的标定

标定碱溶液的基准物质常用邻苯二甲酸氢钾或草酸。邻苯二甲酸氢钾的优点是容易制得纯品，性质稳定，摩尔质量（$204.2g \cdot mol^{-1}$）也较大。将基准物质邻苯二甲酸氢钾加入干燥的称量瓶内，于 $105 \sim 110 ℃$ 烘至恒重，用减量法准确称取邻苯二甲酸氢钾约 0.6000g，置于 250mL 锥形瓶中，加 50mL 无 CO_2 蒸馏水，温热使之溶解，冷却，加酚酞指示剂 $2 \sim 3$ 滴，用欲标定的 $0.1mol \cdot L^{-1}$ NaOH 溶液滴定，直到溶液呈粉红色，半分钟不褪色。同时做空白试验。

草酸（$H_2C_2O_4 \cdot 2H_2O$）也可用于标定碱溶液，它的优点是容易提纯，也相当稳定。草酸是二元弱酸，只能被 NaOH 一次滴定到 $C_2O_4^{2-}$。它与 NaOH 反应的系数比为 1∶2，化学计量点时溶液显弱碱性，可用酚酞作指示剂。

NaOH 溶液浓度的标定，除了基准物质外，也可以采用已知准确浓度的标准酸溶液进行标定。

二、标准酸溶液

1. $0.1mol \cdot L^{-1}$ HCl标准溶液的配制

配制标准酸溶液最常用的是盐酸。其浓度一般为 $0.1 \sim 1mol \cdot L^{-1}$。如果溶液浓度太小，滴定中指示剂颜色变化不明显，误差较大；而浓度太大时，则在滴定中溶液过量半滴或一滴，将会带来较大的终点误差。由于浓盐酸容易挥发，不能用来直接配制具有准确浓度的标准溶液，因此，配制 HCl 标准溶液时只能先配制成近似浓度的溶液，然后用基准物质标定其准确浓度，或者用另一已知准确浓度的标准溶液滴定该溶液，再根据它们的体积比计算该溶液的准确浓度。

用量筒量取浓盐酸 9mL，倒入预先盛有适量水的试剂瓶中，加水稀释至 1000mL，摇匀，贴上标签。

2. $0.1mol \cdot L^{-1}$ HCl标准溶液的标定

标定酸的基准物质常用无水碳酸钠和硼砂。无水碳酸钠的优点是容易制得纯品，价格便宜，缺点是有强烈的吸湿性，使用前需进行处理。用减量法准确称取约 0.15g 在 $270 \sim 300℃$ 干燥至恒量的基准无水碳酸钠，置于 250mL 锥形瓶，加 50mL 水使之溶解，再加 10 滴溴甲酚绿 - 甲基红混合液指示剂，用配制好的 HCl 溶液滴定至溶液由绿色转变为紫红色，煮沸 2min，冷却至室温，继续滴定至溶液由绿色变为暗紫色。由 Na_2CO_3 的质量及实际消耗的 HCl 溶液的体积，计算 HCl 溶液的准确浓度。

硼砂的优点是吸湿性较小，摩尔质量（381.4g·mol⁻¹）较大，缺点是容易风化失去部分水。通常将硼砂在水中重结晶两次（结晶析出的温度在 50℃以下）然后保存在相对湿度为 60% 的恒温器中。硼砂与 HCl 的反应系数比为 1∶2，滴定产物是 H_3BO_3 和 NaCl，而 H_3BO_3 为弱酸（K_a=5.8×10⁻¹⁰），用 0.05mol·L⁻¹ 硼砂标定 0.1mol·L⁻¹HCl 溶液时，化学计量点时 H_3BO_3 的浓度为 0.1mol·L⁻¹。所以

$$c(H^+)=\sqrt{c'K_a^\ominus}=\sqrt{5.8\times10^{-10}\times0.10}=7.6\times10^{-6}$$

$$pH=5.12$$

因此，可选甲基红作为指示剂。

第四节　应用与示例

凡能与酸、碱直接或间接发生定量化学反应的物质都可用酸碱滴定法进行测定。因此，酸碱滴定法在生产和科研中应用很广泛。现按滴定方式的不同分为直接滴定法和间接滴定法分别介绍。

一、直接滴定法

① 各种强酸、强碱都可以用标准碱溶液或标准酸溶液直接进行滴定。

② 无机弱酸或弱碱及能溶于水的有机弱酸或弱碱，只要其浓度和离解常数的乘积满足 $cK_a^\ominus\geqslant10^{-8}$ 或 $cK_b^\ominus\geqslant10^{-8}$，都可以用标准碱溶液或标准酸溶液直接滴定。但进行滴定时应注意选择合适的酸碱指示剂。

③ 多元弱酸，如果其 $cK_{a1}^\ominus\geqslant10^{-8}$，$cK_{a2}^\ominus\geqslant10^{-8}$，同时 $K_{a1}^\ominus/K_{a2}^\ominus\geqslant10^4$ 也满足，就可用标准碱溶液进行分步滴定；多元弱碱的 $cK_{b1}^\ominus\geqslant10^{-8}$，$cK_{b2}^\ominus\geqslant10^{-8}$，同时 $K_{b1}^\ominus/K_{b2}^\ominus\geqslant10^4$ 也满足，则也可用标准酸溶液进行分步滴定。进行多元弱酸或多元弱碱滴定时也应注意指示剂的选择。下面介绍一些实例。

1. 食醋中总酸度的测定

食醋中含有 3～5g·(100mL)⁻¹（质量浓度 ρ=30～50g·L⁻¹）的醋酸，还有少量乳酸等有机酸。利用酸碱滴定法可测定酸的总含量（以含量较多的 HAc 表示）。食醋含色素，影响滴定终点观察，可用加水稀释，降低色度的办法来克服。滴定反应如下：

$$HAc+NaOH\longrightarrow NaAc+H_2O$$

此滴定类型属强碱滴定弱酸，滴定突跃在碱性范围，其理论终点的 pH 在 8.7 左右，可选用酚酞作为指示剂。

操作步骤：用移液管吸取 V（mL）食醋原液置于 250mL 容量瓶中，用蒸馏水稀释至刻度，充分摇匀。再用移液管吸取 25.00mL 放入 250mL 锥形瓶中，加入酚酞指示剂 2 滴，用 NaOH 标准溶液滴定，不断振摇，当滴至溶液呈粉红色且在半分钟内不褪色即达到终点。重复操作 2～3 次，按下式计算食醋中 HAc 的质量分数（食醋的密度近似为 1g·cm⁻³）。

$$w(HAc)=\frac{c(NaOH)V(NaOH)M(HAc)}{V(HAc)\times\dfrac{25.00}{250.0}}\times100\% \qquad(18-3)$$

2. 混合碱的分析

药用的 NaOH 易吸收空气中的 CO_2，部分变成 Na_2CO_3，形成 NaOH 和 Na_2CO_3 混合碱，现介绍一种双指示剂法来分别测定混合碱中 NaOH 和 Na_2CO_3 的含量。

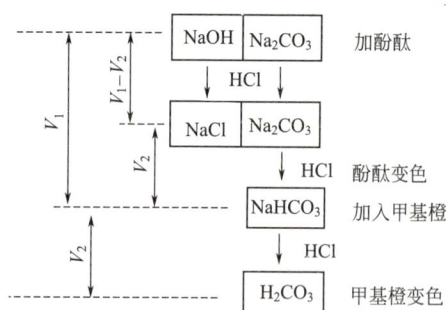

图18-5　双指示剂法滴定混合碱中 NaOH和Na₂CO₃的含量

在 NaOH 溶液中先加入酚酞指示剂，用标准 HCl 溶液滴定到红色刚好褪去，这时全部 NaOH 被中和，而 Na₂CO₃ 只被中和到 NaHCO₃，即被中和到一半，设共用去 HCl 的体积为 V_1；然后加入甲基橙指示剂，继续用 HCl 滴定到溶液由黄色变为橙色，此时 NaHCO₃ 继续被中和成 CO₂，设用去 HCl 体积为 V_2。整个滴定过程可用图 18-5 表示。

根据滴定体积的关系可以看出，消耗 Na₂CO₃ 的体积为 $2V_2$，而消耗 NaOH 的体积为 V_1-V_2，NaOH 和 Na₂CO₃ 含量的计算如下（m_s 为样品质量）：

$$w(\text{NaOH}) = \frac{c(\text{HCl})\ (V_1-V_2)\ M(\text{NaOH})\times 10^{-3}}{m_s}\times 100\% \tag{18-4}$$

$$w(\text{Na}_2\text{CO}_3) = \frac{c(\text{HCl})\ V_2 M(\text{Na}_2\text{CO}_3)\times 10^{-3}}{m_s}\times 100\% \tag{18-5}$$

二、间接滴定法

有些物质虽是酸或碱，但因其 $cK_a^{\ominus} < 10^{-8}$ 或 $cK_b^{\ominus} < 10^{-8}$，不能用碱或酸标准溶液直接滴定，如 H₃BO₃，NH₄Cl 等；还有一些物质虽然本身不是碱或酸（如 SiO₂、矿石和钢中的 P），但是经过某些化学处理后能产生一定量的酸或碱，都可用间接法进行滴定。

例如，土壤及肥料中常需要测定氮的含量，有机化合物也要求测定其中氮的含量，所以氮的测定在工农业生产中有着重要的意义。通常是将试样经适当的化学处理后，可使各种含氮化合物中的氮转化为铵盐（NH₄⁺），然后再进行铵离子的测定。由于 NH₄⁺ 酸性太弱（$K_a = 5.6 \times 10^{-10}$），不能用标准碱溶液直接滴定。常用的方法有蒸馏法与甲醛法。

1. 蒸馏法

把铵盐试样放入蒸馏瓶中，加入过量的 NaOH 使 NH₄⁺ 转化为 NH₃，然后加热蒸馏，蒸出的 NH₃ 用过量的 HCl 标准溶液吸收，然后再以 NaOH 标准溶液返滴过量的 HCl。

蒸馏反应　　　　　　　　　　　　NH₄⁺ + OH⁻ ⟶ NH₃ + H₂O

吸收反应　　　　　　　　　　HCl（过量）+ NH₃ ⟶ NH₄Cl

滴定反应　　　　　　　HCl（剩余量）+ NaOH ⟶ NaCl + H₂O

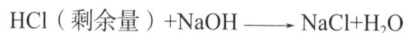

虽然用 NaOH 溶液滴定过量 HCl，生成的产物是 NaCl 和 H₂O，但溶液中还有用 HCl 吸收 NH₃ 时生成的 NH₄⁺，从上节可知化学计量点时溶液 pH=5.28［假定 $c(\text{NH}_4^+)=0.05\text{mol}\cdot\text{L}^{-1}$］，可选用甲基红作指示剂。

例如，蛋白质的含氮量测定如下。

（1）蛋白质的消化　取 4 个 50mL 凯氏烧瓶并标号，各加 1 颗玻璃珠，在 1 号及 2 号瓶中各加样品 1mL，催化剂（K₂SO₄-CuSO₄·5H₂O）200mg，浓硫酸 5mL。注意加样品时应直接送入瓶底，而不要粘在瓶口和瓶颈上。在 3 号及 4 号瓶中各加 1mL 蒸馏水和与 1、2 号瓶相同量的催化剂和浓硫酸，作为对照。在通风橱内进行消化。

在消化开始时应控制火力，不要使液体冲到瓶颈。待硫酸开始分解并放出 SO₂ 白烟后，适当加强火力，继续消化，直至消化液呈透明淡绿色为止。撤掉火力，冷却至室温。

（2）蒸馏

① 蒸馏器的洗涤：用水洗涤干净微量凯氏定氮仪（见图18-6），在蒸汽发生器中加入用几滴硫酸酸

化的蒸馏水和几滴甲基红指示剂，用这样的水蒸气洗涤凯氏定氮仪。约 15min 后，在冷凝器下端倾斜放好装有硼酸 - 指示剂的锥形瓶，继续蒸汽洗涤 2min，观察锥形瓶内的溶液是否变色，如不变色则证明蒸馏装置内部已洗涤干净。移走锥形瓶，停止加热，打开夹子。

② 蒸馏：取下棒状玻塞，用吸管吸取消化液，细心地插到反应室小玻璃杯的下方，塞紧棒状玻塞。将一个含有硼酸和指示剂的锥形瓶放在冷凝器下方，使冷凝器下端浸没在液体内。取 30% 的氢氧化钠溶液 10mL 放入小玻璃杯中，轻提棒状玻璃塞使之流入反应室（为了防止冷凝管倒吸，液体流入反应室必须缓慢）。尚未完全流入时，将玻璃塞盖紧，向玻璃杯中加入蒸馏水约 5mL。再轻提玻璃塞，使一半蒸馏水慢慢流入反应室，一半留在玻璃杯中作水封。加热水蒸气发生器，沸腾后夹紧夹子，开始蒸馏。氨气进入锥形瓶，瓶中的酸溶液由紫色变成绿色。变色时起计时，再蒸馏 5min。移动锥形瓶，使硼酸液面离

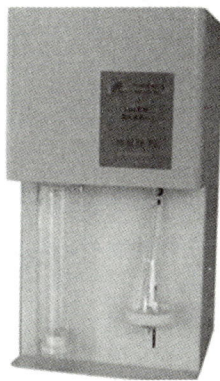

图18-6　凯氏定氮仪

开冷凝管约 1cm，并用少量蒸馏水洗涤冷凝管口外面，继续蒸馏 1min，移开锥形瓶，用表面皿覆盖锥形瓶。蒸馏完毕后，须将反应室洗涤干净，再继续下一个蒸馏操作。待样品和对照均蒸馏完毕后，同时进行滴定。

（3）滴定　用 $0.01mol \cdot L^{-1}$ 的标准盐酸溶液滴定各锥形瓶中收集的氨量，硼酸指示剂溶液由绿色变淡紫色为滴定终点。

（4）含量计算

$$w(N) = \frac{(A-B)\times 0.01\times 14}{C\times 1000}\times 100\% \tag{18-6}$$

$$w(蛋白质) = \frac{(A-B)\times 0.01\times 14\times 6.25}{C\times 1000}\times 100\% \tag{18-7}$$

式中　A——滴定样品用去的盐酸溶液平均体积，mL；

B——滴定对照液用去的盐酸溶液平均体积，mL；

C——所取样品溶液的体积，mL。

2. 甲醛法

甲醛法适用于铵盐中铵态氮的测定，方法简便，生产中实际应用较广。该方法的原理是利用甲醛与铵盐反应生成 H^+ 和六亚甲基四胺（$K_a^{\ominus} = 7.1\times 10^{-6}$）和 H_2O。反应如下：

$$4NH_4^+ + 6HCHO \longrightarrow (CH_2)_6N_4H^+ + 3H^+ + 6H_2O$$

然后用 NaOH 标准溶液滴定。由于 $(CH_2)_6N_4H^+$ 的 $pK_a = 5.15$，所以它也能被 NaOH 所滴定，在化学计量点时，溶液显微弱碱性，可用酚酞作指示剂。因此，4mol 的 NH_4^+ 将消耗 4mol 的 NaOH，即它们之间的化学计量关系为 1：1，反应式为：

$$(CH_2)_6N_4H^+ + 3H^+ + 4OH^- \longrightarrow (CH_2)_6N_4 + 4H_2O$$

例如，$(NH_4)_2SO_4$ 中氮的含量测定如下：

① 配制和标定 500mL $0.1mol \cdot L^{-1}$ NaOH 溶液（参考标准碱溶液的配制与标定）。

② 称取质量为 m_s（0.10～0.20）g 的 $(NH_4)_2SO_4$ 样品三份于锥形瓶中。

③ 将称量得到的 $(NH_4)_2SO_4$ 用 20～30mL 水溶解后，加入 5mL 中性甲醛溶液，加入 1～2 滴酚酞，用已标定的 $0.1mol \cdot L^{-1}$ NaOH 标准溶液滴定至淡红色，半分钟内不变色，即为终点。

④ 含氮量的计算：

$$w(N) = \frac{c(NaOH)\ V(NaOH)\times 14.01}{m_s}\times 100\% \tag{18-8}$$

使用甲醛法测定氮的含量时要注意以下几点：

　　① 如果铵盐中含有游离酸，应事先中和除去，先加甲基红指示剂，用 NaOH 溶液滴定至溶液呈橙色，然后再加入甲醛溶液进行测定。

　　② 甲醛中常含有微量甲酸，应预先以酚酞为指示剂，用 NaOH 溶液中和至溶液呈淡红色。

　　③ 滴定中途，要将锥形瓶壁的溶液用少量蒸馏水冲洗下来，否则将增大误差。

第五节　非水溶液酸碱滴定法

　　在非水溶剂中进行的滴定分析方法称为非水滴定法。该法可用于酸碱滴定、氧化还原滴定、配位滴定及沉淀滴定等，在药物分析中，以非水酸碱滴定法应用最为广泛，故本节重点讨论非水酸碱滴定法。

　　酸碱滴定一般是在水溶液中进行的，水是常用的溶剂，有许多优点。如比较安全，价格优廉，许多物质尤其是无机物易溶于水。但在水溶液中进行酸碱滴定也有一定的局限性，例如：许多弱酸或弱碱（$c'K^{\ominus} < 10^{-8}$）在水中没有明显的滴定突跃，滴定终点难以确定，不能直接滴定；一些有机弱酸或弱碱，在水中溶解度小，反应不能进行完全；一些多元酸或多元碱，混合酸或碱由于电离常数（K值）较接近，不能分步或分别滴定。若采用种类丰富，性质多样的非水溶剂（有机溶剂或不含水的无机溶剂）作为滴定介质，不仅可增大有机物的溶解度，还可改变物质的酸碱性及其强度，克服在水溶液中滴定存在的困难，从而扩大酸碱滴定的应用范围。

一、均化效应和区分效应

　　在水溶液中高氯酸、硫酸、盐酸和硝酸等强度几乎相等，均属强酸。因此它们溶于水后，几乎全部电离和离解生成水合质子 H_3O^+。其反应式如下：

$$HClO_4 + H_2O \longrightarrow H_3O^+ + ClO_4^-$$

$$H_2SO_4 + H_2O \longrightarrow H_3O^+ + HSO_4^-$$

$$HCl + H_2O \longrightarrow H_3O^+ + Cl^-$$

$$HNO_3 + H_2O \longrightarrow H_3O^+ + NO_3^-$$

　　H_3O^+ 是水溶液中酸的最强形式。以上几种酸在水中都被均化到 H_3O^+ 强度的水平。这种把各种不同强度的酸均化到溶剂合质子水平的效应称为均化效应。具有均化效应的溶剂为均化性溶剂。水是这四种酸的均化性溶剂。

　　如果将这四种酸溶解在冰醋酸溶剂中，由于醋酸的碱性比水弱，这四种酸将质子转移给醋酸而生成醋酸合质子（H_2^+Ac）的程度就有差异，由四种酸在冰醋酸中的电离常数可说明酸的强弱。

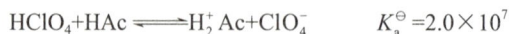

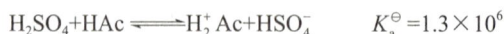

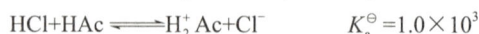

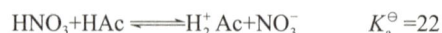

$$HClO_4 + HAc \Longrightarrow H_2^+Ac + ClO_4^- \qquad K_a^{\ominus} = 2.0 \times 10^7$$

$$H_2SO_4 + HAc \Longrightarrow H_2^+Ac + HSO_4^- \qquad K_a^{\ominus} = 1.3 \times 10^6$$

$$HCl + HAc \Longrightarrow H_2^+Ac + Cl^- \qquad K_a^{\ominus} = 1.0 \times 10^3$$

$$HNO_3 + HAc \Longrightarrow H_2^+Ac + NO_3^- \qquad K_a^{\ominus} = 22$$

　　这种区分酸碱强弱的效应称为区分效应，具有区别效应的溶剂为区分性溶剂。冰醋酸是这四种酸的区分性溶剂。

　　溶剂的均化效应和区分效应与溶质和溶剂的酸碱强度有关。例如水能均化盐酸和高氯酸，但不能均化盐酸和醋酸，这是由于醋酸的酸性较弱，在水中质子的转移反应不完全。若在碱性的液氨中，由于氨的碱性比水强很多，醋酸在液氨中的质子转移反应能进行完全，即表现为强酸，所以液氨是盐酸和醋酸的均化性溶剂，在液氨溶剂中他们的酸强度都被均化到 NH_4^+ 强度的水平，从而使这两种酸的强度差异消失。

一般来说，酸性溶剂是碱的均化性溶剂，而是酸的区分性溶剂；碱性溶剂是酸的均化性溶剂，是碱的区分性溶剂。在非水滴定中，往往利用均化效应测定混合酸（碱）的总量，利用区分效应测定混合酸（碱）中各组分的含量。

惰性溶剂没有明显的酸碱性，因此没有均化效应，而是一种很好的区分性溶剂。

二、溶剂的分类及其选择

1. 溶剂的分类

根据酸碱的质子理论分类，可将非水溶剂分为质子溶剂、无质子溶剂两大类。

（1）质子溶剂　能给出或接受质子的溶剂称为质子溶剂。其特点为：极性均较强，能发生质子自递反应。根据它们酸碱性的相对强弱，可分为以下三类。

① 酸性溶剂。是指容易给出质子的溶剂，与水相比较，具有显著的酸性。如甲酸、醋酸、丙酸、硫酸等，其中常用的是冰醋酸。酸性溶剂是适用于滴定弱碱性物质的溶剂。

② 碱性溶剂。是指容易接受质子的溶剂，与水相比较，具有显著的碱性。如乙二醇、丁胺等。碱性溶剂是适用于滴定弱酸性物质的溶剂。

③ 两性溶剂。是指既能接受又能给出质子的溶剂，其酸碱性与水相似。如甲醇、乙醇、异丙醇等。主要作为滴定较强酸或碱的溶剂。

（2）无质子溶剂　溶剂分子间不能发生质子自递反应的溶剂称为无质子溶剂，分为以下两类。

① 显碱性的非质子性溶剂。这类溶剂有较弱的接受质子和形成氢键的能力，如吡啶类、酰胺类、酮类等。

② 惰性溶剂。是指既不能给出又不能接受质子的溶剂，溶剂分子在滴定过程中不参与反应，如苯、氯仿等。

以上溶剂的分类只是为了讨论方便，实际上各类溶剂之间并无严格的界限。在实际工作中为了增大样品的溶解度和滴定突跃，使终点变色敏锐，还可将质子溶剂和惰性溶剂混合使用，即成为混合溶剂。常用的混合溶剂有：由二醇类与烃类或卤烃类组成的混合溶剂，用于溶解有机酸盐、生物碱和高分子化合物；冰醋酸-醋酐、冰醋酸-苯混合溶剂，适于弱碱性物质的滴定；苯-甲醇混合溶剂，适于羧酸类的滴定。

2. 溶剂的选择

利用非水溶剂提高弱酸、弱碱的酸碱强度是本方法的最基本原理，因此，在选择溶剂时应遵循如下原则。

① 溶剂能完全溶解样品及滴定产物。根据相似相溶原则，极性物质易溶于质子性溶剂，非极性物质易溶于惰性溶剂，必要时也可选用混合溶剂。

② 溶剂能增强样品的酸碱性。弱碱性样品应选择酸性溶剂，弱酸性样品应选择碱性溶剂。

③ 溶剂不能引起副反应。某些伯胺或仲胺的化合物能与醋酐起乙酰化反应，影响滴定，所以滴定上述物质时不得用醋酐做溶剂。

④ 溶剂的纯度要高。存在于非水溶剂中的水分，既是酸性杂质又是碱性杂质，应将其除去。

⑤ 溶剂的黏度、挥发性和毒性都应很小，并易于回收和精制。

三、非水溶液酸碱滴定的类型及应用

1. 酸的滴定

（1）溶剂的选择　在水中，$cK_a^{\ominus} < 10^{-8}$ 的弱酸不能用碱标准溶液直接滴定。若选用碱性比水更强的溶剂，则能增强弱酸的酸性，增大滴定突跃。所以滴定不太弱的羧酸类，常以醇类作溶剂，如甲醇、乙醇等。对于弱酸或极弱酸的滴定则以乙二胺、二甲基甲酰胺等碱性溶剂为宜。混合酸的区分滴定常以甲基

异丁酮为区分性溶剂，有时也用甲醇 - 苯、甲醇 - 丙酮等混合溶剂。

（2）标准溶液和基准物质　常用的碱标准溶液为甲醇钠的苯 - 甲醇溶液。甲醇钠是由甲醇与金属钠反应制得。反应式如下：

$$2CH_3OH + 2Na \rightleftharpoons 2CH_3ONa + H_2\uparrow$$

有时也用碱金属氢氧化物的醇溶液或氨基乙醇钠以及氢氧化四丁基胺的甲醇 - 甲苯溶液作为滴定酸的标准溶液。

① 配制。取无水乙醇（含水量在 0.2%）150mL，置于冰水冷却的容器中，分次加入新切的金属钠 2.5g，完全溶解后，加无水苯（含水量在 0.02% 以下），制成 1000mL 的溶液。

② 标定。标定碱标准溶液常用基准物质为苯甲酸。取在五氧化二磷干燥器中减压干燥至恒重的基准苯甲酸 0.4g，精密称定，加无水乙醇 15mL 使溶解，加无水苯 5mL 与 1% 的麝香草酚蓝的无水甲醇指示液 1 滴，用本液滴定至蓝色并将滴定的结果用空白试验校正。每 1mL 甲醇钠溶液（0.1mol·L^{-1}）相当于 12.21mg 苯甲酸。根据本液的消耗量与苯甲酸的取用量，算出本液的浓度。由于碱液易吸收空气中二氧化碳，因此，每次临用前均应重新标定。

（3）指示剂　在非水介质中用标准碱滴定液滴定酸时常用百里酚蓝、偶氮紫和溴酚蓝等作为指示剂。

（4）应用范围　具有酸性基团的化合物，如羧酸类、酚类、磺酰胺类、巴比妥类和氨基酸类及某些铵盐等，可以用甲醇钠标准溶液进行滴定。

① 羧酸类。在水溶液中 p$K_a^\ominus$ 为 5 ~ 6 的羧酸，其酸性较强，可在醇中用氢氧化钾直接滴定，酚酞为指示剂。较弱的羧酸则可用二甲基甲酰胺为溶剂，百里酚酞为指示剂，用甲醇钠标准溶液进行滴定。

② 酚类。在水中，酚类是弱酸，而苯酚酸性更弱（$K_a^\ominus = 1.1 \times 10^{-10}$），但若用乙二胺为溶剂，氨基乙醇钠为滴定剂，可获得明显的滴定突跃。

若酚的邻位或对位有—NO$_2$、—CHO、—Cl、—Br 等取代基，则酸的强度增加，这时可在二甲基甲酰胺中以偶氮紫作指示剂，用甲醇钠滴定。

③ 磺酰胺类及其他。含磺酰氨基的化合物、巴比妥酸、氨基酸及其他某些铵盐等，可在碱性溶剂中滴定。磺胺类化合物的分子中具有酸性的磺酰氨基（—SO$_2$NH$_2$）和碱性的氨基（—NH$_2$）：

$$NH_2 \text{—} \bigcirc \text{—} SO_2NHR$$

因此，可在适当的非水溶剂中用酸或碱滴定。例如，磺胺的滴定可以选用丁胺为溶剂，偶氮紫为指示剂，甲醇钠为滴定剂。

除磺胺类化合物外，另一些具有磺酰氨基（—SO$_2$NH$_2$）和磺酰亚氨基（—SO$_2$NH—）的化合物，如甲氮酰胺、三氟噻嗪等也有足够的酸性，可用碱液滴定。

【例 18-1】 乙琥胺（C$_7$H$_{11}$NO$_2$）的测定。

解 本品为抗癫痫药，用于癫痫小发作。

操作步骤　取本品约 0.2g，精密称定，加二甲替甲酰胺 30mL 使溶解，加偶氮紫指示剂 2 滴，在氮气流中，用甲醇钠标准溶液（0.1mol·L^{-1}）滴定至溶液显蓝色，并将确定结果用空白实验校正。每 1mL 的甲醇钠标准溶液（0.1mol·L^{-1}）相当于 14.12mg 的 C$_7$H$_{11}$NO$_2$。

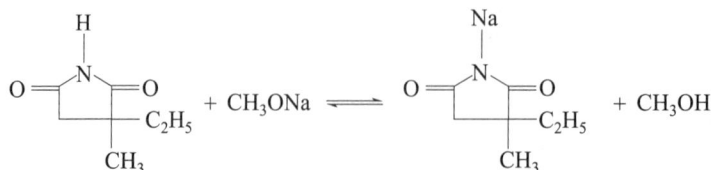

计算：

$$w(\mathrm{C_7H_{11}NO_2}) = \frac{0.01412 \times \dfrac{c(\mathrm{CH_3ONa})}{0.1}(V-V_{空})_{\mathrm{CH_3ONa}}}{m_s} \times 100\%$$ （18-9）

2. 碱的滴定

（1）溶剂　滴定弱碱，通常应选用对碱有均化效应的酸性溶剂。冰醋酸是滴定弱碱最常用的酸性溶剂。

按国家化学试剂标准，常用的一级或二级冰醋酸都含有少量的水分，而水分的存在影响滴定突跃，使指示剂变色不敏锐。使用前应加入醋酐除去水分，反应式如下：

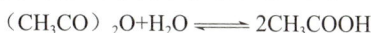

$$(\mathrm{CH_3CO})_2\mathrm{O} + \mathrm{H_2O} \rightleftharpoons 2\mathrm{CH_3COOH}$$

从反应式可知：醋酐与水的反应是等物质的量反应，根据等物质的量原则。可计算出加入醋酐的量。

假设用 ρ（醋酐）表示醋酐的密度，w（醋酐）表示醋酐的质量分数，ρ（醋酸）表示冰醋酸的密度，w（水）表示冰醋酸中水的质量分数，用 V（醋酐）和 V（醋酸）表示醋酐和冰醋酸的体积，可得出：

$$n（醋酐）= n（水）$$

$$\frac{\rho（醋酐）V（醋酐）w（醋酐）}{M（醋酐）} = \frac{\rho（醋酸）V（醋酸）w（水）}{M（水）}$$

$$V（醋酐）= \frac{\rho（醋酸）V（醋酸）w（水）M（醋酐）}{\rho（醋酐）M（水）w（醋酐）}$$ （18-10）

如果要除去 1000mL，密度为 $1.05\mathrm{g \cdot mL^{-1}}$，含水量为 0.2% 的冰醋酸中的水，需加入密度为 $1.08\mathrm{g \cdot mL^{-1}}$ 含量为 97% 的醋酐体积为：$[M（醋酐）= 102.09\mathrm{g \cdot mol^{-1}}，M（水）= 18.02\mathrm{g \cdot mol^{-1}}]$

$$V（醋酐）= \frac{1.05 \times 1000 \times 0.002 \times 102.09}{18.02 \times 1.08 \times 0.97} = 11.36\mathrm{mL}$$

（2）标准溶液　由于高氯酸在冰醋酸溶剂中的酸性最强，所以常用高氯酸的冰醋酸溶液作为滴定弱碱的标准溶液。

① 配制。市售高氯酸为含 $\mathrm{HClO_4}$ 70% ~ 72% 的水溶液，其密度为 $1.75\mathrm{g \cdot mL^{-1}}$。如用间接法配制 $0.1\mathrm{mol \cdot L^{-1}}$ 高氯酸标准溶液 1000mL，需市售高氯酸的体积 $[M（\mathrm{HClO_4}）= 100.46\mathrm{g \cdot mol^{-1}}]$，可计算为：

$$V（高氯酸）= \frac{0.1000 \times 1000 \times 100.46}{1000 \times 1.75 \times 0.70} = 8.24\mathrm{mL}$$

在实际配制中，为使高氯酸的浓度达到 $0.1\mathrm{mol \cdot L^{-1}}$，故常取 8.5mL。

除去 8.5mL 高氯酸中的水分，需加醋酐 $[\rho（醋酐）= 1.08\mathrm{g \cdot mL^{-1}}，w（醋酐）= 97\%]$ 的体积，可计算为：

$$\frac{\rho（醋酐）V（醋酐）w（醋酐）}{M（醋酐）} = \frac{\rho（高氯酸）V（高氯酸）w（水）}{M（水）}$$

$$V（醋酐）= \frac{102.09 \times 8.5 \times 1.75 \times 0.30}{1.08 \times 0.97 \times 18.02} = 24.13\mathrm{mL}$$

若滴定芳香第一胺或第二胺时，加入醋酐不宜过量，因为芳香第一胺或第二胺与醋酐发生乙酰化反应，使测定结果偏低。

高氯酸与有机物接触，遇热时极易引起爆炸，因此不能将醋酐直接加到高氯酸中，应先用冰醋酸将高氯酸稀释后，在不断搅拌下，缓慢滴加醋酐。测定一般试样时，醋酐的量可多于计算量，不影响测定结果。应注意，量取过高氯酸的小量筒不能再用于量取醋酐。

高氯酸的冰醋酸溶液在低于 16℃ 时会结冰，使滴定难以进行，若用冰醋酸 - 醋酐（9：1）的混合溶剂配制高氯酸标准溶液，所得溶液不仅不会结冰，且吸湿性小，使用一年后浓度的变化也很小。有时也可在冰醋酸中加入含量为 10% ～ 15% 的丙酸以防冻。

高氯酸标准溶液的配制方法：取无水冰醋酸 750mL，加入 70% ～ 72% 的高氯酸 8.5mL，摇匀，在室温下缓慢滴加醋酐 23mL，边加边摇，加完后再振摇均匀，放冷，加适量无水冰醋酸至 1000mL，摇匀，放置 24h 即可。

② 标定。标定高氯酸标准溶液，常用邻苯二甲酸氢钾为基准物质，以结晶紫为指示剂。标定反应如下：

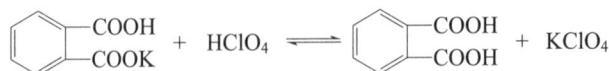

取在 105℃ 干燥至恒重的基准邻苯二甲酸氢钾约 0.16g，精密称定，加无水冰醋酸 20mL 使溶解，加结晶紫指示剂 1 滴，用待标定的高氯酸标准溶液缓慢滴定至蓝色，由于溶剂和指示剂要消耗一定量的标准溶液，故需做空白试验，并将滴定结果用空白试验校正。每 1mL0.1000mol·L^{-1} 的高氯酸标准溶液相当于 20.42mg 的邻苯二甲酸氢钾。根据高氯酸标准溶液的消耗量与邻苯二甲酸氢钾的取用量，计算高氯酸标准溶液的浓度：

$$c(HClO_4) = \frac{m(C_8H_5O_4K) \times 10^3}{(V - V_{空白})_{HClO_4} M(C_8H_5O_4K)} \qquad (18-11)$$

③ 温度校正。由于水的膨胀系数较小，故在水溶液中标准溶液浓度受温度而改变的数值可以忽略。而非水溶剂中的有机溶剂的体积膨胀系数较大，体积随温度的改变也较大，所以当高氯酸的冰醋酸溶液在滴定样品和标定时温度相差较大，则必须进行浓度校正。校正公式如下：

$$c_1 = \frac{c_0}{1 + 0.0011(t_1 - t_0)} \qquad (18-12)$$

式中，0.0011 为冰醋酸的膨胀系数；t_0 为标定高氯酸标准溶液时的温度；t_1 为滴定样品时的温度；c_0 为 t_0 时高氯酸标准溶液的浓度；c_1 为 t_1 时高氯酸标准溶液的浓度。

（3）滴定终点的确定 滴定终点的确定，常用的方法是指示剂法和电位法。

以冰醋酸作溶剂，用高氯酸标准溶液滴定弱碱性物质时，可用的指示剂有：结晶紫、喹那啶红及 α-萘酚苯甲醇。其中最常用的指示剂为结晶紫，其酸式色为黄色，碱式色为紫色，在不同的酸度下变色较为复杂，由碱区到酸区的颜色变化有：紫、蓝、蓝绿、黄绿、黄。滴定不同强度的碱时终点颜色变化不同。滴定较强碱，应以蓝色或蓝绿色为终点；滴定较弱碱，应以蓝绿或绿色为终点，并作空白试验以减少滴定终点误差。

在非水溶液酸碱滴定中，除用指示剂确定终点外，还用电位滴定法确定终点。因为在非水溶液滴定中，有许多物质的滴定，目前尚未找到合适的指示剂，而且在确定终点颜色时，常需要用电位滴定法作对照。

（4）应用范围 具有碱性基团的化合物，如胺类、合氮杂环类、生物碱类、氨基酸类、有机酸的碱金属盐、有机碱的无机酸盐或弱的有机酸盐等，大都可以在酸性溶剂中，用高氯酸标准溶液滴定，以测定其含量。

① 有机弱碱。如胺类、生物碱类等，只要它们在水溶液中的 $K_b > 10^{-10}$，就可以以冰醋酸为溶剂，选择适当的指示剂，用高氯酸为标准溶液直接滴定。若 $K_b < 10^{-10}$ 的极弱碱，加入适量的醋酐，增大确定突跃范围，或选用比冰醋酸酸性更强的溶剂，才有可能被滴定。

② 有机酸的碱金属盐。由于有机酸的酸性较弱，它的共轭碱——有机酸根，在冰醋酸中显较强的碱性，故可用高氯酸的冰醋酸溶液滴定。这类化合物有邻苯二甲酸氢钾、苯甲酸钠、水杨酸钠、醋酸钠、乳酸钠、γ-羟基丁酸钠、枸橼酸钾（钠）等。

【例 18-2】 枸橼酸钾（$C_6H_5K_3O_7·H_2O$）的含量测定

解 本品为碱性渗透性利尿药，补充体内钾离子和增加尿液碱性。主要用于低血钾症，并用于心脏性和肾性水肿。

操作步骤　取本品约 80mg，精密称定，加冰醋酸 20mL 与醋酐 2mL，加热使溶解，放冷后，加结晶紫指示剂 1 滴，用高氯酸标准溶液（0.1mol·L⁻¹）滴定至溶液显蓝色，并将滴定结果用空白实验校正。

反应式为：

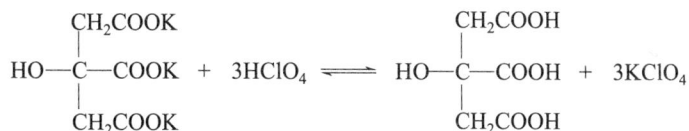

计算公式为：

$$n（C_6H_5K_2O_7）：n（HClO_4）=1：3$$

$$w（C_6H_5K_3O_7·H_2O）=\frac{\frac{1}{3}×c（HClO_4）（V-V_空）_{HClO_4}M（C_6H_5K_3O_7·H_2O）×10^{-3}}{m_s}×100\%（18-13）$$

③ 有机碱的氢卤酸盐。在药物中，直接把有机碱作为药用的并不多。由于一般有机碱难溶于水，且不太稳定，故常将有机碱与酸成盐后再作药用，其中多数为氢卤酸盐（以 B·HX 表示），如盐酸麻黄碱、氢溴酸东莨菪碱等。由于氢卤酸的酸性较强，当它们溶于冰醋酸时，对滴定有干扰。为了消除干扰，通常先加入过量的醋酸汞冰醋酸溶液，使形成难解离的卤化汞，而氢卤酸盐则转变成可测定的醋酸盐，然后再用高氯酸标准溶液滴定，以结晶紫或其他适宜的指示剂指示终点。反应式如下：

$$2B·HX+Hg（Ac）_2\longrightarrow 2B·HAc+HgX_2$$

$$B·HAc+HClO_4\longrightarrow B·HClO_4+HAc$$

【例 18-3】　盐酸苯海拉明（C₁₇H₂₁NO·HCl）的含量测定。

解　本品为组胺 H1 受体拮抗剂，能对抗或减弱组胺对血管、胃肠和支气管平滑肌的作用，对中枢神经系统有较强的抑制作用。适用于某些过敏性疾病。

操作步骤　取本品约 0.2g，精密称定，加冰醋酸 20mL 与醋酐 4mL 溶解后，再加醋酸汞试液 4mL 与结晶紫指示液 1 滴，用高氯酸标准溶液（0.1mol·L⁻¹）滴定，至溶液显蓝绿色，并将滴定结果用空白实验校正。每 1mL 高氯酸标准溶液（0.1mol·L⁻¹）相当于 29.18mg 的 C₁₇H₂₁NO·HCl。反应式如下：

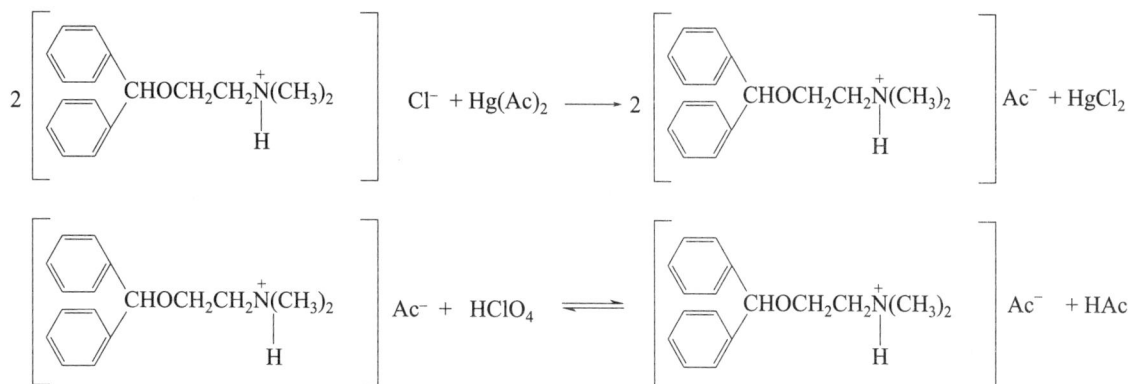

用滴定度计算：

$$w（C_{17}H_{21}NO·HCl）=\frac{0.02918×\frac{c（HClO_4）}{0.1}（V-V_空）}{m_s}×100\%\qquad（18-14）$$

$c（HClO_4）$ 为高氯酸标准溶液的实际浓度。

④ 有机碱的有机酸盐。此类药物，在药物分析中的应用十分广泛。有机碱的有机酸盐在冰醋酸或冰醋酸 - 醋酐的混合溶剂中碱性增强，因此，可用高氯酸的冰醋酸溶液作标准溶液，结晶紫为指示剂。以 B 表示有机碱，HA 表示有机酸，滴定反应可用下式表示：

$$B·HA+HClO_4\longrightarrow B·HClO_4+HA$$

这类药物有马来酸氯苯那敏、枸橼酸喷托维林和重酒石酸去甲肾上腺素等。

习　题

一、单项选择题

1. 对于酸碱指示剂，全面而正确的说法是（　　）。

A. 指示剂为有色物质

B. 指示剂为弱酸或弱碱

C. 指示剂为弱酸或弱碱，其酸式或碱式结构具有不同颜色

D. 指示剂在酸碱溶液中呈现不同颜色

2. 以甲基橙为指示剂，能用 NaOH 标准溶液直接滴定的酸和能用 HCl 标准溶液直接滴定的碱分别是（　　）。

A.$H_2C_2O_4$，$C_2O_4^{2-}$ 　　　B.H_3PO_4，PO_4^{3-} 　　　C.HAc，Ac^- 　　　D.HCOOH，$HCOO^-$

3. 已知 $0.10mol \cdot L^{-1}$ 一元弱酸溶液的 pH=3.0，则 $0.10mol \cdot L^{-1}$ 共轭碱 NaB 溶液的 pH 是（　　）。

A.11.0 　　　　　　B.9.0 　　　　　　C.8.5 　　　　　　D.9.5

4. 关于酸碱指示剂，下列说法错误的是（　　）。

A. 指示剂本身是有机弱酸或弱碱

B. 指示剂的变色范围越窄越好

C.HIn 与 In^- 的颜色差异越大越好

D. 指示剂的变色范围必须全部落在滴定突跃范围之内

5. $0.1000mol \cdot L^{-1}$ NaOH 标准溶液滴定 20.00mL $mol \cdot L^{-1}$ HAc，滴定突跃为 7.74 ～ 9.70，可用于这类滴定的指示剂是（　　）。

A. 甲基橙（3.1 ～ 4.4）　　　　　　B. 溴酚蓝（3.0 ～ 4.6）

C. 甲基红（4.0 ～ 6.2）　　　　　　D. 酚酞（8.0 ～ 9.6）

6. 以下四种滴定反应，突跃范围最大的是（　　）。

A.$0.1mol \cdot L^{-1}$ NaOH 滴定 $0.1mol \cdot L^{-1}$ HCl 　　　B.$1.0mol \cdot L^{-1}$ NaOH 滴定 $1.0mol \cdot L^{-1}$ HCl

C.$0.1mol \cdot L^{-1}$ NaOH 滴定 $0.1mol \cdot L^{-1}$ HAc 　　　D.$0.1mol \cdot L^{-1}$ NaOH 滴定 $0.1mol \cdot L^{-1}$ HCOOH

7. 弱碱性物质，使其碱性增强，应选择（　　）溶剂。

A. 酸性 　　　　　B. 碱性 　　　　　C. 中性 　　　　　D. 惰性

8. 某碱样以酚酞作指示剂，用标准 HCl 溶液滴定到终点时耗去 V_1 mL，继以甲基橙作指示剂又耗去 HCl 溶液 V_2 mL，若 $0 < V_2 < V_1$，则该碱样溶液是（　　）。

A. Na_2CO_3 　　　　B. NaOH 　　　　C. $NaHCO_3$ 　　　　D. $NaOH+Na_2CO_3$

9. 强酸滴定弱碱时，一般要求碱的离解常数与浓度的乘积（　　），才可能选择指示剂指示滴定终点。

A. $\geq 10^{-8}$ 　　　　B. $< 10^{-8}$ 　　　　C. $> 10^{-2}$ 　　　　D. $> 10^{-9}$

10. 欲配制 1000mL $0.1mol \cdot L^{-1}$ HCl 溶液，应取浓盐酸（$12mol \cdot L^{-1}$）的体积为（　　）。

A.0.84mL 　　　　B.8.4mL 　　　　C.5mL 　　　　D.16.8mL

11. 非水滴定中，下列物质宜选用酸性溶剂的是（　　）。

A.NaAc 　　　　　B. 水杨酸 　　　　C. 苯酚 　　　　D. 苯甲酸

12. 非水滴定法测定下列物质，宜选用碱性溶剂的是（　　）。

A.NaAc 　　　　　B. 苯酚 　　　　　C. 吡啶 　　　　D. 乳酸钠

13. 下列结论不正确的是（　　）。

A. 苯甲酸在水溶液中酸性较弱。　　　　　B. 苯甲酸在乙二胺中可提高酸性。

C. 在水溶液中不能用 NaOH 滴定苯甲酸。　D. 在乙二胺中可用氨基乙醇钠滴定甲酸。

14. 为区分 HCl、$HClO_4$、H_2SO_4、HNO_3 四种酸的强度大小，可采用下列哪种溶剂（　　）。

A. 水 　　　　　　B. 吡啶 　　　　　C. 冰醋酸 　　　　D. 乙醚

15. 可将 HCl、HClO$_4$、H$_2$SO$_4$、HNO$_3$ 四种酸度拉平到同一强度的溶剂是（　　　）。

A. 水　　　　　　　　B. 苯　　　　　　　　C. 冰醋酸　　　　　　　　D. 乙醚

二、判断题

（　　）1. 对酚酞指示剂不显色的溶液，应该是酸性。

（　　）2. 酸碱滴定的化学计量点 pH 值都为 7。

（　　）3. 弱酸的解离常数越大，则酸越强，其水溶液的 H$^+$ 浓度也越大。

（　　）4. H$_2$S 溶液中 [H$^+$]=2[S^{2-}]。

（　　）5. 当 $\dfrac{[\text{HIn}]}{[\text{In}^-]}$≤10 时，溶液呈现出指示剂的酸式色。

三、填空题

1. 酸碱滴定中，指示剂的选择原则是指示剂的_____处于或部分处于_____之内。

2. 用 0.1000mol·L^{-1}HCl 溶液滴定 0.1000mol·L^{-1}Na$_2$CO$_3$ 溶液时在滴定曲线上，可以出现_____个突跃范围。

3. 用 0.1000mol·L^{-1}HCl 滴定同浓度 NaOH 的 pH 突跃范围为 9.7～4.3。若 HCl 和 NaOH 的浓度均减小到原来的 1/10，则 pH 突跃范围是____。

4. 用吸收了 CO$_2$ 的标准 NaOH 溶液测定工业 HAc 的含量时，会使分析结果____；如以甲基橙为指示剂，用此 NaOH 溶液测定工业 HCl 的含量时，对分析结果_____（填偏高，偏低，无影响）。

5. 用双指示剂法（酚酞、甲基橙）测定混合碱样时（NaOH，Na$_2$CO$_3$），设酚酞变色时消耗 HCl 的体积为 V_1，甲基橙变色时，消耗 HCl 的体积为 V_2，则：

（1）$V_1 > 0$，V_2=0 时，为_____；

（2）V_1=0，$V_2 > 0$ 时，为_____；

（3）$V_1 > V_2 > 0$ 时，为_____；

（4）$V_2 > V_1 > 0$ 时，为_____。

四、简答题

1. 为什么以下溶液在同一种类型的滴定中，选择的指示剂却有不同？

（1）0.1mol·L^{-1} HCl 溶液滴定 0.1mol·L^{-1} NaOH 溶液可选用甲基橙，但 0.01mol·L^{-1} HCl 溶液滴定 0.01mol·L^{-1}NaOH 溶液则选用甲基红而不用甲基橙。

（2）NaOH 溶液滴定 HCl 溶液时选用酚酞而不用甲基橙。

2. 非水滴定与在水溶液中的酸碱滴定相比较，主要解决了哪些问题？

五、计算题

1. 某试样含有 Na$_2$CO$_3$、NaHCO$_3$ 及其他惰性物质。称取试样 0.3010g，用酚酞作指示剂滴定，用去 0.1060mol·L^{-1} 的 HCl 溶液 20.10mL，继续用甲基橙作指示剂滴定，共用去 HCl 47.70mL，计算试样中 Na$_2$CO$_3$ 与 NaHCO$_3$ 的含量。

2. 0.2500g CaCO$_3$ 结晶溶于 45.56mL HCl 溶液中，煮沸除去 CO$_2$ 后用去 NaOH 2.25mL 中和过量的酸，在另一滴定中用 43.33mL NaOH 液恰好中和 46.46mL HCl 液，计算 HCl 和 NaOH 溶液的浓度分别为多少。

3. 精密称取苯甲酸钠 0.1230g，溶于冰醋酸中，用 0.1000mol·L^{-1} 高氯酸标准溶液滴定至终点，用去 8.4mL 标准溶液，空白试验消耗 0.12mL 高氯酸标准溶液，求苯甲酸钠的质量分数。

（张　威）

习题答案

第十九章
沉淀滴定法

学习目标

1. 掌握溶度积规则。
2. 了解银量法的滴定原理、指示剂使用条件与指示终点的方法。
3. 熟悉难溶电解质沉淀 – 溶解平衡。

　　沉淀的生成和溶解是常见的化学反应，其特征是在反应过程中总是伴随着一种物相的生成或消失。在实际工作中经常利用沉淀 - 溶解平衡理论来进行药物的制备、分离、净化及定性或定量分析。本章重点讨论难溶电解质的沉淀 - 溶解平衡，以及利用此理论进行定量分析的银量法。

第一节　溶度积

　　不同的电解质溶解度大小各不相同，有些易溶，有些则难溶。通常把在 100g 水中溶解度小于 0.01g 的物质称为难溶物。《中国药典》中所用的微溶、极微溶解、几乎不溶或不溶即为通常所说的难溶。绝对不溶解的物质是不存在的，对其中溶解在水中完全解离的难溶物称为难溶强电解质。例如 $AgCl$、$CaCO_3$ 等就是常见的难溶强电解质。

沉淀溶解平衡

一、溶度积概念

1. 沉淀–溶解平衡与溶度积

　　在一定温度下，若将晶态 $AgCl$ 放入水中，晶体表面上的一些 Ag^+ 和 Cl^- 在极性水分子的作用下，会脱离晶体表面形成水合离子进入溶液，这是溶解过程。与此同时，溶液中不断运动着的水合 Ag^+ 和 Cl^- 在接近晶体 $AgCl$ 表面时，受到晶体 $AgCl$ 表面上的 Ag^+ 和 Cl^- 吸引，其中一些水合 Ag^+ 和 Cl^- 会重新回到晶体表面上生成 $AgCl$，这个过程就是沉淀，在一定条件下，当沉淀与溶解的速率相等时，体系达到动态平衡，即难溶强电解质的沉淀 - 溶解平衡。此时溶液为该温度下的饱和溶液。

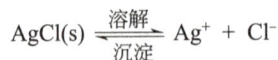

$$AgCl(s) \underset{沉淀}{\overset{溶解}{\rightleftharpoons}} Ag^+ + Cl^-$$

根据化学平衡原理

$$K_{sp}^{\ominus} = c(Ag^+)\, c(Cl^-) \tag{19-1}$$

　　式中，$K_{sp}^{\ominus}$ 代表沉淀 - 溶解平衡常数，称为溶度积常数，简称溶度积。它表示一定温度下，在难溶电解质的饱和溶液中，各离子浓度幂的乘积为一常数。它反映了难溶电解质在水中的溶解能力。

　　对于一般难溶强电解质，其沉淀 - 溶解平衡表示为

$$A_mB_n(s) \rightleftharpoons mA^{n+} + nB^{m-}$$

$$K_{sp}^{\ominus} = \left[c(A^{n+})\right]^m \left[c(B^{m-})\right]^n \tag{19-2}$$

例如

$$Fe(OH)_3(s) \rightleftharpoons Fe^{3+} + 3OH^-$$

$$K_{sp}^{\ominus}=c(Fe^{3+})\left[c(OH^-)\right]^3$$

说明：

① $K_{sp}^{\ominus}$和其他平衡常数一样，取决于难溶强电解质的本性，并随着温度的升高而增大，而与离子的浓度无关。

② $K_{sp}^{\ominus}$一般不需要写单位。

不同难溶电解质的溶度积是不同的，一些常见难溶电解质的溶度积见表19-1。

表19-1　常见难溶电解质的溶度积$K_{sp}^{\ominus}$（298K）

名称	化学式	溶度积$K_{sp}^{\ominus}$	名称	化学式	溶度积$K_{sp}^{\ominus}$
氯化银	AgCl	1.77×10^{-10}	碳酸钙	$CaCO_3$	8.7×10^{-9}
溴化银	AgBr	5.35×10^{-13}	草酸钙	CaC_2O_4	2.57×10^{-9}
碘化银	AgI	8.51×10^{-17}	硫化铜	CuS	8.5×10^{-45}
铬酸银	Ag_2CrO_4	1.12×10^{-12}	硫化锌	ZnS	1.2×10^{-23}
碳酸钡	$BaCO_3$	2.58×10^{-9}	氢氧化亚铁	$Fe(OH)_2$	1.64×10^{-14}
硫酸钡	$BaSO_4$	1.08×10^{-10}	氢氧化铁	$Fe(OH)_3$	2.64×10^{-39}
铬酸钡	$BaCrO_4$	1.17×10^{-10}	碘化铅	PbI_2	1.39×10^{-8}

2. 溶度积和溶解度的关系

一般情况下，溶度积和溶解度都可表示难溶电解质在水中溶解能力的大小，在一定条件下，可以进行换算，在换算时溶解度的单位采用$mol\cdot L^{-1}$。

设难溶电解质A_mB_n在一定温度下，其溶解度为S（$mol\cdot L^{-1}$）

$$A_mB_n(s)\rightleftharpoons mA^{n+}+nB^{m-}$$

平衡时浓度　　　　　　　　　　　　　　　　mS　　nS

$$K_{sp}^{\ominus}=(mS/c^{\ominus})^m(nS/c^{\ominus})^n$$

即　　　　　　　　$$K_{sp}^{\ominus}=m^mn^n(S/c^{\ominus})^{(m+n)}\qquad(19-3)$$

要注意的是：虽然溶解度和溶度积都可表示难溶电解质在水中溶解能力的大小，但不能认为溶解度大的难溶电解质，其溶度积就大。这要根据难溶电解质的组成类型来比较，对于相同类型的难溶电解质，在同温度下，其溶解度越大，溶度积越大。对于不同类型的难溶电解质，应通过计算来比较。例如Ag_2CrO_4溶度积小于AgCl，但溶解度却大于AgCl。

【**例19-1**】　AgCl在298K时的溶解度为$1.33\times10^{-5}mol\cdot L^{-1}$，计算AgCl的溶度积。

解　已知AgCl的溶解度为$1.33\times10^{-5}mol\cdot L^{-1}$，AgCl溶于水达到溶解平衡时，由AgCl溶解产生Ag^+和Cl^-浓度相等，所以在AgCl饱和溶液中，$c(Ag^+)=c(Cl^-)=1.33\times10^{-5}mol\cdot L^{-1}$。

则　　　　　　　$$K_{sp,\ AgCl}^{\ominus}=c(Ag^+)c(Cl^-)=(1.33\times10^{-5})^2=1.77\times10^{-10}$$
故AgCl的溶度积为1.77×10^{-10}。

【**例19-2**】　已知298K时，Ag_2CrO_4的$K_{sp}^{\ominus}=1.12\times10^{-12}$，计算$Ag_2CrO_4$的溶解度。

解　设Ag_2CrO_4的溶解度为S（$mol\cdot L^{-1}$）

$$Ag_2CrO_4(s)\rightleftharpoons 2Ag^++CrO_4^{2-}$$

平衡浓度　　　　　　　　　　　　　　　　$2S$　　S

$$K_{sp}^{\ominus}=\left[c(Ag^+)\right]^2c(CrO_4^{2-})=(2S/c^{\ominus})^2\cdot S/c^{\ominus}=4(S/c^{\ominus})^3=1.12\times10^{-12}$$

$$S=\sqrt[3]{\frac{1.12\times10^{-12}}{4}}\times1mol\cdot L^{-1}=6.54\times10^{-5}mol\cdot L^{-1}$$

故Ag_2CrO_4的溶解度为$6.54\times10^{-5}mol\cdot L^{-1}$。

3. 溶度积规则

根据溶度积规则，可以判断在一定条件下，难溶电解质沉淀生成、溶解反应进行的方向。

（1）离子积（Q）　在一定温度下，某一难溶电解质溶液在任意状态时，各离子浓度幂的乘积称为离子积，用 Q 表示。

例如：

$$A_mB_n(s) \rightleftharpoons mA^{n+} + nB^{m-}$$

若用 Q 代表任意状态下的浓度，则

$$Q = [c(A^{n+})]^m [c(B^{m-})]^n \tag{19-4}$$

注意：Q 与 $K_{sp}^{\ominus}$ 的表达式相似，但两者的意义不同。$K_{sp}^{\ominus}$ 是指在一定温度下，难溶电解质饱和溶液中各离子浓度幂的乘积，为一常数；而 Q 是指在任意状态下各离子浓度幂的乘积，称为离子积，数值不定。$K_{sp}^{\ominus}$ 只是 Q 的一个特例。

（2）溶度积规则　对于某一难溶电解质溶液，溶度积 $K_{sp}^{\ominus}$ 与离子积 Q 之间可能出现下面三种情况：

① $Q > K_{sp}^{\ominus}$，是过饱和溶液，反应向生成沉淀的方向进行。

② $Q < K_{sp}^{\ominus}$，是不饱和溶液，无沉淀析出，反应向沉淀溶解的方向进行。

③ $Q = K_{sp}^{\ominus}$，是饱和溶液，沉淀与溶解达到动态平衡。

以上规则称为溶度积规则，也叫溶度积原理。在科学实验和生产实际中，我们可以利用溶度积规则来控制沉淀的生成和溶解。

二、沉淀-溶解平衡的移动

1. 沉淀的生成

根据溶度积规则，难溶电解质沉淀生成的必要条件是离子积大于溶度积，即：$Q > K_{sp}^{\ominus}$。

【例19-3】 将等体积的 $2 \times 10^{-3} mol \cdot L^{-1} AgNO_3$ 和 $2 \times 10^{-4} mol \cdot L^{-1} NaCl$ 溶液混合，能否析出 AgCl 沉淀？若将上述 $AgNO_3$ 和 NaCl 溶液各稀释 100 倍后再混合，能否析出 AgCl 沉淀？ $[K_{sp,AgCl}^{\ominus} = 1.77 \times 10^{-10}]$

解 ① 混合后 $c(Ag^+) = \dfrac{2 \times 10^{-3}}{2} = 1 \times 10^{-3}(mol \cdot L^{-1})$

$$c(Cl^-) = \dfrac{2 \times 10^{-4}}{2} = 1 \times 10^{-4}(mol \cdot L^{-1})$$

$$Q = c(Ag^+) c(Cl^-) = 1 \times 10^{-7} > K_{sp,AgCl}^{\ominus}$$

因为 $Q > K_{sp,AgCl}^{\ominus}$，所以有 AgCl 沉淀析出。

② 稀释 100 倍再混合后 $c(Ag^+) = \dfrac{2 \times 10^{-3}}{2 \times 100} = 1 \times 10^{-5}(mol \cdot L^{-1})$

$$c(Cl^-) = \dfrac{2 \times 10^{-4}}{2 \times 100} = 1 \times 10^{-6}(mol \cdot L^{-1})$$

$$Q = c(Ag^+) c(Cl^-) = 1 \times 10^{-11} < K_{sp,AgCl}^{\ominus}$$

因为 $Q < K_{sp,AgCl}^{\ominus}$，所以混合后没有 AgCl 沉淀析出。

2. 沉淀的溶解

根据溶度积规则，沉淀溶解的必要条件是离子积小于溶度积，即 $Q < K_{sp}^{\ominus}$。常用的方法有如下几种。

（1）生成弱电解质　如生成水、弱酸、弱碱、配离子、难离解分子等弱电解质使沉淀溶解。

① 金属氢氧化物沉淀的溶解。氢氧化物中 OH^- 是碱，与酸反应生成难解离的水。

例如：$Fe(OH)_3$ 可溶于 HCl。

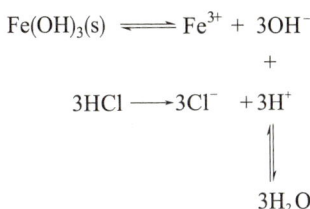

$$Fe(OH)_3(s) \rightleftharpoons Fe^{3+} + 3OH^-$$
$$+$$
$$3HCl \longrightarrow 3Cl^- + 3H^+$$
$$\Downarrow$$
$$3H_2O$$

加入 HCl 后生成 H_2O，$c(OH^-)$ 降低，使 $Q < K_{sp}^{\ominus}$，于是沉淀溶解。只要加入足量的 HCl，$Fe(OH)_3$ 就会全部溶解。

② 碳酸盐、亚硫酸盐、某些硫化物等沉淀的溶解。这些难溶盐与稀酸作用都能生成微溶性气体，随着气体的逸出，平衡向沉淀溶解的方向移动，使沉淀溶解。例如，$CaCO_3$ 可溶于 HCl 中。

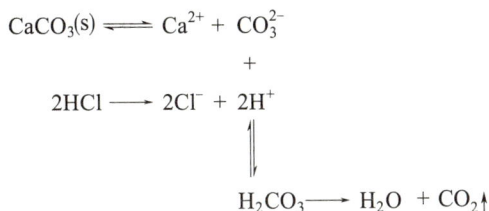

$$CaCO_3(s) \rightleftharpoons Ca^{2+} + CO_3^{2-}$$
$$+$$
$$2HCl \longrightarrow 2Cl^- + 2H^+$$
$$\Downarrow$$
$$H_2CO_3 \longrightarrow H_2O + CO_2\uparrow$$

若加入足够量的 HCl，$CaCO_3$ 可以全部溶解。

某些难溶金属硫化物如 FeS、MnS、ZnS 等也能溶于稀酸中。

$$ZnS(s) \rightleftharpoons Zn^{2+} + S^{2-}$$
$$+$$
$$2HCl \longrightarrow 2Cl^- + 2H^+$$
$$\Downarrow$$
$$H_2S\uparrow$$

（2）氧化还原反应　对于溶度积很小的硫化物（如 HgS、CuS 等）难溶于盐酸，但可通过加入强氧化剂（如硝酸）使 S^{2-} 被氧化而降低其浓度，达到溶解的目的。例如 CuS 可溶于 HNO_3，反应如下：

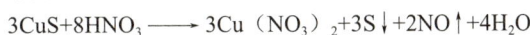

$$3CuS + 8HNO_3 \longrightarrow 3Cu(NO_3)_2 + 3S\downarrow + 2NO\uparrow + 4H_2O$$

即 S^{2-} 被 HNO_3 氧化为单质硫，从而降低了 S^{2-} 的浓度，导致 CuS 沉淀的溶解。

3. 沉淀的转化

实验证明，在白色 $BaCO_3$ 沉淀中加入浅黄色 K_2CrO_4 溶液并不断搅拌，沉淀将变为淡黄色的 $BaCrO_4$。这种由一种沉淀转化为另一种沉淀的过程称为沉淀的转化。此过程可表示为：

$$BaCO_3(s) + K_2CrO_4 \rightleftharpoons BaCrO_4\downarrow + K_2CO_3$$

反应能进行的原因是 $BaCrO_4$ 的 $K_{sp}^{\ominus}$（1.17×10^{-10}）小于 $BaCO_3$ 的 $K_{sp}^{\ominus}$（2.58×10^{-9}）。当向 $BaCO_3$ 的饱和溶液中加入 K_2CrO_4 溶液时，CrO_4^{2-} 与 Ba^{2+} 生成 $BaCrO_4$ 沉淀，使溶液中 $c(Ba^{2+})$ 降低。$BaCO_3$ 的沉淀 - 溶解平衡向右移动，发生沉淀的转化。

对同种类型的难溶电解质，沉淀转化的方向是由 $K_{sp}^{\ominus}$ 大的转化为 $K_{sp}^{\ominus}$ 小的。$K_{sp}^{\ominus}$ 相差越大，转化反应就越完全；对不同类型的难溶电解质，沉淀转化的方向是由溶解度大的转化为溶解度小的。

4. 分步沉淀

如果在溶液中有两种或两种以上的离子可与同一试剂反应生成沉淀，根据溶度积规则，离子积先达到溶度积的就先沉淀，后达到的就后沉淀。这种在混合溶液中，逐渐加入一种试剂，使不同离子按先后次序析出沉淀的现象叫分步沉淀。

【例 19-4】 在含有 Cl^- 和 I^- 浓度均为 $0.001mol \cdot L^{-1}$ 的混合液中，逐滴加入 $AgNO_3$ 溶液时，问 AgCl 和 AgI 哪个先沉淀出来？当 AgCl 开始沉淀时，溶液中 I^- 浓度是多少？〔$K_{sp,AgCl}^{\ominus} = 1.77 \times 10^{-10}$，$K_{sp,AgI}^{\ominus} =$

8.51×10^{-17}]

解　AgCl 开始沉淀时，溶液中 $c(Ag^+)$ 为

$$c(Ag^+) = \frac{K_{sp,AgCl}^{\ominus}}{c(Cl^-)} = \frac{1.77 \times 10^{-10}}{0.001} = 1.77 \times 10^{-7}$$

AgI 开始沉淀时，溶液中 Ag^+ 相对浓度为

$$c(Ag^+) = \frac{K_{sp,AgI}^{\ominus}}{c(I^-)} = \frac{8.51 \times 10^{-17}}{0.001} = 8.51 \times 10^{-14}$$

AgI 开始沉淀时，需要的 $c(Ag^+)$ 低，故 AgI 首先沉淀出来。即离子积先达到溶度积的物质先析出沉淀。当 Cl^- 开始沉淀时，此时溶液中 $c(Ag^+)$ 为 $1.77 \times 10^{-7} mol \cdot L^{-1}$，则溶液中 $c(I^-)$ 为

$$c(I^-) = \frac{K_{sp,AgI}^{\ominus}}{c(Ag^+)} = \frac{8.51 \times 10^{-17}}{1.77 \times 10^{-7}} = 4.81 \times 10^{-10}$$

$c(I^-)$ 为 $4.81 \times 10^{-10} mol \cdot L^{-1}$。

可见，当 Cl^- 开始沉淀时，$c(I^-) < 10^{-6} mol \cdot L^{-1}$，说明 I^- 已经沉淀完全。在实际工作中，常利用分步沉淀原理来控制条件，以达到分离溶液中共存离子的目的。

第二节　沉淀滴定法

沉淀滴定法是以沉淀反应为基础的滴定分析法。虽然能生成沉淀的反应很多，但是能用于沉淀滴定的反应并不多，因为沉淀滴定法的反应必须满足以下几点要求。

① 生成沉淀的溶解度必须很小（$S \leqslant 10^{-3} g \cdot L^{-1}$），才能得到准确的结果。

② 沉淀反应必须具有确定的计量关系，迅速、定量地进行。

③ 沉淀的吸附作用不影响滴定结果及终点判断。

④ 必须有适当的方法指示终点。

沉淀滴定法1

由于以上条件限制，故能用于沉淀滴定法的，主要是生成难溶性银盐的反应。例如：

$$Ag^+ + X^- \longrightarrow AgX\downarrow \quad (X^- 代表 Cl^-、Br^-、I^-)$$

$$Ag^+ + SCN^- \longrightarrow AgSCN\downarrow$$

利用生成难溶性银盐的沉淀滴定法称为银量法。银量法可用来测定 Cl^-、Br^-、I^-、SCN^-、Ag^+ 及一些含卤原子的有机化合物（如氯烯雌醚、溴米那、碘解磷定）等。按所用指示剂的不同，银量法可分为铬酸钾指示剂法、铁铵矾指示剂法、吸附指示剂法。

一、铬酸钾指示剂法

1.滴定原理

铬酸钾指示剂法是以铬酸钾为指示剂，$AgNO_3$ 为标准溶液，在近中性或弱碱性溶液中直接测定氯化物或溴化物的方法。因此法是由莫尔于 1856 年提出的，故又称莫尔法。其滴定原理以氯化物为例为：

铬酸银与氯化银的转化

滴定终点前　　　　　　　　　　　　$Ag^+ + Cl^- \rightleftharpoons AgCl\downarrow$

　　　　　　　　　　　　　　　　　　　　白色

滴定终点时　　　　　　　　　　　$2Ag^+ + CrO_4^{2-} \rightleftharpoons Ag_2CrO_4\downarrow$

　　　　　　　　　　　　　　　　　　　砖红色

因为 AgCl 的溶解度（$1.33 \times 10^{-5} mol \cdot L^{-1}$）小于 Ag_2CrO_4 的溶解度（$6.54 \times 10^{-5} mol \cdot L^{-1}$），所以根据分步沉淀原理，溶解度小的先沉淀，即 AgCl 先沉淀出来。而此时 $[c(Ag^+)]^2 c(CrO_4^{2-}) < K_{sp,Ag_2CrO_4}^{\ominus}$，$Ag_2CrO_4$ 不能生成沉淀。随着 AgCl 沉淀的不断析出，溶液中 Cl^- 浓度不断降低，Ag^+ 浓度不断增大，在终点后发生突变 $\{[c(Ag^+)]^2 c(CrO_4^{2-}) > K_{sp,Ag_2CrO_4}^{\ominus}\}$，于是出现砖红色的 Ag_2CrO_4 沉淀，以此指示滴定终点到达。

2. 滴定条件

（1）指示剂的用量　溶液中指示剂 CrO_4^{2-} 浓度的大小和滴定终点出现的迟早有着密切的关系，并直接影响分析结果。根据溶度积原理，可以计算出滴定反应至终点时，恰能生成 Ag_2CrO_4 沉淀所需要 CrO_4^{2-} 浓度的理论值。

终点时，Ag^+ 与 Cl^- 的物质的量恰好相等，即在 AgCl 的饱和溶液中，$c(Ag^+) = c(Cl^-)$

由于
$$c(Ag^+)c(Cl^-) = K_{sp,AgCl}^{\ominus} = 1.77 \times 10^{-10}$$

则
$$[c(Ag^+)]^2 = K_{sp,AgCl}^{\ominus} = 1.77 \times 10^{-10}$$

此时，要求刚好析出 Ag_2CrO_4 沉淀以指示终点，所需 CrO_4^{2-} 浓度为：

$$K_{sp,Ag_2CrO_4}^{\ominus} = [c(Ag^+)]^2 c(CrO_4^{2-}) = 1.12 \times 10^{-12}$$

则
$$c(CrO_4^{2-}) = \frac{1.12 \times 10^{-12}}{1.77 \times 10^{-10}} = 6.32 \times 10^{-3}$$

由计算可知，只要控制被测溶液中的 CrO_4^{2-} 浓度为 $6.32 \times 10^{-3} mol \cdot L^{-1}$，到达终点时，稍过量的 $AgNO_3$ 恰好能与 CrO_4^{2-} 作用产生砖红色 Ag_2CrO_4 沉淀。由于 K_2CrO_4 指示剂为黄色，较深，在终点时不易观察到砖红色 Ag_2CrO_4 沉淀的生成，所以实际用量比计算的理论用量要小些。在实际测定中，一般是在反应液的总体积为 $50 \sim 100 mL$ 的溶液中，加入 5%（$g \cdot mL^{-1}$）K_2CrO_4 指示剂 $1 \sim 2 mL$ 即可。此时 CrO_4^{2-} 浓度为 $2.6 \times 10^{-3} \sim 5.2 \times 10^{-3} mol \cdot L^{-1}$。

（2）溶液的酸度　滴定应在近中性或弱碱性溶液（pH $6.5 \sim 10.5$）中进行，不能在酸性条件中进行。因为 K_2CrO_4 是弱酸盐，在酸性条件中 CrO_4^{2-} 能与 H^+ 结合，使 CrO_4^{2-} 浓度降低过多而在终点附近不能形成 Ag_2CrO_4 沉淀。

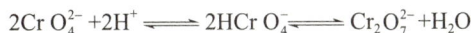
$$2CrO_4^{2-} + 2H^+ \rightleftharpoons 2HCrO_4^- \rightleftharpoons Cr_2O_7^{2-} + H_2O$$

也不能在强碱性溶液中进行，因为 Ag^+ 将形成 Ag_2O 沉淀：
$$2Ag^+ + 2OH^- \rightleftharpoons 2AgOH \longrightarrow Ag_2O\downarrow + H_2$$

因此，用铬酸钾指示剂法，滴定只能在近中性或弱碱性溶液（pH $6.5 \sim 10.5$）中进行。若溶液的酸性较强，可加入 $NaHCO_3$ 或 $CaCO_3$ 等中和，或改用铁铵矾指示剂法。若溶液的碱性太强，可用稀硝酸中和。

（3）滴定不能在氨碱性溶液中进行　因为 AgCl 和 Ag_2CrO_4 皆可和 NH_3 生成 $Ag(NH_3)_2^+$ 配离子而溶解。若有氨存在，需用稀硝酸中和。当有铵盐存在时，如果溶液的 pH 过高，也会增加氨的浓度。因此当有铵盐存在时，溶液的 pH 应控制在 $6.5 \sim 7.2$ 之间。若超过 7.2，将会有部分 NH_4^+ 转变为 NH_3 而与 Ag^+ 发生配位反应，从而消耗标准溶液更多，使滴定结果偏高。

（4）滴定时应充分振摇　因沉淀能吸附 Cl^-、Br^-，使溶液中的 Cl^-、Br^- 浓度降低，以致终点提前而使滴定结果偏低。因此，滴定时必须充分振摇，使吸附的 Cl^- 和 Br^- 释放出来。

（5）预先分离干扰测定的离子　凡是溶液中含有能与 CrO_4^{2-} 生成沉淀的阳离子，如：Ba^{2+}、Pb^{2+}、Bi^{3+} 等；能与 Ag^+ 生成沉淀的阴离子，如：PO_4^{3-}、AsO_4^{3-}、CO_3^{2-}、$C_2O_4^{2-}$、S^{2-} 等离子；或大量有色离子，如：Cu^{2+}、Co^{2+}、Ni^{2+} 等都干扰滴定，应预先分离出去，否则不能用本法测定。

3. 应用范围

铬酸钾指示剂法多用于 Cl^-、Br^- 的测定，在弱碱性溶液中也可测定 CN^-。本法不宜测定 I^- 和 SCN^-，因为 AgI 和 AgSCN 沉淀能强烈地吸附 I^- 和 SCN^-，剧烈振摇也不能完全释放 I^- 和 SCN^-，致使终点变色不明显，滴定终点提前，而使滴定结果偏低。

4. 实例

羟乙基淀粉（含氯化钠）中氯化钠含量测定

羟乙基淀粉是我国 20 世纪 70 年代开发研制的，又叫 706 代血浆，为血容量补充药，有维持血液胶体渗透压作用，用于失血、创伤、烧伤及中毒性休克等。由于它具有致肾功能损害、过敏等不良反应，临床应用越来越少，现收载于《局颁标准》中。它是由支链淀粉水解，与环氧乙烷羟乙基化反应制成。由于水解反应是在酸性条件下，需用碱中和，因此会产生氯化钠。其含量测定就是采用铬酸钾指示剂法。

操作步骤　将本品在 105℃ 干燥至恒定，精密称取 2g，配成 100mL，精密量取 20mL，置 150mL 锥形瓶中，加铬酸钾指示液数滴，用 $AgNO_3$ 标准溶液（0.1mol·L^{-1}）滴定。每毫升 $AgNO_3$ 标准溶液（0.1mol·L^{-1}）相当于 5.844mg NaCl，氯化钠含量应不高于 13.0%。

测定原理：
$$NaCl + AgNO_3 \longrightarrow AgCl\downarrow + NaNO_3$$

计算公式

$$w(NaCl) = \frac{cVT}{0.1m_s \times \dfrac{20}{100} \times 1000} \times 100\% \tag{19-5}$$

式中　c——硝酸银标准溶液实际使用的浓度 mol·L^{-1}；

V——消耗硝酸银标准溶液的体积，mL；

T——滴定度，mg·mL^{-1}；

m_s——称取供试品的质量，g。

二、铁铵矾指示剂法

1. 滴定原理

铁铵矾指示剂法是在酸性溶液中，以铁铵矾 [$NH_4Fe(SO_4)_2·12H_2O$] 作指示剂，用 NH_4SCN 或 KSCN 为标准溶液，测定银盐或卤化物的方法。此法是由佛尔哈德于 1898 年提出的，故又称佛尔哈德法。本法按测定对象不同，可分为直接滴定法和返滴定法。

（1）直接滴定法　此法用于测定 Ag^+。滴定反应为：

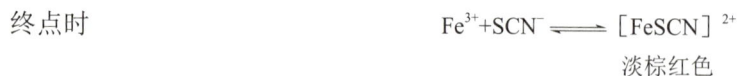

终点前
$$Ag^+ + SCN^- \Longrightarrow AgSCN\downarrow$$
$$\text{白色}$$

终点时
$$Fe^{3+} + SCN^- \Longrightarrow [FeSCN]^{2+}$$
$$\text{淡棕红色}$$

在滴定过程中，首先形成 AgSCN 白色沉淀，当 Ag^+ 与 SCN^- 完全反应后，过量的一滴 NH_4SCN 或 KSCN 即与铁铵矾中的 Fe^{3+} 反应生成淡棕红色的配位化合物，表示达到滴定终点。

（2）返滴定法　此法主要用于测定卤化物。滴定反应为：

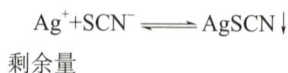

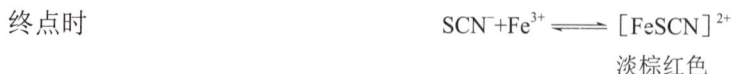

终点前
$$Ag^+ + X^- \Longrightarrow AgX\downarrow$$
$$\text{定量、过量}$$
$$Ag^+ + SCN^- \Longrightarrow AgSCN\downarrow$$
$$\text{剩余量}$$

终点时
$$SCN^- + Fe^{3+} \Longrightarrow [FeSCN]^{2+}$$
$$\text{淡棕红色}$$

在滴定过程中，首先加入定量、过量的硝酸银标准溶液将卤化物全部沉淀，再以 Fe^{3+} 作指示剂，以 NH_4SCN 或 KSCN 标准溶液滴定剩余的 Ag^+，当 Ag^+ 与 SCN^- 完全反应后，过量的一滴 NH_4SCN 或 KSCN

沉淀滴定法2

即与铁铵矾中的 Fe^{3+} 反应生成淡棕红色的配位化合物，表示到达滴定终点。

应用本法在测定氯化物时应注意：当滴定达到计量点时，溶液中有 AgCl 和 AgSCN 两种难溶性银盐同时存在，若用力振摇，将使已生成的 $[FeSCN]^{2+}$ 配离子的淡棕红色消失。因为 AgSCN 的溶解度（$1.0 \times 10^{-6} mol \cdot L^{-1}$）小于 AgCl 的溶解度（$1.33 \times 10^{-5} mol \cdot L^{-1}$）。当剩余的 Ag^+ 被滴定完全，SCN^- 就会将 AgCl 沉淀中的 Ag^+ 转化为 AgSCN 沉淀而使 Cl^- 重新释出，其转化反应为：

$$AgCl \rightleftharpoons Ag^+ + Cl^-$$
$$+$$
$$[FeSCN]^{2+} \rightleftharpoons SCN^- + Fe^{3+}$$
$$\Updownarrow$$
$$AgSCN\downarrow$$

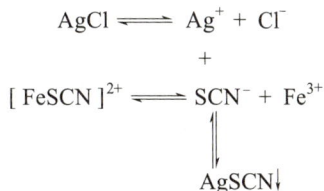

这样，在计量点之后又消耗较多的 NH_4SCN 标准溶液，造成较大的终点误差。

为了避免上述沉淀的转化，通常采取下列措施。

① 供试液中加入定量过量的 $AgNO_3$ 后，将生成的 AgCl 沉淀滤出，再用 NH_4SCN 标准溶液滴定滤液。但这一方法需要过滤、洗涤等操作，操作较繁杂。

② 在用 NH_4SCN 标准溶液回滴前，向待测 Cl^- 的溶液中加入 $1 \sim 3mL$ 的硝基苯等有机溶剂，使硝基苯包裹在 AgCl 的沉淀表面上，减少 AgCl 沉淀与溶液中的 SCN^- 的接触，防止沉淀的转化。此法操作简便易行。

用本法测定 Br^- 或 I^- 时，由于 AgBr 和 AgI 的溶解度（$7.3 \times 10^{-7} mol \cdot L^{-1}$ 和 $9.2 \times 10^{-8} mol \cdot L^{-1}$）都比 AgSCN 的溶解度小，所以不存在沉淀转化问题。

2. 滴定条件

① 滴定应在酸性溶液（$0.1 \sim 1mol \cdot L^{-1}$）$HNO_3$ 中进行，目的是防止铁铵矾指示剂中 Fe^{3+} 水解生成 $Fe(OH)_3$ 沉淀而失去指示剂的作用，同时还可以消除某些离子（如 Ba^{2+}、Zn^{2+}、Pb^{2+}、AsO_4^{3-}、PO_4^{3-}、CO_3^{2-}、S^{2-} 等）对测定的干扰。因此本方法的选择性较高。

② 测定氯化物时，临近终点应轻轻振摇，以免沉淀转化，直到溶液出现稳定的淡棕红色为止。

③ 在测定碘化物时，先加入准确过量的 $AgNO_3$ 标准溶液后，才能加入铁铵矾指示剂。否则 Fe^{3+} 可氧化 I^- 而生成 I_2，造成误差，影响测定结果。其反应为：

$$Fe^{3+} + 2I^- \rightleftharpoons Fe^{2+} + I_2$$

④ 测定不宜在较高温度下进行，因为淡棕红色配合物易褪色而不能指示终点。一般滴定最好在 25℃ 以下进行，指示剂用量以 100mL 标准溶液加 $2 \sim 5$ 滴为宜。

⑤ 强氧化剂及 Cu^{2+}、Hg^{2+} 等离子与 SCN^- 作用干扰测定，可预先除去。

3. 应用范围

采用直接滴定法可测定 Ag^+ 等，采用剩余回滴法可测定 Cl^-、Br^-、I^-、SCN^-、AsO_4^{3-} 和 PO_4^{3-} 等离子。由于本法干扰少，故应用范围较广。

4. 实例

三氯叔丁醇含量测定

三氯叔丁醇最初用于眼用制剂或注射给药的剂型中，用作抗菌防腐剂。现在常用于肾上腺素溶液、垂体后叶提取液和治疗缩瞳的眼用制剂的防腐剂。它特别适用于非水性制剂中作防腐剂，也可用于化妆品中做防腐剂。现收载于《中国药典》2020 年版中。

操作步骤　取本品约 0.1g，精密称定，加乙醇 5mL，溶解后，加 20% NaOH 溶液 5mL，加热回流 15min，放冷，加纯化水 20mL 与硝酸 5mL，加硝酸银标准溶液（$0.1mol \cdot L^{-1}$）30.00mL，再加邻苯二甲酸二丁酯 5mL，密塞，强力振摇后，加硫酸铁铵指示液 2mL，用硫氰酸铵标准溶液（$0.1mol \cdot L^{-1}$）

滴定，并将滴定的结果用空白试验校正。每 1mL AgNO$_3$ 标准溶液（0.1mol·L^{-1}）相当于 6.216mg 的 C$_4$H$_7$Cl$_3$O·$\frac{1}{2}$H$_2$O。

测定原理 本品在 NaOH 溶液中加热回流使三氯叔丁醇分解产生氯化钠，与 AgNO$_3$ 反应生成 AgCl 沉淀，过量的 AgNO$_3$ 再用 NH$_4$SCN 标准溶液回滴。

$$Cl_3CC（CH_3）_2OH+4NaOH \longrightarrow （CH_3）_2CO+3NaCl+HCOONa+2H_2O$$

$$NaCl+AgNO_3 \longrightarrow AgCl\downarrow+NaNO_3$$
（定量、过量）

$$AgNO_3（剩余）+NH_4SCN \longrightarrow AgSCN\downarrow+NH_4NO_3$$

计算公式

$$w（C_4H_7Cl_3O·\frac{1}{2}H_2O）=\frac{\frac{1}{3}[c(V_0-V)]T}{0.1\times m\times1000}\times100\% \tag{19-6}$$

式中 c——硫氰酸铵标准溶液实际应用的浓度，mol·L^{-1}；

V——供试品消耗硫氰酸铵标准溶液的体积，mL；

V_0——空白实验消耗硫氰酸铵标准溶液的体积，mL；

T——滴定度，mg·mL^{-1}；

m——所取供试品的质量，g。

三、吸附指示剂法

1. 滴定原理

吸附指示剂法是用吸附指示剂确定滴定终点，以 AgNO$_3$ 溶液为标准溶液测定卤化物的银量法。此法是由法扬斯于 1923 年提出的，故又称法扬斯法。

吸附指示剂是一种有机染料，在溶液中能部分解离，其阴离子很容易被带正电荷的胶状沉淀所吸附。当阴离子被吸附在胶体微粒表面之后，分子结构发生变形，引起吸附指示剂颜色的变化，故可以指示滴定终点。例如，用 AgNO$_3$ 标准溶液滴定 Cl$^-$ 时，可用荧光黄（$K_a=10^{-8}$）作指示剂。荧光黄指示剂是一种有机弱酸，用 HFI 表示，它在溶液中解离出黄绿色的 FI$^-$：

$$HFI \rightleftharpoons H^++FI^-$$
黄绿色

胶状 AgCl 沉淀具有强烈的吸附作用，能够选择性地吸附溶液中的离子。化学计量点前，溶液中 Cl$^-$ 过量，AgCl 沉淀吸附 Cl$^-$ 而带负电荷，因此荧光黄阴离子在溶液中呈黄绿色。滴定进行到化学计量点后，AgCl 沉淀不再吸附 Cl$^-$ 而吸附 Ag$^+$ 带正电荷，此时溶液中 FI$^-$ 被吸附，溶液颜色由黄绿色变为淡红色，指示滴定终点到达。其过程示意如下：

①终点前，Cl$^-$ 过量

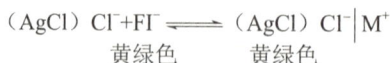
（AgCl）Cl$^-$+FI$^-$ $\rightleftharpoons$ （AgCl）Cl$^-$|M$^+$
黄绿色 黄绿色

②终点时，Ag$^+$ 过量

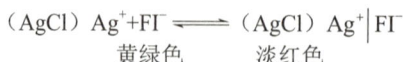
（AgCl）Ag$^+$+FI$^-$ $\rightleftharpoons$ （AgCl）Ag$^+$|FI$^-$
黄绿色 淡红色

2. 滴定条件

（1）滴定前应将溶液稀释并加入糊精、淀粉等亲水性高分子化合物 吸附指示剂颜色的变化是发生在沉淀表面。因此，滴定前应将溶液稀释并加入糊精、淀粉等亲水性高分子化合物保护胶体，尽可能使卤化银沉淀呈胶体状态，具有较大的比表面积，使滴定终点变化明显。同时应避免大量中性盐的存在，以防止胶体的凝聚。

（2）溶液的 pH 应适当　吸附指示剂大多数为有机弱酸，起指示作用的是阴离子。因此，溶液的 pH 应控制在最佳数值，使指示剂主要以阴离子形式存在。即电离常数小的吸附指示剂，标准溶液的 pH 要高些，这样有利于有机弱酸的解离，有利于指示剂阴离子的存在，使终点变色明显。如曙红 $K_a^\ominus$ 为 10^{-2}，可用在 pH 2.0～10.0 的溶液中。

（3）滴定过程要避免强光　卤化银沉淀对光敏感，易分解析出金属银使沉淀变为灰黑色，影响滴定终点的观察。

（4）指示剂吸附性能要适中　胶体微粒对指示剂的吸附能力略小于对待测离子的吸附能力，否则指示剂将在化学计量点前变色，滴定终点提前，产生负误差。如果指示剂吸附能力太小，计量点后不能立即变色，又将使颜色变化不敏锐。滴定终点推进，产生正误差。

卤化银对卤素离子和几种常用吸附指示剂的吸附力的大小次序如下：

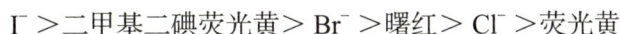

$$I^- >二甲基二碘荧光黄> Br^- >曙红> Cl^- >荧光黄$$

吸附指示剂种类很多，常用的吸附指示剂见表 19-2。

表19-2　常用的吸附指示剂

指示剂名称	待测离子	滴定剂	适用的pH范围	颜色变化
荧光黄	Cl^-	Ag^+	pH 7～10	黄绿色→微红色
二氯荧光黄	Cl^-	Ag^+	pH 4～6	黄绿色→红色
曙红	Br^-、I^-、SCN^-	Ag^+	pH 2～10	橙色→紫红色
二甲基二碘荧光黄	I^-	Ag^+	中性	橙红色→蓝红色

3. 应用范围

吸附指示剂法可用于 Cl^-、Br^-、I^-、SCN^-、Ag^+ 及一些含卤原子的有机化合物（如氯烯雌醚、溴米那、碘解磷定）等。在《中国药典》2020 年版中用银量法滴定的药物多采用此法，如氯化钠、氯烯雌醚、碘他拉酸、碘解磷定等。

4. 实例

氯化钠注射液含量测定

医药上的氯化钠常制成 0.9% 的氯化钠注射液，为电解质补充药。临床上主要用于体内电解质的补充，对维持正常的血液和细胞外液的容量和渗透压起着非常重要的作用。现收载于《中国药典》2020 年版中。

操作步骤　精密量取本品 10mL，加水 40mL、2% 糊精溶液 5mL 与荧光黄指示液 5～8 滴，用硝酸银标准溶液（0.1mol·L⁻¹）滴定。每 1mL 硝酸银标准溶液（0.1mol·L⁻¹）相当于 5.844mg 的 NaCl。氯化钠注射液含氯化钠（NaCl）应为 0.850%～0.950%（g·mL⁻¹）。

测定原理：　　　　　　$NaCl + AgNO_3 \longrightarrow NaNO_3 + AgCl\downarrow$

计算公式

$$w（NaCl）= \frac{cVT}{0.1 \times 10 \times 1000} \times 100\% \tag{19-7}$$

式中　c——硝酸银标准溶液实际应用的浓度，mol·L⁻¹；

V——供试品消耗硝酸银标准溶液的体积，mL；

T——滴定度，mg·mL⁻¹。

四、基准物质与标准溶液

1. 基准物质

银量法常用的基准物质是市售的一级纯 $AgNO_3$ 或基准 $AgNO_3$ 和 NaCl。

2. 标准溶液

银量法常用的标准溶液是硝酸银和硫氰酸钾（或硫氰酸铵）。

（1）硝酸银标准溶液　根据要求配制的硝酸银标准溶液的浓度和体积，精密称取一定质量的分析纯硝酸银，溶于水中，稀释至所需体积。再用基准氯化钠标定。硝酸银标准溶液见光易分解，应储存于棕色瓶中避光保存，放置一段时间后应重新标定。

（2）硫氰酸钾（或硫氰酸铵）标准溶液　以铁铵矾 $[NH_4Fe(SO_4)_2 \cdot 12H_2O]$ 作指示剂，用硝酸银标准溶液对硫氰酸钾（或硫氰酸铵）进行标定。

习　题

一、单项选择题

1. AB 型沉淀的溶解度为 $1 \times 10^{-6} mol \cdot L^{-1}$，其 $K_{sp}^{\ominus}$ 为（　　）。

A. 1×10^{-6}　　　　　　B. 2×10^{-6}　　　　　　C. 1×10^{-12}　　　　　　D. 2×10^{-12}

2. A_2B 型沉淀的溶解度为 $1 \times 10^{-6} mol \cdot L^{-1}$，其 $K_{sp}^{\ominus}$ 为（　　）。

A. 1×10^{-12}　　　　　B. 4×10^{-12}　　　　　C. 2×10^{-18}　　　　　D. 4×10^{-18}

3. PbI_2 的溶度积 $K_{sp}^{\ominus}$ 表达式正确的是（　　）。

A. $K_{sp}^{\ominus} = c(Pb^{2+})c(I^-)$　　　　　　　　　　B. $K_{sp}^{\ominus} = c(Pb^{2+})[c(2I^-)]^2$

C. $K_{sp}^{\ominus} = c(Pb^{2+})[c(I^-)]^2$　　　　　　　　　D. $K_{sp}^{\ominus} = [c(2Pb^{2+})]^2 c(I^-)$

4. 相同温度下，在 AgCl 的饱和溶液中，当 $c(Ag^+)$ 分别为：$0.1 mol \cdot L^{-1}$ 和 $0.01 mol \cdot L^{-1}$ 时，其溶度积 $K_{sp}^{\ominus}$（　　）。

A. 相同　　　　　　B. 不同　　　　　　C. $c(Ag^+)$ 大的 $K_{sp}^{\ominus}$ 大　　　D. 无法判断

5. 同温时，$K_{sp,AgCl}^{\ominus}$ 的溶度积大于 $K_{sp,ZnS}^{\ominus}$，二者溶解度大小关系为（　　）。

A. 相同　　　　　　B. AgCl 大　　　　　　C. ZnS 大　　　　　　D. 无法判断

6. 在 AgCl 处于沉淀 - 溶解平衡状态时，向此溶液中加入 $AgNO_3$ 溶液后，溶液中的沉淀（　　）。

A. 增加　　　　　　B. 减小　　　　　　C. 数量不变　　　　　　D. Cl^- 浓度增加

7. 已知 $K_{sp,AgCl}^{\ominus} = 1.77 \times 10^{-6}$，$K_{sp,AgI}^{\ominus} = 8.51 \times 10^{-17}$，当向含有 I^- 和 Cl^- 浓度相等的混合液中加入 $AgNO_3$ 时，出现沉淀的顺序是（　　）。

A. I^- 和 Cl^- 同时沉淀　　B. Cl^- 先沉淀　　C. I^- 先沉淀　　　　D. 无法判断

8. 同温下，已知 $K_{sp,AgCl}^{\ominus} = 1.77 \times 10^{-10}$，$K_{sp,Ag_2CO_3}^{\ominus} = 8.45 \times 10^{-12}$，AgCl 和 Ag_2CO_3 的溶解度大小比较是（　　）。

A. AgCl 溶解度大于 Ag_2CO_3 溶解度　　　　　B. Ag_2CO_3 溶解度大于 AgCl 溶解度
C. AgCl 与 Ag_2CO_3 溶解度相等　　　　　　　D. 无法判断

9. 铬酸钾指示剂法不能测定碘化物中 I^- 含量的原因是（　　）。

A. AgI 的溶解度太小　　　　　　　　　　B. AgI 的吸附能力太强
C. AgI 的沉淀速率太慢　　　　　　　　　D. 没有合适的指示剂

10. 铬酸钾指示剂法测定 Cl^- 含量时，要求溶液的 pH 在 6.5～10.5 范围内，若酸度过高，则会（　　）。

A. AgCl 沉淀不完全　　　　　　　　　　B. 形成 Ag_2O 沉淀
C. AgCl 沉淀吸附 Cl^-　　　　　　　　　D. Ag_2CrO_4 沉淀不易形成

11. 以铁铵矾为指示剂，用返滴定法以硫氰酸铵标准溶液滴定 Cl^- 时，下列说法错误的是（　　）。

A. 滴定前加入定量过量的 $AgNO_3$ 标准溶液　　　　B. 滴定前将 AgCl 沉淀滤去

C. 滴定前加入硝基苯，并振荡　　　　　　　　　　D. 应在中性溶液中测定，防止形成 Ag_2O 沉淀

12. 用吸附指示剂法在中性或弱碱性条件下测定氯化物时宜选用的指示剂为（　　）。

A. 二甲基二碘荧光黄　　　B. 曙红　　　　　　　　C. 荧光黄　　　　　　　　D. 以上均可

13. 用吸附指示剂法测定 NaCl 含量时，在化学计量点前 AgCl 沉淀优先吸附（　　）。

A. Ag^+　　　　　　　　　　B. Cl^-　　　　　　　　C. 荧光黄指示剂阴离子　　D. Na^+

14. 在吸附指示剂法中，测定 Cl^- 时加入糊精的目的是（　　）。

A. 掩蔽干扰离子　　　　　　　　　　　　B. 防止 AgCl 凝聚

C. 防止 AgCl 沉淀转化　　　　　　　　　D. 防止 AgCl 感光

15. 吸附指示剂法测定 NaBr 含量，下列指示剂最佳的是（　　）。

A. 曙红　　　　　　　　B. 二氯荧光黄　　　　　C. 二甲基二碘荧光黄　　D. 甲基紫

二、判断题

（　　）1. 控制一定的条件，沉淀反应可以达到绝对完全。

（　　）2. 同离子效应可使难溶强电解质的溶解度大大降低。

（　　）3. 借助适当试剂，可使许多难溶强电解质转化为更难溶的强电解质，两者的 $K_{sp}^{\ominus}$ 相差越大，这种转化就越容易。

（　　）4. 用铬酸钾作指示剂时，滴定应在 pH=3.4～6.5 溶液中进行。

（　　）5. 佛尔哈德法是在中性或弱碱性介质中，以铁铵矾作指示剂来确定滴定终点的一种银量法。

三、简答题

1. 说明用下述方法进行测定是否会引入误差，如有误差，则指出偏高还是偏低。

（1）吸取 $NaCl+H_2SO_4$ 试液后，马上以莫尔法测 Cl^-。

（2）中性溶液中用莫尔法测定 Br^-。

（3）用莫尔法测定 pH≈8 的 KI 溶液中的 I^-。

（4）用莫尔法测定 Cl^-，但配制的 K_2CrO_4 指示剂溶液过稀。

（5）用佛尔哈德法测定 Cl^-，但没有加硝基苯。

2. 下面的说法对不对？为什么？

（1）两难溶电解质作比较时，溶度积小的，其溶解度也一定小。

（2）欲使溶液中某离子沉淀完全，加入的沉淀剂应该是越多越好。

四、计算题

1. 已知在 25℃时 $CaCO_3$ 的 $K_{sp}^{\ominus}$ =4.96×10^{-9}，计算其溶解度。

2. 用 2.0×10^{-3} mol·L^{-1} $MnCl_2$ 溶液和 0.5mol·L^{-1} $NH_3·H_2O$ 溶液各 100 mL 相互混合，问在氨水中应含有多少克 NH_4Cl 才不生成 $Mn(OH)_2$ 沉淀？已知 $K_{sp}^{\ominus}[Mn(OH)_2]$=1.9×$10^{-13}$。

3. 称取含 NaCl 和 NaBr 的试样（其中含有不与 Ag^+ 发生反应的其他组分）0.3750g，溶解后用 0.1043mol·L^{-1} $AgNO_3$ 标准溶液滴定用去 21.11mL。另取同样质量的试样，溶解后，加过量的 $AgNO_3$ 溶液产生沉淀，经过过滤、洗涤、烘干后，得沉淀 0.4020g，计算试样中 NaCl 和 NaBr 的质量分数。

（商传宝）

习题答案

第二十章

配位滴定法

电子教案　思政案例

学习目标

1.掌握配位化合物的概念、组成和命名原则及螯合物的概念；了解 EDTA 的性质和金属离子配位反应的特点；了解金属指示的变色原理、具备条件和常用金属指示剂；了解 EDTA 滴定法的配制和标定。

2.熟悉影响配位反应平衡的因素；了解配位滴定酸度条件的选择及配位滴定法在药物分析中的应用。

3.了解副反应和副反应系数及条件稳定常数的意义。

第一节　配位化合物的基本概念

一、配位化合物的定义和组成

由一定数量的阴离子或中性分子通过配位键结合于中心离子（原子）周围而形成的复杂分子或离子，称为配位单元。凡是含有配位单元的化合物叫作配位化合物。简称配合物。在配合物中，配离子和外界离子之间是以离子键相结合的，在溶液中能完全电离，而在配离子中，中心离子和配位体都以配位键相结合，比较稳定。

1.配合物的组成

配合物的组成很复杂，一般由内界和外界组成。内界是配合物的特征部分，它由一个带正电荷的中心离子（也称为配离子的形成体）和配位体（在中心离子周围结合着的几个中性分子或带负电荷的离子）组成。写配合物的化学式时，内界要用方括号括起来；不在内界中的其他离子是配合物的外界，写在方括号外面。例如：

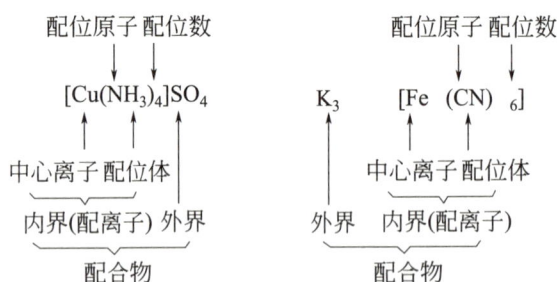

$$\underset{\substack{\text{中心离子} \quad \text{配位体}\\ \underbrace{\qquad\qquad}_{\text{内界（配离子）}}\ \text{外界}\\ \underbrace{\qquad\qquad\qquad}_{\text{配合物}}}}{\overset{\substack{\text{配位原子}\quad\text{配位数}\\ \downarrow\qquad\downarrow}}{[Cu(NH_3)_4]SO_4}} \qquad\qquad \underset{\substack{\text{外界}\quad\text{内界（配离子）}\\ \underbrace{\qquad\qquad\qquad}_{\text{配合物}}}}{K_3\ \overset{\substack{\text{配位原子}\ \text{配位数}\\ \downarrow\qquad\downarrow}}{[Fe\ (CN)\ _6]}}$$

（1）配位化合物的中心离子（原子）　中心离子（原子）统称为配合物的形成体。位于配离子的中心，中心离子绝大多数是带正电荷的阳离子，其中以过渡金属离子居多，如 Fe^{3+}、Cu^{2+}、Co^{2+}、Ag^+ 等；少数高氧化态的非金属元素也可作中心离子，如 BF_4^-、SiF_6^{2-} 中的 $B(\text{III})$、$Si(\text{IV})$ 等。

（2）配体（配位体）　与中心离子（原子）以配位键结合的中性分子或阴离子称为配位体，简称配体；提供孤对电子的原子称为配原子。配体可以是中性分子，如 NH_3、H_2O、CO，也可以是阴离子，如 CN^-、F^-、Cl^-、SCN^-。配体都有孤对电子（：），如：：NH_3、CO：等。配体根据其所含的配位原子数分为单齿配体（NH_3，OH^-，X^-，CN^-，SCN^-，CO，等）和多齿配体［乙二胺（en），EDTA，等］。

（3）配位数　直接与中心离子（原子）以配位键结合的配原子数目称为中心离子（原子）的配位数；一般为 2,4,6,8（常见的为 2,4,6）。

注意：① 计算配位数时，要区分单齿和多齿配体。

　　　② 中心离子（原子）配位数主要受电荷数的影响。

（4）配离子的电荷数　配离子的电荷数等于中心离子（原子）的氧化数和配体总电荷数的代数和。

中心离子跟配体组成配位单元，列入方括弧内。带电荷的配位单元叫配离子。例如，$[Cu(NH_3)_4]^{2+}$ 是配阳离子，$[Fe(CN)_6]^{4-}$ 是配阴离子。它们各跟带相反电荷的离子形成配合物，如 $[Cu(NH_3)_4]SO_4$、$K_4[Fe(CN)_6]$。有的配位单元是中性分子，如 $[Ni(CO)_4]$ 本身就是配合物。

二、配位化合物的命名

1. 命名原则

配合物的命名与一般无机化合物的命名原则相同：先阴离子，再阳离子。若阴离子为简单离子，称"某化某"。若阴离子为复杂离子，称"某酸某"。

内界的命名次序是：配位体数—配位体名称—合—中心离子（中心离子氧化数）。

① 若内界有多种配体时，则配体的命名顺序是：先无机配体，后有机配体；先阴离子配体，后中性分子配体。

② 同类配体按配位原子元素符号的英文字母顺序排列。

③ 同类配体中若配体原子相同，则按配体中含原子数的多少来排列。原子数少的排前面，原子数多的排后面。

④ 若配位原子相同，配体中所含原子数也相同，则按在结构式中与配位原子相连的原子的元素符号的字母顺序排列。

⑤ 不同配体名称之间以中圆点分开，相同的配体个数用倍数词头二、三、四等数字表示。

2. 命名实例

$K_4[Fe(CN)_6]$　六氰合铁（Ⅱ）酸钾

$K[PtCl_3NH_3]$　三氯·一氨合铂（Ⅱ）酸钾

$[Co(NH_3)_5Cl]Cl_2$　二氯化一氯·五氨合钴（Ⅲ）

$[Co(NH_3)_5H_2O]Cl_3$　三氯化五氨·一水合钴（Ⅲ）

$[Pt(NH_3)_2Cl_2]$　二氯·二氨合铂（Ⅱ）

$[Ni(CO)_4]$　四羰基合镍（0）

$[Pt(NH_2)NO_2(NH_3)_2]$　氨基·硝基·二氨合铂（Ⅱ）

三、螯合物

螯合物（旧称内络盐）是由中心离子和多齿配体结合而成的具有环状结构的配合物。在螯合物的结构中，都有一个或多个多齿配体提供多对电子与中心体形成配位键而形成的环状结构。"螯"指螃蟹的大钳，此名称比喻多齿配体像螃蟹一样用两只大钳紧紧夹住中心体。

螯合物通常比一般配合物要稳定，其结构中经常具有的五元或六元环结构更增强了稳定性。正因为这样，螯合物的稳定常数都非常高，许多螯合反应都是定量进行的，可以用来进行滴定分析。使用螯合物还可以掩蔽金属离子。

螯合物

螯合物（动画）

第二节　配位滴定法概述

配位滴定法是以配位反应为基础的滴定分析法。

配位反应具有极大的普遍性，多数金属离子在溶液中以配位离子形式存在，但只有具备滴定分析条件的配位反应才能用于滴定分析。

一、配位滴定分析条件

① 生成的配合物必须稳定且可溶于水。
② 配位反应必须按一定的计量关系进行，这是定量计算的基础。
③ 配位反应迅速，反应瞬间完成。
④ 有适当的方法指示滴定终点。

配位剂分无机配位剂和有机配位剂两类，大多数无机配位剂与金属离子形成简单逐级配位化合物，其稳定常数小，相邻各级配位化合物的稳定性也没有显著差别，所以不能用于滴定。有机配位剂与金属离子形成低配合比的螯合物，复杂而稳定，符合滴定反应的条件，在配位滴定中得到广泛应用。目前应用最多的是氨羧配位剂，乙二胺四乙酸（EDTA）便是常用的一种氨羧配位剂。

二、EDTA与金属离子反应的特点

① EDTA 具有广泛的配位性能，几乎能与所有金属离子形成配合物，因而配位滴定应用很广泛，但如何提高滴定的选择性却成为配位滴定中的一个重要问题。

② EDTA 配合物的配位比简单，多数情况下都形成 1：1 配合物。个别离子如 Mo（V）与 EDTA 配合物 $[(MoO_2)_2Y^{2-}]$ 的配位比为 2：1。

③ EDTA 配合物的稳定性高，能与金属离子形成具有多个五元环结构的螯合物，如图 20-1。

④ EDTA 配合物易溶于水，使配位反应较迅速。

⑤ 大多数金属 -EDTA 配合物无色，这有利于指示剂确定终点。但 EDTA 与有色金属离子配位生成的螯合物颜色则加深。例如：

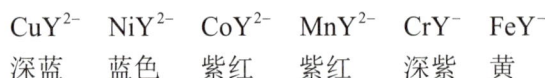

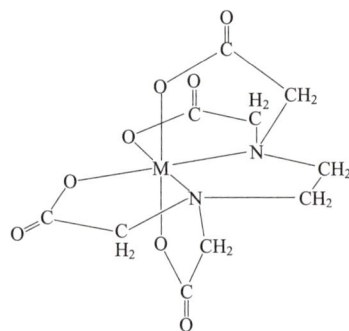

图20-1　EDTA-M配合物立体结构

CuY^{2-}	NiY^{2-}	CoY^{2-}	MnY^{2-}	CrY^-	FeY^-
深蓝	蓝色	紫红	紫红	深紫	黄

EDTA
视频

第三节　配位平衡

在水溶液中，配位反应和解离反应互为可逆反应，一定温度下，当配位反应和解离反应速率相等时，体系达到动态平衡，这种平衡称之配位平衡，作为化学平衡中的一种，配位平衡同样遵循化学平衡的基本原理。

一、配位平衡常数

在 $CuSO_4$ 溶液中加入过量的氨水，则有深蓝色的四氨合铜（Ⅱ）配离子生成：

$$Cu^{2+}+4NH_3 \longrightarrow [Cu(NH_3)_4]^{2+}$$

若向该溶液中加入 NaOH 溶液，观察不到氢氧化铜沉淀生成，说明溶液中可能没有或含极少的铜离子；在另一支试管中滴入硫化钠溶液，即有黑色的硫化铜沉淀生成，

配离子的
稳定性

说明溶液中还有少量的铜离子存在。由此可知，［Cu（NH₃）₄］²⁺配离子在溶液中可微弱地解离出极少量的中心离子和配位体。可见，在溶液中配位反应和离解反应同时进行，在一定温度下，当配位反应和离解反应达到动态平衡时，可表示为：

$$Cu^{2+}+4NH_3 \rightleftharpoons [Cu(NH_3)_4]^{2+}$$

平衡常数表达式为：

$$K_{\text{稳}}^{\ominus}=\frac{c([Cu(NH_3)_4]^{2+})}{c(Cu^{2+})\ c^4(NH_3)} \tag{20-1}$$

平衡常数越大，说明生成配离子的倾向越大，而离解的倾向越小，即配离子越稳定。所以，这个常数$K_{\text{稳}}^{\ominus}$称为配离子（或配合物）的稳定常数，用$K_{\text{稳}}^{\ominus}$来表示，表 20-1 列出了一些常见配离子的$K_{\text{稳}}^{\ominus}$值。

不同配离子有不同的稳定常数。稳定常数的大小，直接反映配离子稳定性的大小。

利用稳定常数，可以计算配合物溶液的离子浓度。

表20-1　一些常见配离子的$K_{\text{稳}}^{\ominus}$值（298K）

配离子	$K_{\text{稳}}^{\ominus}$	配离子	$K_{\text{稳}}^{\ominus}$	配离子	$K_{\text{稳}}^{\ominus}$
$[Fe(NCS)]^{2+}$	2.2×10^3	$[Fe(C_2O_4)_3]^{3-}$	2.0×10^{20}	$[Hg(CN)_4]^{2-}$	2.5×10^{41}
$[Ag(NH_3)_2]^+$	1.1×10^7	$[Co(NCS)_4]^{2-}$	1.0×10^3	$[Cd(NH_3)_6]^{2+}$	1.4×10^5
$[Ag(S_2O_3)_2]^{3-}$	2.9×10^{13}	$[Zn(NH_3)_4]^{2+}$	2.9×10^9	$[Co(NH_3)_6]^{2+}$	1.3×10^5
$[Ag(CN)_2]^-$	1.3×10^{21}	$[Cu(NH_3)_4]^{2+}$	2.1×10^{13}	$[Ni(NH_3)_6]^{2+}$	5.5×10^6
$[Cu(CN)_2]^-$	1.0×10^{24}	$[HgCl_4]^{2-}$	1.2×10^{15}	$[AlF_6]^{3-}$	6.9×10^{19}
$[Au(CN)_2]^-$	2.0×10^{38}	$[Zn(CN)_4]^{2-}$	5.0×10^{16}	$[Fe(CN)_6]^{4-}$	1.0×10^{36}
FeF_3	1.1×10^{12}	$[HgI_4]^{2-}$	6.8×10^{29}	$[Fe(CN)_6]^{3-}$	1.2×10^{42}

二、配位平衡的移动

1. 溶液pH的影响

在所有的配合物中，大多数的配体（如 F⁻、CN⁻、SCN⁻、OH⁻、NH₃）都是碱，可接受质子，生成难离解的共轭弱碱，如果配体的碱性足够强，溶液的酸度也较强，那么配体会与 H⁺ 结合，导致配位平衡向生成配离子的方向移动；另一方面，由于配离子的中心离子大多数是过渡金属离子，在水溶液中容易发生水解，且碱性越强，越有利于中心离子发生水解，导致配位平衡移动。例如：

因此，如果要使配离子在溶液中稳定存在，必须使溶液保持适当的 pH。

2. 配位平衡与沉淀平衡的生成和溶解

当溶液体系中同时存在配位剂和沉淀剂时，金属离子既能与配位剂发生配位反应，也会与沉淀剂发生沉淀反应，究竟以哪种反应为主，这取决于两个因素：配离子的稳定性（$K_{\text{稳}}^{\ominus}$）和（$K_{sp}^{\ominus}$）。配离子的稳定性越高，难溶物的溶度积越大，则平衡向配位方向移动生成配离子；反之，配离子的稳定性越低，难溶物的溶度积越小，则平衡向生成沉淀的方向进行。

【例 20-1】 AgCl 的$K_{sp}^{\ominus}$为 1.8×10^{-10}，试比较完全溶解 0.010mol 的 AgCl 所需要的 NH₃ 的浓度（以 mol·L⁻¹ 表示）。

解　$AgCl$ 在 NH_3 中的溶解反应为：

$$AgCl + 2NH_3 \rightleftharpoons [Ag(NH_3)_2]^+ + Cl^-$$

其平衡常数为：

$$K^\ominus = \frac{c([Ag(NH_3)_2]^+)\, c(Cl^-)}{[c(NH_3)]^2} = \frac{c([Ag(NH_3)_2]^+)\, c(Ag^+)\, c(Cl^-)}{c(Ag^+)\,[c(NH_3)]^2}$$

$$= K^\ominus_{\text{稳},[Ag(NH_3)_2]^+} \cdot K^\ominus_{\text{sp,AgCl}}$$

查附录知：

$$K^\ominus_{\text{sp,AgCl}} = 1.8 \times 10^{-10}$$

$$K^\ominus_{\text{稳},[Ag(NH_3)_2]^+} = 1.1 \times 10^7$$

则

$$K^\ominus = 1.1 \times 10^7 \times 1.8 \times 10^{-10} = 2.0 \times 10^{-3}$$

平衡时

$$c(NH_3) = \sqrt{\frac{c([Ag(NH_3)_2]^+)\, c(Cl^-)}{K^\ominus}}$$

设 $AgCl$ 溶解后，全部转化为 $[Ag(NH_3)_2]^+$，则 $c([Ag(NH_3)_2]^+) = 0.010\,mol \cdot L^{-1}$（严格地讲，由于 $[Ag(NH_3)_2]^+$ 的解离，应略小于 $0.010\,mol \cdot L^{-1}$），$c(Cl^-) = 0.010\,mol \cdot L^{-1}$，有：

$$c(NH_3) = \sqrt{\frac{0.010 \times 0.010}{2.0 \times 10^{-3}}} = 0.22$$

在溶解 $0.010\,mol\ AgCl$ 的过程中，消耗 NH_3 的浓度为：

$$2 \times 0.010 = 0.020\ (mol \cdot L^{-1})$$

故溶解 $0.010\,mol\ AgCl$ 所需要的 NH_3 的原始浓度为：

$$0.22 + 0.020 = 0.24\ (mol \cdot L^{-1})$$

配位平衡
与沉淀平
衡的转化

有关配位平衡与沉淀溶解平衡之间的相互转化关系，可以用下述实验事实说明。在 $AgNO_3$ 溶液中，加入数滴 KCl 溶液，立即产生白色 $AgCl$ 沉淀。再滴加氨水，由于生成 $[Ag(NH_3)_2]^+$，$AgCl$ 沉淀即发生溶解。若向此溶液中再加入少量 KBr 溶液，则有淡黄色 $AgBr$ 沉淀生成。再滴加 $Na_2S_2O_3$ 溶液，则 $AgBr$ 又将溶解。如若再向溶液中滴加 KI 溶液，则又将析出溶解度更小的黄色 AgI 沉淀。再滴加 KCN 溶液，AgI 沉淀又复溶解。此时若再加入 $(NH_4)_2S$ 溶液，则最终生成棕黑色的 Ag_2S 沉淀。

所以，配合物的 $K_\text{稳}$ 值越大，沉淀越易溶解形成相应配合物；而沉淀的 K_sp 越小，则配合物越易离解转变成相应的沉淀。

3. 配位平衡之间的相互转化

当溶液体系中存在多种能与金属离子配位的配位离子时，会发生配位平衡间的相互转化，通常平衡会向生成更稳定的配离子方向移动，对相同配位数的配离子，两者稳定常数相差越大，则转化越完全。例如：

$$[Ag(NH_3)_2]^+ \xrightarrow{\ CN^-\ } [Ag(CN)_2]^-$$

若溶液中同时存在 NH_3、CN^- 配位体时，由于 $K^\ominus_{\text{稳},[Ag(CN)_2]^-} = 1.3 \times 10^{21}$、$K^\ominus_{\text{稳},[Ag(NH_3)_2]^+} = 2.5 \times 10^7$，所以 $Ag(NH_3)_2^+$ 会向 $Ag(CN)_2^-$ 转化，转化反应总是向生成 $K^\ominus_\text{稳}$ 值大的配离子的方向进行。

三、配合物的稳定常数

金属离子与 EDTA 的反应通式为　　　$M + Y \rightleftharpoons MY$

反应的平衡常数表达式为：

$$K_{MY}^{\ominus} = \frac{c(MY)}{c(M)\,c(Y)} \tag{20-2}$$

$K_{MY}^{\ominus}$ 为一定温度时金属 -EDTA 配合物的稳定常数。此值越大，配合物越稳定。由于配位滴定时溶液的浓度较稀（ 0.01mol·L^{-1}），活度系数近似为 1，故通常采用浓度常数而不是活度常数。

常见金属离子与 EDTA 配合物的稳定常数的对数值（ lg $K_{MY}^{\ominus}$）见表 20-2。从表可见，三价金属离子和 Hg^{2+}、Sn^{2+} 的 EDTA 配合物 lg $K_{MY}^{\ominus}$ > 20；二价过渡金属离子和 Al^{3+} 的配合物 lg $K_{MY}^{\ominus}$ 在 14 ~ 19 之间；碱土金属离子与 EDTA 形成配合物倾向较小，lg $K_{MY}^{\ominus}$ 在 8 ~ 11 之间。在适当条件下，lg $K_{MY}^{\ominus}$ > 8 就可以准确滴定，因此即使碱土金属也可用 EDTA 法滴定。

除了与 EDTA 形成 1∶1 型的配合物外，金属离子还能与其他配位剂 L 形成 ML 型配位化合物。ML 型配位化合物是逐级形成的，这时，在溶液中存在着一系列配位平衡，各有其相应的平衡常数。

表20-2　EDTA配合物的稳定常数的对数值，lg$K_{MY}^{\ominus}$

金属离子	lg$K_{MY}^{\ominus}$	金属离子	lg$K_{MY}^{\ominus}$	金属离子	lg$K_{MY}^{\ominus}$
Na$^+$	1.66	Fe^{2+}	14.33	Ni^{2+}	18.56
Li$^+$	2.79	Ce^{3+}	15.98	Cu^{2+}	18.70
Ag$^+$	7.32	Al^{3+}	16.11	Hg^{2+}	21.80
Ba^{2+}	7.86	Co^{2+}	16.31	Sn^{2+}	22.11
Mg^{2+}	8.64	Pt^{3+}	16.40	Cr^{3+}	23.40
Be^{2+}	9.20	Cd^{2+}	16.40	Fe^{3+}	25.10
Ca^{2+}	10.69	Zn^{2+}	16.50	Bi^{3+}	27.94
Mn^{2+}	13.87	Pb^{2+}	18.30	Co^{3+}	36.00

四、配位反应的副反应系数

配位滴定中所涉及的化学平衡比较复杂，除了被测金属离子 M 与滴定剂 Y 之间的主反应外，还存在不少副反应。总的平衡关系表示如下：

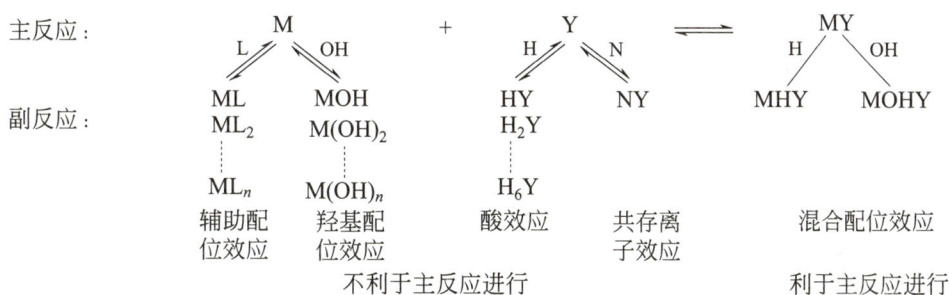

很明显，这些副反应的发生都将对主反应产生影响，副反应的发生程度以副反应系数加以描述。反应物 M、Y 发生副反应不利于主反应的进行；而反应产物也就是配合物 MY 发生副反应有利于主反应的进行。为了定量地表示副反应进行的程度，引入副反应系数 α。下面分别讨论 Y、M 和 MY 的副反应系数。

$$\text{配位剂的副反应系数以 } \alpha_Y \text{ 来表示：} \alpha_Y = \frac{c(Y')}{c(Y)} \tag{20-3}$$

它表示未与 M 配位的 EDTA 的各种型体的总浓度 $c(Y')$ 是游离 EDTA 浓度 $c(Y)$ 的 α_Y 倍。配位剂的副反应主要有酸效应和共存离子效应，其副反应系数则分别表示为酸效应系数 $\alpha_{Y(H)}$ 和共存离子效应系数 $\alpha_{Y(N)}$。

（1）酸效应系数 $\alpha_{Y(H)}$　由于 H$^+$ 的存在，H$^+$ 与 Y 之间发生副反应，使 Y 参加主反应能力降低的现象称作酸效应。

　　酸效应应用：在配位滴定过程中，为了防止干扰离子干扰，可以利用酸度的改变，使干扰离子和 EDTA 配位困难，以消除干扰离子的影响。酸效应的大小用酸效应系数 $\alpha_{Y(H)}$ 来衡量。

　　EDTA 在水溶液中以双偶极离子结构存在。其结构式为：

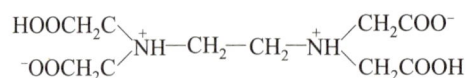

　　在较低的 pH 溶液中，H_4Y 的两个羧酸根可再接受 H^+ 形成 H_6Y^{2+}，这样它相当于一个六元酸，有六级离解常数。

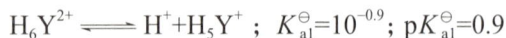

$$H_6Y^{2+} \rightleftharpoons H^+ + H_5Y^+ \ ; \ K_{a1}^{\ominus} = 10^{-0.9} ; \ pK_{a1}^{\ominus} = 0.9$$

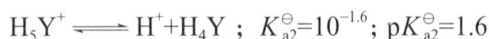

$$H_5Y^+ \rightleftharpoons H^+ + H_4Y \ ; \ K_{a2}^{\ominus} = 10^{-1.6} ; \ pK_{a2}^{\ominus} = 1.6$$

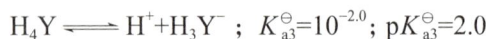

$$H_4Y \rightleftharpoons H^+ + H_3Y^- \ ; \ K_{a3}^{\ominus} = 10^{-2.0} ; \ pK_{a3}^{\ominus} = 2.0$$

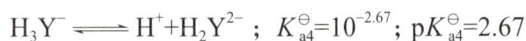

$$H_3Y^- \rightleftharpoons H^+ + H_2Y^{2-} \ ; \ K_{a4}^{\ominus} = 10^{-2.67} ; \ pK_{a4}^{\ominus} = 2.67$$

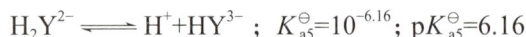

$$H_2Y^{2-} \rightleftharpoons H^+ + HY^{3-} \ ; \ K_{a5}^{\ominus} = 10^{-6.16} ; \ pK_{a5}^{\ominus} = 6.16$$

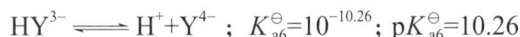

$$HY^{3-} \rightleftharpoons H^+ + Y^{4-} \ ; \ K_{a6}^{\ominus} = 10^{-10.26} ; \ pK_{a6}^{\ominus} = 10.26$$

　　在水溶液中，EDTA 总是以 H_6Y^{2+}、H_5Y^+、H_4Y、H_3Y^-、H_2Y^{2-}、HY^{3-} 和 Y^{4-} 这 7 种型体存在。真正能与金属离子配位的是 Y^{4-}。所以：$\alpha_{Y(H)} = \dfrac{c(Y')}{c(Y)}$。

　　在不同的酸度下，溶液中 EDTA 主要存在的型体不同，如表 20-3 所示。

表20-3　不同溶液中EDTA主要存在型体

pH 范围	<1	1~1.6	1.6~2.0	2.0~2.67	2.67~6.16	6.16~10.26	>10.26
EDTA 型体	H_6Y^{2+}	H_5Y^+	H_4Y	H_3Y^-	H_2Y^{2-}	HY^{3-}	Y^{4-}

　　酸效应系数 $\alpha_{Y(H)}$ 大小与 pH 有直接关系。$\alpha_{Y(H)}$ 越大，表示副反应越严重，由于 $\alpha_{Y(H)}$ 是 H^+ 浓度的函数，所以 H^+ 浓度越大，$\alpha_{Y(H)}$ 值也越大。EDTA 在各种 pH 时的酸效应系数见表 20-4。

表20-4　EDTA在各种pH时的酸效应系数

pH	lg $\alpha_{Y(H)}$	pH	lg $\alpha_{Y(H)}$	pH	lg $\alpha_{Y(H)}$
0.0	23.64	4.5	7.50	8.5	1.77
0.4	21.32	5.0	6.45	9.0	1.29
1.0	17.51	5.4	5.69	9.5	0.83
1.5	15.55	5.8	4.98	10.0	0.45
2.0	13.79	6.0	4.65	10.5	0.20
2.8	11.09	6.5	3.92	11.0	0.07
3.0	10.60	7.0	3.32	11.5	0.02
3.4	9.70	7.5	2.78	12.0	0.01
4.0	8.44	8.0	2.27	13.0	0.00

　　（2）金属离子的副反应系数　金属离子 M 的副反应配位效应是其他配位剂 L 与 M 发生副反应，使金属离子 M 与配位剂 Y 进行主反应能力降低的现象。金属离子的副反应系数以 α_M 表示，主要反映溶液中除 EDTA 外的其他配位剂和羟基的影响，由于羟基也可视作一种配位剂，所以其副反应系数也称为配位效应系数 $\alpha_{M(L)}$。$\alpha_{M(L)}$ 用下式计算：

$$\alpha_{M\,(L)} = \frac{c(M')}{c(M)}$$

它表示未与 Y 配位的金属离子各种型体的总浓度 $[c(M')]$ 是游离金属离子浓度 $[c(M)]$ 的 $\alpha_{M\,(L)}$ 倍。式中 $c(M)$ 为游离金属离子浓度，$c(M')$ 表示未与 Y 配位的金属离子各种形式的总浓度。

实际上金属离子往往同时发生多种副反应。如溶液中有 OH^-、缓冲液（NH_3）、掩蔽剂（F^-）时，金属离子可能同时发生 3 种副反应。

五、配合物的条件稳定常数

如前所述，在没有副反应发生时，金属离子 M 与配位剂 EDTA 的反应进行程度可用稳定常数 K_{MY} 表示。K_{MY} 值越大，配合物越稳定。但是在实际滴定中，由于受到副反应的影响，K_{MY} 值已不能反映主反应进行的程度。因为这时未参与主反应的金属离子不仅有 M，还有 ML_1、ML_2、…、ML_n 等，应当用这些型体浓度的总和 $c(M')$ 表示未与 EDTA 发生配位反应的金属离子浓度。同理，未参加主反应的滴定剂浓度应当用 $c(Y')$ 表示，所形成的配位化合物也应当用总浓度 $c(MY')$ 表示。考虑到副反应所带来的影响，引入条件稳定常数 $K_{MY}^{\ominus'}$，$K_{MY}^{\ominus'}$ 称为条件稳定常数。它表示在一定条件下，有副反应发生时主反应进行的程度。

由 $K_{MY}^{\ominus} = \dfrac{c(MY)}{c(M)\,c(Y)}$　$K_{MY}^{\ominus'} = \dfrac{c(MY')}{c(M')\,c(Y')}$　$\alpha_{Y\,(H)} = \dfrac{c(Y')}{c(Y)}$ 和 $\alpha_{M\,(L)} = \dfrac{c(M')}{c(M)}$　得：

$$K_{MY}^{\ominus'} = \frac{\alpha_{MY}c(MY)}{\alpha_M c(M)\ \alpha_Y c(Y)} = K_{MY}^{\ominus}\frac{\alpha_{MY}}{\alpha_M \alpha_Y} \tag{20-4}$$

以对数形式表示：

$$\lg K_{MY}^{\ominus'} = \lg K_{MY}^{\ominus} - \lg \alpha_M - \lg \alpha_Y + \lg \alpha_{MY} \tag{20-5}$$

在一定条件下（一定 pH，一定试剂浓度），α_M、α_Y 和 α_{MY} 均为定值，因此 $K_{MY}^{\ominus'}$ 在一定条件下是个常数。它是用副反应系数校正后的实际稳定常数。即由于金属离子发生了副反应，未与 EDTA 发生配位反应的金属离子的总浓度 $c(M')$ 等于游离金属离子浓度，$c(M)$ 的 α_M 倍，这就相当于主反应常数 $K_{MY}^{\ominus}$ 缩小 α_M 倍。同样，滴定剂 Y 发生副反应使 $K_{MY}^{\ominus}$ 又缩小 α_Y 倍。而配位化合物发生副反应使 $K_{MY}^{\ominus}$ 增大 α_{MY} 倍。只有不发生副反应时，α 均为 1，此时 $K_{MY}^{\ominus'} = K_{MY}^{\ominus}$。

配合物的副反应系数对稳定常数的影响常可忽略，因此，条件稳定常数的对数形式可写成：

$$\lg K_{MY}^{\ominus'} = \lg K_{MY}^{\ominus} - \lg \alpha_M - \lg \alpha_Y$$

第四节　配位滴定的基本原理

一、滴定曲线

与酸碱滴定的情况相似，在配位滴定中，若被滴定的是金属离子，则随着 EDTA 的加入，金属离子浓度不断减小，在化学计量点附近时，溶液的 pM′ 值 $[-\lg c(M')]$ 发生突变，产生滴定突跃。可以用 pM′ 对滴定剂 EDTA 加入量绘制滴定曲线，选用适当的指示剂可以指示滴定终点。

由图 20-2 及图 20-3 可见，配位滴定的滴定突跃大小取决于两个因素：①条件稳定常数 K'_{MY}，②被滴定金属离子的浓度 c_M。在浓度一定的条件下，K'_{MY} 越大，突跃也越大。在 K'_{MY} 一定的条件下，金属离子的浓度越低，滴定突跃越小。

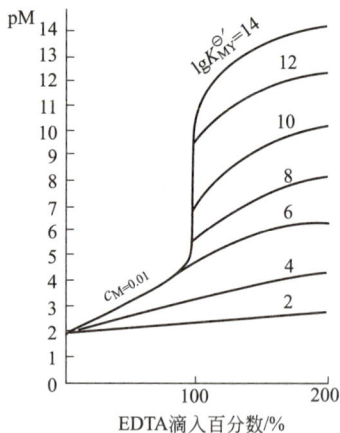

图20-2　不同$\lg K'_{MY}$时的滴定曲线　　　图20-3　EDTA滴定不同浓度的金属离子的滴定曲线

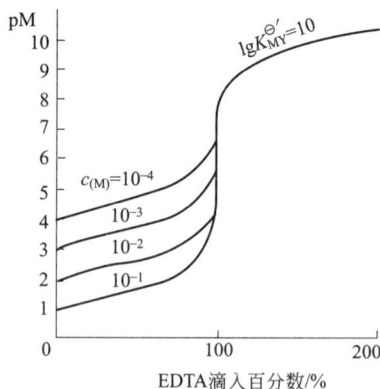

二、滴定条件的选择

由于配位滴定突跃范围受金属离子的浓度和条件稳定常数的影响，在 EDTA 滴定中，若要求滴定终点误差≤0.1%，则 c_M 和 K'_{MY} 乘积的对数应满足 $\lg c_M K^{\ominus'}_{MY} \geqslant 6$，而在配位滴定中金属离子或 EDTA 的浓度为 $10^{-2}\text{mol} \cdot \text{L}^{-1}$ 左右，所以 $\lg K^{\ominus'}_{MY} \geqslant 8$。通常将 $\lg c_M K^{\ominus'}_{MY} \geqslant 6$ 或 $\lg K^{\ominus'}_{MY} \geqslant 8$ 作为能准确滴定的条件。

由于 EDTA 几乎能与所有的金属离子形成配合物，这既提供了广泛测定金属元素的可能性，也给实际测定带来一定困难。因为待测溶液中往往含有几种金属离子，再加上能与金属离子和 EDTA 产生副反应的 H^+、OH^-、其他配位剂（缓冲液、掩蔽剂）等组分，因此选择一定的滴定条件以测定某种特定金属离子，这已成了配位滴定最重要的课题。而选择滴定条件就是考察在此条件下配合物的条件稳定常数 $K^{\ominus'}_{MY}$ 是否在 10^8 数量级。

在配位滴定中，由于酸度对金属离子、EDTA 和指示剂都可能产生影响，所以酸度的选择和控制尤为重要。

1. 单一离子滴定的最高酸度和最低酸度

假设配位反应中除 EDTA 的酸效应外，没有其他副反应则 $\lg K^{\ominus'}_{MY} = \lg K^{\ominus}_{MY} - \lg \alpha_{Y(H)}$。因此，溶液的酸度应有一个最高限度，超过这一酸度就使 $\lg K^{\ominus'}_{MY}$ 小于 8，从而不能准确滴定。这一最高允许酸度称为"最高酸度"。

总而言之，滴定反应要考虑"最高酸度"和"最低酸度"，必须在一定的酸度范围内进行。

【例 20-2】　计算用 EDTA（$0.01\text{mol} \cdot \text{L}^{-1}$）滴定同浓度的 Zn^{2+} 溶液的最高酸度（最低 pH 值）。

解　查表 20-2 可知：$\lg K^{\ominus}_{ZnY} = 16.50$

根据 $\lg K^{\ominus'}_{MY} = \lg K^{\ominus}_{MY} - \lg \alpha_{Y(H)} \geqslant 8$ 的要求

$$\lg \alpha_{Y(H)} = \lg K^{\ominus}_{ZnY} - \lg K^{\ominus'}_{MY} = 16.5 - 8 = 8.5$$

查表 20-4 知 $\lg \alpha_{Y(H)} = 8.5$ 时，对应的 pH 约为 4，故最低 pH=4。

如果酸度太低，酸效应影响减小，但金属离子易发生水解。因此配位滴定还有一个"最低酸度"，低于此酸度时，金属离子水解形成羟基配合物甚至析出沉淀 M（OH）$_n$，同样会影响配位滴定进行。"最低酸度"可以从 M（OH）$_n$ 的溶度积求得。如果 M（OH）$_n$ 的溶度积为 $K^{\ominus}_{sp}$，为了防止滴定开始时形成 M（OH）$_n$ 沉淀，必须使 $c(\text{OH}^-) \leqslant \sqrt[n]{\dfrac{K_{sp}}{c_M}}$，再求出最低酸度。

【例 20-3】　计算用 EDTA（$0.01\text{mol} \cdot \text{L}^{-1}$）滴定同浓度的 Fe^{3+} 溶液的最低酸度（最高 pH 值）。

解 查表可知 $K_{sp,Fe(OH)_3}^{\ominus} = 2.64 \times 10^{-39}$

$$c(OH^-) = \sqrt[3]{\frac{K_{sp}^{\ominus}}{c'(Fe^{3+})}} = \sqrt[3]{\frac{2.64 \times 10^{-39}}{10^{-2}}} = 6.4 \times 10^{-13}$$

$$c(H^+) = \frac{1 \times 10^{-14}}{6.4 \times 10^{-13}} = 1.56 \times 10^{-2} \ (mol \cdot L^{-1})$$
$$pH = 1.81$$

计算结果说明用 EDTA 滴定 Fe^{3+}，当溶液的 pH > 1.81 时，因发生水解反应生成 $Fe(OH)_3$ 沉淀，不能准确滴定。

2. 使用掩蔽剂提高选择性

当溶液中干扰离子 N 的浓度或稳定常数较大时，可采用掩蔽法，降低溶液中游离 N 的浓度，从而达到滴定要求。根据掩蔽反应的类型，可分为配位掩蔽法、沉淀掩蔽法和氧化还原掩蔽法等。

沉淀掩蔽法就是加入沉淀剂，使干扰离子产生沉淀而降低 N 离子浓度。如用 EDTA 滴定 Ca^{2+}（有 Mg^{2+} 干扰），若在强碱溶液中进行，Mg^{2+} 形成 $Mg(OH)_2\downarrow$，这样 Mg^{2+} 就不干扰 Ca^{2+} 的测定。氧化还原掩蔽法就是利用氧化还原反应改变干扰离子的价态以消除干扰。例如 Fe^{3+} 是一强的封闭剂，加入还原剂使溶液中 Fe^{3+} 还原成 Fe^{2+}，可达到掩蔽作用。

应用最广泛的是配位掩蔽法。加入配位剂使之与干扰离子 N 形成更稳定配合物，则 N 离子不再能与 EDTA 配位，从而实现选择滴定。常用的配位掩蔽剂及其所掩蔽离子和使用的 pH 范围见表 20-5。

表20-5 常用的配位掩蔽剂及使用范围

名称	使用pH范围	被掩蔽的离子	备注
KCN	>8	Co^{2+}、Ni^{2+}、Cu^{2+}、Zn^{2+}、Hg^{2+}、Ag^+、Ti^{3+} 及铂族元素	剧毒！须在碱性溶液中使用
NH_4F	4～6	Al^{3+}、Ti^{4+}、Sn^{4+}、Zr^{2+}、W^{6+}	用 NH_4F 比 NaF 好，因
	10	Al^{3+}、Mg^{2+}、Cu^{2+}、Sr^{2+}、Ba^{2+}	NH_4F 加入 pH 变化不大
三乙醇胺	10	Al^{3+}、Sn^{4+}、Ti^{4+}、Fe^{3+}	与 KCN 并用，可提高
（TEA）	11～12	Fe^{2+}、Al^{3+}	掩蔽效果
酒石酸	1.2	Sb^{2+}、Sn^{4+}、Fe^{2+}	在抗坏血酸存在下
	2	Fe^{2+}、Sn^{4+}、Mn^{2+}	
	5.5	Fe^{2+}、Al^{3+}、Sn^{4+}、Ca^{2+}	
	6～7.5	Mg^{2+}、Cu^{2+}、Fe^{3+}、Al^{3+}、Mo^{4+}、Sb^{3+}	
	10	Al^{3+}、Sn^{4+}	

三、金属指示剂

在配位滴定中，通常利用一种能与金属离子生成有色配合物的有机染料显色剂，来指示滴定过程中金属离子浓度的变化，这种显色剂称为金属离子指示剂，简称金属指示剂。

1. 作用原理

金属指示剂是一种有机染料，它可作为配位剂与被滴定金属离子发生配位反应，形成一种与染料本身颜色不同的配合物。例如常用指示剂铬黑 T（EBT）与铬黑 T- 镁配合物的颜色如下：

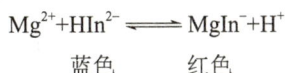

$$Mg^{2+} + HIn^{2-} \rightleftharpoons MgIn^- + H^+$$
$$\text{蓝色} \qquad \text{红色}$$

若以 EDTA 滴定 Mg^{2+}，用 EBT 作指示剂。滴定开始时溶液中有大量的 Mg^{2+}，部分的 Mg^{2+} 与 EBT 配合，呈现 MgIn 的红色。随着 EDTA 的加入，EDTA 逐渐与 Mg^{2+} 配合，在化学计量点附近，Mg^{2+} 浓度降得很低，加入的 EDTA 进而夺取 MgIn 配合物中的 Mg^{2+}，使 EBT 游离出来，呈现 HIn 的蓝色，表示到达滴定终点。

作为金属指示剂必须具备以下条件。

① 与金属离子生成的配合物颜色应与指示剂本身的颜色有明显区别。

金属指示剂大多是有机弱酸，颜色随 pH 而变化，因此必须控制适当 pH 范围。以 EBT 为例，它在溶液中有以下平衡：

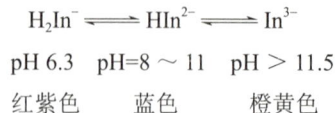

$$H_2In^- \rightleftharpoons HIn^{2-} \rightleftharpoons In^{3-}$$

pH 6.3　　pH=8～11　　pH > 11.5

红紫色　　　蓝色　　　　橙黄色

当 pH < 6.3 时，呈紫红色，pH > 11.6 时呈橙色，均与 EBT 金属配合物的红色相近。为使终点变化明显，使用 EBT 的酸度应在 pH 6.3～11.6 范围之间。

② 金属指示剂与金属配合物（MIn）的稳定性应比金属 -EDTA 配合物（MY）的稳定性低。这样 EDTA 才能夺取 MIn 中的 M，使 In 游离而变色。一般要求 $K_{MY}^{\ominus} / K_{MIn}^{\ominus\prime} > 10^2$。

某些金属离子与指示剂生成极稳定的配合物，过量的 EDTA 不能从 MIn 中将金属离子夺出，因而在化学计量点时指示剂也不变色，或变色不敏锐，使终点推迟。这种现象称为指示剂的封闭现象。指示剂的封闭有两种情况，一是由被测离子产生的。例如，EBT 与 Fe^{3+}、Al^{3+}、Cu^{2+}、Co^{2+}、Ni^{2+} 生成的配合物非常稳定，用 EDTA 滴定这些离子时，即使过量较多的 EDTA 也不能把 EBT 从 M-EBT 的配合物中置换出来。因此，在滴定这些离子时不能用 EBT 作指示剂。

另一种情况是由干扰离子产生的，例如，在滴定 Mg^{2+} 时，即使只有少量 Fe^{3+} 杂质存在，也会对 EBT 产生封闭作用。为了消除这种封闭现象可加入某种试剂，使封闭离子不能再与指示剂配位以消除干扰，这种试剂称为掩蔽剂。例如，用 EDTA 滴定水中 Ca^{2+}、Mg^{2+} 时，Fe^{3+}、Al^{3+} 常有干扰，可加入掩蔽剂三乙醇胺，使之与 Fe^{3+}、Al^{3+} 生成更稳定的配合物，从而消除干扰。

2. 常用的金属指示剂

配位滴定中常用金属指示剂有铬黑 T（EBT）、二甲酚橙（XO）、1-（2- 吡啶 - 偶氮）-2- 萘酚（PAN）和钙指示剂（NN）等，它们的应用范围、封闭离子和掩蔽剂选择情况如表 20-6 所示。

表20-6　常用金属指示剂

指示剂	pH 范围	颜色变化		直接滴定离子	封闭离子	掩蔽剂
		In	MIn			
铬黑 T(EBT)	7～10	蓝色	红色	Mg^{2+}、Zn^{2+}、Cd^{2+}、Pb^{2+}	Al^{3+}、Fe^{3+}、Cu^{2+}、Co^{2+}	三乙醇胺
				Mn^{2+}、稀土元素离子	Ni^{2+}	
					Fe^{3+}	NH_4F
二甲酚橙 (XO)	< 6	亮黄色	红紫色	pH < 1	Fe^{3+}	NH_4F
				pH 1～3　Bi^{3+}、Th^{4+}		
				pH 5～6　Zn^{2+}、Pb^{2+}	Al^{3+}	返滴定法
				Cd^{2+}、Hg^{2+}、Ti^{3+}		
				稀土元素离子	Cu^{2+}、Co^{2+}、Ni^{2+}	邻二氮菲
1-(2-吡啶偶氮)-2-萘酚 (PAN)	2～12	黄色	红色	pH 2～3　Bi^{3+}、Th^{4+}		
				pH 4～5　Cu^{2+}、Ni^{2+}		
钙指示剂(NN)	10～13	纯蓝色	酒红色	Ca^{2+}		与EBT相似

第五节　标准溶液

一、EDTA标准溶液的配制和标定

EDTA 在水中溶解度小，所以常用其二钠盐（$Na_2H_2Y \cdot 2H_2O$）配制标准溶液，也简称 EDTA 溶液。$Na_2H_2Y \cdot 2H_2O$ 在室温下溶解度为每 100mL 水中 11.1g。配制时称取 $Na_2H_2Y \cdot 2H_2O$ 19g，溶于约 300mL 温蒸馏水中，冷却后稀释至 1L，摇匀即得。储存于硬质玻璃瓶中，待准确标定。

EDTA 的标定常用 ZnO 或金属 Zn 为基准物，用 EBT 或二甲酚橙作指示剂。

（1）以 ZnO（摩尔质量 81.38g·mol^{-1}）为基准物　精密称取在 800℃灼烧至恒重的 ZnO 约 0.12g，加稀盐酸 3mL 使溶解，加蒸馏水 25mL 及甲基红指示剂 1 滴，滴加氨试液至溶液呈微黄色，再加蒸馏水 25mL、$NH_3 \cdot H_2O$-NH_4Cl 缓冲溶液 10mL 和 EBT 指示剂数滴，用 EDTA 溶液滴定至溶液由紫红色变为纯蓝色即为终点。如用二甲酚橙为指示剂，则当 ZnO 在盐酸中溶解后加蒸馏水 50mL，0.5% 二甲酚橙指示剂 2～3 滴，然后滴加 20% 六亚甲基四胺溶液至呈紫红色，再多加 3mL，用 EDTA 溶液滴定至溶液由紫红色变成亮黄色即为终点。

（2）以金属锌（Zn 摩尔质量 65.38g·mol^{-1}）为基准物　先用稀盐酸洗去纯金属锌粒表面的氧化物，然后用水洗去 HCl，再用丙酮漂洗一下，沥干后于 110℃烘 5min 备用。精密称取锌粒约 0.1g，加稀盐酸 5mL，置水浴上温热溶解，其余步骤均与上述方法相同。

二、锌标准溶液的配制和标定

精密称取新制备的纯锌粒 3.269g，加蒸馏水 5mL 及盐酸 10mL，置水浴上温热使溶解，冷却后转移至 1L 容量瓶中，加水至刻度，即得 0.05mol·L^{-1} 的锌溶液。也可取分析纯 $ZnSO_4$ 约 15g，加稀盐酸 10mL 与适量蒸馏水溶解，稀释到 1L，摇匀，待标定。

标定时，精密量取锌溶液 25mL，加甲基红指示剂 1 滴，滴加氨试液至溶液呈微黄色，再加蒸馏水 25mL，$NH_3 \cdot H_2O$-NH_4Cl 缓冲溶液 10mL 与 EBT 指示剂少许，然后用标准 EDTA 溶液滴定至溶液由紫红色变为纯蓝色即为终点。

此标定也可用二甲酚橙为指示剂，标定方法同上所述。

第六节　应用与示例

配位滴定方式有直接滴定法、返滴定法、置换滴定法和间接滴定法等类型。由于这些方法的应用，配位滴定能够直接或间接测定元素周期表中大多数金属元素。

一、直接滴定法

用 EDTA 标准溶液直接滴定被测离子是配位滴定中常用的滴定方式。直接滴定法方便、快速、引入的误差较小。只要配位反应能符合滴定分析的要求，有合适的指示剂，应当尽量采用直接滴定法。

例如：钙与镁经常共存，常需测定两者的含量。钙、镁的测定常用 EDTA 直接滴定的方法：先在 pH=10 的氨性溶液中，以 EBT 为指示剂，用 EDTA 滴定。测得 Ca^{2+}、Mg^{2+} 总量。另取同量试液，加入 NaOH 至 pH > 12，此时镁以 $Mg(OH)_2$ 沉淀形式被掩蔽，选用钙指示剂用 EDTA 滴定 Ca^{2+}。前后两次测定之差即为镁含量。

二、其他滴定法

1. 返滴定法

在下列情况下可以用返滴定法：①待测离子（如 Ba^{2+}、Sr^{2+} 等）虽能与 EDTA 形成稳定的配合物，但缺少变色敏锐的指示剂。②待测离子（如 Al^{3+}、Cr^{3+} 等）与 EDTA 的反应速率很慢，本身又易水解或对指示剂有封闭作用。

返滴定法是在待测溶液中先加入定量且过量的 EDTA，使待测离子完全反应。然后用其他金属离子标准溶液回滴过量的 EDTA。根据两种标准溶液的浓度和用量，求得被测物质的含量。例如测定 Al^{3+} 时，加入定量且过量的 EDTA 标准溶液，煮沸 10min 使反应完全，冷却后，用 Cu^{2+} 或 Zn^{2+} 标准溶液返滴定过量的 EDTA。

返滴定剂（如标准锌溶液）所生成的配合物应有足够的稳定性，但不宜超过被测离子配合物的稳定性太多。否则在滴定过程中，返滴定剂会置换出被测离子，引起误差，而且终点不敏锐。

2. 间接滴定法

有些金属离子和非金属离子不与 EDTA 发生配位反应或生成的配合物不稳定，这时可采用间接滴定法。例如，K^+ 可沉淀为 $K_2NaCo(NO_2)_6 \cdot 6H_2O$，沉淀滤过溶解后，用 EDTA 滴定其中的 Co^{2+}，以间接测定 K^+ 的含量。

间接法也用于测定阴离子。例如 PO_4^{3-} 可沉淀为 $MgNH_4PO_4 \cdot 6H_2O$，沉淀过滤后，溶解于 HCl，加入定量且过量 EDTA 标准溶液，调至 pH 10 的氨性溶液中，用 Mg^{2+} 标准溶液返滴过量 EDTA，这样求得 PO_4^{3-} 的含量。

3. 置换滴定法

置换滴定是利用置换反应，置换出等物质量的另一金属离子，或置换出 EDTA，然后滴定。置换滴定的方式灵活多样。

（1）置换出金属离子 如果被测离子 M 与 EDTA 反应不完全或所形成的配合物不稳定，可让 M 置换出另一配合物（NL）中等物质的量的 N，用 EDTA 滴定 N，然后求出 M 的含量。

例如，Ag^+ 与 EDTA 的配合物很不稳定，不能用 EDTA 直接滴定，但将 Ag^+ 加入到 $[Ni(CN)_4]^{2-}$ 溶液中则有下列反应：

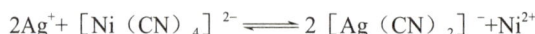

$$2Ag^+ + [Ni(CN)_4]^{2-} \rightleftharpoons 2[Ag(CN)_2]^- + Ni^{2+}$$

在 pH=10 的氨性溶液中，以紫脲酸铵作指示剂，用 EDTA 滴定置换出来的 Ni^{2+}，即可求得 Ag^+ 的含量。

（2）置换出 EDTA 将被测 M 与干扰离子全部用 EDTA 配合，加入选择性高的配合剂 L 以夺取 M：

$$MY + L \rightleftharpoons ML + Y$$

释放出与 M 等物质的量的 EDTA，用金属盐类标准溶液滴定释放出来的 EDTA，即可测得 M 的含量。

例如，测定合金中的 Sn 时，可于试液中加入过量的 EDTA，将可能存在的 Pb^{2+}、Zn^{2+}、Cd^{2+}、Ba^{2+} 等与 Sn^{4+} 一起发生配位反应。用 Zn^{2+} 标准溶液回滴过量的 EDTA。再加入 NH_4F，使 SnY 转变成更稳定的 SnF_6^{2-}，释放出的 EDTA，再用 Zn^{2+} 标准溶液滴定，即可求得 Sn^{4+} 的含量。

利用置换滴定的原理还可以改善指示剂终点的敏锐性。例如，EBT 与 Mg^{2+} 显色很灵敏，但与 Ca^{2+} 显色的灵敏度较差，为此，在 pH=10 的溶液中用 EDTA 滴定 Ca^{2+} 时，常于溶液中先加入少量 MgY，此时发生置换反应：

$$MgY + Ca^{2+} \rightleftharpoons CaY + Mg^{2+}$$

置换出来的 Mg^{2+} 与 EBT 显很深的红色。滴定时，EDTA 先与 Ca^{2+} 配合，当达到滴定终点时，EDTA 夺取 Mg-EBT 配合物中的 Mg^{2+}，形成 MgY，游离出指示剂而显纯蓝色，颜色变化很明显。

习　题

一、单项选择题

1. 一般情况下，EDTA 与金属离子形成的配合物的配位比是（　　　）。

A.1∶1　　　　　　　　　B.2∶1　　　　　　　　　C.1∶3　　　　　　　　　D.1∶2

2. 中心离子的配位数等于（　　　）。

A. 配体总数　　　　　B. 配体原子总数　　　　C. 配位原子总数　　　　D. 多基配体总数

3. AgCl 在（　　　）溶液中（浓度均为 1 mol·mL^{-1}）溶解度最大。

A.NH$_3$　　　　　　　　B.Na$_2$S$_2$O$_3$　　　　　　　C.KI　　　　　　　　　D.NaCN

4. 反应 AgCl+2NH$_3$ ⇌ [Ag（NH$_3$）$_2$]$^+$+Cl$^-$ 的平衡常数为（　　　）。

A. $K_{sp}^{\ominus} / K_{稳}^{\ominus}$　　　　B. $K_{稳}^{\ominus} / K_{sp}^{\ominus}$　　　　C. $(K_{稳}^{\ominus} \cdot K_{sp}^{\ominus})^{-1}$　　　　D. $K_{稳}^{\ominus} \cdot K_{sp}^{\ominus}$

5. 利用酸效应曲线可以确定单独滴定金属离子时的（　　　）。

A. 最低 pH　　　　　　B. 最高 pH　　　　　　C. 最低酸度　　　　　D. 最低金属离子浓度

6. 用 EDTA 直接滴定无色金属离子 M，终点所呈现的颜色是（　　　）。

A. 指示剂 -M 配合物的颜色　　　　　　　　B. 游离指示剂的颜色

C.EDTA-M 配合物的颜色　　　　　　　　　D.A+C 的混合色

7. 配位化合物 NH$_4$[CrNH$_3$H$_2$O（SCN）$_2$Cl$_2$] 的中心离子的配位数为（　　　）。

A.2　　　　　　　　　　B.4　　　　　　　　　　C.6　　　　　　　　　　D.8

8. 某配合物的实验式为 NiCl$_2$·3H$_2$O，在其溶液中加入过量的 AgNO$_3$，该化合物 1mol 能产生 1mol AgCl 沉淀，则该配合物的内界是（　　　）。

A.[NiCl$_2$（H$_2$O）$_2$]　　B.[NiCl（H$_2$O）$_3$]$^+$　　C.[Ni（H$_2$O）$_4$]$^{2+}$　　D.[NiCl$_2$（H$_2$O）$_3$]

9. 以二甲酚橙作为指示剂，终点颜色的变化为（　　　）。

A. 由红色变为蓝色　　　　　　　　　　　　B. 由红色变为亮黄色

C. 由蓝色变为亮黄色　　　　　　　　　　　D. 由亮黄色变为无色

10. 在含有过量配位剂 L 的配合物 ML 溶液中，c（M）=$a$mol·L^{-1}，加入等体积的水后，c（M）约等于（　　　）。

A.a　　　　　　　　　　B.$a/2$　　　　　　　　　C.$2a$　　　　　　　　　D.$2/a$

11. 用 EDTA 测定 Al^{3+} 时，应采用的方法是（　　　）。

A. 直接滴定　　　　B. 间接滴定　　　　　C. 返滴定　　　　　　D. 置换滴定

12. EDTA 法测定水的总硬度是在 pH=（　　　）的缓冲溶液中进行。

A.7　　　　　　　　　　B.8　　　　　　　　　　C.10　　　　　　　　　　D.12

13. 用 EDTA 法测定自来水的硬度，已知水中含有少量 Fe^{3+}，某同学用 NH$_3$·H$_2$O NH$_4$Cl 调 pH=9.6，选铬黑 T 为指示剂，用 EDTA 标准溶液滴定，溶液一直是红色的，找不到终点，这是由于（　　　）。

A.pH 太低　　　　　　B.pH 太高　　　　　C. 指示剂失效　　　　D.Fe^{3+} 封闭了指示剂

14. EDTA 直接滴定金属离子，准确滴定的条件是（　　　）。

A.lg $K_{MY}^{\ominus} \geq 6$　　　B.lg $K_{MY}^{\ominus\prime} \geq 6$　　　C.lg $c_M \cdot K_{MY}^{\ominus} \geq 6$　　　D.lg $c_M \cdot K_{MY}^{\ominus\prime} \geq 6$

15. 下列关于酸效应系数的说法正确的是（　　　）。

A.$\alpha_{Y（H）}$ 随着 pH 增大而减小　　　　　　　B. 在 pH 低时 $\alpha_{Y（H）}$ 约等于零

C.lg$\alpha_{Y（H）}$ 随着 pH 减小而增大　　　　　　D. 在 pH 高时 lg$\alpha_{Y（H）}$ 约等于 1

二、判断题

（　　　）1. 指示剂发生僵化时，只有另选指示剂，否则实验无法进行。

（　　　）2. 一种配离子在任何情况下都可以转化为另一种配离子。

（　　　）3. 只要金属离子能与 EDTA 形成配合物，都能用 EDTA 直接滴定。

（　　）4.游离金属指示剂本身的颜色一定要和与金属离子形成的配合物的颜色有差别。

（　　）5.配位体的数目就是该中心离子（或原子）的配位数。

三、填空题

1.[CoCl_2（NH_3）_3（H_2O）]Cl 的系统命名为_____，中心离子是_____，配体是_____，配位原子是_____，配位数是_____，配离子的电荷为_____。

2.在配合物中，内界和外界之间的化学键是_____键，内界中心离子与配体之间的化学键是_____键，中心离子是孤电子对的_____体，配体是孤电子对的_____体。

3.螯合物中的配体都是_____配体，即每个配体含有_____配位原子，并且每两个配位原子之间相隔_____其他原子，以便与中心离子形成_____环。

4.EDTA 难溶于水，22℃时其溶解度为 $0.2g \cdot L^{-1}$（约为 $0.005 mol \cdot L^{-1}$），通常使用_____配制标准溶液。

5.配制 EDTA 标准溶液时，一般是用分析纯的 $Na_2H_2Y \cdot 2H_2O$ 先配制成近似浓度的溶液，然后以 ZnO 为基准物标定其浓度。滴定是在 pH 约为 10 的条件下，以_____为指示剂进行的。终点时，溶液由_____色变为_____色。

四、简答题

1.写出下列配合物的化学式，并指出中心离子的配位体、配位原子和配位数。

（1）氯化二氯·一水·三氨合铬（Ⅲ）；　　　　（2）硫酸四氨合镍（Ⅱ）

（3）四硫氰·二氨合铬（Ⅲ）酸铵；　　　　（4）六氰合铁（Ⅱ）酸钾

2.$PtCl_4$ 和氨水反应，生成的化合物化学式为 $[Pt（NH_3）_4]Cl_4$。将 1 mol 此化合物用 $AgNO_3$ 处理，得到 2 mol AgCl。试推断配合物的结构式。

五、计算题

1.在 1L $1×10^{-3}mg \cdot L^{-1}$ $[Cu（NH_3）_4]^{2+}$ 和 $1.5mg \cdot L^{-1}$ NH_3 处于平衡状态的溶液中，用计算说明：

（1）加入 0.002mol NaOH（忽略体积变化），有无 $Cu（OH）_2$ 沉淀生成？

（2）加入 0.002mol Na_2S（忽略体积变化），有无 CuS 沉淀生成？

2.取 100.0 mL 水样，以铬黑 T 为指示剂，在 pH=10 时用 $0.01060mg \cdot L^{-1}$EDTA 溶液滴定，消耗 31.30mL。另取 100.0mL 水样，加 NaOH 使呈碱性，Mg^{2+} 成 $Mg（OH）_2$ 沉淀，用 EDTA 溶液 19.20mL 滴定至钙指示剂变色为终点。计算水的总硬度（以 CaO $mg \cdot L^{-1}$ 表示）及水中钙和镁的含量（以 CaO $mg \cdot L^{-1}$ 和 MgO $mg \cdot L^{-1}$ 表示）。

3.称取 1.032g 氧化铝试样，溶解后移入 250mL 容量瓶中稀释至刻度。吸取 25.00mL，加 $T（Al_2O_3/EDTA）$=$1.505mg \cdot mL^{-1}$EDTA 溶液 10.00mL，以二甲酚橙为指示剂，用 Zn（Ac）_2 标准溶液 12.20mL 滴定至终点。已知 20.00mL Zn（Ac）_2 溶液相当于 13.62 mL 的 EDTA 溶液。计算试样中 Al_2O_3 的含量。

（石　云）

习题答案

第二十一章
氧化还原滴定法

第一节　氧化还原反应方程式的配平

一、氧化数

氧化还原反应极为普遍，在化学反应中占有重要地位。参与这类反应的物质之间有电子的转移（或共用电子偏移），为了便于讨论氧化还原反应，引入了元素的氧化数（也称氧化值）概念。

氧化数是指单质或化合物中某元素一个原子的荷电数，该荷电数是形式上的，不一定是真实的荷电数。1970 年 IUPAC 严格地定义了氧化数的定义：氧化数又叫氧化值。是某元素的一个原子形式上的电荷数，也是元素氧化态的标志。这种电荷数是假设成键的电子全都归属于电负性更大的原子而求得的。

确定氧化数的一般规则如下。

① 在单质中元素的氧化数为零。

② 氢在化合物中的氧化数一般为 +1，但在与活泼金属生成的氢化物如 NaH、CaH_2 中为 –1。氧在化合物中的氧化数一般为 –2，但在过氧化物中如 H_2O_2、Na_2O_2 中为 –1，在超氧化物如 KO_2 为 $-\dfrac{1}{2}$，在氟化氧 OF_2 中为 +2。

③ 在化合物分子中，各元素氧化数的代数和为零。

④ 在离子中，所有元素原子的氧化数的代数和等于该离子所带的电荷数。

碱金属元素原子（锂、钠、钾、铷、铯）在化合物中氧化数均为 +1；碱土金属元素原子（铍、镁、钙、锶、钡）在化合物中氧化数均为 +2，氟原子在一切氧化物中氧化数均为 –1。

根据以上规则可以计算任何化合物中任一元素的氧化数。

【例 21-1】　计算四氧化三铁（Fe_3O_4）中铁的氧化数。

解　设 Fe_3O_4 中 Fe 的氧化数为 x，根据以上规则

$$3x+4\times(-2)=0$$

$$x=+\frac{8}{3}$$

【例 21-2】　计算高锰酸根（MnO_4^-）中锰的氧化数。

解　设 MnO_4^- 中 Mn 的氧化数为 x，则

$$x+4\times(-2)=-1$$

$$x=+7$$

由此看出，氧化数可以是整数，也可以是分数。

二、氧化还原反应方程式的配平

1. 氧化和还原以及氧化剂和还原剂

氧化还原反应既然是电子转移的反应，那么在反应过程中必然有电子的"得"与"失"。我们把得电子从而使元素氧化数降低的过程称为还原；把失电子从而使元素氧化数升高的过程称为氧化。而把反应中得到电子的物质（氧化数降低）称为氧化剂；把失去电子的物质（氧化数升高）称为还原剂。例如：

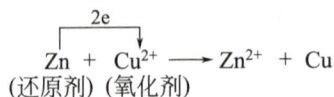

$$\overbrace{Zn + Cu^{2+}}^{2e} \longrightarrow Zn^{2+} + Cu$$
　　　（还原剂)（氧化剂)

在该反应式中，金属 Zn 失去 2 个电子，Zn 元素的氧化数从 0 升为 +2，故称为（金属）Zn 的氧化（反应），而金属 Zn 由于失去电子，故称金属 Zn 为还原剂；Cu^{2+} 得到 2 个电子，Cu 元素的氧化数从 +2 降为 0，故称为 Cu^{2+} 的还原（反应），而 Cu^{2+} 由于得到电子，故称 Cu^{2+} 为氧化剂。由此可见，在氧化还原反应中，还原剂被氧化，氧化剂则被还原。又例如：

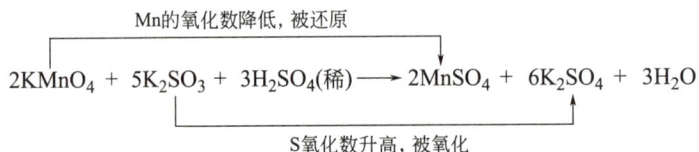

$$\overbrace{2KMnO_4 + 5K_2SO_3 + 3H_2SO_4(稀) \longrightarrow 2MnSO_4 + 6K_2SO_4 + 3H_2O}$$

Mn的氧化数降低，被还原

S氧化数升高，被氧化

在该反应式中，2 个 $KMnO_4$ 得到 10 个电子，Mn 元素的氧化数从 +7 变为 +2，故称 $KMnO_4$ 为氧化剂，反应中被还原为 Mn^{2+}；5 个 K_2SO_3，失去 10 个电子，S 元素的氧化数从 +4 升为 +6，故称 K_2SO_3 为还原剂，反应中被氧化为 K_2SO_4。在该反应中由于 H_2SO_4 分子中各元素的氧化数未发生变化，故称它为介质。

一般来说，作为氧化剂的物质应含有高氧化数的元素；反之，作为还原剂的物质应含有低氧化数的元素。如 $KMnO_4$ 常作为氧化剂，其 Mn 的氧化数为 +7，处于 Mn 元素的最高氧化数。H_2S 常作为还原剂，其中 S 的氧化数为 -2，处于 S 元素的最低氧化数，视反应条件，可被氧化为 S 单质、SO_2、SO_4^{2-}。含有处于中间氧化数的元素的物质，视反应条件不同，可以作氧化剂也可以作还原剂，例如 H_2O_2 中，O 元素的氧化数为 -1，是 O 元素的中间氧化数。H_2O_2 与 Fe^{2+} 反应，作氧化剂，得到电子，O 的氧化数从 -1 降为 -2，即被还原为 H_2O。H_2O_2 与 $KMnO_4$ 反应，作还原剂，失去电子，O 的氧化数从 -1 升为 0，即被氧化为 O_2。

应该指出的是，一种氧化剂的氧化性或还原剂的还原性强弱，与物质的本性有关，元素的氧化数只是必要的条件，但不是决定因素，如 H_3PO_4 中 P 的氧化数为 +5，为该元素的最高氧化数，但 H_3PO_4 不具有氧化性。F^- 是处于 F 的最低氧化数，但它并不是还原剂。通常说某物质是氧化剂，是指它具有较显著的氧化性；而还原剂是指它具有较显著的还原性。

另外还应注意的是，在氧化还原反应中，氧化、还原是指反应过程；氧化剂、还原剂是指参加该反应的物质。

2. 氧化还原反应方程式的配平

氧化还原反应方程式一般比较复杂，用直观法往往不易配平，需按一定方法配平。最常用的方法有氧化数法和离子电子法。这里只着重介绍氧化数法。

氧化数法配平氧化还原反应方程式的原则是：氧化剂中元素氧化数降低的总值等于还原剂中元素氧化数升高的总值，即氧化剂得到电子总数与还原剂失去电子总数相等，且反应前后各种元素的原子总数相等。下面以 Cu 与稀 HNO_3 反应为例说明配平的步骤。

① 写出反应物和生成物的化学式。

$$Cu + HNO_3（稀） \longrightarrow Cu（NO_3）_2 + NO + H_2O$$

② 标出氧化数有变化的元素的氧化数，并求出反应前后氧化剂中元素氧化数降低值和还原剂中元素

氧化数升高值。

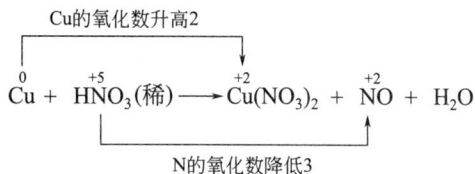

③ 调整系数，使氧化数升高和降低的数值相等。

根据氧化数升高和降低的数值必须相等的原则，在有关化学式前面各乘以相应的系数。

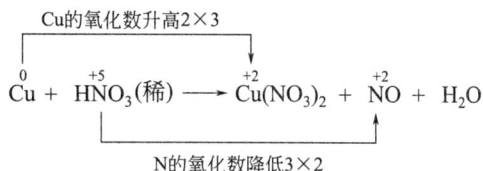

即 $3Cu+2HNO_3 \longrightarrow 3Cu（NO_3）_2+2NO+H_2O$

④ 配平反应前后氧化数未发生变化的原子数，一般用观察法。

生成物中除 2 个 NO 分子外，尚有 6 个 NO_3^-，需在左边再加上 6 个 HNO_3 分子。这样方程左边有 8 个 H 原子，右边可生成 4 个 H_2O 分子，得到方程式：

$$3Cu+8HNO_3 \longrightarrow 3Cu（NO_3）_2+2NO+4H_2O$$

再核对方程式两边的氧原子数都是 24，该方程式已配平。

【例 21-3】 配平高锰酸钾与亚硫酸钾在酸性溶液中的反应方程式。

解 （1）写出反应物和主要产物的化学式：

$$KMnO_4+K_2SO_3+H_2SO_4（稀） \longrightarrow MnSO_4+K_2SO_4$$

（2）使反应前后元素氧化数的升降值相等：

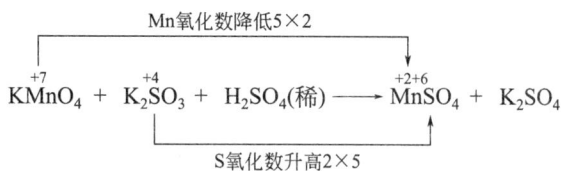

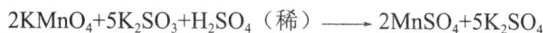

（3）其他原子数配平。对于含氧酸盐作氧化剂的配平，一般先观察 O 的数目。$2KMnO_4$ 变为 $2Mn^{2+}$ 多出 8 个 O，而 $5K_2SO_3$ 变为 $5K_2SO_4$ 则少了 5 个 O，因此左边剩余 3 个 O，需 6 个 H^+ 与之结合，生成 $3H_2O$。这 6 个 H^+ 由介质 H_2SO_4 供给，故左边为 $3H_2SO_4$。即

$$2KMnO_4+5K_2SO_3+3H_2SO_4（稀） \longrightarrow 2MnSO_4+6K_2SO_4+3H_2O$$

最后检查两边各原子的数目是否相等。

【例 21-4】 配平高锰酸钾与亚硫酸钾在中性溶液中生成二氧化锰和硫酸钾的反应方程式。

解

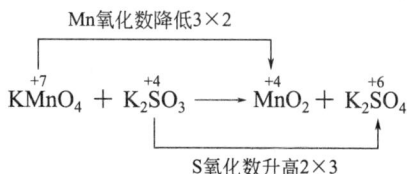

$$2KMnO_4+3K_2SO_3 \longrightarrow 2MnO_2+3K_2SO_4$$

由此可见，$2KMnO_4$ 变为 $2MnO_2$ 尚余 4 个 O^{-2}，而 $3K_2SO_3$ 变为 $3K_2SO_4$ 只需 3 个 O^{-2}，故左边剩余 1 个 O^{-2}。多出的 O^{-2} 可在左边加 1 个 H_2O 生成 2 个 OH^-（$O^{-2}+H_2O \longrightarrow OH^-$）。因此得

$$2KMnO_4+3K_2SO_3+H_2O \longrightarrow 2MnO_2+3K_2SO_4+2KOH$$

最后再检查两边各原子数目是否相等。

必须强调指出，在配平方程式时，如果是分子方程式，则不能出现离子；如果是离子方程式，则两边电荷总数也应相等。另外，在酸性介质中进行的反应，产物不能出现碱；在碱性介质中进行的反应，产物不能出现酸；在中性介质中，反应物应是 H_2O，而产物可出现碱或酸。对于含氧酸盐参加的氧化还原反应，在配平两边元素氧化数有变化的原子之后，如果出现左边剩余 O^{2-}，则应加酸（酸性介质）或 H_2O（中性介质）：

$$O^{2-}+2H^+ \longrightarrow H_2O（酸性介质）$$

$$O^{2-}+H_2O \longrightarrow 2OH^-（中性介质）$$

如果左边缺少 O^{2-}，则应加碱（碱性介质）或 H_2O（中性介质）：

$$2OH^- \longrightarrow O^{2-}+H_2O（碱性介质）$$

$$H_2O \longrightarrow O^{2-}+2H^+（中性介质）$$

第二节　原电池与电极电势

一、原电池

1. 原电池的概念

将锌片放入 Cu^{2+} 溶液中，立即会发生如下反应。

$$Zn+Cu^{2+} \longrightarrow Cu+Zn^{2+}$$

在反应中，Zn 失去电子为还原剂，而 Cu^{2+} 得到电子为氧化剂。氧化剂和还原剂之间发生了电子转移：

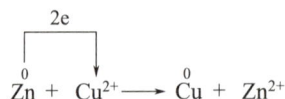

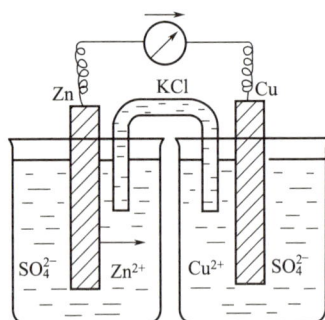

$$\overset{0}{Zn} + Cu^{2+} \longrightarrow \overset{0}{Cu} + Zn^{2+}$$

一般情况下，氧化剂和还原剂由于热运动相遇而发生有效碰撞和电子转移，即 Zn 把电子直接传递给了 Cu^{2+}。由于分子的热运动没有一定的方向，因此，不会形成电子的定向运动——电流，化学能通常只以热能的形式表现出来，因此反应过程中溶液的温度会有所升高。

然而上述反应可以在一定的装置中进行。如图 21-1 所示，在一个烧杯中放入硫酸锌溶液并插入锌片，在另一个烧杯中放入硫酸铜溶液并插入铜片，将两种溶液用一个装满饱和氯化钾溶液和琼脂的倒置 U 形管（称为盐桥）连接起来，再用导线连接锌片和铜片，并在导线中间接一个电流计，电流计的正极与铜片相连，负极与锌片相连，当电路接通时，检流计指针即发生偏转，证明有电流产生，说明此装置中确有电子的转移，而且电子是沿着一定的方向有规则地流动，这种借助于氧化还原反应将化学能转化为电能的装置称为原电池。

图21-1　铜锌原电池

原电池由两个半电池组成，如上例铜锌原电池中，$CuSO_4$ 和 Cu 片组成铜半电池，$ZnSO_4$ 和 Zn 片组成锌半电池。在锌半电池中，Zn 片释放电子变为 Zn^{2+} 进入 $ZnSO_4$ 溶液中。

$$Zn-2e \rightleftharpoons Zn^{2+} 氧化反应$$

组成原电池的负极。所释放的电子通过导线流入铜半电池的 Cu 片，$CuSO_4$ 溶液中的 Cu^{2+} 从 Cu 片上获得电子变成 Cu 原子沉积在 Cu 片上，组成原电池的正极。

$$Cu^{2+}+2e \rightleftharpoons Cu 还原反应$$

随着反应的进行，盐桥中的负离子就会向 $ZnSO_4$ 溶液移动，中和由于 Zn^{2+} 进入溶液而过剩的正电荷

以保持溶液的电中性；正离子便向 $CuSO_4$ 溶液移动，中和由于 Cu^{2+} 沉积在 Cu 片而过剩的负电荷。这样原电池的反应就会不断发生，电子不断地从负极流向正极，这就是原电池产生电流的机制。由此可见，原电池的负极进行氧化反应，正极进行还原反应。将上面两个反应相加，就得铜锌原电池的电池反应式：

$$Zn+Cu^{2+} \rightleftharpoons Zn^{2+}+Cu$$

2. 原电池的表示方法

原电池中的半电池都包含有同一元素而氧化数不同的两种物质，如锌半电池中 Zn^{2+} 和 Zn，铜半电池中 Cu^{2+} 和 Cu，其中氧化数高的称为氧化型（如 Zn^{2+}、Cu^{2+}），氧化数低的称为还原型（如 Zn、Cu）。半电池中氧化型和还原型组成了电极反应的电对，用符号氧化型 / 还原型表示。例如，锌半电池、铜半电池的电对表示为 Zn^{2+}/Zn，Cu^{2+}/Cu。氧化型和还原型在一定条件可以相互转化。

$$氧化型 +ne \rightleftharpoons 还原型$$

式中，n 表示电子的计算系数。

半电池中产生电极反应的物质，如果本身不能作为导电电极，则要另外插入惰性电极（如铂电极），例如 Fe^{3+}/Fe^{2+} 组成的电对，可用铂作为导电电极。

为了简便和统一，原电池的装置可以用符号表示，如铜锌原电池可表示为：

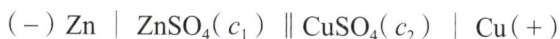

$$(-)\, Zn \mid ZnSO_4(c_1) \parallel CuSO_4(c_2) \mid Cu\,(+)$$

在书写原电池符号时，习惯上把负极写在左边，正极写在右边，其中"$\parallel$"表示盐桥。"$\mid$"表示两相接触的界面，"c"表示作用物的离子活度，当浓度不大时，可用浓度表示。若作用物是气体应注明气体分压（p）。若溶液中有两种离子参与电极反应，用逗号隔开。气体或溶液中离子不能直接作为电极，必须以惰性导体作为电极，常见的惰性电极材料为 Pt、C 等。例如由 H^+/H_2 电对和 Fe^{3+}/Fe^{2+} 电对组成的原电池：

$$(-)\, Pt \mid H_2(p) \mid H^+(c_1) \parallel Fe^{3+}(c_2),\ Fe^{2+}(c_3) \mid Pt\,(+)$$

负极反应　　　　$H_2-2e \rightleftharpoons 2H^+$

正极反应　　　　$Fe^{3+}+e \rightleftharpoons Fe^{2+}$

原电池反应　　　$H_2+2Fe^{3+} \rightleftharpoons 2H^++2Fe^{2+}$

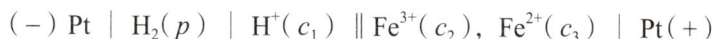

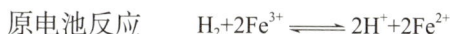

在原电池中，还原剂失去的电子只能通过外电路从负极到达正极，构成了电子的定向运动，从检流计上能测出电流。这样就证明了氧化还原反应确实发生了电子转移。这种电子转移揭示了化学现象和电现象的基本关系，使我们有可能用电学的方法来探讨化学反应规律，从而形成了化学的一个很重要分支——电化学。

3. 原电池的电动势

在铜锌原电池中，两极一旦经导线接通，电流便从正极（铜极）流向负极（锌极）。这说明两极之间存在电势差，而且正极的电势一定比负极高。当流过电池的电流为零或接近于零时两个电极的电位差则为原电池的电动势，简写为 EMF。由正极的电极电势减去负极的电极电势求得，即

$$E=\varphi_{正}-\varphi_{负} \tag{21-1}$$

式中，E 为原电池的电动势；$\varphi_{正}$、$\varphi_{负}$ 为相对于同一基准的电极电势。

电池电动势可以通过精密电位计测得。

二、电极电势和标准电极电势

1. 电极电势

（1）金属电极电势的产生　物理学指出，任何两种不相同的物体相互接触时，在界面上都要产生电势差。

将金属 M 浸入它的盐溶液中，即构成所谓的金属电极，如图 21-2 所示。在金属电极中存在两种反应倾向：一方面，由于受极性溶液分子吸引以及本身的热运动，金属 M 表面的一些原子有一种把电子留在

金属上而自身以溶剂化离子进入溶液的倾向：

$$M \longrightarrow M^{n+}(aq) + ne$$

　　显然，温度越高，金属越活泼，溶液越稀，这倾向越大。另一方面，溶液中的 M^{n+}（aq）又有从金属 M 表面获得电子而沉积在金属表面上的倾向：

$$M^{n+}(aq) + ne \longrightarrow M$$

　　金属越不活泼，溶液越浓，这种倾向越大。当这两种倾向的速率相等时，即建立了动态平衡：

$$M \rightleftharpoons M^{n+}(aq) + ne$$

　　若 M 失去电子的倾向大于 M^{n+}（aq）获得电子的倾向，达到平衡时将形成金属上带负电，靠近金属板附近的溶液带正电的双电层，金属和溶液间产生了电势差。如图 21-2（a）所示。相反，若 M^{n+}（aq）获得电子的能力大于 M 失去电子的能力，则形成金属板上带正电而金属板附近溶液带负电的双电层，同样也产生电势差。如图 21-2（b）所示。这种由金属电极所产生的电势差，称为金属的电极电势。金属的活泼性及金属离子在溶液中的浓度不同，则金属的电极电势不同。

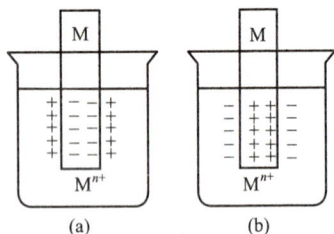

图21-2　金属电极

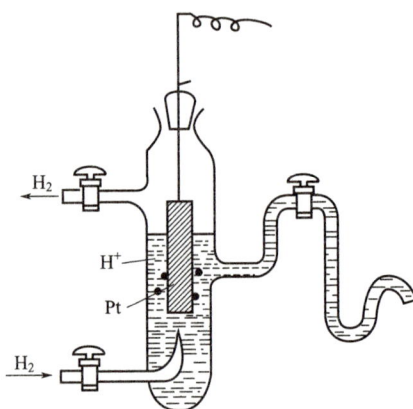

图21-3　标准氢电极

　　（2）标准氢电极　两个电极用导线相连后就有电流产生，说明两个电极之间存在电位差。当流过电池的电流为零或接近于零时两个电极的电位差则为原电池的电动势。电动势通过实验测定，它的高低是由两个电极得到或失去电子能力大小不同引起的。如在铜锌原电池中锌电极的电极电势用 $\varphi^{\ominus}_{Zn^{2+}/Zn}$ 表示，铜电极的电位用 $\varphi^{\ominus}_{Cu^{2+}/Cu}$ 表示，但是对于每一个半电池的电极电位却无法测出其绝对值，只能用比较的方法，求出它的相对值。为此必须选择一个特定的电极作为比较其他电极电势的标准。国际上规定用标准氢电极作为测量电极电势的标准，标准氢电极的构造，如图 21-3 所示。

　　由于氢是气体，不能直接制成电极，因此选用化学性质极不活泼而又能导电的铂片来制备氢电极。通常在铂片上需镀上一层疏松而多孔的铂黑以提高氢气的吸附量。将这种铂片插入氢离子活度为 1（$\alpha_{H^+} = 1$，相当 $1.184\,mol \cdot L^{-1}$HCl）的溶液中通入分压为 101.325kPa 的高纯氢气，不断地冲击铂片，使氢气在溶液中达到饱和状态，这样就构成了标准氢电极。国际上统一规定在任何温度下标准氢电极的电极电位为零伏，$\varphi^{\ominus}_{H^+/H_2} = 0.000V$。

　　如果将某种电极和标准氢电极组成原电池，测定出原电池的电动势即为该电极的电极电势。

2. 标准电极电势

　　为了比较各种电极的电位高低，通常是在相同条件下，把各种电极和标准氢电极连接组成原电池，测定各种电极的电极电势。为此，特规定 298.15K 时，当所有溶解态作用物的浓度为 $1\,mol \cdot L^{-1}$ 时（严格讲活度为 1）；所有气体作用物的分压为 101.325kPa 时的电极电势，称为标准电极电势。用符号 $\varphi^{\ominus}$ 表示。

　　各种电极的标准电极电势是通过在标准状态下，由被测电极与标准氢电极组成原电池，通过测定其电动势来求得被测电极的电极电势。一般规定标准氢电极在左边，欲测电极在右边。

　　（－）标准氢电极 ‖ 欲测给定电极（＋）

$$E^{\ominus} = \varphi^{\ominus}_{右} - \varphi^{\ominus}_{左} = \varphi^{\ominus}_{右} \tag{21-2}$$

因此，在标准态下测得的上述电池的标准电动势就是给定电极的标准电极电势 $\varphi^{\ominus}$。由于此给定电极发生还原反应，所以又称为该电极的还原电势。若给定电极实际发生氧化反应，则 $\varphi^{\ominus}$ 为负值，说明该电极发生还原反应的趋势小于标准氢电极。

例如，铜半电池与标准氢电极组成原电池，实际测得该电池的标准电动势 $\varphi^{\ominus}$ 为 0.345V，故 $\varphi^{\ominus}_{Cu^{2+}/Cu}$ 为 0.345V。

当标准锌电极与标准氢电极组成电池时，实测标准电动势为 0.762V，但实际上标准氢电极为正极，标准锌电极为负极，故 $\varphi^{\ominus}_{Zn^{2+}/Zn}$ 为 -0.762V。

如果组成电极反应的物质都溶于水，则由惰性电极（如铂片）插入含有该物质（同种元素不同氧化态的离子）溶液构成电极。这种电极称为氧化还原电极。例如：

$$Fe^{3+}(aq)，Fe^{2+}(aq) \mid Pt$$

电极反应为：

$$Fe^{3+}+e \Longleftrightarrow Fe^{2+}$$

在实际测定电极电势的工作中，由于氢电极是气体电极，使用起来很不方便，常采用甘汞电极作为参比电极。这种电极不但使用方便而且工作稳定。

将所测得的各种电极的标准电极电势连同电极反应，按代数值从小到大的顺序排列成表，即组成了标准电极电势表。常见各种电对的标准电极电势参见附录。

本书所采用的电极电势为还原电势。因此，电极反应表示为还原反应，如 $Zn^{2+}+2e \Longleftrightarrow Zn$。还原电势表示电对中氧化型物质得到电子被还原趋势。有些书采用氧化电势，两者数值相等、符号相反。

应该指出的是，$\varphi^{\ominus}$ 是在标准态下电极处于平衡状态时表现出来的特征值，它是具有强度性质的量，与电极反应式写法无关。

第三节　影响电极电势的因素

一、能斯特方程

标准电极电势是在特定条件下测得的，此特定条件是：温度 25℃，有关离子活度及酸度都是 $1mol \cdot L^{-1}$，或气体的分压为 $1.013 \times 10^5 Pa$，如果反应条件（主要是浓度和温度）改变时，电位就会发生明显的变化，这种变化可用能斯特方程式表示。则下列氧化还原电对的电极反应用能斯特方程式表示为：

$$Ox+ne \Longleftrightarrow Red$$

$$\varphi_{Ox/Red} = \varphi^{\ominus}_{Ox/Red} + \frac{RT}{nF} \ln \frac{a_{Ox}}{a_{Red}} \tag{21-3}$$

式中，$\varphi_{Ox/Red}$ 为氧化型 Ox- 还原型 Red 电对的电极电势，V；$\varphi^{\ominus}_{Ox/Red}$ 为该电对的标准电极电势，简称标准电位，V；a_{Ox}，a_{Red} 为氧化型 Ox 及还原型 Red 的活度，$mol \cdot L^{-1}$；R 为气体常数，为 $8.314 J \cdot K^{-1} \cdot mol^{-1}$；$T$ 为绝对温度，K；F 为法拉第常数，为 $96500 C \cdot mol^{-1}$；n 为半反应中电子的转移数。

将以上常数代入式（21-3）中，取常用对数，在 25℃时得到：

$$\varphi_{Ox/Red} = \varphi^{\ominus}_{Ox/Red} + \frac{0.0592}{n} \lg \frac{\alpha_{Ox}}{\alpha_{Red}} \tag{21-4}$$

当 $\alpha_{Ox} = \alpha_{Red} = 1mol \cdot L^{-1}$ 时 $\varphi_{Ox/Red} = \varphi^{\ominus}_{Ox/Red}$，即在一定温度下，氧化型和还原型的活度都为 $1mol \cdot L^{-1}$ 时

的电极电势就是该电对的标准电极电势。

【例 21-5】 试写出下列电对的能斯特方程。

（1）Zn^{2+}/Zn；（2）Cl_2/Cl^-；（3）$Cr_2O_7^{2-}/Cr^{3+}$（酸性介质）；（4）MnO_2/Mn^{2+}（酸性介质）

解 （1）电极反应　　　　　　　　　　　$Zn^{2+}+2e \rightleftharpoons Zn$

$$\varphi_{Zn^{2+}/Zn} = \varphi^{\ominus}_{Zn^{2+}/Zn} + \frac{0.0592}{2} \lg c\,(Zn^{2+}) = -0.762 + \frac{0.0592}{2} \lg c\,(Zn^{2+})$$

（2）电极反应　　　　　　　　　　　$Cl_2+2e \rightleftharpoons 2Cl^-$

$$\varphi_{Cl_2/Cl^-} = \varphi^{\ominus}_{Cl_2/Cl^-} + \frac{0.0592}{2} \lg \frac{p(Cl_2)/p^{\ominus}}{[c(Cl^-)]^2} = 1.36 + \frac{0.0592}{2} \lg \frac{p(Cl_2)/p^{\ominus}}{[c(Cl^-)]^2}$$

（3）电极反应　　　　　　　　　　　$Cr_2O_7^{2-}+14H^++6e \rightleftharpoons 2Cr^{3+}+7H_2O$

$$\varphi_{Cr_2O_7^{2-}/Cr^{3+}} = \varphi^{\ominus}_{Cr_2O_7^{2-}/Cr^{3+}} + \frac{0.0592}{6} \lg \frac{c(Cr_2O_7^{2-})[c(H^+)]^{14}}{[c(Cr^{3+})]^2}$$

$$= 1.23 + \frac{0.0592}{6} \lg \frac{c(Cr_2O_7^{2-})[c(H^+)]^{14}}{[c(Cr^{3+})]^2}$$

（4）电极反应　　　　　　　　　　　$MnO_2\,(s)+4H^++2e \rightleftharpoons Mn^{2+}+2H_2O$

$$\varphi_{MnO_2/Mn^{2+}} = \varphi^{\ominus}_{MnO_2/Mn^{2+}} + \frac{0.0592}{2} \lg \frac{[c(H^+)]^4}{c(Mn^{2+})} = 1.23 + \frac{0.0592}{2} \lg \frac{[c(H^+)]^4}{c(Mn^{2+})}$$

利用能斯特方程式计算各电对的电位时，应注意：

① 方程式中的各项应与电对中各成分相对应。如电对中的氧化型 Ox、还原型 Red、H^+、OH^- 等都应包括在计算公式中。

② 气体的活度用该气体的分压力（帕），固体、液体及水的活度定为常数（活度为 1），其他皆用物质的量浓度。

③ 在计算过程中，为简化起见，忽略离子强度的影响，即以浓度 $c\,(Ox)$ 和 $c\,(Red)$ 代替活度进行计算。

二、各种因素对电极电势的影响

从能斯特方程式的讨论中所知，影响电极电势大小的因素主要有浓度和温度。

1. 浓度

当 $c[Ox]/c[Red]$ 比值不等于 1 时，电对的电极电势不等于标准电极电势。因此，应用能斯特方程式可以计算各种浓度时氧化还原电对的电极电势。

【例 21-6】 MnO_4^- 在酸性溶液中的半电池反应为：$MnO_4^-+8H^++5e \rightleftharpoons Mn^{2+}+4H_2O$

298K 时，$\varphi^{\ominus}_{MnO_4^-/Mn^{2+}} = 1.49V$，如果 $c\,(MnO_4^-) = c\,(Mn^{2+}) = 1mol \cdot L^{-1}$，试计算电对 MnO_4^-/Mn^{2+} 在 $c\,(H^+) = 1mol \cdot L^{-1}$ 和 $c\,(H^+) = 0.001mol \cdot L^{-1}$ 时的电极电势。

解 根据能斯特方程

$$\varphi_{MnO_4^-/Mn^{2+}} = \varphi^{\ominus}_{MnO_4^-/Mn^{2+}} + \frac{0.0592}{5} \lg \frac{c(MnO_4^-)[c(H^+)]^8}{c(Mn^{2+})} = 1.49 + \frac{0.0592}{5} \lg [c(H^+)]^8$$

当 $c\,(H^+) = 1mol \cdot L^{-1}$ 时

$$\varphi_{MnO_4^-/Mn^{2+}} = 1.49 + \frac{0.0592}{5} \lg 1^8 = 1.49V$$

当 $c(H^+) = 0.001 mol \cdot L^{-1}$ 时

$$\varphi_{MnO_4^-/Mn^{2+}} = 1.49 + \frac{0.0592}{5} \lg 0.001^8 = 1.21V$$

由上例可以看出，溶液中与电极反应有关的离子的浓度变化对电极电势的影响。电极反应中经常可能有 H^+、OH^- 等离子参与，能斯特方程应包含它们的相对浓度项。

2. 温度

若温度是 298.15K，将上述各种数据代入能斯特方程式，并将自然对数换为常用对数则常数是 0.0592，如果温度为 291.15K，则式中的常数为 0.0578，所以温度对电极电势的影响不大。

三、电极电势的应用

1. 判断原电池的正、负极，计算原电池的电动势

在原电池中 $\varphi^{\ominus}$ 值大的一极是正极，$\varphi^{\ominus}$ 值小的一极是负极。如标准态下的铜-锌原电池：

$$\varphi_{Zn^{2+}/Zn}^{\ominus} = -0.763V, \quad \varphi_{Cu^{2+}/Cu}^{\ominus} = +0.337V$$

所以锌电极是负极，铜电极是正极。

该原电池的电动势为：

$$E = \varphi_{正} - \varphi_{负} = \varphi_{Cu^{2+}/Cu}^{\ominus} - \varphi_{Zn^{2+}/Zn}^{\ominus}$$

2. 比较氧化剂和还原剂的相对强弱

某电极的标准电极电势值越小，即负值越大，其电对中的还原态的还原能力越强，氧化态的氧化能力越弱。例如：

$$Zn^{2+} + 2e \rightleftharpoons Zn \qquad \varphi^{\ominus} = -0.763V$$

$$Cu^{2+} + 2e \rightleftharpoons Cu \qquad \varphi^{\ominus} = +0.337V$$

锌电极的电极电势比铜电极的电极电势负得多，金属锌是较强的还原剂，而锌离子在溶液中能较稳定地存在，是很弱的氧化剂。相反，标准电极电势正值越大，氧化态越易得到电子，因此其氧化型是强氧化剂。Cu^{2+} 是比 Zn^{2+} 较强的氧化剂，而金属铜是比金属锌更弱的还原剂。

所以，根据标准电极电势表可以判断氧化剂和还原剂的相对强弱。最强的还原剂在电极电势表的右上方。最强的氧化剂在电极电势表的左下方。

【例 21-7】 由下列电对中选择出最强的氧化剂和最强的还原剂，并列出各氧化态物质氧化能力和各还原态物质还原能力大小的顺序。

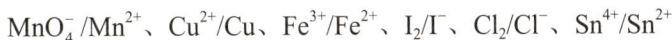

$$MnO_4^-/Mn^{2+}、Cu^{2+}/Cu、Fe^{3+}/Fe^{2+}、I_2/I^-、Cl_2/Cl^-、Sn^{4+}/Sn^{2+}$$

解 从附录中查出各电对的标准电极电势：

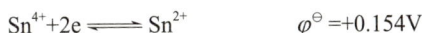

$$MnO_4^- + 8H^+ + 5e \rightleftharpoons Mn^{2+} + 4H_2O \qquad \varphi^{\ominus} = 1.49V$$

$$Cu^{2+} + 2e \rightleftharpoons Cu \qquad \varphi^{\ominus} = +0.337V$$

$$Fe^{3+} + e \rightleftharpoons Fe^{2+} \qquad \varphi^{\ominus} = +0.771V$$

$$I_2 + 2e \rightleftharpoons 2I^- \qquad \varphi^{\ominus} = +0.535V$$

$$Cl_2 + 2e \rightleftharpoons 2Cl^- \qquad \varphi^{\ominus} = +1.36V$$

$$Sn^{4+} + 2e \rightleftharpoons Sn^{2+} \qquad \varphi^{\ominus} = +0.154V$$

电对 MnO_4^-/Mn^{2+} 的 $\varphi^{\ominus}$ 值最大，其氧化态物质 MnO_4^- 是最强的氧化剂；电对 Sn^{4+}/Sn^{2+} 的 $\varphi^{\ominus}$ 值最小，其还原态物质 Sn^{2+} 是最强的还原剂。

各氧化态物质氧化能力由大到小的顺序为：

$$MnO_4^-、Cl_2、Fe^{3+}、I_2、Cu^{2+}、Sn^{4+}$$

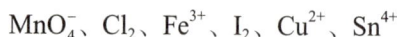

各还原态物质还原能力由大到小的顺序为：

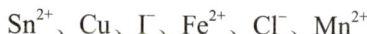

$$Sn^{2+}、Cu、I^-、Fe^{2+}、Cl^-、Mn^{2+}$$

3. 判断氧化还原反应进行的方向

氧化还原反应是争夺电子的反应，反应总是在得电子能力大的氧化剂与失电子能力大的还原剂之间发生。

【例 21-8】 判断反应 $Cu+2Fe^{3+} \longrightarrow Cu^{2+}+2Fe^{2+}$ 能否从左向右进行。

解　查出电对的 $\varphi^\ominus$ 值：

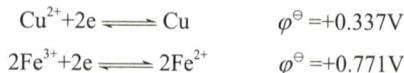

$$Cu^{2+}+2e \Longleftrightarrow Cu \qquad \varphi^\ominus=+0.337V$$

$$2Fe^{3+}+2e \Longleftrightarrow 2Fe^{2+} \qquad \varphi^\ominus=+0.771V$$

比较两电对的 $\varphi^\ominus$ 值可以知道，Fe^{3+} 是较强的氧化剂；Cu 是较强的还原剂。氧化还原反应在它们之间发生：

$$Cu+2Fe^{3+} \longrightarrow Cu^{2+}+2Fe^{2+}$$

由以上可以看出，氧化还原反应进行的方向是由氧化性较强的氧化态和还原性较强的还原态作用生成氧化性较弱的氧化态和还原性较弱的还原态。

$$强氧化态_1+强还原态_2 \longrightarrow 弱还原态_1+弱氧化态_2$$

氧化剂和还原剂的强弱可用标准电极电势来判断，氧化还原电对中标准电极电势大的氧化态通常作为氧化剂，而氧化还原电对中标准电极电势小的通常作为还原剂。

在查阅标准电极电势表时，应注意以下几点。

① 标准电极电势分为酸性介质和碱性介质两种表。反应在酸性介质中进行应查酸表，在碱性介质中进行应查碱表。如果未注明酸碱介质，则电极反应式中出现 H^+ 为酸性介质，出现 OH^- 为碱性介质。有些金属阳离子只能在酸性条件下存在，应查酸表。

② 如反应物作氧化剂，查表时应先从氧化型一方查出，然后看其对应的还原型物质是否与还原产物相符；如反应物作还原剂，则应先从还原型一方查出，然后看其对应的氧化型是否与氧化产物相符。只有完全相符合时，查出的值才是正确的。

第四节　氧化还原滴定法

一、概述

1. 可行性判断

氧化还原滴定法是以氧化还原反应为基础的一类滴定分析方法。氧化还原滴定应用十分广泛，能测定具有氧化性或还原性的物质，也能间接测定一些能与氧化剂或还原剂发生定量反应的物质。

而氧化还原反应与酸碱、沉淀及配位等反应不同，它是基于溶液中氧化剂和还原剂之间的电子转移反应，其反应机理比较复杂，反应速率较慢，此外，还经常伴有副反应，而且在不同的条件下可能生成不同的产物。为此，要使氧化还原反应符合滴定分析的要求，必须创造适当的条件，加快反应速率。通常采用的措施如下。

（1）增加反应物的浓度或减小生成物的溶解度　根据质量作用定律，反应速率与反应物的浓度成正比。因此，浓度不仅能促使反应进行完全，而且还能加快反应速率。对于有 H^+ 参加的反应，提高酸度也能加快反应速率。例如：

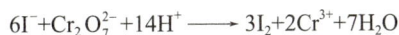

$$6I^- + Cr_2O_7^{2-} + 14H^+ \longrightarrow 3I_2 + 2Cr^{3+} + 7H_2O$$

如增加 I^- 及 H^+ 浓度可加快反应的速率。

（2）升高溶液温度　升高温度可以加快反应速率：通常温度每升高 $10℃$，反应速率可增加 $2\sim4$ 倍。

如用 MnO_4^- 氧化 $C_2O_4^{2-}$ 时，反应式如下：

$$2MnO_4^- + 5C_2O_4^{2-} + 16H^+ \longrightarrow 2Mn^{2+} + 10CO_2\uparrow + 8H_2O$$

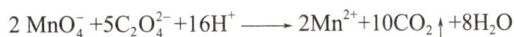

在室温下反应很慢，若将温度升高到 $75\sim85℃$，反应速率可大大加快。

（3）加催化剂　催化剂可加快反应到达平衡的时间，如上述 MnO_4^- 滴定 $C_2O_4^{2-}$ 时，通常加入少量 Mn^{2+} 作为催化剂来加快反应速率。

在实际应用中，选用什么方法加快反应速率，应根据具体情况来决定。

2. 指示剂

氧化还原滴定中终点的判断，可以使用电位法来确定终点。另外，还可以利用某种物质在计量点附近时颜色改变来指示滴定终点，这种物质称作氧化还原指示剂。氧化还原滴定中常用指示剂有下面三种类型。

（1）自身指示剂　在氧化还原滴定中，有些标准溶液或被滴定物质本身有颜色，如果反应后变为无色物质，那么不用另加指示剂就可判定滴定终点。例如，用 $KMnO_4$ 作标准溶液滴定到化学计量点时，只要稍过量的 MnO_4^- 就可使溶液呈粉红色，由此确定滴定终点，$KMnO_4$ 就是自身指示剂。

（2）专属指示剂　能与氧化剂或还原剂产生特殊颜色以确定滴定终点的试剂称为专属指示剂。

例如在碘量法中，淀粉与碘溶液反应生成蓝色的吸附物质，由蓝色的出现或消失来确定滴定终点，故淀粉可作为碘量法专属指示剂。反应极为灵敏，颜色亦非常鲜明。

（3）氧化还原型指示剂　氧化还原指示剂是一些结构复杂的有机化合物，它们本身具有氧化还原性质。这类指示剂的氧化型和还原型具有不同的颜色，在滴定过程中指示剂也发生氧化还原反应，由氧化型变为还原型，或由还原型变为氧化型，从而指示滴定终点。例如用 $K_2Cr_2O_7$ 溶液滴定 Fe^{2+} 时常用二苯胺磺酸钠为指示剂。二苯胺磺酸钠的还原型是无色的，氧化型是紫红色的，滴定至由无色转为紫红色即为终点。

今用 In（Ox）和 In（Red）分别表示指示剂的氧化型和还原型，n 表示电子转移的数目。则

$$In（Ox）+ne \rightleftharpoons In（Red）$$

根据能斯特方程，氧化还原指示剂的电极电势与其浓度之间的关系为：

$$\varphi_{In} = \varphi_{In}^{\ominus} + \frac{RT}{nF}\ln\frac{c_{In（Ox）}}{c_{In（Red）}} \tag{21-5}$$

式中　　　　φ_{In}——指示剂电对的电势，V；

$\varphi_{In}^{\ominus}$——指示剂的标准电势，V；

$c_{In（Ox）}$、$c_{In（Red）}$——指示剂氧化型、还原型的浓度，$mol\cdot L^{-1}$。

当溶液中氧化还原电对的电势改变时，指示剂的氧化型和还原型浓度也发生改变。与酸碱指示剂的变色情况相似，如按 $c_{In（Ox）}/c_{In（Red）}$ 从 10/1 到 1/10 为变色范围，代入上式，则得到氧化还原指示剂变色范围为：

$$\varphi_{In}^{\ominus} \pm （0.0592/n）V$$

由于指示剂变色范围较小，一般在选指示剂时，应使其标准电势或条件电势尽量接近反应化学计量点的电势。

二、常见的氧化还原滴定法

1. 高锰酸钾法

（1）概述　$KMnO_4$ 是一种强氧化剂，在强酸性介质中与还原剂 Fe^{2+}、$C_2O_4^{2-}$、NO_2^- 等反应，MnO_4^- 被还原为 Mn^{2+}，其半反应为：

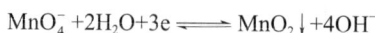

$$MnO_4^- + 8H^+ + 5e \Longrightarrow Mn^{2+} + 4H_2O$$

在微酸性、中性及弱碱性中，MnO_4^-被还原为MnO_2（实际上是MnO_2的水合物），其半反应为：

$$MnO_4^- + 2H_2O + 3e \Longrightarrow MnO_2\downarrow + 4OH^-$$

由于生成褐色沉淀影响滴定终点的观察，所以用$KMnO_4$标准溶液进行滴定时，多在强酸性介质中进行。而且所用的强酸通常是硫酸，避免使用盐酸和硝酸。因为Cl^-具有还原性，也能与MnO_4^-作用，而HNO_3具有氧化性，它可能氧化被测定的物质。

高锰酸钾法的优点是氧化能力强，可以滴定很多还原剂；$KMnO_4$溶液是紫色的，过量半滴可以呈现红色，可作自身指示剂。其缺点是，试剂本身杂质较多，溶液不够稳定，所以溶液不能采用直接配制法，应采用标定法；干扰多，特别是在盐酸介质中，许多还原性物质干扰测定。

根据分析对象不同，$KMnO_4$滴定法可分如下几种。

① 直接滴定法：$KMnO_4$的$\varphi^\ominus_{MnO_4^-/Mn^{2+}}$值较高，达到1.51V，所以只要$\varphi^\ominus$值低于此值的所有还原剂，如$Fe^{2+}$、$C_2O_4^{2-}$、$NO_2^-$等，都可以用$KMnO_4$标准溶液滴定。

② 返滴定法：有些氧化剂不能用$KMnO_4$标准溶液直接滴定，但可用返滴定法滴定。比如，先加定量过量的$Na_2C_2O_4$标准溶液，待测的氧化剂先与$Na_2C_2O_4$反应，待反应完成后，再用$KMnO_4$标准溶液返滴定剩余的$Na_2C_2O_4$，二者之差即为待测的氧化剂含量。

③ 间接滴定法：一些非氧化剂和还原剂，不能和$KMnO_4$反应，无法滴定。但可采用间接滴定法。例如钙盐中Ca^{2+}的测定，可用$Na_2C_2O_4$将Ca^{2+}沉淀为CaC_2O_4，过滤，洗涤后再用稀硫酸将所得沉淀溶解，然后用$KMnO_4$标准溶液滴定溶液中的$H_2C_2O_4$，间接求出Ca^{2+}的含量。凡是能与$C_2O_4^{2-}$定量生成沉淀的金属离子都可用这种方法。如Ba^{2+}、Zn^{2+}、Cd^{2+}等。

（2）$KMnO_4$标准溶液（$0.02mol \cdot L^{-1}$）的配制与标定

① 配制：因为一般$KMnO_4$试剂中常含有少量MnO_2等杂质，而且纯化水中也常含微量还原性物质，它们都能促进$KMnO_4$溶液的分解，所以通常先配成近似浓度的溶液，然后进行标定。

取高锰酸钾3.2g，加水1000mL，煮沸15min，密塞，静置2天以上，用垂熔玻璃滤器过滤，摇匀，储存于棕色瓶中待标定。

② 标定：标定$KMnO_4$的基准物相当多，如：$Na_2C_2O_4$、$(NH_4)_2C_2O_4$、As_2O_3、$FeSO_4 \cdot 7H_2O$等。其中最常用的基准物是$Na_2C_2O_4$。因为$Na_2C_2O_4$容易提纯，性质稳定，不含结晶水。

取在105℃干燥至恒重的基准草酸钠约0.2g，精密称定，加新沸过的冷水250mL与$3mol \cdot L^{-1}$硫酸10mL，搅拌使溶解，自滴定管中迅速加入$KMnO_4$标准溶液约25mL，加热至65℃，待褪色后，继续滴定至溶液显微红色并保持30s不褪色即为终点。（注意当滴定至终点时，溶液温度应不低于55℃），每1mL的高锰酸钾标准溶液（$0.02mol \cdot L^{-1}$）相当于6.70mg的草酸钠。根据$KMnO_4$标准溶液的消耗量与草酸钠的取用量，算出本液的浓度，即得。

注意事项：室温下反应慢，所以要加热，一般在60～80℃，如果高于80℃ $KMnO_4$会发生分解；介质的酸度一般约0.5～1$mol \cdot L^{-1}$；滴定速度不要太快，特别是第一滴$KMnO_4$，一定要等紫色消失后，再继续滴定，因为生成的Mn^{2+}起催化作用；终点后，紫色会慢慢消失，故保持30s不褪色即为终点。

（3）应用与示例

【例21-9】双氧水中H_2O_2含量的测定。在酸性溶液中，H_2O_2能还原MnO_4^-并释放出O_2，其反应为：

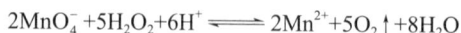

$$2MnO_4^- + 5H_2O_2 + 6H^+ \Longrightarrow 2Mn^{2+} + 5O_2\uparrow + 8H_2O$$

解　此滴定在室温时可在H_2SO_4介质中完成。该反应开始时进行缓慢，但不能加热，因会引起H_2O_2分解。待反应产生Mn^{2+}后，反应速率加快。

$$w(H_2O_2) = \dfrac{\dfrac{5}{2} \times c(KMnO_4)\, V(KMnO_4) \times 10^{-3} \times M(H_2O_2)}{m_S} \times 100\% \qquad (21-6)$$

【**例 21-10**】 软锰矿中 MnO_2 含量的测定。软锰矿的主要成分是 MnO_2，此外还有锰的低价氧化物及氧化铁等。此矿只有 MnO_2 具有氧化能力。

MnO_2 为氧化性物质，不能用 $KMnO_4$ 标准溶液直接滴定。可在含 MnO_2 试样的 H_2SO_4 溶液中加入过量的 $Na_2C_2O_4$，待 MnO_2 与 $C_2O_4^{2-}$ 作用完全后，再用 $KMnO_4$ 标准溶液滴定剩余的 $C_2O_4^{2-}$。其反应为：

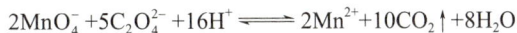

$$MnO_2+Na_2C_2O_4+2H_2SO_4 \rightleftharpoons MnSO_4+Na_2SO_4+2CO_2\uparrow+2H_2O$$

$$2MnO_4^-+5C_2O_4^{2-}+16H^+ \rightleftharpoons 2Mn^{2+}+10CO_2\uparrow+8H_2O$$

滴定完毕后，溶液的温度应在 $60 \sim 80$℃范围内。

2. 碘量法

（1）概述 碘量法是以碘为氧化剂或碘化钾为还原剂进行的氧化还原滴定法。它的半反应是：

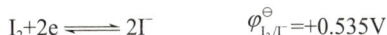

$$I_2+2e \rightleftharpoons 2I^- \qquad \varphi_{I_2/I^-}^{\ominus}=+0.535V$$

由 $\varphi^{\ominus}$ 可知 I_2 是一种不太强的氧化剂，能和较强的还原剂作用被还原为 I^-，而且 I^- 还是一种中等强度的还原剂，能与许多氧化剂作用而被氧化为 I_2。因此，可利用 I_2 的氧化性直接测定较强的还原剂，也可以利用 I^- 的还原性被氧化剂氧化析出碘，再用硫代硫酸钠滴定析出的碘。根据消耗硫代硫酸钠溶液的体积，可间接地计算出氧化性物质的含量。所以碘量法包括直接碘量法和间接碘量法。

① 直接碘量法。利用 I_2 作标准溶液（氧化剂）直接滴定 $\varphi^{\ominus}$ 值低于 0.54V 的一些还原剂，故又称为碘滴定法。例如 S^{2-}、SO_3^{2-}、Sn^{2+}、$S_2O_3^{2-}$、As^{3+}、维生素 C 等。

直接碘量法应在酸性、中性或弱碱性溶液中进行。如果 pH > 9，I_2 本身发生歧化反应，多消耗 I_2 液，结果偏高，就会发生下列副反应：

$$3I_2+6OH^- \rightleftharpoons IO_3^-+5I^-+3H_2O$$

当用直接碘量法测定硫代硫酸钠含量时，需在中性或弱酸性溶液中进行。因为在强碱性溶液中除 I_2 生成 IO_3^- 外，I_2 和 $S_2O_3^{2-}$ 将会发生下述副反应：

$$S_2O_3^{2-}+4I_2+10OH^- \longrightarrow 2SO_4^{2-}+8I^-+5H_2O$$

如果在强酸性溶液中 $Na_2S_2O_3$ 会发生分解：

$$S_2O_3^{2-}+2H^+ \longrightarrow SO_2\uparrow+S\downarrow+H_2O$$

在中性或弱酸性溶液中 $Na_2S_2O_3$ 和 I_2 反应如下：

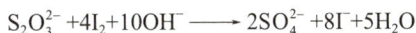

$$I_2+2Na_2S_2O_3 \rightleftharpoons Na_2S_4O_6+2NaI$$

根据碘标准溶液消耗的体积即可计算出硫代硫酸钠的含量。

② 间接碘量法。间接碘量法又称为滴定碘法，它是利用 I^- 的还原性能与电位比碘高的氧化性物质反应产生定量的碘，再用 $Na_2S_2O_3$ 标准溶液滴定碘，间接求出氧化剂含量。用间接碘量法可测定许多氧化性物质的含量，如高锰酸钾、重铬酸钾、溴酸盐、过氧化氢、二氧化锰、铜盐、含氯石灰（漂白粉）、葡萄糖酸锑钠等。还可以测定一些还原性物质的含量，如焦亚硫酸钠、无水亚硫酸钠、亚硫酸氢钠、葡萄糖等，前者采用置换滴定，后者采用返滴定。

例如用间接碘量法测定 $KMnO_4$ 的反应如下：

$$2KMnO_4+8H_2SO_4+10KI \rightleftharpoons 2MnSO_4+6K_2SO_4+5I_2+8H_2O$$

$$I_2+2Na_2S_2O_3 \rightleftharpoons Na_2S_4O_6+2NaI$$

根据硫代硫酸钠标准溶液的浓度和消耗的体积，可计算出 $KMnO_4$ 的含量。该种滴定方式属于置换滴定。间接碘量法除了有置换滴定外，还有返滴定。置换滴定一般用于氧化性物质的含量测定，而返滴定可用于与碘作用，但反应较慢的还原剂或不溶于水的有机物质的测定，它们与过量的碘标准溶液作用，然后用硫代硫酸钠标准溶液滴定剩余的碘。因此，间接碘量法的应用范围是相当广泛的。

间接碘量法的反应条件非常重要，在应用中应注意以下几点。

① 增加溶液的酸度，可提高氧化性物质的电极电势，加速 I^- 尽快被氧化生成 I_2，而达到加快反应速率的目的。开始反应时（H^+）要在 $1mol \cdot L^{-1}$ 左右，氧化析出的 I_2 需用 $Na_2S_2O_3$ 标准溶液滴定时，其条件

应在中性或弱酸性溶液中进行。若在强酸性溶液中 $Na_2S_2O_3$ 会发生分解，同时 I^- 在酸性溶液中也容易被空气中氧所氧化，而析出游离的 I_2。因此，在用 $Na_2S_2O_3$ 溶液滴定 I_2 前，应加水稀释降低溶液的酸度。

② 必须加入过量碘化钾，通常大于理论量的 2～3 倍。由于 I^- 浓度增大使 $\varphi^{\ominus}$ 降低，这样可以加快反应速率，促使 I^- 与氧化剂作用完全；而且又有足够的 I^- 与反应中生成的 I_2 结合成 I_3^- 配离子，增大碘在水中溶解度，防止碘分子挥发；同时应在碘量瓶中进行反应，滴定时稍快，摇动时稍慢。

③ 碘量法应在室温下进行，因为升高温度会增大 I_2 的挥发性，降低淀粉指示剂的灵敏度；光线照射会加速 I^- 被空气氧化，所以滴定应避光；碘离子和氧化剂反应析出碘的过程较慢，一般应盖上瓶塞，防止被空气中氧气氧化；在暗处放置 5～10min，使反应完全后，再立即滴定。

④ 淀粉指示剂应该在近终点前加入，终点由蓝色变为无色，加入太早，I_2 易被淀粉包裹，蓝色不易消失，终点不易判断。

（2）碘标准溶液的配制和标定

① 碘标准溶液（ $0.05mol \cdot L^{-1}$ ）的配制。碘是具有光泽的片状晶体，易挥发，有腐蚀性，在水中的溶解度很小，易溶于碘化钾溶液。因碘易挥发，有腐蚀性，不宜在分析天平上称量，故一般以间接法配制。

配制方法：称取碘 13g 和碘化钾 36g，加入 50mL 水溶解后，加盐酸 3 滴与水适量使成 1000mL，摇匀，用垂熔玻璃滤器滤过。储存于棕色瓶中。

② 碘标准溶液（ $0.05mol \cdot L^{-1}$ ）的标定。标定碘溶液的浓度，可由准确浓度的硫代硫酸钠标准溶液用比较法测得，也可用基准物质进行标定。常用的基准物质为三氧化二砷（俗称砒霜，剧毒）。三氧化二砷难溶于水，易溶于碱溶液中，生成亚砷酸盐。

$$As_2O_3 + 6NaOH \longrightarrow 2Na_3AsO_3 + 3H_2O$$

然后用盐酸中和过量的碱，并加入 $NaHCO_3$ 保持 pH 约为 8。用碘标准溶液滴定，反应式如下：

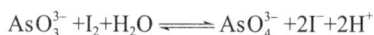

$$AsO_3^{3-} + I_2 + H_2O \Longleftrightarrow AsO_4^{3-} + 2I^- + 2H^+$$

反应中产生的 H^+ 被 $NaHCO_3$ 中和。

操作步骤：精密称取在 105℃ 干燥至恒重的基准三氧化二砷 0.15g，加氢氧化钠标准溶液（ $1mol \cdot L^{-1}$ ） 10mL，微热使溶解，加水 20mL 和甲基橙指示液 1 滴，加硫酸标准溶液（ $0.5mol \cdot L^{-1}$ ）适量，使溶液由黄色转变为粉红色，再加碳酸钠 2g，加水 50mL 和淀粉指示液 2mL，用待标定的碘溶液滴定至溶液显浅蓝色为终点。按下式计算碘溶液的浓度：

$$c（碘）= \frac{2m(As_2O_3)}{M(As_2O_3)\ V(碘) \times 10^{-3}} \tag{21-7}$$

③ 硫代硫酸钠标准溶液（ $0.1mol \cdot L^{-1}$ ）的配制。硫代硫酸钠为无色晶体，一般均含有少量 S、Na_2SO_4、Na_2SO_3 等杂质。因此不能用直接法配制。而且新配制的硫代硫酸钠溶液不稳定、容易分解。其原因是：与溶解在水中的二氧化碳作用；与空气中的氧作用；与微生物的作用。有关方程式分别如下：

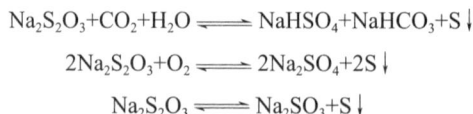

$$Na_2S_2O_3 + CO_2 + H_2O \Longleftrightarrow NaHSO_4 + NaHCO_3 + S\downarrow$$

$$2Na_2S_2O_3 + O_2 \Longleftrightarrow 2Na_2SO_4 + 2S\downarrow$$

$$Na_2S_2O_3 \Longleftrightarrow Na_2SO_3 + S\downarrow$$

日光也能使硫代硫酸钠溶液分解，因此，配制硫代硫酸钠溶液时，应使用新煮沸过的冷水溶解和稀释，加入少量碳酸钠，使溶液呈微碱性，以除去溶解在水中的 O_2、CO_2，杀死水中微生物。配好的硫代硫酸钠标准溶液，应储存于棕色瓶中，置于暗处，一个月后浓度可稳定。

配制方法：称取硫代硫酸钠约 26g 与无水碳酸钠 0.20g，加新煮沸过的冷水适量，使溶解成 1000mL，摇匀。储存于棕色瓶中，在暗处放置一个月后滤过。

④ 硫代硫酸钠（ $0.1mol \cdot L^{-1}$ ）标准溶液的标定。标定硫代硫酸钠溶液的基准物质有：$K_2Cr_2O_7$、KIO_3、$KBrO_3$ 等。常用的是 $K_2Cr_2O_7$，其性质稳定，易于精制，在酸性溶液和碘化钾作用生成定量碘，利用生成的碘和硫代硫酸钠标准溶液反应，即可计算出硫代硫酸钠溶液的浓度。标定反应为：

$$K_2Cr_2O_7+6KI+14HCl \Longrightarrow 8KCl+2CrCl_3+3I_2+7H_2O$$

$$I_2+2Na_2S_2O_3 \Longrightarrow Na_2S_4O_6+2NaI$$

操作步骤：精密称取在 120℃ 干燥至恒重的基准重铬酸钾 0.15g，精密称定，置碘量瓶中，加水 50mL 使溶解，加碘化钾 2.0g，轻轻振摇使溶解，加稀硫酸 40mL，摇匀，密塞；在暗处放置 10min 后，加水 100mL 稀释，用本液滴定至近终点时（浅黄绿色），加淀粉指示液 3mL，继续滴定至蓝色消失而显亮绿色为终点。并将滴定结果用空白试验校正。每 1mL 硫代硫酸钠标准溶液相当于 4.903mg 的重铬酸钾。根据本液的消耗量与重铬酸钾的取用量，用下式计算硫代硫酸钠标准溶液的浓度：

$$c(Na_2S_2O_3) = \frac{6m(K_2Cr_2O_7)}{M(K_2Cr_2O_7)(V-V_{空})_{Na_2S_2O_3} \times 10^{-3}} \tag{21-8}$$

室温在 25℃ 以上时，应将反应液及稀释用水降温至约 20℃。

⑤ 碘和硫代硫酸钠标准溶液的比较。碘和硫代硫酸钠标准溶液中，如有一浓度已标定，则另一标准溶液就可以通过比较法求得准确浓度。

操作步骤：精密量取硫代硫酸钠标准溶液 20.00mL 置于锥形瓶中，加淀粉指示液 2mL，用碘标准溶液滴定至显蓝色为终点。用下式计算被标定的标准溶液的浓度。

$$c(碘)V(碘) = \frac{1}{2}c(Na_2S_2O_3) \times V(Na_2S_2O_3) \tag{21-9}$$

（3）应用与示例

【例 21-11】　维生素 C（$C_6H_8O_6$）中含有的连烯二醇基具有还原性，能被碘定量地氧化成二酮基。反应式如下：

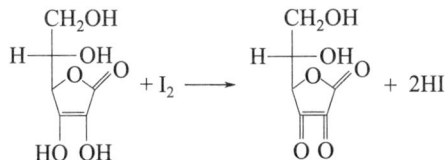

在碱性条件下更有利于反应向右进行，但因维生素 C 易被空气氧化，在碱性溶液中氧化更快，所以应在醋酸的酸性溶液中进行滴定，以减少维生素 C 受其他氧化剂作用的影响。

操作步骤：取本品约 0.2g，精密称定，加新煮沸过的冷水 100mL 与稀醋酸 10mL 使溶解，加淀粉指示液 1mL，立即用碘标准溶液（0.05mol·L^{-1}）滴定，至溶液显蓝色并在 30s 内不褪。每 1mL 碘标准溶液（0.05mol·L^{-1}）相当于 8.806mg 的维生素 C（$C_6H_8O_6$）。

【例 21-12】　葡萄糖酸锑钠的含量测定（置换滴定法）：葡萄糖酸锑钠中锑为 5 价，具有氧化性，能与碘化钾发生反应生成碘，再用硫代硫酸钠标准溶液滴定碘，根据消耗标准溶液的体积和浓度，间接计算出葡萄糖酸锑钠中的锑含量。反应式如下：

$$Sb^{5+}+2KI \Longrightarrow Sb^{3+}+I_2+2K^+$$

$$I_2+2Na_2S_2O_3 \Longrightarrow Na_2S_4O_6+2NaI$$

操作步骤　取本品约 0.3g，精密称定，置碘瓶中，加水 100mL、盐酸 15mL 与碘化钾试液 10mL，密塞，振摇后，在暗处静置 10min，用硫代硫酸钠标准溶液（0.1mol·L^{-1}）滴定，至近终点时，加淀粉指示液，继续滴定至蓝色消失，并将滴定的结果用空白试验校正。

焦亚硫酸钠的含量测定（返滴定法）反应原理如下：

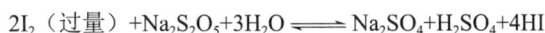

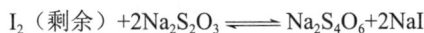

$$2I_2（过量）+Na_2S_2O_5+3H_2O \Longrightarrow Na_2SO_4+H_2SO_4+4HI$$

$$I_2（剩余）+2Na_2S_2O_3 \Longrightarrow Na_2S_4O_6+2NaI$$

操作步骤　精密称取本品约 0.15g，置碘量瓶中，精密加碘标准溶液（0.05mol·L^{-1}）50.00mL，密塞，振摇溶解后，加盐酸 1mL，用硫代硫酸钠标准溶液（0.1mol·L^{-1}）滴定，至近终点时，加淀粉指示液 2mL，继续滴定至蓝色消失，即为终点。并将滴定的结果用空白试验校正。用下式计算含量：

$$w(Na_2S_2O_5) = \frac{\frac{1}{4}c(Na_2S_2O_3)(V_{空白}-V_{试样})_{Na_2S_2O_3}M(Na_2S_2O_3)\times10^{-3}}{m_S} \times 100\% \qquad (21\text{-}10)$$

3. 亚硝酸钠法

（1）概述　亚硝酸钠法是以亚硝酸钠为标准溶液，在盐酸存在下，测定芳香第一胺和仲胺类化合物的氧化还原滴定法。凡分子结构中含有芳伯胺或芳仲胺的化合物都可以用亚硝酸钠法直接测定其含量。如磺胺嘧啶、盐酸普鲁卡因等。有些芳酰胺和芳硝基化合物以及一些经适当化学处理能转变为芳香第一胺的化合物，如对乙酰氨基酚、非那西丁等也可用亚硝酸钠滴定法测定其含量。

芳伯胺在盐酸溶液中和亚硝酸钠作用发生重氮化反应：

$$Ar\!-\!NH_2 + NaNO_2 + 2HCl \longrightarrow [Ar\!-\!N^+\!\equiv\!N]\,Cl^- + NaCl + 2H_2O$$

（芳伯胺）　　　　　　　　　　（氯化重氮盐）

芳仲胺在盐酸溶液中和亚硝酸钠作用发生亚硝基化反应：

$$\begin{matrix} Ar \\ R \end{matrix}\!\!>\!\!NH + NaNO_2 + HCl \longrightarrow \begin{matrix} Ar \\ R \end{matrix}\!\!>\!\!N\!-\!N\!=\!O + H_2O + NaX$$

（芳仲胺）　　　　　　　　　　（亚硝基化合物）

（2）指示终点的方法　亚硝酸钠滴定法的滴定终点，可采用永停滴定法和内指示剂法，但内指示剂（橙黄Ⅳ-亚甲蓝、中性红、二苯胺等）终点颜色的改变会受测定物或生成物颜色的影响，因此《中国药典》（2020年版）对亚硝酸钠滴定法均采用永停滴定法确定终点。

（3）标准溶液的配制和标定

① 亚硝酸钠标准溶液（0.1mol·L⁻¹）的配制。亚硝酸钠的水溶液不稳定，放置时浓度显著下降。亚硝酸钠溶液在pH=10左右最稳定，因此，常向配制的亚硝酸钠溶液中加少量碳酸钠做稳定剂。

操作步骤：在托盘天平上称取7.2g亚硝酸钠晶体，加入0.1g无水碳酸钠，溶于新煮沸的冷水中，加水稀释成1000mL摇匀备用。

② 亚硝酸钠标准溶液的标定（0.1mol·L⁻¹）。标定亚硝酸钠标准溶液，可用对氨基苯磺酸、磺胺二甲嘧啶、磺胺噻唑做基准物质。现在多用对氨基苯磺酸。对氨基苯磺酸难溶于水，须先用氨水溶解，然后再用盐酸中和氨。

操作步骤：取在120℃干燥至恒重的基准对氨基苯磺酸约0.5g，精密称定，置于烧杯中，加水30mL与浓氨试液3mL，溶解后，加盐酸（1→2）20mL，搅拌，在30℃以下用亚硝酸钠标准溶液迅速滴定，滴定时将滴定管尖端插入液面下约2/3处，随滴随搅拌；至近终点时，将滴定管尖端提出液面，用少量水洗涤尖端，洗液并入溶液中，继续缓缓滴定，照永停法指示终点。按下式计算亚硝酸钠标准溶液浓度：

$$c(NaNO_2) = \frac{m(C_6H_7O_3NS)}{V(NaNO_2)\,M(C_6H_7O_3NS)\times10^{-3}} \qquad (21\text{-}11)$$

（4）应用与示例

【例21-13】盐酸普鲁卡因的含量测定。盐酸普鲁卡因具有芳伯胺的结构，在酸性条件下可与亚硝酸钠发生重氮化反应，滴定前加入溴化钾（目的是加快反应），照永停滴定法滴定。滴定反应如下：

$$H_2N\!-\!\!\bigcirc\!\!-\!COOCH_2CH_2N(C_2H_5)_2 \cdot HCl + NaNO_2 + HCl \longrightarrow$$

$$Cl^-[N\!\equiv\!\overset{+}{N}\!-\!\!\bigcirc\!\!-\!COOCH_2CH_2N(C_2H_5)_2] + NaCl + 2H_2O$$

操作步骤　取本品约0.6g，精密称定，照永停滴定法，在15～25℃，用亚硝酸钠标准溶液（0.1mol·L⁻¹）滴定。每1mL亚硝酸钠标准溶液（0.1mol·L⁻¹）相当于27.28mg的$C_{13}H_{20}N_2O_2 \cdot HCl$，含量计算式如下：

$$w（\mathrm{C_{13}H_{20}N_2O_2 \cdot HCl}） = \frac{V（\mathrm{NaNO_2}）\ F（\mathrm{NaNO_2}）\ \times 27.28 \times 10^{-3}}{m_\mathrm{S}} \times 100\%$$

习　题

一、单项选择题

1. 在 $\mathrm{K_2MnO_4}$ 中 Mn 元素的氧化数是（　　）。

A.+7　　　　　　　　B.+4　　　　　　　　C.+6　　　　　　　　D.−7

2. 在强酸性介质中，$\mathrm{KMnO_4}$ 和还原性物质作用，生成（　　）。

A.$\mathrm{MnO_4^-}$　　　　　B.$\mathrm{MnO_4^{2-}}$　　　　　C.$\mathrm{Mn^{2+}}$　　　　　D.$\mathrm{MnO_2}$

3.$\mathrm{KMnO_4}$ 法滴定所需的酸性介质是（　　）。

A. 硫酸　　　　　　B. 盐酸　　　　　　C. 磷酸　　　　　　D. 硝酸

4. 在 $\mathrm{Sn^{2+}}$、$\mathrm{Fe^{3+}}$ 的混合溶液中，欲使 $\mathrm{Sn^{2+}}$ 氧化为 $\mathrm{Sn^{4+}}$ 而 $\mathrm{Fe^{2+}}$ 不被氧化，应选择的氧化剂是（　　）。（$E^\ominus_{\mathrm{Sn^{4+}/Sn^{2+}}} = 0.15\mathrm{V}, E^\ominus_{\mathrm{Fe^{3+}/Fe^{2+}}} = 0.77\mathrm{V}$）

A.$\mathrm{KIO_3}$（$E^\ominus_{\mathrm{2IO_3^-/I_2}} = 1.20\mathrm{V}$）　　　　　　B.$\mathrm{H_2O_2}$（$E^\ominus_{\mathrm{H_2O_2/2OH^-}} = 0.88\mathrm{V}$）

C.$\mathrm{HgCl_2}$（$E^\ominus_{\mathrm{HgCl_2/Hg_2Cl_2}} = 0.63\mathrm{V}$）　　　D. $\mathrm{SO_3^{2-}}$（$E^\ominus_{\mathrm{SO_3^{2-}/S}} = -0.66\mathrm{V}$）

5. 下列溶液在读取滴定管读数时，读液面周边的最高点的是（　　）。

A.$\mathrm{KMnO_4}$ 标准溶液　　　　　　　　　B.$\mathrm{Na_2S_2O_3}$ 标准溶液

C.$\mathrm{Ce^{4+}}$ 标准溶液　　　　　　　　　　D.$\mathrm{KBrO_3}$ 标准溶液

6. 不可以标定 $\mathrm{KMnO_4}$ 的基准物质为（　　）。

A.$\mathrm{Na_2C_2O_4}$　　　　B.$\mathrm{H_2C_2O_4 \cdot 2H_2O}$　　　　C.$\mathrm{As_2O_3}$　　　　D.ZnO

7. 用基准物 $\mathrm{Na_2C_2O_4}$ 标定配制好的 $\mathrm{KMnO_4}$ 溶液，其终点颜色是（　　）。

A. 蓝色　　　　B. 亮绿色　　　　C. 紫色变为纯蓝色　　　　D. 粉红色

8. 将反应 $\mathrm{Zn + Cu^{2+} \longrightarrow Zn^{2+} + Cu}$ 设计成原电池，电池符号为（　　）。

A（−）$\mathrm{Zn|Zn^{2+} \parallel Cu^{2+}|Cu}$（+）　　　　　B. （−）$\mathrm{Zn^{2+}|Zn \parallel Cu^{2+}|Cu}$（+）

C. （−）$\mathrm{Cu^{2+}|Cu \parallel Zn^{2+}|Zn}$（+）　　　　　D. （−）$\mathrm{Cu|Cu^{2+} \parallel Zn^{2+}|Zn}$（+）

9. 用高锰酸钾法测铁时，一般使用硫酸而不是盐酸来调节酸度，其主要原因是（　　）。

A. 盐酸强度不足　　　　　　　　　　B. 硫酸可起催化作用

C.$\mathrm{Cl^-}$ 可能与 $\mathrm{KMnO_4}$ 作用　　　　D. 以上均不对

10. 用 $\mathrm{KMnO_4}$ 法测定 $\mathrm{H_2O_2}$ 含量时，为加快反应可加入（　　）。

A.$\mathrm{H_2SO_4}$　　　　B.$\mathrm{MnSO_4}$　　　　C.$\mathrm{KMnO_4}$　　D.NaOH

11. 淀粉是一种（　　）指示剂。

A. 自身　　　　B. 氧化还原型　　　　C. 专属　　　　D. 金属

12. 标定 $\mathrm{I_2}$ 标准溶液的基准物是（　　）。

A.$\mathrm{K_2Cr_2O_7}$　　　　B.$\mathrm{As_2O_3}$　　　　C.$\mathrm{Na_2CO_3}$　　　　D.$\mathrm{H_2C_2O_4}$

13. 间接碘法要求在中性或弱酸性介质中进行测定，若酸度太高，将会（　　）。

A. 反应不定量　　　　　　　　　　　B.$\mathrm{I_2}$ 易挥发

C. 终点不明显　　　　　　　　　　　D.$\mathrm{I^-}$ 被氧化，$\mathrm{Na_2S_2O_3}$ 被分解

14. 在间接碘量法中加入淀粉指示剂的适宜时间是（　　）。

A. 滴定开始时　　　　　　　　　　B. 滴定近终点时

C. 滴入标准溶液近 50% 时　　　　　D. 滴入标准溶液至 50% 后

15. 维生素 C 的测定常用（　　）。

A.$\mathrm{KMnO_4}$ 法　　　　B. 碘量法　　　　C.$\mathrm{K_2Cr_2O_7}$ 法　　　　D.$\mathrm{KBrO_3}$ 法

二、判断题

（　　）1. 为了使 $\mathrm{Na_2S_2O_3}$ 标准溶液稳定，正确配制的方法是将 $\mathrm{Na_2S_2O_3}$ 溶液煮沸 1h，放置 7 天，过

滤后再标定。

（　　）2. 用 $K_2Cr_2O_7$ 测定铁矿石中全铁含量时，把铁还原为 Fe^{2+}，应选用的还原剂是 KI。

（　　）3. 在氧化还原反应中，氧化剂获得电子后，氧化值升高，还原剂失去电子后，氧化值降低。

（　　）4. 间接碘量法的终点总是从蓝色变为无色。

（　　）5. K_2CrO_7 法中的酸性介质只能是硫酸，不能是盐酸。

三、填空题

1. 已知：$\varphi^{\ominus}_{Hg_2^{2+}/Hg}=0.788V$，$\varphi^{\ominus}_{Cu^{2+}/Cu}=0.337V$，将铜片插入 $Hg_2(NO_3)_2$ 溶液中，将会有_____析出，其反应方程式为_____，若将上述两电对组成原电池，当增大 $C_{(Cu^{2+})}$ 时，其 φ 变_____，平衡将向_____移动。

2. $KMnO_4$ 标准溶液应采用_____方法配制，$K_2Cr_2O_7$ 应采用_____方法配制。

3. 氧化还原滴定曲线描述了滴定过程中电对电极电势的变化规律性，滴定突跃的大小与氧化剂和还原剂两电对的_____有关，它们相差越大，电位突跃范围越_____。

4. 间接碘法的基本反应是_____，所用的标准溶液是_____，选用的指示剂是_____。

5. 反应：$H_3AsO_4+2I^-+2H^+\longrightarrow H_3AsO_3+I_2+H_2$，已知 $\varphi^{\ominus}_{AsO_4^{3-}/AsO_3^{3-}}=0.56V$，$\varphi^{\ominus}_{I_2/2I^-}=0.535V$，当溶液酸度 pH=8 时，反应向_____方向进行。

四、简答题

1. 用氧化数法配平下列氧化还原反应方程式（必要时可自加反应物或生成物）：

（1）$Cu+HNO_3$（稀）$\longrightarrow Cu(NO_3)_2+NO\uparrow+H_2O$

（2）$S+H_2SO_4$（浓）$\longrightarrow SO_2\uparrow+H_2O$

（3）$KClO_3+KI+H_2SO_4\longrightarrow I_2+KCl+K_2SO_4+H_2O$

（4）$H_2O_2+KI+H_2SO_4\longrightarrow K_2SO_4+I_2+H_2O$

（5）$KMnO_4+H_2O_2+H_2SO_4\longrightarrow K_2SO_4+MnSO_4+O_2\uparrow+H_2O$

（6）$K_2Cr_2O_7+KI+H_2SO_4\longrightarrow Cr_2(SO_4)_3+I_2+K_2SO_4+H_2O$

（7）$HNO_3+Cu\longrightarrow Cu(NO_3)_2+NO_2\uparrow+H_2O$

2. 氧化还原滴定法所用的指示剂有几种类型？举例说明。

五、计算题

1. 已知电极反应 $MnO_4^-+8H^++5e^-\longrightarrow Mn^{2+}+4H_2O$，$\varphi^{\ominus}(MnO_4^-/Mn^{2+})=1.51V$，求 $c(H^+)=0.1mol\cdot L^{-1}$，$c(MnO_4^-)=c(Mn^{2+})=0.5mol\cdot L^{-1}$ 时，$\varphi_{MnO_4^-/Mn^{2+}}$ 的值。

2. 用 30.00mL $KMnO_4$ 溶液恰好能完全氧化一定质量的 $KHC_2O_4\cdot H_2O$，同样质量的 $KHC_2O_4\cdot H_2O$ 又恰好能被 25.20mL 0.2000mol·L^{-1} 的 KOH 溶液中和。求 $KMnO_4$ 溶液的浓度。

3. 取标示量为 0.5 g 的磺胺嘧啶片 10 片，总重为 5.496g，研细，精密称出 0.5367g，照磺胺嘧啶项下的方法测定，消耗亚硝酸钠标准溶液（0.1mol·L^{-1}）19.25mL。每 1mL 亚硝酸钠滴定溶液（0.1mol·L^{-1}）相当于 25.03mg 的磺胺嘧啶，求该片剂按标示量表示的百分含量为多少？

（陈中芹）

习题答案

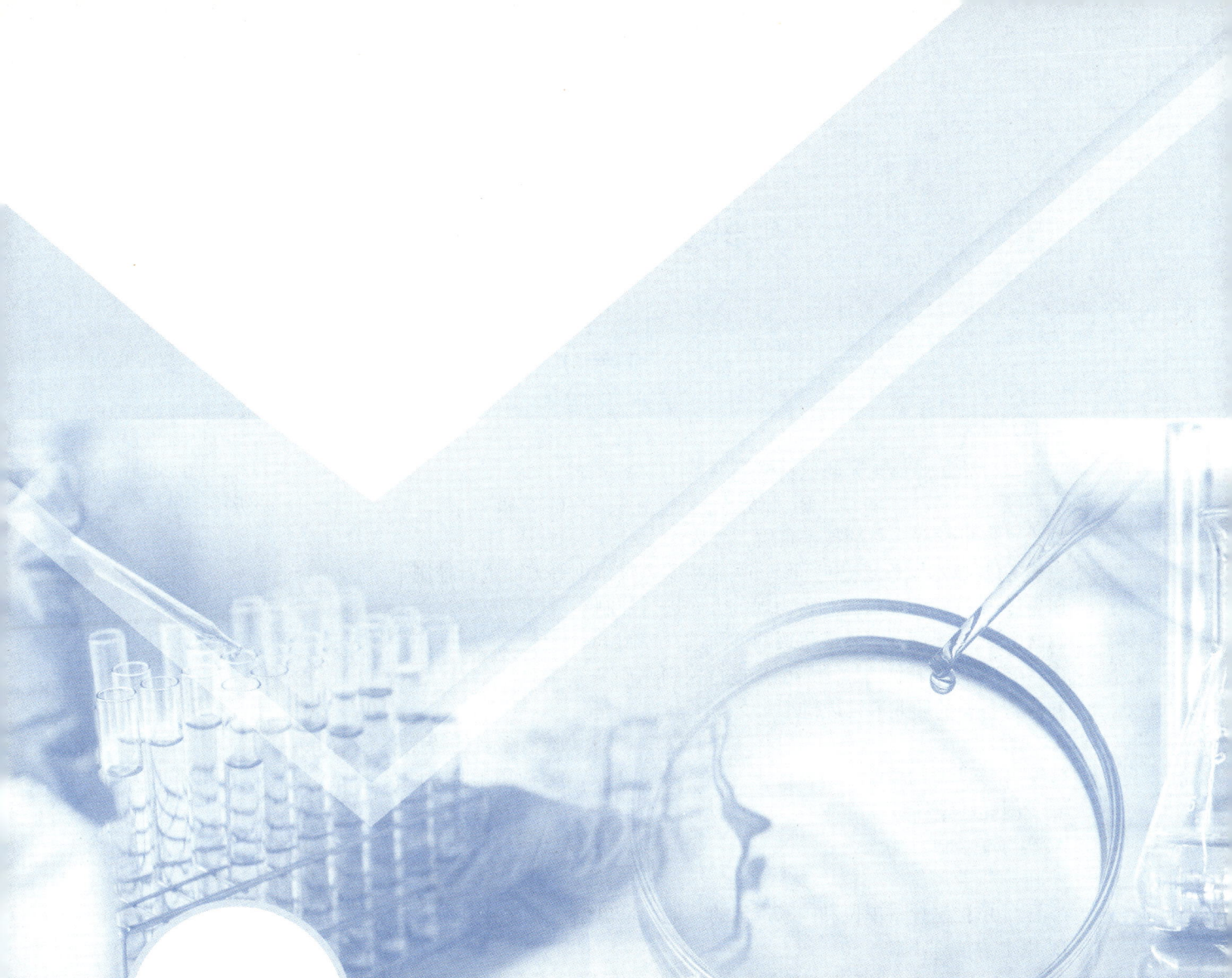

第二部分

医药化学基础实验实训

实验综合练习

（一）

一、单项选择题

1. 高级分析工是属国家职业资格等级（　　）。
A. 四级　　　　　　　　　　B. 三级　　　　　　　　　　C. 二级　　　　　　　　　　D. 一级

2. 为了保证检验人员的技术素质，可从（　　）。
A. 学历、技术职务或技能等级、实施检验人员培训等方面进行控制
B. 具有良好的职业道德和行为规范方面进行控制
C. 学历或技术职务或技能等级两方面进行控制
D. 实施有计划和针对性地培训来进行控制

3. 各行各业的职业道德规范（　　）。
A. 完全相同　　　　　　　　　　　　　　B. 有各自的特点
C. 适用于所有的行业　　　　　　　　　　D. 适用于服务性行业

4. 我国的法定计量单位是（　　）。
A. 国际单位制
B. 国家行业单位
C. 国际单位制计量单位和国家选定的其他计量单位
D. 以上说法都不对

5. 按《标准化法》规定，必须执行的标准，和国家鼓励企业自愿采用的标准是（　　）。
A. 强制性标准、推荐性标准　　　　　　　B. 地方标准、企业标准
C. 国际标准、国家标准　　　　　　　　　D. 国家标准、企业标准

6. 下述方法可以减少滴定过程中的偶然误差的是（　　）。
A. 进行对照试验　　　　　　　　　　　　B. 进行空白试验
C. 进行仪器校准　　　　　　　　　　　　D. 增加平行测定次数

7. pH=5.26 中的有效数字是（　　）位。
A.0　　　　　　　　　B.2　　　　　　　　　C.3　　　　　　　　　D.4

8. 下列四组物质中，都不能使酸性 $KMnO_4$ 溶液褪色的是（　　）。
（1）C_2H_4　（2）C_6H_6　（3）H_2S　（4）$C_6H_5CH_3$　（5）C_3H_8
A.（2）（5）　　　　B.（2）（3）　　　　C.（4）（5）　　　　D.（1）（5）

9. 下列物质中属于纯净物的是（　　）。
A. 氯水　　　　　　　　B. 液氯　　　　　　　　C. 漂白粉　　　　　　　　D. 盐酸

10. 对于 H_2O_2 性质的描述正确的是（　　）。
A. 只有氧化性　　　　　　　　　　　　　B. 只有还原性
C. 很稳定，不易发生分解　　　　　　　　D. 既有氧化性又有还原性

11. 酸碱滴定中选择指示剂的原则是（　　）。
A. 指示剂应在 pH=7.0 时变色
B. 指示剂的变色点与化学计量点完全符合
C. 指示剂的变色范围全部或部分落入滴定的 pH 突跃范围之内

D. 指示剂的变色范围应全部落在滴定的 pH 突跃范围之内

12.EDTA 与大多数金属离子的配位关系是（　　　）。

A.1∶1　　　　　　　B.1∶2　　　　　　　C.2∶2　　　　　　　D.2∶1

13. 在含有 0.01mol·L⁻¹ 的 I⁻、Br⁻、Cl⁻ 溶液中，逐滴加入 AgNO₃ 试剂，先出现的沉淀是（　　　）。

$[K_{sp}(AgCl) > K_{sp}(AgBr) > K_{sp}(AgI)]$

A.AgI　　　　　　　B.AgBr　　　　　　　C.AgCl　　　　　　　D. 同时出现

14. 在测定废水中化学需氧量时，为了免去 Cl⁻ 的干扰，必须在回流时加入（　　　）。

A. 硫酸汞　　　　　　B. 氯化汞　　　　　　C. 硫酸锌　　　　　　D. 硫酸铜

15. 净化铝电解厂烟气通常采用的吸附剂是（　　　）。

A. 工业氧化铝粉末　　　　　　　　　　　B. 氧化钙

C. 氢氧化钙　　　　　　　　　　　　　　D. 活性炭

16. 某氯碱车间为检验氯气管道是否漏气以防止氯气毒性引起的危害，通常选用下列试剂中的（　　　）。

A. 浓氨水　　　　　　B.AgNO₃ 溶液　　　　C. 烧碱溶液　　　　　D. 淀粉 KI 溶液

17. 检验淀粉是否全部水解，可使用的试剂是（　　　）。

A. 硝酸银　　　　　　B. 氯化铁　　　　　　C. 新制的氢氧化铜　　　D. 碘

18. 检查可燃气体管道或装置气路是否漏气，禁止使用（　　　）。

A. 火焰　　　　　　　　　　　　　　　　B. 肥皂水

C. 十二烷基硫酸钠水溶液　　　　　　　　D. 部分管道浸入水中的方法

19. 各种气瓶的存放，必须保证安全距离，气瓶距离明火在（　　　）以上，避免阳光暴晒。

A.2m　　　　　　　　B.10m　　　　　　　C.20m　　　　　　　D.30m

20. 应该放在远离有机物及还原物质的地方，使用时不能戴橡皮手套的是（　　　）。

A. 浓硫酸　　　　　　B. 浓盐酸　　　　　　C. 浓硝酸　　　　　　D. 浓高氯酸

21. 进行有危险性的工作，应（　　　）。

A. 穿工作服　　　　　B. 戴手套　　　　　　C. 有第二者陪伴　　　　D. 自己独立完成

22. 贮存易燃易爆，强氧化性物质时，最高温度不能高于（　　　）。

A.20℃　　　　　　　B.10℃　　　　　　　C.30℃　　　　　　　D.0℃

二、多项选择题

1. 分析检验人员一般具有（　　　）能力。

A. 熟悉掌握所承担的分析、检验任务的技术标准、操作规程

B. 认真填写原始记录，分析测定数据的

C. 能按操作规程正确使用分析仪器、设备的

D. 根据分析项目要求，查找分析方法的

2. 以下用于化工产品检验的器具属于国家计量局发布的强制检定的工作计量器具是（　　　）。

A. 分光光度计、天平　　　　　　　　　　B. 台秤、酸度计

C. 烧杯、砝码　　　　　　　　　　　　　D. 温度计、量杯

3. 标定 HCl 溶液常用的基准物有（　　　）。

A. 无水 Na₂CO₃　　　　　　　　　　　　B. 硼砂（Na₂B₄O₇·10H₂O）

C. 草酸（H₂C₂O₄·2H₂O）　　　　　　　D.CaCO₃

4. 关于影响氧化还原反应速率的因素，下列说法正确的是（　　　）。

A. 不同性质的氧化剂反应速率可能相差很大

B. 一般情况下，增加反应物的浓度就能加快反应速率

C. 所有的氧化还原反应都可通过加热的方法来加快反应速率

D. 催化剂的使用是提高反应速率的有效方法

5.下列属于水体化学性污染的是（　　　）。

A.热污染　　　　　　　　B.酸碱污染　　　　　　　　C.有机有毒污染　　　　　　　　D.悬浮物污染

6.在实验中，遇到事故采取正确的措施是（　　　）。

A.不小心把药品溅到皮肤或眼内，应立即用大量清水冲洗

B.若不慎吸入溴氯等有毒气体或刺激的气体。可吸入少量的酒精和乙醚的混合蒸汽来解毒

C.割伤应立即用清水冲洗

D.在实验中，衣服着火时，应就地躺下、奔跑或用湿衣服在身上抽打灭火

7.下列各种装置中，能用于制备实验室用水的是（　　　）。

A.回馏装置　　　　　　　　B.蒸馏装置　　　　　　　　C.离子交换装置　　　　　　　　D.电渗析装置

三、判断题

1.（　　　）分析检验的目的是获得样本的情况，而不是为了获得总体物料的情况。

2.（　　　）所有的盐都能水解。

3.（　　　）用纯水洗涤玻璃仪器时，使其既干净又节约用水的方法原则是少量多次。

4.（　　　）用EDTA滴定时，消除共存离子干扰的通用方法是控制溶液的酸度。

5.（　　　）水的微生物学指标包括细菌总数、大肠菌群和游离性余氯。

6.（　　　）氨基酸、蛋白质中氮的测定常用容量分析法。

7.（　　　）化验室的安全包括：防火、防爆、防中毒、防腐蚀、防烫伤、保证压力容器和气瓶的安全、电器的安全以及防止环境污染等。

答　案

一、单项选择题

1.B　2.C　3.B　4.C　5.A　6.D　7.B　8.A　9.B　10.D　11.C　12.A　13.A　14.A　15.D　16.A　17.D　18.A　19.B　20.D　21.C　22.C

二、多项选择题

1.ABCD　2.AB　3.AB　4.ABD　5.BC　6.AB　7.BCD

三、判断题

1.×　2.×　3.√　4.×　5.√　6.×　7.√

（二）

一、单项选择题

1.实验室的基本构成要素为（　　　）。

A.明确的实验室任务　　　　　　　　B.一定数量的实验室工作人员

C.必要的实验室用房及其他硬件　　　　　　　　D.必要的实验室经费

2.为了保证检验人员的技术素质，可从（　　　）。

A.学历、技术职务或技能等级、实施检验人员培训等方面进行控制

B.具有良好的职业道德和行为规范方面进行控制

C.学历或技术职务或技能等级两方面进行控制

D.实施有计划和针对性地培训来进行控制

3.化学检验工的职业守则最重要的内涵是（　　　）。

A. 爱岗敬业，工作热情主动

B. 认真负责，实事求是，坚持原则，一丝不苟地依据标准进行检验和判定

C. 遵守劳动纪律

D. 遵守操作规程，注意安全

4. 国家标准有效期一般为（　　　）。

A.2 年　　　　　　　　　B.3 年　　　　　　　　　C.5 年　　　　　　　　　D.10

5. 实验室所使用的玻璃量器，都要经过（　　　）的检定。

A. 国家计量基准器具　　　　　　　　　　B. 国家计量部门

C. 地方计量部门　　　　　　　　　　　　D. 社会公用计量标准器具

6. 下述论述中错误的是（　　　）。

A. 方法误差属于系统误差　　　　　　　　B. 系统误差包括操作误差

C. 系统误差呈现正态分布　　　　　　　　D. 系统误差具有单向性

7. 分析工作中实际能够测量到的数字称为（　　　）。

A. 精密数字　　　　　B. 准确数字　　　　　C. 可靠数字　　　　　D. 有效数字

8. 盛放浓盐酸的试剂瓶敞口放置，时间长了，浓度变稀，是因为浓盐酸具有（　　　）。

A. 脱水性　　　　　B. 吸水性　　　　　C. 挥发性　　　　　D. 酸性

9. 酸雨的形成主要是由于（　　　）。

A. 森森遭到乱砍滥伐，破坏了生态平衡

B. 汽车排出大量尾气

C. 大气中二氧化碳的含量增多

D. 工业上在大量燃烧含硫燃料

10. 标定 NaOH 溶液常用的基准物是（　　　）。

A. 无水 Na_2CO_3　　　　B. 邻苯二甲酸氢钾　　　　C.$CaCO_3$　　　　D. 硼砂

11. 直接与金属离子配位的 EDTA 型体为（　　　）。

A.H_6Y^{2+}　　　　　B.H_4Y　　　　　C.H_2Y^{2-}　　　　　D.Y^{4-}

12. 标定 $KMnO_4$ 时，第 1 滴加入没有褪色以前，不能加入第 2 滴，加入几滴后，方可加快滴定速度原因是（　　　）。

A.$KMnO_4$ 自身是指示剂，待有足够 $KMnO_4$ 时才能加快滴定速度

B.O_2 为该反应催化剂，待有足够氧时才能加快滴定速度

C.Mn^{2+} 为该反应催化剂，待有足够 Mn^{2+} 才能加快滴定速度

D.MnO_2 为该反应催化剂，待有足够 MnO_2 才能加快滴定速度

13. 从随机不均匀物料采样时，可在（　　　）。

A. 分层采样，并尽可能在不同特性值的各层中采出能代表该层物料的样品

B. 物料流动线上采样，采样的频率应高于物料特性值的变化频率，切忌两者同步

C. 随机采样，也可非随机采样

D. 任意部位进行，注意不带进杂质，避免引起物料的变化

14. 下列燃烧方法中，不必加入燃烧所需的氧气的是（　　　）。

A. 爆炸法　　　　　　　　　　　　　　B. 缓慢燃烧法

C. 氧化铜燃烧法　　　　　　　　　　　D. 爆炸法或缓慢燃烧法

15. 用来检验酒精中是否含有水的试剂是（　　　）。

A.$CuSO_4 \cdot 5H_2O$　　　　　　　　　　B. 无水硫酸铜

C. 浓硫酸　　　　　　　　　　　　　　D. 金属钠

16. 使用时需倒转灭火器并摇动的是（　　　）。

A.1211 灭火器　　　　　　　　　　　　B. 干粉灭火器

C. 二氧化碳灭火器　　　　　　　　　　D. 泡沫灭火器

17. 蒸馏或回流易燃低沸点液体时操作错误的是（　　　）。

A. 在烧瓶内加数粒沸面防止液体暴沸　　　　　　B. 加热速度宜慢不宜快

C. 用明火直接加热烧瓶　　　　　　　　　　　　D. 烧瓶内液体不宜超过 1/2 体积

18. 有关电器设备防护知识不正确的是（　　　）。

A. 电线上洒有腐蚀性药品，应及时处理　　　　　B. 电器设备电线不宜通过潮湿的地方

C. 能升华的物质都可以放入烘箱内烘干　　　　　D. 电器仪器应按说明书规定进行操作

19. 下列药品需要用专柜由专人负责贮存的是（　　　）。

A.KOH　　　　　　　　　B.KCN　　　　　　　　C.KMnO$_4$　　　　　　　　D. 浓 H$_2$SO$_4$

20. 下面有关废渣的处理错误的是（　　　）。

A. 毒性小稳定，难溶的废渣可深埋地下

B. 汞盐沉淀残渣可用焙烧法回收汞

C. 有机物废渣可倒掉

D.AgCl 废渣可送国家回收银部门

21. 因吸入少量氯气、溴蒸气而中毒者，可用（　　　）漱口。

A. 碳酸氢钠溶液　　　　B. 碳酸钠溶液　　　　　C. 硫酸铜溶液　　　　　D. 醋酸溶液

22. 测定煤中挥发成分时，采用的条件为（　　　）。

A. 在稀薄的空气中受热　　B. 氧气流中燃烧　　　C. 隔绝空气受热　　　　D. 正常情况下受热

二、多项选择题

1. 建立实验室质量管理体系的基本要求包括（　　　）。

A. 明确质量形成过程　　　　　　　　　　　　　B. 配备必要的人员和物质资源

C. 形成检测有关的程序文件　　　　　　　　　　D. 检测操作和记录

2. 下列属于标准物质特性的是（　　　）。

A. 均匀性　　　　　　　B. 氧化性　　　　　　　C. 准确性　　　　　　　　D. 稳定性

3. 影响氧化还原反应方向的因素有（　　　）。

A. 反应物浓度　　　　　　　　　　　　　　　　B. 溶液酸度

C. 两电对电极电势差值　　　　　　　　　　　　D. 固定不变

4. 在采毒性气体时应注意的是（　　　）。

A. 采样必须执行双人同行制　　　　　　　　　　B. 应戴好防毒面具

C. 采样应站在上风口　　　　　　　　　　　　　D. 分析完毕球胆随意放置

5. 现代污水处理的方法有（　　　）。

A. 物理方法　　　　　　B. 化学方法　　　　　　C. 生物方法　　　　　　　D. 物理化学方法

6. 标准物质的主要用途有（　　　）。

A. 容量分析标准溶液的定值　　　　　　　　　　B.pH 计的定位

C. 色谱分析的定性和定量　　　　　　　　　　　D. 有机物元素分析

7.CO 中毒救护正确的是（　　　）。

A. 立即将中毒者转移到空气新鲜的地方，注意保暖

B. 对呼吸衰弱者立即进行人工呼吸或输氧

C. 发生循环衰竭者可注射强心剂

D. 立即给中毒者洗胃

三、判断题

1.（　　　）分析工作者只须严格遵守采取均匀固体样品的技术标准的规定。

2.（　　　）测定的精密度好，但准确度不一定好，消除了系统误差后，精密度好的，结果准确就好。

3.（　　　）用 NaOH 标准溶液标定 HCl 溶液浓度时，以酚酞作指示剂，若 NaOH 溶液因贮存不当吸

收了 CO_2，则测定结果偏高。

4.（　　）若某溶液中有 Fe^{2+}、Cl^- 和 I^- 共存，要氧化除去 I^- 而不影响 Fe^{2+} 和 Cl^-，可加入的试剂是 $FeCl_3$。

5.（　　）硫酸二甲酯、苯胺、苯酚都是有毒物质。

6.（　　）因高压氢气钢瓶需避免日晒，所以高压氢气瓶最好放在楼道或实验室里。

7.（　　）目前我国食品加工业多用苯甲酸及其钠盐和山梨酸及山梨酸钾作为防腐剂。

答　案

一、单项选择题

1.A　2.A　3.B　4.C　5.A　6.C　7.D　8.C　9.D　10.B　11.D　12.C　13.C　14.A　15.B　16.D　17.C　18.C　19.B　20.C　21.A　22.C

二、多项选择题

1.ABC　2.ACD　3.ABC　4.ABC　5.ABCD　6.ABCD　7.ABC

三、判断题

1.×　2.√　3.√　4.√　5.√　6.×　7.√

附　录

一、CCS命名法（中文，2017）与IUPAC命名法（英文）比较说明

有机化合物的系统命名法是由国际纯粹和应用化学联合会（International Union of Pure and Applied Chemistry，IUPAC）来确定的，也称为 IUPAC 命名法。中国化学会（Chinese Chemical Society，CCS）以 IUPAC 命名法为基础，结合我国文字特点，于 1960 年制定了《有机化学物质的系统命名原则》。1980 年修订为《有机化学命名原则》（CCS 1980），以下简称 CCS 命名法。

于 2017 年，主要参考 1979 年以来 IUPAC 推荐的命名原则文件，在中文用字上参照中国化学会 1980 年版的规定并作修订，正式发布了《有机化合物命名原则 2017》（CCS 2017），也称 New CCS 中文命名法（2017 版）。对于基础的有机化合物，New CCS（2017 版）的命名原则的变动主要体现在以下几方面。

取代基，尤其是多键取代基的大小有时难以按立体化学顺序规则确定，而且这一排列有时还涉及命名中的位次编号问题，因此 CCS 2017 修订建议采用 IUPAC 的规定，即各取代基的名称按其英文字母顺序依次排列。下表列出了一些常见烷基的中英文名称。

常见烷基

烷基	中文名称	英文名称(缩写或俗名)
CH_3—	甲基	methyl(Me)
CH_3CH_2—	乙基	ethyl(Et)
$CH_3CH_2CH_2$—	丙基	Propyl(Pr, n-Pr)
$CH_3\overset{CH_3}{\underset{}{CH}}$— 或（$CH_3$）$_2$CH—	1-甲基乙基(异丙基)	Isopropyl(i-Pr)
$CH_3CH_2CH_2CH_2$—	丁基	butyl(n-Bu)
（CH_3）$_2$CHCH$_2$—	2-甲基丙基(异丁基)	Isobutyl(i-Bu)
$CH_3CH_2CHCH_3$	1-甲基丙基(仲丁基)	sec-butyl(s-Bu)
（CH_3）$_3$C—	1,1-二甲基乙基(叔丁基)	$tert$-butyl(t-Bu)

CCS 命名法（中文，2017）与 IUPAC 命名法（英文）比较说明如下。

1. 取代基的表达顺序

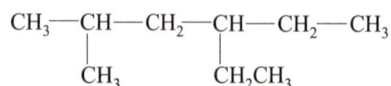

$$CH_3—CH—CH_2—CH—CH_2—CH_3$$
$$\quad\quad\ |\quad\quad\quad\ |$$
$$\quad\quad CH_3\quad\quad CH_2CH_3$$

$$H_3C—HC—CH—CH_3$$
$$\quad\quad\ |\quad\ |$$
$$\quad\quad Cl\quad CH_3$$

IUPAC 名称：4-ethyl-2-methylhexane　　　　2-chloro-3-methylbutane

New CCS 名称：4- 乙基 -2- 甲基己烷　　　　3- 氯 -2- 甲基丁烷

CCS 名称：2- 甲基 -4- 乙基己烷　　　　2- 甲基 -3- 氯丁烷

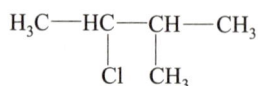

2. 不饱和烃的命名

对于烯烃和炔烃，CCS 1980 将重键的位次编号置于母体名称之前，CCS 2017 则建议将重键的位次编号置于相对应的"烯、炔"前。例如：

$$CH_3-CH=CH-CH_3$$

IUPAC 名称：but-2-ene
New CCS 名称：丁 -2- 烯
CCS 名称：2- 丁烯

$$\overset{5}{C}H\equiv\overset{4}{C}-\overset{3}{C}H_2-\overset{2}{C}H=\overset{1}{C}H_2$$

pent-1-en-4-yne
戊 -1- 烯 -4- 炔
1- 戊烯 -4- 炔

3. 烃的衍生物的命名

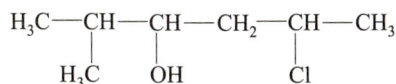

$$H_3C-CH-CH-CH_2-CH-CH_3$$

（H₃C，OH，Cl 取代基结构）

IUPAC 名称：5-chloro-2-methylhexan-3-ol
New CCS 名称：5- 氯 -2- 甲基己 -3- 醇
CCS 名称：2- 甲基 -5- 氯 -3- 己醇

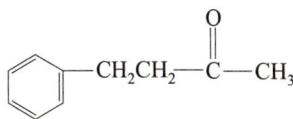

（苯基—CH₂CH₂—C(=O)—CH₃ 结构）

4-Phenylbutan-2-one
4- 苯基丁 -2- 酮
4- 苯基 -2- 丁酮

二、一些物质的标准热力学函数（298.15K，100kPa）

单质或化合物	$\dfrac{\Delta_f H_m^{\ominus}}{kJ \cdot mol^{-1}}$	$\dfrac{\Delta_f G_m^{\ominus}}{kJ \cdot mol^{-1}}$	$\dfrac{S_m^{\ominus}}{J \cdot mol^{-1} \cdot K^{-1}}$	$\dfrac{C_{p,m}^{\ominus}}{J \cdot mol^{-1} \cdot K^{-1}}$
O(g)	249.170	231.731	161.056	21.912
O₂(g)	0	0	205.138	29.355
O₃(g)	142.7	163.2	238.93	39.20
H₂(g)	0	0	130.684	28.824
H(g)	217.965	203.247	114.713	20.784
H₂O(l)	−285.830	−237.129	69.91	75.291
H₂O(g)	−241.818	−228.572	188.825	33.577
H₂O₂(l)	−187.78	−120.35	109.6	89.1
第ⅧA族				
He(g)	0	0	126.150	20.786
Ne(g)	0	0	146.328	20.786
Ar(g)	0	0	154.843	20.786
Kr(g)	0	0	164.082	20.786
Xe(g)	0	0	169.683	20.786
Rn(g)	0	0	176.21	20.786
第ⅦA族				
F₂(g)	0	0	202.78	31.30
HF(g)	−271.1	−273.2	173.779	29.133
Cl₂(g)	0	0	223.066	33.907
HCl(g)	−92.307	−95.299	186.908	29.12
Br₂(l)	0	0	152.231	75.689
Br₂(g)	30.907	3.110	245.463	36.02
I₂(cr)	0	0	116.135	54.438
I₂(g)	62.438	19.327	260.69	36.90
HI(g)	26.48	1.70	206.594	29.158
第ⅥA族				
S(cr, 正交晶的)	0	0	31.80	22.64
S(cr, 单斜晶的)	0.33	—	—	—
SO(g)	6.259	−19.853	221.95	30.17

单质或化合物	$\dfrac{\Delta_f H_m^{\ominus}}{kJ \cdot mol^{-1}}$	$\dfrac{\Delta_f G_m^{\ominus}}{kJ \cdot mol^{-1}}$	$\dfrac{S_m^{\ominus}}{J \cdot mol^{-1} \cdot K^{-1}}$	$\dfrac{C_{p,m}^{\ominus}}{J \cdot mol^{-1} \cdot K^{-1}}$
SO$_2$(g)	−296.830	−300.194	248.22	39.87
SO$_3$(g)	−395.72	−371.06	256.76	50.67
H$_2$S(g)	−20.63	−33.56	205.79	34.23
第ⅤA族				
N$_2$(g)	0	0	191.61	29.125
NO(g)	90.25	86.55	210.761	29.844
NO$_2$(g)	33.18	51.31	240.06	37.20
N$_2$O(g)	82.05	104.20	219.85	38.45
N$_2$O$_4$(g)	9.16	97.89	304.29	77.28
N$_2$O$_5$(cr)	−43.1	113.9	178.2	143.1
NH$_3$(g)	−46.11	−16.45	192.45	35.06
HNO$_3$(l)	−174.10	−80.71	155.60	109.87
NH$_4$Cl(cr)	−314.43	−202.87	94.6	84.1
P(cr，白色)	0	0	41.09	23.840
P(cr，红色，三斜晶的)	−17.6	−12.1	22.80	21.21
P$_4$(g)	58.91	24.44	279.98	67.15
P$_4$O$_{10}$(cr，六方晶的)	−2984.0	−2697.7	228.86	211.71
PH$_3$(g)	5.4	13.4	210.23	37.11
第ⅣA族				
C(cr，石墨)	0	0	5.730	8.527
C(cr，金刚石)	1.895	2.900	2.377	6.113
C(g)	716.682	671.257	158.096	20.838
CO(g)	−110.525	−137.168	197.674	29.142
CO$_2$(g)	−393.509	−394.359	213.74	37.11
CH$_4$(g)	−74.81	−50.72	186.264	35.309
HCOOH(l)	−424.72	−361.35	128.95	99.04
CH$_3$OH(l)	−238.66	−166.27	126.8	81.6
CH$_3$OH(g)	−200.66	−161.96	239.81	43.89
CCl$_4$(l)	−135.44	−65.21	216.40	131.75
CCl$_4$(g)	−102.9	−60.59	309.85	83.30
CH$_3$Cl(g)	−80.83	−57.37	234.58	40.75
CHCl$_3$(l)	−134.47	−73.66	201.7	113.8
CHCl$_3$(g)	−103.14	−70.34	295.71	65.69
CH$_3$Br(g)	−35.1	−25.9	246.38	42.43
CS$_2$(l)	89.70	65.27	151.34	75.7
HCN(g)	135.1	124.7	201.78	35.86
CH$_3$CHO(g)	−166.19	−128.86	250.3	57.3
CO(NH$_2$)$_2$(cr)	−333.51	−197.33	104.60	93.14
C$_6$H$_6$(g)*	82.9	129.7	269.2	82.4
C$_6$H$_6$(l)*	49.03	124.5	173.4	136.0
Si(cr)	0	0	18.83	20.00
SiO$_2$(cr，α石英)	−910.94	−856.64	41.84	44.43
Pb(cr)	0	0	64.81	26.44
第ⅢA族				
B(cr)	0	0	5.86	11.09

续表

单质或化合物	$\dfrac{\Delta_f H_m^\ominus}{kJ \cdot mol^{-1}}$	$\dfrac{\Delta_f G_m^\ominus}{kJ \cdot mol^{-1}}$	$\dfrac{S_m^\ominus}{J \cdot mol^{-1} \cdot K^{-1}}$	$\dfrac{C_{p,m}^\ominus}{J \cdot mol^{-1} \cdot K^{-1}}$
$B_2O_3(cr)$	−1272.77	−1193.65	53.97	62.93
$B_2H_6(g)$	35.6	86.7	232.11	56.90
$B_5H_9(g)$	73.2	175.0	275.92	96.78
$Al(cr)$	0	0	28.33	24.35
$Al_2O_3(cr, \alpha刚玉)$	−1675.7	−1582.3	50.92	79.04
第 Ⅱ B 族				
$Zn(cr)$	0	0	41.63	25.40
$ZnS(cr, 纤锌矿)$	−192.63	—	—	—
$ZnS(cr, 闪锌矿)$	−205.98	−201.29	57.7	46.0
$Hg(l)$	0	0	76.02	27.983
$HgO(cr, 红色, 斜方晶的)$	−90.83	−58.539	70.29	44.06
$HgO(cr, 黄色)$	−90.46	−58.409	71.1	—
$HgCl_2(cr)$	−224.3	−178.6	146.0	—
$Hg_2Cl_2(cr)$	−265.22	−210.745	192.5	—
第 Ⅰ B 族				
$Cu(cr)$	0	0	33.150	24.435
$CuO(cr)$	−157.3	−129.7	42.63	42.30
$CuSO_4(cr)$	−771.36	−661.8	109	100.0
$CuSO_4 \cdot 5H_2O(cr)$	−2279.65	−1879.745	300.4	280
$Ag(cr)$	0	0	42.55	25.351
$Ag_2O(cr)$	−31.05	−11.20	121.3	65.86
$AgCl(cr)$	−127.068	−109.789	96.2	50.79
$AgNO_3(cr)$	−124.39	−33.41	140.92	93.05
第 Ⅷ B 族				
$Fe(cr)$	0	0	27.28	25.10
$Fe_2O_3(cr, 赤铁矿)$	−824.4	−742.2	87.40	103.85
$Fe_3O_4(cr, 磁铁矿)$	−1118.4	−1015.4	146.4	143.43
第 Ⅶ B 族				
$Mn(cr)$	0	0	32.01	26.32
$MnO_2(cr)$	−520.03	−465.14	53.05	54.14
第 Ⅱ A 族				
$Be(cr)$	0	0	9.50	16.44
$Mg(cr)$	0	0	32.68	24.89
$MgO(cr, 方镁石)$	−601.70	−569.43	26.94	37.15
$Mg(OH)_2(cr)$	−924.54	−833.51	63.18	77.03
$MgCl_2(cr)$	−641.32	−591.79	89.62	71.38
$Ca(cr)$	0	0	41.42	25.31
$CaO(cr)$	−635.09	−604.03	39.75	42.80
$CaF_2(cr)$	−1219.6	−1167.3	68.87	67.03
$CaSO_4(cr, 无水石膏)$	−1434.11	−1321.79	106.7	99.66
$CaSO_4 \cdot \frac{1}{2}H_2O(cr, \alpha)$	−1576.74	−1436.74	130.5	119.41
$CaSO_4 \cdot 2H_2O(cr, 透石膏)$	−2022.63	−1797.28	194.1	186.02
$Ca_3(PO_4)_2(cr, \beta)$	−4120.8	−3884.7	236.0	227.82
$CaCO_3(cr, 方解石)$	−1206.92	−1128.79	92.9	81.88
$CaO \cdot SiO_2(cr, 钙硅石)$	−1634.94	−1549.66	81.92	85.27

单质或化合物	$\dfrac{\Delta_f H_m^{\ominus}}{kJ \cdot mol^{-1}}$	$\dfrac{\Delta_f G_m^{\ominus}}{kJ \cdot mol^{-1}}$	$\dfrac{S_m^{\ominus}}{J \cdot mol^{-1} \cdot K^{-1}}$	$\dfrac{C_{p,m}^{\ominus}}{J \cdot mol^{-1} \cdot K^{-1}}$
第 I A 族				
Li(cr)	0	0	29.12	24.77
Li(g)	159.37	126.66	138.77	20.786
Li₂(g)	215.9	174.4	196.996	36.104
Li₂O(cr)	−597.94	−561.18	37.57	54.10
LiH(g)	139.24	116.47	170.900	29.727
LiCl(cr)	−408.61	384.37	59.33	47.99
Na(cr)	0	0	51.21	28.24
Na(g)	107.82	76.761	153.712	20.786
Na₂O(g)	142.05	103.94	230.23	37.57
NaO₂(cr)	−260.2	−218.4	115.9	72.13
Na₂O(cr)	−414.22	−375.46	75.06	69.12
Na₂O₂(cr)	−510.87	−447.7	95.0	89.24
NaOH(cr)	−425.609	−379.494	64.455	59.54
NaCl(cr)	−411.153	−384.138	72.13	50.50
NaBr(cr)	−361.062	−348.983	86.82	51.38
Na₂SO₄(cr, 斜方晶的)	−1387.08	−1270.16	149.58	128.20
Na₂SO₄·10H₂O(cr)	−4327.26	−3646.85	592.0	—
NaNO₃(cr)	−467.85	−367.00	116.52	92.88
Na₂CO₃(cr)	−1130.68	−1044.44	134.98	112.30
K(cr)	0	0	64.18	29.58
K(g)	89.24	60.59	160.336	20.786
K₂(g)	123.7	87.5	249.73	37.89
K₂O(cr)	−361.5	—	—	—
KOH(cr)	−424.764	−379.08	78.9	64.9
KCl(cr)	−436.747	−409.14	82.59	51.30
KMnO₄(cr)	−837.2	−737.6	171.71	117.57

三、质子酸的电离常数（ $I=0$ ，298K ）

化学式	名称	质子酸结构式	$K_a^{\ominus}$	$pK_a^{\ominus}$
H₃AsO₃	亚砷酸	As(OH)₃	5.1×10^{-10}	9.29
H₃AsO₄	砷酸	$\begin{matrix} O \\ \| \\ HO-As-OH \\ \| \\ OH \end{matrix}$	6.2×10^{-3} 1.2×10^{-7} 3.1×10^{-12}	2.21 6.93 11.51
H₃BO₃	硼酸	B(OH)₃	5.8×10^{-10}	9.24
HBrO	次溴酸	HOBr	2.3×10^{-9}	8.63
HCN	氢氰酸	HC≡N	6.2×10^{-10}	9.21
HCNO	氰酸	HOC≡N	3.3×10^{-4}	3.48
H₂CO₃	碳酸	$\begin{matrix} O \\ \| \\ HO-C-OH \end{matrix}$	4.30×10^{-7} 5.61×10^{-11}	6.352
HClO	次氯酸	HOCl	4.69×10^{-11}	10.329
H₂CrO₄	铬酸	$\begin{matrix} O \\ \| \\ HO-Cr-OH \\ \| \\ O \end{matrix}$	3.0×10^{-8} $3.3 \times 10^{-7}(K_{a2})$	7.53 6.48

化学式	名称	质子酸结构式	$K_a^{\ominus}$	$pK_a^{\ominus}$
$HClO_2$	亚氯酸	$HOCl{=}O$	1.1×10^{-2}	1.95
HF	氢氟酸	HF	6.8×10^{-4}	3.17
HIO	次碘酸	HOI	2.3×10^{-11}	10.64
HIO_3	碘酸	$\underset{HO-I=O}{\overset{O}{}}$	0.49	0.31
HNO_2	亚硝酸	$HON{=}O$	7.1×10^{-4}	3.15
H_2O	水	HOH	1.01×10^{-14}	13.997
H_2O_2	过氧化氢	$HO-OH$	2.2×10^{-12}	11.65
H_3PO_2	次磷酸	$\overset{O}{H_2POH}$	5.9×10^{-2}	1.23
H_3PO_3	亚磷酸	$\underset{OH}{\overset{O}{HP-OH}}$	3.7×10^{-2} 2.9×10^{-7}	1.43 6.54
H_3PO_4	磷酸	$\underset{OH}{\overset{O}{HO-P-OH}}$	7.11×10^{-3} 6.30×10^{-8} 4.5×10^{-13}	2.18 7.199 12.35
$H_4P_2O_7$	焦磷酸	$\overset{O\quad O}{(HO)_2POP(OH)_2}$	0.20 6.5×10^{-3} 1.6×10^{-7} 2.6×10^{-10}	0.70 2.19 6.80 9.59
H_2S	氢硫酸	H_2S	9.1×10^{-8}	7.02
HSCN	硫氰酸	$HSC{\equiv}N$	1.3×10^{-14}	13.9
H_2SO_3	亚硫酸	$\overset{O}{HOSOH}$	0.13 1.23×10^{-2} 5.6×10^{-8}	0.9 1.91 7.18
H_2SO_4	硫酸	$\underset{O}{\overset{O}{HO-S-OH}}$	$1.02\times10^{-2}(K_{a2})$	1.99
$H_2S_2O_3$	硫代硫酸	$\underset{S}{\overset{O}{HO-S-OH}}$	0.25 1.9×10^{-2}	0.60 1.72
NH_3	氨	NH_4^+	5.70×10^{-10}	9.24
NH_2OH	羟胺	$HO\overset{+}{N}H_3$	1.1×10^{-6}	5.96
NH_2NH_2	肼	$H_3\overset{+}{N}NH_2$	8.5×10^{-9}	8.07
CH_2O_2	甲酸	HCO_2H	1.80×10^{-4}	3.745
$C_2H_2O_4$	草酸	HO_2CCO_2H	5.60×10^{-2} 5.42×10^{-5}	1.252 4.266
$C_2H_4O_2$	醋酸(乙酸)	CH_3CO_2H	1.75×10^{-5}	4.757
$C_2H_4O_3$	羟基乙酸	$HOCH_2CO_2H$	1.48×10^{-4}	3.831
$C_2HO_2Cl_3$	三氯乙酸	Cl_3CCO_2H	0.60	0.22
$C_2H_2O_2Cl_2$	二氯乙酸	Cl_2CHCO_2H	5.0×10^{-2}	1.30
$C_2H_3O_2Cl$	一氯乙酸	$ClCH_2CO_2H$	1.36×10^{-3}	2.865
$C_2H_3O_2Br$	一溴乙酸	$BrCH_2CO_2H$	1.25×10^{-3}	2.092
$C_2H_3O_2I$	一碘乙酸	ICH_2CO_2H	6.68×10^{-4}	3.175
$C_3H_4O_2$	丙烯酸	$H_2C{=}CHCO_2H$	5.52×10^{-5}	4.258
$C_3H_4O_4$	丙二酸	$HO_2CCH_2CO_2H$	1.42×10^{-3} 2.01×10^{-10}	2.847 5.696
$C_3H_6O_2$	丙酸	$CH_3CH_2CO_2H$	1.34×10^{-5}	4.874
$C_3H_6O_3$	D-2-羟基丙酸(乳酸)	$\underset{OH}{CH_3CHCO_2H}$	1.38×10^{-4}	3.860

续表

化学式	名称	质子酸结构式	$K_a^{\ominus}$	$pK_a^{\ominus}$
$C_4H_6O_4$	琥珀酸(丁二酸)	$HO_2CCH_2CH_2CO_2H$	6.21×10^{-5} 2.31×10^{-6}	4.207 5.636
$C_4H_6O_5$	L-羟基丁二酸(苹果酸)	$HO_2CCH_2CHCO_2H$ （含OH）	3.84×10^{-4} 8.00×10^{-6}	3.459 5.097
$C_4H_6O_6$	D-2,3-二羟基丁二酸(酒石酸)	$HO_2CCHCHCO_2H$ （含OH, OH）	9.20×10^{-4} 4.31×10^{-5}	3.036 4.366
$C_4H_8O_2N_2$	丁二酮肟	（HON= ... =NOH, H_3C, CH_3）	2.2×10^{-11} 1×10^{-12}	10.66 12.0
$C_5H_8O_2$	乙酰丙酮	$CH_3COCH_2COCH_3$	1.0×10^{-9}	8.99
C_6H_6O	苯酚	（苯环—OH）	1.0×10^{-10}	9.98
$C_6H_6O_2$	1,2-二羟基苯(邻苯二酚,儿茶酚)	（苯环—OH, OH）	4.0×10^{-10} 1.6×10^{-13}	9.40 12.8
$C_6H_6O_2$	1,3-二羟基苯(间苯二酚,雷琐辛)	（苯环—OH, OH）	5.0×10^{-10} 8.7×10^{-12}	9.30 11.06
$C_6H_6O_3$	1,2,3-三羟基苯(连苯三酚,焦棓酸)	（苯环—OH, OH, OH）	1.1×10^{-9} 8.3×10^{-12} $1\times10^{-14}(20℃)$	8.94 11.08 14
$C_6H_8O_7$	柠檬酸(2-羟基丙烷-1,2,3-三羧酸)	$HO_2CCH_2C(CO_2H)(OH)CH_2CO_2H$	7.44×10^{-4} 1.73×10^{-5} 4.02×10^{-7}	3.128 4.761 6.396
$C_7H_6O_2$	苯甲酸	（苯环—CO_2H）	6.28×10^{-5}	4.202
$C_7H_6O_3$	2-羟基苯甲酸(水杨酸)	（苯环—CO_2H, OH）	$1.0\times10^{-3}(CO_2H)$ $2.2\times10^{-14}(OH)$	2.98 13.66
$C_8H_6O_4$	邻苯二甲酸	（苯环—CO_2H, CO_2H）	1.12×10^{-3} 3.91×10^{-6}	2.950 5.408
$C_8H_8O_2$	苯乙酸	（苯环—CH_2CO_2H）	4.90×10^{-10}	4.310
$C_{10}H_8O$	1-萘酚(α-萘酚)	（萘环—OH）	3.84×10^{-10}	9.416
CH_5N	甲胺	$CH_3\overset{+}{N}H_3$	2.3×10^{-11}	10.64
C_2H_7N	二甲胺	$(CH_3)_2\overset{+}{N}H_2$	1.68×10^{-11}	10.774
C_2H_7N	乙胺	$CH_3CH_2\overset{+}{N}H_3$	2.31×10^{-11}	10.636
C_2H_8N	乙二胺	$H_3\overset{+}{N}CH_2CH_2\overset{+}{N}H_3$	1.42×10^{-7} 1.18×10^{-10}	6.848 9.928
C_2H_7ON	2-氨基乙醇(乙醇胺)	$HOCH_2CH_2\overset{+}{N}H_3$	3.18×10^{-10}	9.498
C_3H_9N	三甲胺	$(CH_3)_3\overset{+}{N}H$	1.58×10^{-10}	9.800
C_3H_9N	丙胺	$CH_3CH_2CH_2\overset{+}{N}H_3$	2.72×10^{-11}	10.566
$C_4H_{11}N$	二乙胺	$(CH_3CH_2)_2\overset{+}{N}H_2$	1.17×10^{-11}	10.933
C_5H_5N	吡啶	（吡啶环$\overset{+}{N}H$）	5.90×10^{-6}	5.229
C_6H_7N	氨基苯(苯胺)	（苯环—$\overset{+}{N}H_3$）	2.51×10^{-5}	4.601
$C_6H_{12}N_4$	六亚甲基四胺(乌洛托品)	（六亚甲基四胺 H^+）	7.4×10^{-6}	5.13

化学式	名称	质子酸结构式	$K_a^\ominus$	$pK_a^\ominus$
$C_6H_{15}O_3N$	三乙醇胺(TEA)	$(HOCH_2CH_2)_3NH^+$	1.73×10^{-8}	7.762
C_9H_7ON	8-羟基喹啉		$1.2 \times 10^{-5}(NH)$	4.91
			$1.5 \times 10^{-10}(OH)$	9.81
$C_{10}H_8N_2$	2,2'-联吡啶		4.5×10^{-5}	4.35
$C_{12}H_8N_2$	1,10-邻二氮菲		1.4×10^{-5}	4.86
$C_2H_5O_2N$	氨基乙酸(甘氨酸)	$CH_2—CO_2H$ / $^+NH_3$	$4.47 \times 10^{-3}(CO_2H)$	2.350
			$1.67 \times 10^{-10}(NH_3)$	9.778
$C_3H_7O_2N$	丙氨酸(L-2-氨基丙酸)	$CH_3—CH—CO_2H$ / $^+NH_3$	$4.49 \times 10^{-3}(CO_2H)$	2.348
			$1.36 \times 10^{-10}(NH_3)$	9.867
$C_6H_9O_6N$	次氨基三乙酸(NTA)	$HN(CH_2CO_2H)_3$	$1.2 \times 10^{-10}(CO_2)$	1.9
			$2.24 \times 10^{-2}(CO_2)$	1.650
			$1.15 \times 10^{-3}(CO_2)$	2.940
			$4.63 \times 10^{-11}(NH)$	10.334
$C_{10}H_{16}O_8N_2$	乙二胺四乙酸(EDTA)	$CH_2\overset{+}{N}H(CH_2CO_2H)_2$ / $CH_2\overset{+}{N}H(CH_2CO_2H)_2$	$1.26 \times 10^{-1}(CO_2)$	0.9
			$2.6 \times 10^{-2}(CO_2)$	1.6
			$1.0 \times 10^{-2}(CO_2)$	2.0
			$2.1 \times 10^{-3}(CO_2)$	2.68
			$6.9 \times 10^{-7}(NH)$	6.16
			$5.5 \times 10^{-11}(NH)$	10.26
$C_{10}H_{18}O_7N_2$	N-(2-羟乙基)乙二胺三乙酸(HEDTA)	CH_2CO_2H / $NCH_2CH_2N(CH_2CO_2H)_2$ / CH_2CH_2OH	$3 \times 10^{-3}(CO_2)$	2.6
			$4.1 \times 10^{-6}(CO_2)$	5.39
			$1.5 \times 10^{-10}(CO_2)$	9.81
$C_{14}H_{22}O_8N_2$	环己二胺四乙酸(CyDTA, DTCA)	$\overset{+}{N}H(CH_2CO_2H)_2$ / $N(CH_2CO_2H)_2$	$2.0 \times 10^{-2}(CO_2)$	1.70
			$3.8 \times 10^{-3}(CO_2)$	2.42
			$2.9 \times 10^{-4}(CO_2)$	3.53
			$7.6 \times 10^{-7}(CO_2)$	6.12
			$5 \times 10^{-13}(NH)$	(12.3)
$C_{14}H_{23}O_{10}N_3$	二亚乙基三胺五乙酸(DTPA)	$CH_2CH_2\overset{+}{N}H(CH_2CO_2H)_2$ / $N—CH_2CO_2H$ / $CH_2CH_2\overset{+}{N}H(CH_2CO_2H)_2$	$2 \times 10^{-1}(CO_2)$	0.7
			$3 \times 10^{-2}(CO_2)$	1.6
			$1 \times 10^{-2}(CO_2)$	2.0
			$2.3 \times 10^{-3}(CO_2)$	2.64
			$5.2 \times 10^{-5}(CO_2)$	4.28
			$2.5 \times 10^{-9}(NH)$	8.60
			$3.2 \times 10^{-11}(NH)$	10.49
$C_{14}H_{24}O_{10}N_2$	乙二醇二乙醚二胺四乙酸［乙二醇二(2-氨基乙醚)四乙酸］(EGTA)	$CH_2OCH_2CH_2N(CH_2CO_2H)_2$ / $CH_2OCH_2CH_2N(CH_2CO_2H)_2$	$1 \times 10^{-2}(CO_2)$	2.0
			$2.2 \times 10^{-3}(CO_2)$	2.66
			$1.7 \times 10^{-9}(CO_2)$	8.78
			$4.0 \times 10^{-10}(CO_2)$	9.40

四、氨羧配位剂与金属离子配合物的稳定常数 $\lg K^\ominus$（ML）

金属离子	EDTA	CyDTA	EGTA	DTPA	HEDTA
Ag^+	7.32	9.03	6.88	8.61	6.71
Al^{3+}	16.30	19.50	13.90	18.60	14.30
Ba^{2+}	7.86	8.69	8.41	8.87	6.30
Be^{2+}	8.68	11.51			

金属离子	EDTA	CyDTA	EGTA	DTPA	HEDTA
Bi^{3+}	27.80	32.30		35.60	22.30
Ca^{2+}	10.69	13.15	10.97	10.84	8.30
Cd^{2+}	16.46	19.93	16.70	19.20	13.02
Ce^{3+}	15.98			40.50	
Co^{2+}	16.31	19.62	12.30	19.27	14.42
Co^{3+}	41.10			40.50	43.20
Cr^{3+}	12.80			15.36	
Cu^{2+}	18.83	22.00	17.71	21.00	17.42
Fe^{2+}	14.19	19.00	11.87	16.50	11.63
Fe^{3+}	25.42	29.15	20.38	28.00	19.80
Ca^{2+}	21.70	22.29	19.02	22.46	19.40
Hg^{2+}	22.02	25.00	23.86	26.70	19.97
In^{3+}	25.00	28.80		29.60	20.20
La^{3+}	15.25	16.96	15.84	19.23	13.61
Li^+	2.43			3.10	
Mg^{2+}	8.70	11.02	5.21	9.30	7.00
Mn^{2+}	14.05	17.48	12.28	15.60	10.75
Na^+	1.43		1.38		
Ni^{2+}	18.66	20.30	13.55	20.32	16.66
Pb^{2+}	18.04	21.20	14.84	20.56	15.99
Pd^{2+}	18.50			24.60	
Sc^{3+}	21.84	26.10	18.20	26.28	17.30
Sn^{2+}	22.10	18.70	18.70	20.70	
Sr^{2+}	8.73	10.50	8.50	9.77	6.90
Th^{4+}	23.20	25.60		26.64	18.50
Ti^{3+}	21.30				
TiO^{2+}	17.50	18.23		23.36	
Tl^+	6.11	3.85	4.00	5.97	
Tl^{3+}	35.30	38.30		46.00	
UO_2^{2+}	19.70		9.41		
VO^{2+}	18.80	20.10			
VO_2^+	15.55				
Y^{3+}	18.09	19.85	17.16	21.95	
Zn^{2+}	16.50	19.37	12.70	18.40	14.78
Zr^{4+}	27.90	29.90		35.80	14.70

五、金属离子配合物的稳定常数$\lg\beta_i$（298K）

金属离子	离子强度	$\lg\beta_1$	$\lg\beta_2$	$\lg\beta_3$	$\lg\beta_4$	$\lg\beta_5$	$\lg\beta_6$
$L=Br^-$							
Ag^+	0.1	4.15	7.1	7.95	8.9		
Bi^{3+}	2	2.3	4.45	6.3	7.7	9.3	9.4
Cd^{2+}	0.75	1.56	2.10	2.16	2.53		
Hg^{2+}	0.5	9.05	17.3	19.7	21.0		
Pb^{2+}	1	1.1	1.4	2.2			
Tl^{3+}	1.2	8.9	16.4	22.1	26.1	29.2	31.6
$L=Cl^-$							
Ag^+	0.2	2.9	4.7	5.0	5.9		

金属离子	离子强度	$\lg\beta_1$	$\lg\beta_2$	$\lg\beta_3$	$\lg\beta_4$	$\lg\beta_5$	$\lg\beta_6$
Hg^{2+}	0.5	6.7	13.2	14.1	15.1		
L=CN⁻							
Ag^+	0~0.3		21.1	21.8	20.7		
Au^{3+}	不定		38.3				
Cd^{2+}	3	5.5	10.6	15.3	18.9		
Cu^+			24.0	28.6	30.3		
Cu^{2+}*	不详				25		
Fe^{2+}*	0					35.4	
Fe^{3+}*	0					43.6	
Hg^{2+}	0.1	18.0	34.7	38.5	41.5		
Ni^{2+}	0.1				31.3		
Pb^{2+}	1				10		
Zn^{2+}	0.1				16.7		
L=F⁻							
Al^{3+}	0.53	6.1	11.15	15.0	17.7	19.4	19.7
Be^{2+}	0.5	5.1	8.8	11.8			
Cr^{3+}	0.5	4.4	7.7	10.2			
Fe^{3+}	0.5	5.2	9.2	11.9			
In^{3+}	1	3.7	6.3	8.6	9.7		
Sc^{3+}	0.5	6.2	11.5	15.5			
Sn^{4+}	不定						25
Th^{4+}	0.5	7.7	13.5	18.0			
TiO_2^{2+}	3	5.4	9.8	13.7	17.4		
UO_2^+	1	4.5	7.9	10.5	11.8		
Zr^{4+}	2	8.8	16.1	21.9			
L=I⁻							
Ag^+	1.6	13.85	13.7				
Bi^{3+}	2			15.0	16.8	18.8	
Cd^{2+}	不定	2.4	3.4	5.0	6.15		
Hg^{2+}	0.5	12.9	23.8	27.6	29.8		
Pb^{2+}	1	1.3	2.8	3.4	3.9		
L=NH₃							
Ag^+	0.1	3.40	7.40				
Cd^{2+}	0.1	2.60	4.65	6.04	6.92	6.6	4.9
Co^{2+}	0.1	2.05	3.62	4.61	5.31	5.43	4.75
Co^{3+}	0.1	7.3	14.0	20.1	25.7	30.8	35.2
Cu^{2+}	0.1	4.13	7.61	10.48	12.59		
Hg^{2+}	2	8.80	17.50	18.5	19.4		
Ni^{2+}	0.1	2.75	4.95	6.64	7.79	8.50	8.49
Zn^{2+}	0.1	2.27	4.61	7.01	9.06		
L=HPO₄²⁻							
Mn^{2+}	0.2	2.6					
Fe^{3+}	0.66	9.35					
L=SCN⁻							
Ag^+	2.2	7.6	9.1	10.1			
Au^+	不定		25				
As^{3+}	不定		42				

金属离子	离子强度	$\lg\beta_1$	$\lg\beta_2$	$\lg\beta_3$	$\lg\beta_4$	$\lg\beta_5$	$\lg\beta_6$
Bi^{3+}	0.4	0.8	1.9	2.7	3.4		
Cu^+	5		11.0				3.2
Cu^{2+}	0.5	1.7	2.5	2.7	3.0		
Fe^{3+}	不定	2.3	4.2	5.6	6.4	6.4	
Hg^{2+}	1		16.1	19.0	20.9		

$L=S_2O_3^{2-}$

金属离子	离子强度	$\lg\beta_1$	$\lg\beta_2$	$\lg\beta_3$	$\lg\beta_4$	$\lg\beta_5$	$\lg\beta_6$
Ag^+	0	8.82	13.5				
Cd^{2+}	0	3.94					
Cu^+	2	10.3	12.2	13.8			
Hg^{2+}	0	29.86	32.26				
Pb^{2+}	不定	5.1		6.4			

$L=OH^-$

金属离子	离子强度	$\lg\beta_1$	$\lg\beta_2$	$\lg\beta_3$	$\lg\beta_4$	$\lg K\{M_m(OH)_n\}$
Al^{3+}	2				33.3	$163(m=6;n=15)$
Bi^{3+}	3		12.4			$168.3(m=6;n=12)$
Cd^{2+}	3	4.3	7.7	10.3	12.0	
Co^{2+}	0.1	5.1		10.2		
Cr^{3+}	0.1	10.2	18.3			$26.0(m=2;n=2)$
						$69.9(m=6;n=12)$
Cu^{2+}	0	6.0				$17.1(m=2;n=2)$
Fe^{2+}	1	4.5				
Fe^{3+}	3	11.0	21.7			$25.1(m=2;n=2)$
Ga^{3+}	0.5	11.1				
Hg^{2+}	0.5	10.3	21.7			
In^{3+}	3	7.0				$17.9(m=2;n=2)$
La^{3+}	3	3.9				$4.1(m=5;n=1)$
Mg^{2+}	0	2.6				$54.6(m=5;n=9)$
Mn^{2+}	0.1	3.4				
Pb^{2+}	0.3	6.2	10.3	13.3		$7.6(m=2;n=1)$
						$36.1(m=4;n=4)$
Sn^{2+}	3	10.1				$69.3(m=6;n=8)$
						$23.5(m=2;n=2)$
Sn^{4+}						
Th^{4+}	1	9.7				$11.1(m=2;n=1)$
Ti^{3+}	0.5	11.8				$22.9(m=2;n=2)$
TiO^{2+}	1	13.7				
Tl^{3+}	3	12.9	25.4			
VO^{2+}	3	8.0				$21.1(m=2;n=2)$
VO_2^+	1					
Zn^{2+}	0	4.4		14.4	15.5	$189.2(m=10;n=14)$
Zr^{4+}	4	13.8	27.2	40.2	53	

$L=C_2H_2O_4$　草酸

金属离子	离子强度	$\lg\beta_1$	$\lg\beta_2$	$\lg\beta_3$	$\lg\beta_4$		
Al^{3+}	0.5		11.0	14.6			
Cd^{2+}	0.5	2.9	4.7				
Ce^{3+}	0.5	5.1	8.6	9.6			
Co^{2+}	0.5	3.5	5.8	$\lg K(CoH_2L_2)=10.6$, $\lg K(CoHL)=5.5$			
Cu^{2+}	0.5	4.5	8.9	$\lg K(CuHL)=6.25$			
Fe^{3+}	0.5	8.0	14.3	18.5			
Mg^{2+}	0.5	2.4					
Mn^{2+}	0.5	2.7	4.1				
Mn^{3+}	2	10.0	16.6	19.4			
Ni^{2+}	1	4.1	7.2	8.5			

金属离子	离子强度	$\lg\beta_1$	$\lg\beta_2$	$\lg\beta_3$	$\lg\beta_4$	$\lg K\{M_m(OH)_n\}$
Th^{4+}	0.1				24.5	
TiO^{2+}	2	6.6	9.9			
Zn^{2+}	0.5	3.7	6.0	$\lg K(ZnH_2L_2)=10.8$, $\lg K(ZnHL)=5.6$		

L=$C_2H_4O_2$ 乙酸

Pb^{2+}	0.5	1.9	3.3			

L=$C_2H_8N_2$ 乙二胺

Ag^+	0.1	4.7	7.7			
Cd^{2+}	0.1	5.47	10.02	12.09		
Co^{2+}	0.1	5.89	10.72	13.82		
Co^{3+}	0.1			46.84		
Cu^{2+}	0.1	10.55	19.60			
Fe^{2+}	0.1	4.28	7.53	9.52		
Hg^{2+}	0.1		23.42			
Mn^{2+}	0.1	2.73	4.79	5.67		
Ni^{2+}	0.1	7.66	14.06	18.59		
Zn^{2+}	0.1	5.71	10.37	12.08		

L=$C_4H_6O_6$ D-酒石酸*

Al^{3+}	0.1	4.33	11.92			
Cu^{2+}	0.1	2.52	6.66			
Fe^{3+}	0.1	6.66	12.30			
In^{3+}	0.1	4.94	9.77			
La^{3+}	0.1	4.39	7.40			
Pb^{2+}	0.1	3.59	8.77			

L=$C_5H_8O_2$ 乙酰丙酮

Al^{3+}	0.1	8.1	15.7	21.2		
Be^{2+}	0.1	7.4	13.9			
Co^{2+}	0.1	5.0	8.9			
Fe^{2+}	0.1	4.7	8.0			
Fe^{3+}	0.1	9.3	17.9	25.1		
Ga^{3+}	0.1	9.0	17.0	22.5		
Mn^{2+}	0.1	3.8	6.6			
Ni^{2+}	0.1	5.5	9.8	11.9		
Th^{4+}	0.1	8.3	15.3	21.2	25.1	
Zn^{2+}	0.1	4.6	8.2			
Zr^{4+}	稀	8.4	16.0	23.2	30.1	

L=$C_5H_8O_7$ 柠檬酸

Al^{3+}	0.5	20.0	$\lg K\{Al(HL)\}=7.0$, $\lg K\{Al(OH)L\}=30.6$			
Ca^{2+}	0.5		$\lg K(CaH_2L)=10.9$, $\lg K\{CaH_2(HL)\}=8.4$, $\lg K\{Ca(HL)\}=3.5$			
Cd^{2+}	0.5	11.3	$\lg K\{CdH(HL)\}=7.9$, $\lg K\{Cd(HL)\}=4.0$			
Co^{2+}	0.5	12.5	$\lg K\{CoH(HL)\}=8.9$, $\lg K\{Co(HL)\}=4.4$			
Cu^{2+}	0.5	18	$\lg K\{CuH_2(HL)\}=12.0$, $\lg K\{Cu(HL)\}=6.1$			
Fe^{2+}	0.5	15.5	$\lg K\{FeH(HL)\}=7.3$, $\lg K\{Fe(HL)\}=3.1$			
Fe^{3+}	0.5	25.0	$\lg K\{FeH(HL)\}=12.2$, $\lg K\{Fe(HL)\}=10.9$			
Mg^{2+}	0.5		$\lg K\{MgH(HL)\}=7.1$, $\lg K\{Mg(HL)\}=2.8$			
Mn^{2+}	0.5		$\lg K\{MnH(HL)\}=8.0$, $\lg K\{Mn(HL)\}=3.4$			
Ni^{2+}	0.5	14.3	$\lg K\{NiH(HL)\}=9.0$, $\lg K\{Ni(HL)\}=4.8$			
Pb^{2+}	0.5	12.3	$\lg K\{PbH(HL)\}=11.2$, $\lg K\{Pb(HL)\}=5.2$			
Zn^{2+}	0.5	11.4	$\lg K\{ZnH(HL)\}=8.7$, $\lg K\{Zn(HL)\}=4.5$			

六、难溶化合物的溶度积（298K）

化合物	$K_{sp}^{\ominus}$	$pK_{sp}^{\ominus}$	化合物	$K_{sp}^{\ominus}$	$pK_{sp}^{\ominus}$	化合物	$K_{sp}^{\ominus}$	$pK_{sp}^{\ominus}$
AgAc	1.94×10^{-3}	2.71	$Co(IO_3)_2 \cdot 2H_2O$	1.21×10^{-2}	1.92	$MnCO_3$	2.24×10^{-11}	10.65
AgBr	5.35×10^{-13}	12.27	$Co(OH)_2$	1.09×10^{-15}	14.96	$MnC_2O_4 \cdot$	1.70×10^{-7}	6.77
$AgBrO_3$	5.34×10^{-5}	4.27	（粉红）			$2H_2O$		
AgCN	5.97×10^{-17}	16.22	$Co(OH)_2$(蓝)	5.92×10^{-15}	14.23	$Mn(IO_3)_2$	4.37×10^{-7}	6.36
AgCl	1.77×10^{-10}	9.75	$Co_3(AsO_4)_2$	6.79×10^{-29}	28.17	$Mn(OH)_2$	2.06×10^{-13}	12.69
AgI	8.51×10^{-17}	16.07	$Co_3(PO_4)_2$	2.05×10^{-35}	34.69	MnS	4.65×10^{-14}	13.33
$AgIO_3$	3.17×10^{-8}	7.50	CuBr	6.27×10^{-9}	8.20	$NiCO_3$	1.42×10^{-7}	6.85
AgSCN	1.03×10^{-12}	11.99	CuC_2O_4	4.43×10^{-10}	9.35	$Ni(IO_3)_2$	4.71×10^{-5}	4.33
Ag_2CO_3	8.45×10^{-12}	11.07	CuCl	1.72×10^{-7}	6.76	$Ni(OH)_2$	5.47×10^{-16}	15.26
$Ag_2C_2O_4$	5.40×10^{-12}	11.27	CuI	1.27×10^{-12}	11.90	NiS	1.07×10^{-21}	20.97
Ag_2CrO_4	1.12×10^{-12}	11.95	$Cu(IO_3)_2 \cdot H_2O$	6.94×10^{-8}	7.16	$Ni_3(PO_4)_2$	4.73×10^{-32}	31.33
α-Ag_2S	6.69×10^{-50}	49.17	CuS	1.27×10^{-36}	35.90	$PbBr_2$	6.60×10^{-6}	5.18
β-Ag_2S	1.09×10^{-49}	48.96	CuSCN	1.77×10^{-13}	12.75	$PbCO_3$	1.46×10^{-13}	12.84
Ag_2SO_3	1.49×10^{-14}	13.38	Cu_2S	2.26×10^{-48}	47.64	PbC_2O_4	8.51×10^{-10}	9.07
Ag_2SO_4	1.20×10^{-5}	4.92	$Cu_3(AsO_4)_2$	7.93×10^{-36}	35.10	$PbCl_2$	1.17×10^{-5}	4.93
Ag_3AsO_4	1.03×10^{-22}	21.99	$Cu_3(PO_4)_2$	1.39×10^{-37}	36.86	PbF_2	7.12×10^{-7}	6.15
Ag_3PO_4	8.88×10^{-17}	16.05	$FeCO_3$	3.07×10^{-11}	10.51	PbI_2	8.49×10^{-9}	8.07
$Al(OH)_3$	1.1×10^{-33}	32.97	FeF_2	2.36×10^{-6}	5.63	$Pb(IO_3)_2$	3.68×10^{-13}	12.43
$AlPO_4$	9.83×10^{-21}	20.01	$Fe(OH)_2$	4.87×10^{-17}	16.31	$Pb(OH)_2$	1.42×10^{-20}	19.85
$BaCO_3$	2.58×10^{-9}	8.59	$Fe(OH)_3$	2.64×10^{-39}	38.58	PbS	9.04×10^{-29}	28.04
$BaCrO_4$	1.17×10^{-10}	9.93	$FePO_4 \cdot 2H_2O$	9.92×10^{-29}	28.00	$PbSO_4$	1.82×10^{-8}	7.74
BaF_2	1.84×10^{-7}	6.74	FeS	1.59×10^{-19}	18.80	$Pb(SCN)_2$	2.11×10^{-5}	4.68
$Ba(IO_3)_2$	4.01×10^{-9}	8.40	HgI_2	2.82×10^{-29}	28.55	PbS	2.03×10^{-58}	57.69
$Ba(IO_3)_2 \cdot H_2O$	1.67×10^{-9}	8.78	$Hg(OH)_2$	3.13×10^{-26}	25.50	$Pb(SCN)_2$	4.38×10^{-23}	22.36
$Ba(OH)_2 \cdot H_2O$	2.55×10^{-4}	3.59	HgS(黑)	6.44×10^{-53}	52.19	PtS	9.91×10^{-74}	73.00
$BaSO_4$	1.07×10^{-10}	9.97	HgS(红)	2.00×10^{-53}	52.70	$Sn(OH)_2$	5.45×10^{-27}	26.26
$BiAsO_4$	4.43×10^{-10}	9.35	Hg_2Br_2	6.41×10^{-23}	22.19	SnS	3.25×10^{-28}	27.49
Bi_2S_3	1.82×10^{-99}	98.74	Hg_2CO_3	3.67×10^{-17}	16.44	$SrCO_3$	5.60×10^{-10}	9.25
$CaCO_3$	4.96×10^{-9}	8.30	$Hg_2C_2O_4$	1.75×10^{-13}	12.76	SrF_2	4.33×10^{-19}	8.36
$CaC_2O_4 \cdot H_2O$	2.34×10^{-9}	8.63	Hg_2Cl_2	1.45×10^{-18}	17.84	$Sr(IO_3)_2$	1.14×10^{-7}	6.94
CaF_2	1.46×10^{-10}	9.84	Hg_2F_2	3.10×10^{-6}	5.51	$Sr(IO_3)_2 \cdot H_2O$	3.58×10^{-7}	6.45
$Ca(IO_3)_2$	6.47×10^{-6}	5.19	Hg_2I_2	5.33×10^{-29}	28.27	$Sr(IO_3)_2 \cdot 6H_2O$	4.65×10^{-7}	6.33
$Ca(IO_3)_2 \cdot 6H_2O$	7.54×10^{-7}	6.12	Hg_2SO_4	7.99×10^{-7}	6.10	$SrSO_4$	3.44×10^{-7}	6.46
$Ca(OH)_2$	4.68×10^{-6}	5.33	$Hg_2(SCN)_2$	3.12×10^{-20}	19.51	$Sr_3(AsO_4)_2$	4.29×10^{-19}	18.37
$CaSO_4$	7.10×10^{-5}	4.15	$KClO_4$	1.05×10^{-2}	1.98	$ZnCO_3$	1.19×10^{-10}	9.92
$Ca_3(PO_4)_2$	2.07×10^{-33}	32.68	$K_2[PtCl_6]$	7.48×10^{-6}	5.13	$ZnCO_3 \cdot H_2O$	5.41×10^{-11}	10.27
$CdCO_3$	6.18×10^{-12}	11.21	Li_2CO_3	8.15×10^{-4}	3.09	$ZnC_2O_4 \cdot 2H_2O$	1.37×10^{-9}	8.86
$CdC_2O_4 \cdot 3H_2O$	1.42×10^{-8}	7.85	$MgCO_3$	6.82×10^{-6}	5.17	ZnF_2	3.04×10^{-2}	1.52
CdF_2	6.44×10^{-3}	2.19	$MgCO_3 \cdot 3H_2O$	2.38×10^{-6}	5.62	$Zn(IO_3)_2$	4.29×10^{-6}	5.37
$Cd(IO_3)_2$	2.49×10^{-8}	7.60	$MgCO_3 \cdot 5H_2O$	3.79×10^{-6}	5.42	γ-$Zn(OH)_2$	6.86×10^{-17}	16.16
$Cd(OH)_2$	5.27×10^{-15}	14.28	$MgC_2O_4 \cdot 2H_2O$	4.83×10^{-6}	5.32	β-$Zn(OH)_2$	7.71×10^{-17}	16.11
CdS	1.40×10^{-29}	28.85	MgF_2	7.42×10^{-11}	10.13	ε-$Zn(OH)_2$	4.12×10^{-17}	16.38
$Cd_3(AsO_4)_2$	2.17×10^{-33}	32.66	$Mg(OH)_2$	5.16×10^{-12}	11.25	ZnS	2.93×10^{-25}	24.53
$Cd_3(PO_4)_2$	2.53×10^{-33}	32.60	$Mg_3(PO_4)_2$	9.86×10^{-25}	24.01	$Zn_3(AsO_4)_2$	3.12×10^{-28}	27.51

七、半反应的标准电极电势（298K）

电对	电极反应	$\varphi^{\ominus}/V$
1.在酸性溶液内		
H（I）—（0）	$2H^+ + 2e \rightleftharpoons H_2$	0.0000
D（I）—（0）	$2D^+ + 2e \rightleftharpoons D_2$	−0.044
Li（I）—（0）	$Li^+ + e \rightleftharpoons Li$	−3.0401
Na（I）—（0）	$Na^+ + e \rightleftharpoons Na$	−2.7109
K（I）—（0）	$K^+ + e \rightleftharpoons K$	−2.931
Rb（I）—（0）	$Rb^+ + e \rightleftharpoons Rb$	−2.98
Cs（I）—（0）	$Cs^+ + e \rightleftharpoons Cs$	−2.923
Cu（I）—（0）	$Cu^+ + e \rightleftharpoons Cu$	0.522
Cu（I）—（0）	$CuI + e \rightleftharpoons Cu + I^-$	−0.1852
Cu（II）—（0）	$Cu^{2+} + 2e \rightleftharpoons Cu$	0.337
Cu（II）—（I）	$Cu^{2+} + e \rightleftharpoons Cu^+$	0.152
*Cu（II）—（I）	$2Cu^{2+} + 2I^- + 2e \rightleftharpoons Cu_2I_2$	0.86
Ag（I）—（0）	$Ag^+ + e \rightleftharpoons Ag$	0.7996
Ag（I）—（0）	$AgI + e \rightleftharpoons Ag + I^-$	−0.1522
Ag（I）—（0）	$AgCl + e \rightleftharpoons Ag + Cl^-$	0.2223
Ag（I）—（0）	$AgBr + e \rightleftharpoons Ag + Br^-$	0.0713
Au（I）—（0）	$Au^+ + e \rightleftharpoons Au$	1.692
Au（III）—（0）	$Au^{3+} + 3e \rightleftharpoons Au$	1.498
Au（III）—（0）	$AuCl_4^- + 3e \rightleftharpoons Au + 4Cl^-$	1.002
Au（III）—（I）	$Au^{3+} + 2e \rightleftharpoons Au^+$	1.401
Be（II）—（0）	$Be^{2+} + 2e \rightleftharpoons Be$	−1.847
Mg（II）—（0）	$Mg^{2+} + 2e \rightleftharpoons Mg$	−2.372
Ca（II）—（0）	$Ca^{2+} + 2e \rightleftharpoons Ca$	−2.86
Sr（II）—（0）	$Sr^{2+} + 2e \rightleftharpoons Sr$	−2.89
Ba（II）—（0）	$Ba^{2+} + 2e \rightleftharpoons Ba$	−2.912
Zn（II）—（0）	$Zn^{2+} + 2e \rightleftharpoons Zn$	−0.7618
Cd（II）—（0）	$Cd^{2+} + 2e \rightleftharpoons Cd$	−0.4026
Cd（II）—（0）	$Cd^{2+} + 2e \rightleftharpoons Cd(Hg)$	−0.3521
Hg（I）—（0）	$Hg_2^{2+} + 2e \rightleftharpoons 2Hg$	0.7973
Hg（I）—（0）	$Hg_2I_2 + 2e \rightleftharpoons 2Hg + 2I^-$	−0.0405
Hg（II）—（0）	$Hg^{2+} + 2e \rightleftharpoons Hg$	0.851
Hg（II）—Hg（I）	$2Hg^{2+} + 2e \rightleftharpoons Hg_2^{2+}$	0.920
*B（III）—（0）	$H_3BO_3 + 3H^+ + 3e \rightleftharpoons B + 3H_2O$	−0.869
Al（III）—（0）	$Al^{3+} + 3e \rightleftharpoons Al$	−1.706
Ga（III）—（0）	$Ga^{3+} + 3e \rightleftharpoons Ga$	−0.560
In（III）—（0）	$In^{3+} + 3e \rightleftharpoons In$	−0.3382
Tl（I）—（0）	$Tl^+ + e \rightleftharpoons Tl$	−0.3363
La（III）—（0）	$La^{3+} + 3e \rightleftharpoons La$	−2.522
Ce（IV）—（III）	$Ce^{4+} + e \rightleftharpoons Ce^{3+}$	1.61
U（III）—（0）	$U^{3+} + 3e \rightleftharpoons U$	−1.80
U（IV）—（III）	$U^{4+} + e \rightleftharpoons U^{3+}$	−0.607
C（IV）—（II）	$CO_2(g) + 2H^+ + 2e \rightleftharpoons HCOOH$	−0.199
C（IV）—（III）	$2CO_2 + 2H^+ + 2e \rightleftharpoons H_2C_2O_4$	−0.49

电对	电 极 反 应	$\varphi^{\ominus}$/V
1.在酸性溶液内		
Si(Ⅳ) — (0)	$SiO_2+4H^++4e \Longleftrightarrow Si+2H_2O$	−0.857
Sn(Ⅱ) — (0)	$Sn^{2+}+2e \Longleftrightarrow Sn$	−0.1375
Sn(Ⅳ) — (Ⅱ)	$Sn^{4+}+2e \Longleftrightarrow Sn^{2+}$	0.154
Pb(Ⅱ) — (0)	$Pb^{2+}+2e \Longleftrightarrow Pb$	−0.1263
Pb(Ⅱ) — (0)	$PbCl_2+2e \Longleftrightarrow Pb(Hg)+2Cl^-$	−0.262
Pb(Ⅱ) — (0)	$PbSO_4+2e \Longleftrightarrow Pb(Hg)+SO_4^{2-}$	−0.3505
Pb(Ⅱ) — (0)	$PbSO_4+2e \Longleftrightarrow Pb+SO_4^{2-}$	−0.359
*Pb(Ⅱ) — (0)	$PbI_2+2e \Longleftrightarrow Pb(Hg)+2I^-$	−0.358
Pb(Ⅳ) — (Ⅱ)	$PbO_2+4H^++2e \Longleftrightarrow Pb^{2+}+2H_2O$	1.455
Ti(Ⅱ) — (0)	$Ti^{2+}+2e \Longleftrightarrow Ti$	−1.628
Ti(Ⅳ) — (0)	$TiO_2+4H^++4e \Longleftrightarrow Ti+2H_2O$	−0.86
*Ti(Ⅲ) — (Ⅱ)	$Ti^{3+}+e \Longleftrightarrow Ti^{2+}$	−0.37
Zr(Ⅳ) — (0)	$ZrO_2+4H^++4e \Longleftrightarrow Zr+2H_2O$	−1.43
N(Ⅰ) — (0)	$N_2O+2H^++2e \Longleftrightarrow N_2+H_2O$	1.77
N(Ⅱ) — (Ⅰ)	$2NO+2H^++2e \Longleftrightarrow N_2O+H_2O$	1.59
N(Ⅲ) — (Ⅰ)	$2HNO_2+4H^++4e \Longleftrightarrow N_2O+3H_2O$	1.297
N(Ⅲ) — (Ⅱ)	$HNO_2+H^++e \Longleftrightarrow NO+H_2O$	0.99
*N(Ⅳ) — (Ⅱ)	$N_2O_4+4H^++4e \Longleftrightarrow 2NO+2H_2O$	1.035
N(Ⅴ) — (Ⅱ)	$NO_3^-+4H^++3e \Longleftrightarrow NO+2H_2O$	0.96
N(Ⅳ) — (Ⅲ)	$N_2O_4+2H^++2e \Longleftrightarrow 2HNO_2$	1.07
N(Ⅴ) — (Ⅲ)	$NO_3^-+3H^++2e \Longleftrightarrow HNO_2+H_2O$	0.934
N(Ⅴ) — (Ⅳ)	$2NO_3^-+4H^++2e \Longleftrightarrow N_2O_4+3H_2O$	0.803
*P(Ⅰ) — (0)	$H_3PO_2+H^++e \Longleftrightarrow P(白磷)+2H_2O$	−0.508
P(Ⅲ) — (Ⅰ)	$H_3PO_3+2H^++2e \Longleftrightarrow H_3PO_2+H_2O$	−0.499
P(Ⅴ) — (Ⅲ)	$H_3PO_4+2H^++2e \Longleftrightarrow H_3PO_3+H_2O$	−0.276
As(0) — (−Ⅲ)	$As+3H^++3e \Longleftrightarrow AsH_3$	−0.608
As(Ⅲ) — (0)	$HAsO_2+3H^++3e \Longleftrightarrow As+2H_2O$	0.2475
As(Ⅴ) — (Ⅲ)	$H_3AsO_4+2H^++2e \Longleftrightarrow HAsO_2+2H_2O$	0.58
Sb(Ⅲ) — (0)	$Sb_2O_3+6H^++6e \Longleftrightarrow 2Sb+3H_2O$	0.152
Sb(Ⅴ) — (Ⅲ)	$Sb_2O_5(s)+6H^++4e \Longleftrightarrow 2SbO^++3H_2O$	0.581
Bi(Ⅲ) — (0)	$BiO^++2H^++3e \Longleftrightarrow Bi+H_2O$	0.32
V(Ⅲ) — (Ⅱ)	$V^{3+}+e \Longleftrightarrow V^{2+}$	−0.255
V(Ⅳ) — (Ⅱ)	$V^{4+}+2e \Longleftrightarrow V^{2+}$	−1.186
V(Ⅳ) — (Ⅲ)	$VO^{2+}+2H^++e \Longleftrightarrow V^{3+}+H_2O$	0.337
V(Ⅴ) — (Ⅳ)	$V(OH)_4^++2H^++e \Longleftrightarrow VO^{2+}+3H_2O$	0.991
V(Ⅵ) — (Ⅳ)	$VO_2^{2+}+4H^++2e \Longleftrightarrow V^{4+}+2H_2O$	0.62
O(−Ⅰ) — (−Ⅱ)	$H_2O_2+2H^++2e \Longleftrightarrow 2H_2O$	1.776
O(0) — (−Ⅱ)	$O_2+4H^++4e \Longleftrightarrow 2H_2O$	1.229
O(0) — (−Ⅱ)	$\frac{1}{2}O_2+2H^+(10^{-7}mol \cdot L^{-1})+2e \Longleftrightarrow H_2O$	0.815
O(Ⅱ) — (−Ⅱ)	$OF_2+2H^++4e \Longleftrightarrow H_2O+2F^-$	2.1
O(0) — (−Ⅰ)	$O_2+2H^++2e \Longleftrightarrow H_2O_2$	0.692
S(0) — (−Ⅱ)	$S+2e \Longleftrightarrow S^{2-}$	−0.476
S(0) — (−Ⅱ)	$S+2H^++2e \Longleftrightarrow H_2S(aq)$	0.141
S(Ⅳ) — (0)	$H_2SO_3+4H^++4e \Longleftrightarrow S+3H_2O$	0.45

电对	电极反应	$\varphi^{\ominus}/V$
1.在酸性溶液内		
*S(VI) — (IV)	$SO_4^{2-}+4H^++2e \Longleftrightarrow H_2SO_3+H_2O$	0.172
S(VII) — (VI)	$S_2O_8^{2-}+2e \Longleftrightarrow 2SO_4^{2-}$	2.0
Se(0) — (—II)	$Se+2H^++2e \Longleftrightarrow H_2Se(aq)$	−0.399
Se(IV) — (0)	$H_2SeO_3+4H^++4e \Longleftrightarrow Se+3H_2O$	0.74
Se(VI) — (IV)	$SeO_4^{2-}+4H^++2e \Longleftrightarrow H_2SeO_3+H_2O$	1.151
Cr(III) — (0)	$Cr^{3+}+3e \Longleftrightarrow Cr$	−0.74
Cr(III) — (II)	$Cr^{3+}+e \Longleftrightarrow Cr^{2+}$	−0.41
Cr(VI) — (III)	$Cr_2O_7^{2-}+14H^++6e \Longleftrightarrow 2Cr^{3+}+7H_2O$	1.23
Mo(III) — (0)	$Mo^{3+}+3e \Longleftrightarrow Mo$	−0.20
F(0) — (—I)	$F_2+2e \Longleftrightarrow 2F^-$	2.87
F(0) — (—I)	$F_2(g)+2H^++2e \Longleftrightarrow 2HF(aq)$	3.03
Cl(0) — (—I)	$Cl_2(g)+2e \Longleftrightarrow 2Cl^-$	1.3583
Cl(I) — (—I)	$HClO+H^++2e \Longleftrightarrow Cl^-+H_2O$	1.49
Cl(III) — (—I)	$HClO_2+3H^++4e \Longleftrightarrow Cl^-+2H_2O$	1.56
Cl(V) — (—I)	$ClO_3^-+6H^++6e \Longleftrightarrow Cl^-+3H_2O$	1.45
Cl(I) — (0)	$HClO+H^++e \Longleftrightarrow \frac{1}{2}Cl_2+H_2O$	1.63
Cl(V) — (0)	$ClO_3^-+6H^++5e \Longleftrightarrow \frac{1}{2}Cl_2+3H_2O$	1.47
Cl(VII) — (0)	$ClO_4^-+8H^++7e \Longleftrightarrow \frac{1}{2}Cl_2+4H_2O$	1.39
Cl(III) — (I)	$HClO_2+2H^++2e \Longleftrightarrow HClO+H_2O$	1.645
Cl(V) — (III)	$ClO_3^-+3H^++2e \Longleftrightarrow HClO_2+H_2O$	1.21
Cl(VII) — (V)	$ClO_4^-+2H^++2e \Longleftrightarrow ClO_3^-+H_2O$	1.19
Br(0) — (—I)	$Br_2(l)+2e \Longleftrightarrow 2Br^-$	1.085
Br(0) — (—I)	$Br_2(aq)+2e \Longleftrightarrow 2Br^-$	1.087
Br(I) — (—I)	$HBrO+H^++2e \Longleftrightarrow Br^-+H_2O$	1.33
Br(V) — (—I)	$BrO_3^-+6H^++6e \Longleftrightarrow Br^-+3H_2O$	1.44
Br(I) — (0)	$HBrO+H^++6e \Longleftrightarrow \frac{1}{2}Br_2(l)+H_2O$	1.60
Br(V) — (0)	$BrO_3^-+6H^++5e \Longleftrightarrow \frac{1}{2}Br_2+3H_2O$	1.48
I(0) — (—I)	$I_2+2e \Longleftrightarrow 2I^-$	0.535
I(I) — (—I)	$HIO+H^++2e \Longleftrightarrow I^-+H_2O$	0.99
I(V) — (—I)	$IO_3^-+6H^++6e \Longleftrightarrow I^-+3H_2O$	1.085
I(I) — (0)	$HIO+H^++e \Longleftrightarrow \frac{1}{2}I_2+2H_2O$	1.45
I(V) — (0)	$IO_3^-+6H^++5e \Longleftrightarrow \frac{1}{2}I_2+3H_2O$	1.195
I(VII) — (V)	$H_5IO_6+H^++2e \Longleftrightarrow IO_3^-+3H_2O$	约1.7
Mn(II) — (0)	$Mn^{2+}+2e \Longleftrightarrow Mn$	1.185
Mn(IV) — (II)	$MnO_2+4H^++2e \Longleftrightarrow Mn^{2+}+2H_2O$	1.228
Mn(VII) — (II)	$MnO_4^-+8H^++5e \Longleftrightarrow Mn^{2+}+4H_2O$	1.491
Mn(VII) — (IV)	$MnO_4^-+4H^++3e \Longleftrightarrow MnO_2+2H_2O$	1.679
Mn(VII) — (VI)	$MnO_4^-+e \Longleftrightarrow MnO_4^{2-}$	0.558
Fe(II) — (0)	$Fe^{2+}+2e \Longleftrightarrow Fe$	−0.4402
Fe(III) — (0)	$Fe^{3+}+3e \Longleftrightarrow Fe$	−0.036
Fe(III) — (II)	$Fe^{3+}+e \Longleftrightarrow Fe^{2+}$	0.771

续表

电对	电极反应	$\varphi^{\ominus}/V$
1.在酸性溶液内		
*Fe(III) — (II)	$[Fe(CN)_6]^{3-}+e \rightleftharpoons [Fe(CN)_6]^{4-}(0.01fNaOH)$	0.55
Co(II) — (0)	$Co^{2+}+2e \rightleftharpoons Co$	−0.28
Co(III) — (II)	$Co^{3+}+e \rightleftharpoons Co^{2+}(3fHNO_3)$	1.842
Ni(II) — (0)	$Ni^{2+}+2e \rightleftharpoons Ni$	−0.257
Pt(II) — (0)	$Pt^{2+}+2e \rightleftharpoons Pt$	约1.2
Pt(II) — (0)	$PtCl_4^{2-}+2e \rightleftharpoons Pt+4Cl^-$	0.755
2.在碱性溶液内		
H(I) — (0)	$2H_2O+2e \rightleftharpoons H_2+2OH^-$	−0.8227
Cu(I) — (0)	$[Cu(NH_3)_2]^++e \rightleftharpoons Cu+2NH_3$	−0.12
Cu(I) — (0)	$Cu_2O+H_2O+2e \rightleftharpoons 2Cu+2OH^-$	−0.361
*Cu(I) — (0)	$Cu(CN)_3^{2-}+e \rightleftharpoons Cu+3CN^-$	(−1.10)
Ag(I) — (0)	$AgCN+e \rightleftharpoons Ag+CN^-$	−0.02
*Ag(I) — (0)	$Ag(CN)_2^-+e \rightleftharpoons Ag+2CN^-$	−0.31
Ag(I) — (0)	$Ag_2S+2e \rightleftharpoons 2Ag+S^{2-}$	−0.7051
Be(II) — (0)	$Be_2O_3^{2-}+3H_2O+4e \rightleftharpoons 2Be+6OH^-$	−2.63
Mg(II) — (0)	$Mg(OH)_2+2e \rightleftharpoons Mg+2OH^-$	−2.69
Ca(II) — (0)	$Ca(OH)_2+2e \rightleftharpoons Ca+2OH^-$	−3.02
Sr(II) — (0)	$Sr(OH)_2 \cdot 8H_2O+2e \rightleftharpoons Sr+2OH^-+8H_2O$	−2.99
Ba(II) — (0)	$Ba(OH)_2 \cdot 8H_2O+2e \rightleftharpoons Ba+2OH^-+8H_2O$	−2.97
*Zn(II) — (0)	$Zn(NH_3)_4^{2+}+2e \rightleftharpoons Zn+4NH_3$	−1.04
Zn(II) — (0)	$ZnO_2^2+2H_2O+2e \rightleftharpoons Zn+4OH^-$	−1.216
Hg(II) — (0)	$HgO+H_2O+2e \rightleftharpoons Hg+2OH^-$	0.0984
Zn(II) — (0)	$Zn(OH)_4^{2+}+2e \rightleftharpoons Zn+4OH^-$	−1.245
*Zn(II) — (0)	$Zn(CN)_4^{2-}+2e \rightleftharpoons Zn+4CN^-$	−1.26
Cd(II) — (0)	$Cd(OH)_2+2e \rightleftharpoons Cd(Hg)+2OH^-$	0.081
B(III) — (0)	$H_2BO_3^-+H_2O+3e \rightleftharpoons B+4OH^-$	−2.5
Al(III) — (0)	$H_2AlO_3^-+H_2O+3e \rightleftharpoons Al+4OH^-$	−2.35
La(III) — (0)	$La(OH)_3+3e \rightleftharpoons La+3OH^-$	−2.90
Lu(III) — (0)	$Lu(OH)_3+3e \rightleftharpoons Lu+3OH^-$	−2.72
U(III) — (0)	$U(OH)_3+3e \rightleftharpoons U+3OH^-$	−2.17
U(IV) — (0)	$UO_2+2H_2O+4e \rightleftharpoons U+4OH^-$	−2.39
U(IV) — (III)	$U(OH)_4+e \rightleftharpoons U(OH)_3+OH^-$	−2.2
U(VI) — (IV)	$Na_2UO_4+4H_2O+2e \rightleftharpoons U(OH)_4+2Na^++4OH^-$	−1.61
Si(IV) — (0)	$SiO_3^{2-}+3H_2O+4e \rightleftharpoons Si+6OH^-$	−1.69
Ge(IV) — (0)	$H_2GeO_3+4H^++4e \rightleftharpoons Ge+3H_2O$	−0.18
Sn(II) — (0)	$H_2SnO_2+H_2O+2e \rightleftharpoons Sn+3OH^-$	−0.909
Sn(IV) — (II)	$Sn(OH)_6^{2-}+2e \rightleftharpoons HSnO_2^-+H_2O+3OH^-$	−0.93
Pb(IV) — (II)	$PbO_2+H_2O+2e \rightleftharpoons PbO+2OH^-$	0.247
N(V) — (III)	$NO_3^-+H_2O+2e \rightleftharpoons NO_2^-+2OH^-$	0.01
N(V) — (IV)	$2NO_3^-+2H_2O+2e \rightleftharpoons N_2O_4+4OH^-$	−0.85
P(V) — (III)	$PO_4^{3-}+2H_2O+2e \rightleftharpoons HPO_3^{2-}+3OH^-$	−1.05
P(0) — (—III)	$P+3H_2O+3e \rightleftharpoons PH_3(g)+3OH^-$	−0.87

电对	电极反应	$\varphi^{\ominus}$/V
2.在碱性溶液内		
As(III) — (0)	$AsO_2^- + 2H_2O + 3e \Longrightarrow As + 4OH^-$	−0.68
As(V) — (III)	$AsO_4^{3-} + 2H_2O + 2e \Longrightarrow AsO_2^- + 4OH^-$	−0.71
Sb(III) — (0)	$SbO_2^- + 2H_2O + 3e \Longrightarrow Sb + 4OH^-$	−0.66
Bi(III) — (0)	$Bi_2O_3 + 3H_2O + 6e \Longrightarrow 2Bi + 6OH^-$	−0.46
O(0) — (III)	$O_2 + 2H_2O + 4e \Longrightarrow 4OH^-$	0.401
S(IV) — (II)	$S_4O_6^{2-} + 2e \Longrightarrow 2S_2O_3^{2-}$	0.09
*S(IV) — (II)	$2SO_3^{2-} + 3H_2O + 4e \Longrightarrow S_2O_3^{2-} + 6OH^-$	−0.58
S(VI) — (IV)	$SO_4^{2-} + H_2O + 2e \Longrightarrow SO_3^{2-} + 2OH^-$	−0.92
S(0) — (−II)	$S + 2e \Longrightarrow S^{2-}$	−0.476
Se(VI) — (IV)	$SeO_4^{2-} + H_2O + 2e \Longrightarrow SeO_3^{2-} + 2OH^-$	0.05
Se(IV) — (0)	$SeO_3^{2-} + 3H_2O + 4e \Longrightarrow Se + 6OH^-$	−0.35
Se(0) — (−II)	$Se + 2e \Longrightarrow Se^{2-}$	−0.924
Cr(III) — (0)	$CrO_2^- + 2H_2O + 3e \Longrightarrow Cr + 4OH^-$	−1.2
Cr(III) — (0)	$Cr(OH)_3 + 3e \Longrightarrow Cr + 3OH^-$	−1.48
Cr(VI) — (III)	$CrO_4^{2-} + 4H_2O + 3e \Longrightarrow Cr(OH)_3 + 5OH^-$	−0.12
Cl(VII) — (V)	$ClO_4^- + H_2O + 2e \Longrightarrow ClO_3^- + 2OH^-$	0.36
Cl(V) — (III)	$ClO_3^- + H_2O + 2e \Longrightarrow ClO_2^- + 2OH^-$	0.35
Cl(V) — (I)	$ClO_3^- + 3H_2O + 6e \Longrightarrow Cl^- + 6OH^-$	0.62
Cl(III) — (I)	$ClO_2^- + H_2O + 2e \Longrightarrow ClO^- + 2OH^-$	0.66
Cl(III) — (−I)	$ClO_2^- + 2H_2O + 4e \Longrightarrow Cl^- + 4OH^-$	0.76
Cl(I) — (−I)	$ClO^- + H_2O + 2e \Longrightarrow Cl^- + 2OH^-$	0.81
Br(V) — (−I)	$BrO_3^- + 3H_2O + 6e \Longrightarrow Br^- + 6OH^-$	0.76
Br(I) — (−I)	$BrO^- + H_2O + 2e \Longrightarrow Br^- + 2OH^- (1fNaOH)$	0.70
I(VII) — (V)	$H_3IO_6^{2-} + 2e \Longrightarrow IO_3^- + 3OH^-$	约0.70
I(V) — (−I)	$IO_3^- + 3H_2O + 6e \Longrightarrow I^- + 6OH^-$	0.26
I(I) — (−I)	$IO^- + H_2O + 2e \Longrightarrow I^- + 2OH^-$	0.49
Mn(VII) — (IV)	$MnO_4^- + 2H_2O + 3e \Longrightarrow MnO_2 + 4OH^-$	0.595
Mn(IV) — (II)	$MnO_2 + 2H_2O + 2e \Longrightarrow Mn(OH)_2 + 2OH^-$	−0.05
Mn(II) — (0)	$Mn(OH)_2 + 2e \Longrightarrow Mn + 2OH^-$	−1.56
Fe(III) — (II)	$Fe(OH)_3 + e \Longrightarrow Fe(OH)_2 + OH^-$	−0.56
Co(III) — (II)	$Co(NH_3)_6^{3+} + e \Longrightarrow Co(NH_3)_6^{2+}$	0.108
Co(III) — (II)	$Co(OH)_3 + e \Longrightarrow Co(OH)_2 + OH^-$	0.17
Co(II) — (0)	$Co(OH)_2 + 2e \Longrightarrow Co + 2OH^-$	−0.73
Ni(II) — (0)	$Ni(OH)_2 + 2e \Longrightarrow Ni + 2OH^-$	−0.72
Pt(II) — (0)	$Pt(OH)_2 + 2e \Longrightarrow Pt + 2OH^-$	0.14

参考文献

[1] 初玉霞．有机化学．2 版．北京：化学工业出版社，2008.

[2] 陈琳，孙福强．有机化学实验．2 版．北京：科学出版社，2017.

[3] 王元有，钱琛．基础化学．南京：南京大学出版社，2022.

[4] 杨晓达．无机化学．8 版．北京：人民卫生出版社，2022.

元素周期表

IUPAC 2013

氧化态为单质的氧化态为0,未列入;常见的为红色)

以 ¹²C=12为基准的原子量
(注+的是半衰期最长同位素的原子量)

图例说明：

95	← 原子序数(红色的为放射性元素)
Am 镅	← 元素符号(红色的为放射性元素)
5f⁷7s²	← 元素名称(注+的为人造元素)
243.06138(2)+	← 价层电子构型

- s区元素
- p区元素
- d区元素
- ds区元素
- f区元素
- 稀有气体

电子层：K L M N O P Q

主表

族→周期↓	IA	IIA	IIIB	IVB	VB	VIB	VIIB	VIIIB(VIII)			IB	IIB	IIIA	IVA	VA	VIA	VIIA	VIIIA(0)
1	1 H 氢 1s¹ 1.008																	2 He 氦 1s² 4.0026022(2)
2	3 Li 锂 2s¹ 6.94	4 Be 铍 2s² 9.0121831(5)											5 B 硼 2s²2p¹ 10.81	6 C 碳 2s²2p² 12.011	7 N 氮 2s²2p³ 14.007	8 O 氧 2s²2p⁴ 15.999	9 F 氟 2s²2p⁵ 18.998403163(6)	10 Ne 氖 2s²2p⁶ 20.1797(6)
3	11 Na 钠 3s¹ 22.98976928(2)	12 Mg 镁 3s² 24.305											13 Al 铝 3s²3p¹ 26.9815385(7)	14 Si 硅 3s²3p² 28.085	15 P 磷 3s²3p³ 30.973761998(5)	16 S 硫 3s²3p⁴ 32.06	17 Cl 氯 3s²3p⁵ 35.45	18 Ar 氩 3s²3p⁶ 39.948(1)
4	19 K 钾 4s¹ 39.0983(1)	20 Ca 钙 4s² 40.078(4)	21 Sc 钪 3d¹4s² 44.955908(5)	22 Ti 钛 3d²4s² 47.867(1)	23 V 钒 3d³4s² 50.9415(1)	24 Cr 铬 3d⁵4s¹ 51.9961(6)	25 Mn 锰 3d⁵4s² 54.938044(3)	26 Fe 铁 3d⁶4s² 55.845(2)	27 Co 钴 3d⁷4s² 58.933194(4)	28 Ni 镍 3d⁸4s² 58.6934(4)	29 Cu 铜 3d¹⁰4s¹ 63.546(3)	30 Zn 锌 3d¹⁰4s² 65.38(2)	31 Ga 镓 4s²4p¹ 69.723(1)	32 Ge 锗 4s²4p² 72.630(8)	33 As 砷 4s²4p³ 74.921595(6)	34 Se 硒 4s²4p⁴ 78.971(8)	35 Br 溴 4s²4p⁵ 79.904	36 Kr 氪 4s²4p⁶ 83.798(2)
5	37 Rb 铷 5s¹ 85.4678(3)	38 Sr 锶 5s² 87.62(1)	39 Y 钇 4d¹5s² 88.90584(2)	40 Zr 锆 4d²5s² 91.224(2)	41 Nb 铌 4d⁴5s¹ 92.90637(2)	42 Mo 钼 4d⁵5s¹ 95.95(1)	43 Tc 锝 4d⁵5s² 97.90721(3)+	44 Ru 钌 4d⁷5s¹ 101.07(2)	45 Rh 铑 4d⁸5s¹ 102.90550(2)	46 Pd 钯 4d¹⁰ 106.42(1)	47 Ag 银 4d¹⁰5s¹ 107.8682(2)	48 Cd 镉 4d¹⁰5s² 112.414(4)	49 In 铟 5s²5p¹ 114.818(1)	50 Sn 锡 5s²5p² 118.710(7)	51 Sb 锑 5s²5p³ 121.760(1)	52 Te 碲 5s²5p⁴ 127.60(3)	53 I 碘 5s²5p⁵ 126.90447(3)	54 Xe 氙 5s²5p⁶ 131.293(6)
6	55 Cs 铯 6s¹ 132.90545196(6)	56 Ba 钡 6s² 137.327(7)	57~71 La-Lu 镧系	72 Hf 铪 5d²6s² 178.49(2)	73 Ta 钽 5d³6s² 180.94788(2)	74 W 钨 5d⁴6s² 183.84(1)	75 Re 铼 5d⁵6s² 186.207(1)	76 Os 锇 5d⁶6s² 190.23(3)	77 Ir 铱 5d⁷6s² 192.217(3)	78 Pt 铂 5d⁹6s¹ 195.084(9)	79 Au 金 5d¹⁰6s¹ 196.966569(5)	80 Hg 汞 5d¹⁰6s² 200.592(3)	81 Tl 铊 6s²6p¹ 204.38	82 Pb 铅 6s²6p² 207.2(1)	83 Bi 铋 6s²6p³ 208.98040(1)	84 Po 钋 6s²6p⁴ 208.98243(2)+	85 At 砹 6s²6p⁵ 209.98715(5)+	86 Rn 氡 6s²6p⁶ 222.01758(2)+
7	87 Fr 钫 7s¹ 223.01974(2)+	88 Ra 镭 7s² 226.02541(2)+	89~103 Ac-Lr 锕系	104 Rf 𬬻 6d²7s² 267.1224(4)+	105 Db 𬭊 6d³7s² 270.131(4)+	106 Sg 𬭳 6d⁴7s² 269.129(3)+	107 Bh 𬭛 6d⁵7s² 270.133(2)+	108 Hs 𬭶 6d⁶7s² 270.134(2)+	109 Mt 鿏 6d⁷7s² 278.156(5)+	110 Ds 𫟼 6d⁸7s² 281.165(4)+	111 Rg 𬬭 281.166(6)+	112 Cn 鿔 285.177(4)+	113 Nh 鿭 286.182(5)+	114 Fl 𫓧 289.190(4)+	115 Mc 镆 289.194(6)+	116 Lv 𫟷 293.204(4)+	117 Ts 鿬 293.208(6)+	118 Og 鿫 294.214(5)+

镧系 ★

57 La 镧 5d¹6s² 138.90547(7)	58 Ce 铈 4f¹5d¹6s² 140.116(1)	59 Pr 镨 4f³6s² 140.90766(2)	60 Nd 钕 4f⁴6s² 144.242(3)	61 Pm 钷 4f⁵6s² 144.91276(2)+	62 Sm 钐 4f⁶6s² 150.36(2)	63 Eu 铕 4f⁷6s² 151.964(1)	64 Gd 钆 4f⁷5d¹6s² 157.25(3)	65 Tb 铽 4f⁹6s² 158.92535(2)	66 Dy 镝 4f¹⁰6s² 162.500(1)	67 Ho 钬 4f¹¹6s² 164.93033(2)	68 Er 铒 4f¹²6s² 167.259(3)	69 Tm 铥 4f¹³6s² 168.93422(2)	70 Yb 镱 4f¹⁴6s² 173.045(10)	71 Lu 镥 4f¹⁴5d¹6s² 174.9668(1)

锕系 ★

89 Ac 锕 6d¹7s² 227.02775(2)+	90 Th 钍 6d²7s² 232.0377(4)	91 Pa 镤 5f²6d¹7s² 231.03588(2)	92 U 铀 5f³6d¹7s² 238.02891(3)	93 Np 镎 5f⁴6d¹7s² 237.04817(2)+	94 Pu 钚 5f⁶7s² 244.06421(4)+	95 Am 镅 5f⁷7s² 243.06138(2)+	96 Cm 锔 5f⁷6d¹7s² 247.07035(3)+	97 Bk 锫 5f⁹7s² 247.07031(4)+	98 Cf 锎 5f¹⁰7s² 251.07959(3)+	99 Es 锿 5f¹¹7s² 252.0830(3)+	100 Fm 镄 5f¹²7s² 257.09511(5)+	101 Md 钔 5f¹³7s² 258.09843(3)+	102 No 锘 5f¹⁴7s² 259.1010(7)+	103 Lr 铹 5f¹⁴6d¹7s² 262.110(2)+